U0236870

"十三五"国家重点图书出版规划项目

国家新闻出版改革发展项目

国家出版基金项目

内蒙古大兴安岭
中药资源图志

第二册

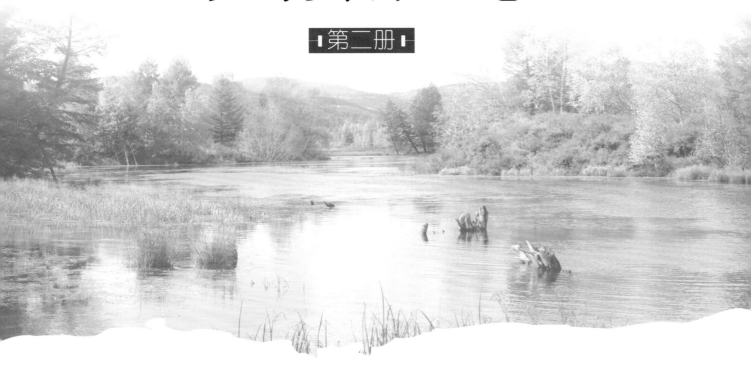

|主 编|

赵炳柱　张重岭　李旻辉　宋百忠

海峡出版发行集团 福建科学技术出版社
THE STRAITS PUBLISHING & DISTRIBUTING GROUP FUJIAN SCIENCE & TECHNOLOGY PUBLISHING HOUSE

目录

第二册

山茱萸科 Cornaceae

红瑞木
红瑞山茱萸
Cornus alba Linnaeus

形态特征　落叶灌木，高达 3m。枝条鲜红色，无毛，常被白粉。单叶对生，卵形或椭圆形，下表面灰白色，侧脉 4~5（6）对。花小，白色至黄白色。核果白色或略带蓝色。花期 6~7 月，果期 8~9 月。

生境分布　生于河流两岸、小溪边。分布于我国东北、华北、西北。内蒙古大兴安岭各地均有分布。

药用部位　树皮、枝叶及果实入药。

采收加工　夏季剥树皮，秋季采摘果实，晒干。

化学成分　茎皮中含有多种苷类化合物等。

性味归经　树皮、枝叶味苦、微涩，性寒。果实味酸、涩，性平。

功能主治　树皮、枝叶清热解毒，止痢，止血。用于湿热痢疾，肾炎，风湿关节痛，目赤肿痛，中耳炎，咯血，便血等。果实滋肾强壮。用于肾虚腰痛，体弱羸瘦等。

用法用量　树皮、枝叶内服 6~9g，水煎；外用适量，煎水洗或研末撒。果实内服 3~9g，水煎或泡酒。

资源状况　资源一般。

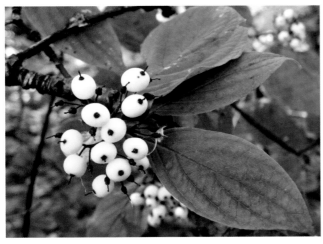
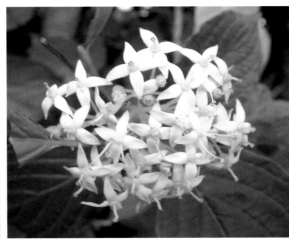

伞形科 Umbelliferae

黑水当归 | 朝鲜当归
Angelica amurensis Schischk.

形态特征 多年生草本。根圆锥形，外皮黑褐色。茎高 60~150cm，中空，光滑无毛。基生叶有长柄；茎生叶二至三回羽状分裂，叶片宽三角状卵形；叶柄基部膨大成椭圆形的叶鞘，叶鞘开展，外面无毛，末回裂片卵形至卵状披针形，急尖，边缘有三角状不整齐的锯齿，带白色软骨质，有小尖头，上表面常有短毛，下表面无毛，最上部的叶简化成管状膨大的宽椭圆形叶鞘。复伞形花序有伞幅 20~45，无总苞；小总苞片 5~7，披针形，有长柔毛；花白色。果实长卵形至卵形，背棱线形隆起，尖锐，侧棱宽翅状，等长或略长于果体，棱槽中具油管 1，黑褐色，显著地宽于背棱，合生面油管多为 4。花期 7~8 月，果期 8~9 月。

生境分布 生于山坡草地、杂木林下、林缘、灌丛及河岸溪流旁。分布于我国东北及内蒙古。内蒙古大兴安岭各地均有分布。

药用部位 根（黑水当归）入药。

采收加工 春、秋季采挖根，除去泥土，洗净，晒干。

化学成分 根含有挥发油、水溶性生物碱、有机酸、聚乙炔类化合物及蔗糖、维生素 B_{12} 等。

性味归经 味苦甘，性平。归脾、肾经。

功能主治 祛风燥湿，消肿止痛。用于风湿痹痛，跌打损伤等。

用法用量 内服 6~15g，水煎。

资源状况 资源一般。

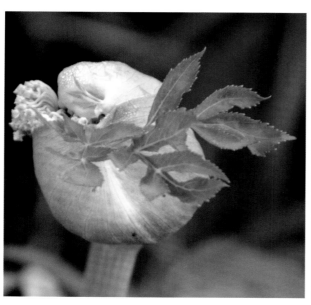
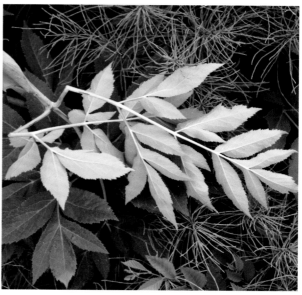

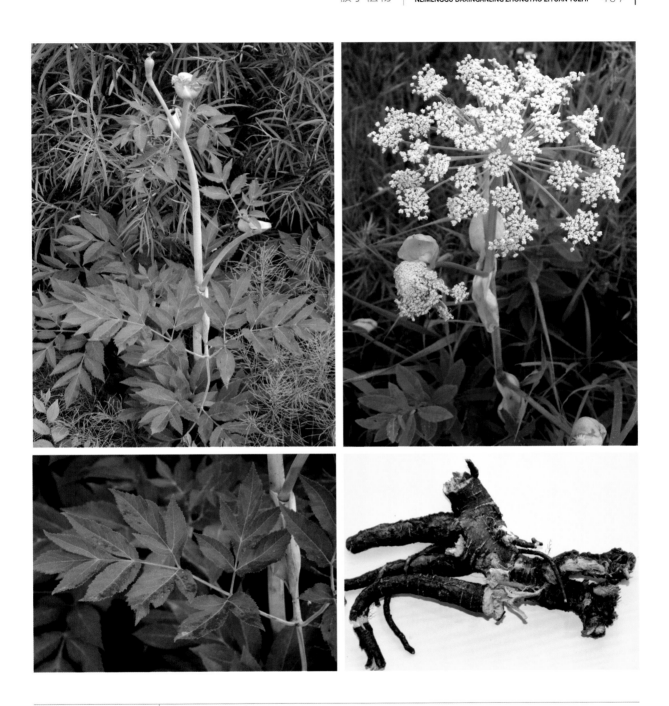

狭叶当归

库叶白芷、额水独活
Angelica anomala Ave-Lall.

形态特征　多年生草本，高 0.8~2m。茎中空，有分枝，近花序处有柔毛。茎下部叶三角形，二至三回三出羽状全裂，最终裂片长卵形至披针形，叶脉上有短刚毛，叶轴无翅；叶柄长，有小叶柄。茎生叶简化成叶鞘。复伞形花序，无总苞及小总苞，伞幅 30~70，不等长；花梗多数；花白色。双悬果矩圆状卵形或圆形，无毛，背棱有狭翅，棱槽内有油管 1，黑褐色，合生面具油管 2，油管宽而扁。花期 7~8 月，果期 8~9 月。

生境分布　生于山坡、路边、草地、林缘、溪边或砾石河滩。分布于我国东北及内蒙古、河南。内蒙古大兴安岭各地均有分布。

药用部位　根（狭叶当归）入药。

采收加工　春、秋季采挖根，洗净，晒干。

性味归经　味辛，性温。归肺、肝、胃经。

功能主治　祛风发表，活血止痛。用于风寒感冒，头痛，牙痛，痈肿疼痛，疮肿，带下等。

用法用量　内服 6~9g，水煎；外用适量，煎水洗。

资源状况　资源一般。

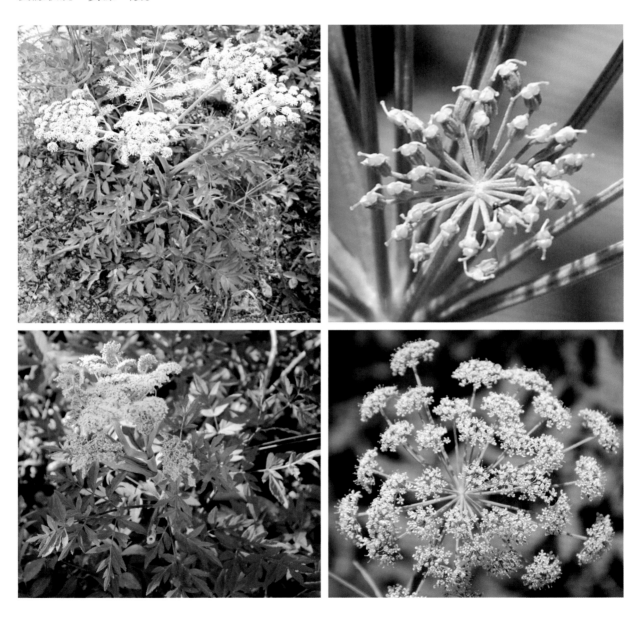

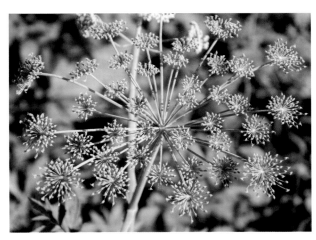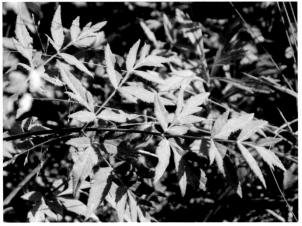

白芷
兴安白芷、走马芹
Angelica dahurica (Fisch. ex Hoffm.) Benth. et Hook. f. ex Franch. et. Sav.

形态特征　植株高达 2.5m。根圆柱形，有分枝，黄褐色，有浓香。茎中空，带紫色。基生叶一回羽裂，有长柄，叶鞘管状，边缘膜质；茎上部叶二至三回羽裂，叶柄长，叶鞘囊状，紫色；叶宽卵状三角形，小裂片卵状长圆形，无柄，有不规则白色软骨质重锯齿，小叶基部下延，叶轴成翅状。复伞形花序；花序梗、伞幅、花梗均有糙毛；伞幅 18~40（~70）；总苞片常缺或 1~2 枚，卵形鞘状；小总苞片 5~10，线状披针形，膜质；萼无齿；花瓣倒卵形，白色。果长圆形，无毛，背棱钝状突起，侧棱宽翅状，较果窄，棱槽中具油管 1，合生面具油管 2。花期 7~8 月，果期 8~9 月。

生境分布　生于林下、林缘、溪边灌丛及山谷草地。分布于我国东北、华北。内蒙古大兴安岭各地均有分布。

药用部位　根（白芷）入药。

采收加工　夏、秋季叶黄时采挖根，除去须根及泥沙，晒干或低温干燥。

化学成分　根含香豆素及氧化前胡、欧前胡素、异欧前胡、白当归素、白当归脑、脱水比克白芷素、佛手柑内酯、伞形花内酯等。

性味归经　味辛，性温。归胃、大肠、肺经。

功能主治　解表散寒，祛风止痛，宣通鼻窍，燥湿止带，消肿排脓。用于感冒头痛，眉棱骨痛，鼻塞流涕，鼻衄，鼻渊，牙痛，带下，疮疡肿痛等。

用法用量　内服 3~10g，水煎或入丸、散剂。外用适量，研末撒或调敷。

资源状况　资源丰富。

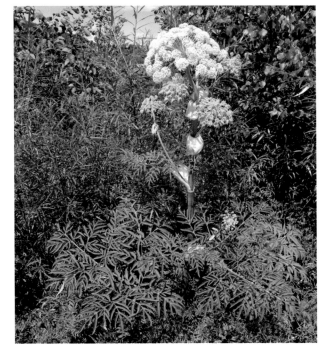

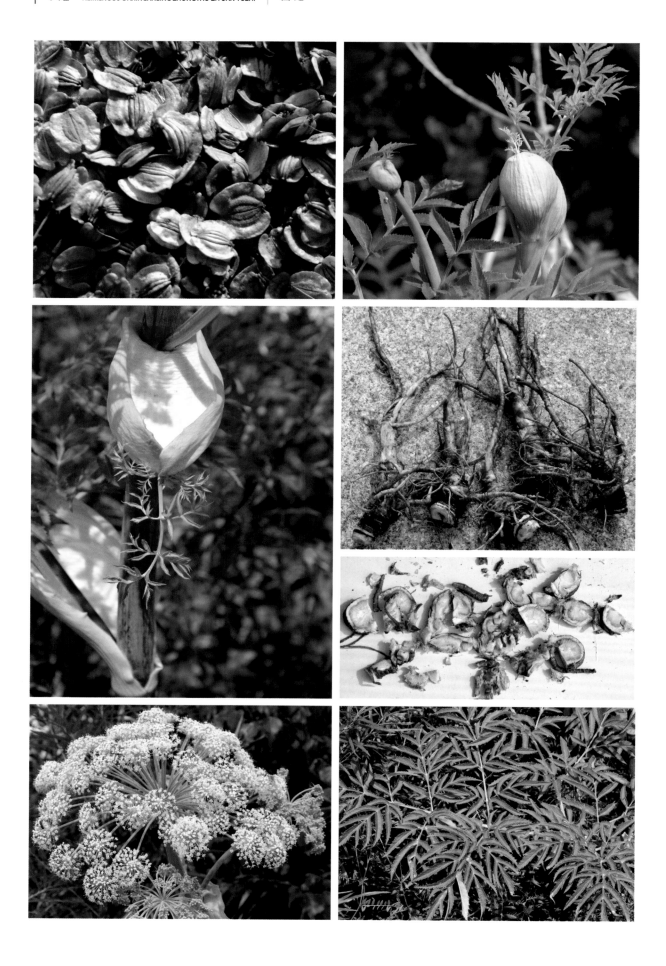

峨参 | 山胡萝卜缨子
Anthriscus sylvestris (L.) Hoffm. Gen.

形态特征　茎高达 1.5m，多分枝，近无毛或下部有细柔毛。基生叶有长柄，叶卵形，二回羽状分裂，小裂片卵形或椭圆状卵形，有锯齿，下表面疏生柔毛；茎生叶有短柄或无柄，基部鞘状，有时边缘有毛。复伞形花序；伞幅 4~15，不等长；小总苞片 5~8，卵形或披针形，先端尖，反折；花白色，稍带绿色或黄色。果长卵形或线状长圆形，光滑或疏生小瘤点，顶端渐狭成喙状，合生面明显收缩；果柄顶端常有一环白色小刚毛；油管不明显。花、果期 6~8 月。

生境分布　生于山坡林下、路旁及山谷溪边石缝中。分布于我国东北、华北、西北及西藏、云南、四川、贵州、湖南、湖北、河南、安徽、江苏、浙江、江西。内蒙古大兴安岭鄂伦春旗、牙克石市、莫力达瓦旗、阿荣旗、扎兰屯市、阿尔山市均有分布。

药用部位　根（峨参）、叶入药。

采收加工　春、秋季采挖根，洗净，晒干。夏季采收叶，晒干。

化学成分　根含内酯类、酮类、烯类、苷类化合物及尿嘧啶、芹菜素、槲皮素等。

性味归经　根味甘、辛，性微温；无毒。归脾、胃、肺经。叶味甘、辛，性平。

功能主治　根益气健脾，活血止痛，壮腰补肾。用于脾虚腹胀，乏力食少，肺虚咳嗽，体虚自汗，老人夜尿频数，气虚水肿，劳伤腰痛，头痛，痛经，跌打瘀肿等。叶止血，消肿。用于外伤出血，肿痛等。

用法用量　根内服 9~15g，水煎或泡酒；外用适量，研末调敷。叶外用适量，鲜品捣敷，干品研末撒或调敷。凡邪实而正气未虚者忌用。

资源状况　资源一般。

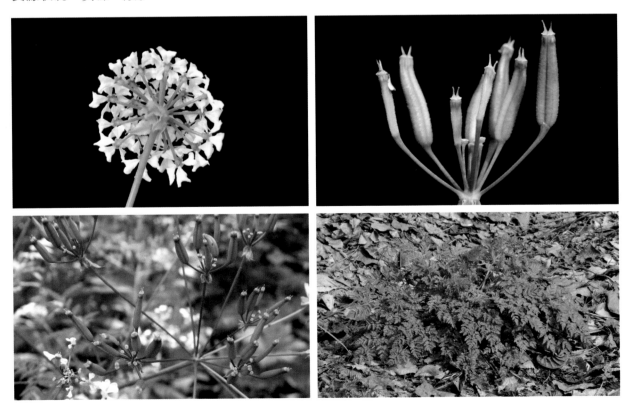

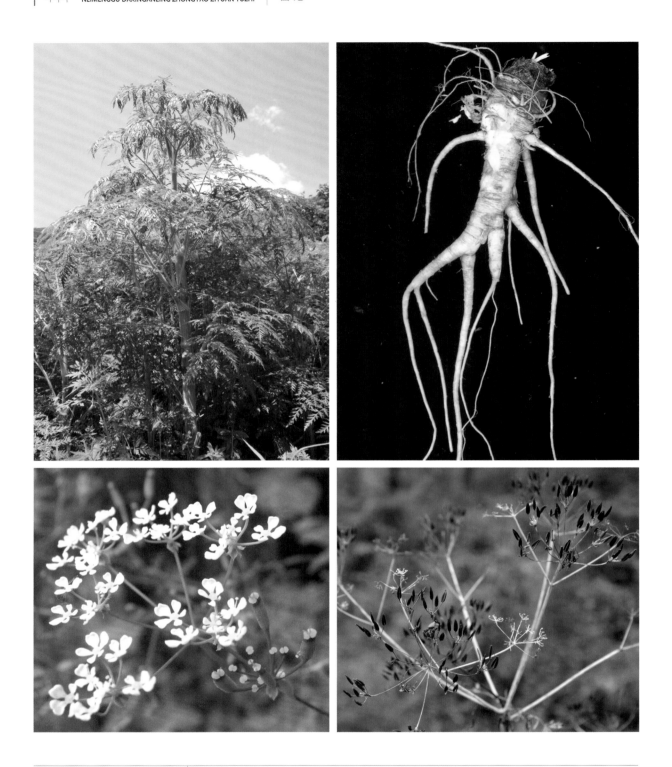

东北羊角芹 小叶芹
Aegopodium alpestre Ledeb.

形态特征 多年生草本，高 30~100cm。有细长的根茎。茎直立，圆柱形，具细条纹。基生叶有柄，叶鞘膜质；叶片轮廓呈阔三角形，通常三出式二回羽状分裂，羽片卵形或长卵状披针形，先端渐尖，基部楔形，边缘有不规则的锯齿或缺刻状分裂，齿端尖，无柄或具极短的柄。最上部的茎生叶小，三出式羽状分裂，羽片卵状披针形，先端渐尖至尾状，边缘有缺刻状的锯齿或不规则的浅裂。复伞形花序顶生或侧生，无总苞片和小总苞片；伞幅 9~17；小伞形花序有多数小花；花瓣白色，倒卵形，顶端微凹，有内折的小舌片。果实长圆形或长圆状卵形，主棱明显，棱槽较阔，无油管。花期 7~8 月，果期 8~9 月。

生境分布　生于林下、河旁或山顶草地。分布于我国东北及内蒙古、新疆。内蒙古大兴安岭各地均有分布。

药用部位　茎叶（东北羊角芹）入药。

采收加工　夏季采收茎叶，鲜用或晒干。

化学成分　地上部分含黄酮和皂苷，根及根茎、果实内均含有香豆素，叶及花、茎含有微量的黄酮、香豆素和鞣质。

性味归经　味苦、辛，性平。

功能主治　祛风止痛。用于流行性感冒，风湿痹痛，眩晕等。另外，文献记载，临床中用地上部分的汁液涂擦患处，可治风湿痛，口服地上部分的煎剂可治眩晕。

用法用量　内服 6~15g，水煎；外用适量，捣汁搽。

资源状况　资源少。

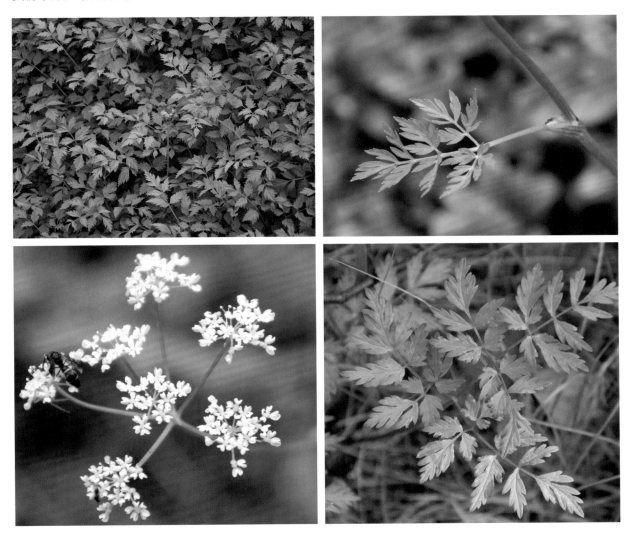

大叶柴胡 | *Bupleurum longiradiatum* Turcz.

形态特征　多年生草本，高达 1.5m，多分枝。基生叶宽卵状披针形，下表面常粉蓝色，基部楔形，缢缩成柄；叶鞘抱茎，带紫色。茎中部以上叶无柄，卵形或窄卵形，基部心形抱茎。伞形花序多数，宽大而疏散，有花 5~16；伞幅 3~9，不等长；总苞片 1~5，披针形，不等大；小总苞片 5~6，等大，卵状披针形；花瓣扁圆形，小舌片宽，内折，顶端 2 浅裂状凹入，深黄色。果实暗褐色，长圆状椭圆形，被白粉，每棱槽内具油管 3~4，合生面具油管 4~6。花期 7~8 月，果期 8~9 月。

生境分布　生于山坡林下、林缘。分布于我国东北、华北及安徽、浙江、江西。内蒙古大兴安岭各地均有分布。

药用部位　根入药。

采收加工　夏、秋季采挖根，除去须根及泥沙，洗净，晒干。

化学成分　根含柴胡苷、α– 菠菜甾醇、蔗糖及多炔类化合物等。

性味归经　味甘，性微寒。

功能主治　清热凉血。用于劳热骨蒸，劳虚，小儿五疳，热羸瘦。本种不能以粉末直接入药，据报道入丸、散剂服时有恶心、呕吐等副作用，暂不宜使用。

资源状况　资源一般。

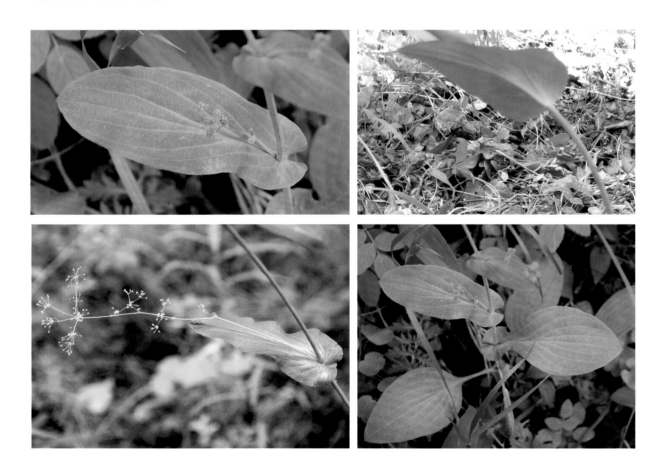

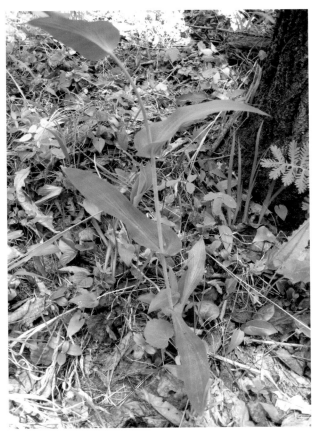 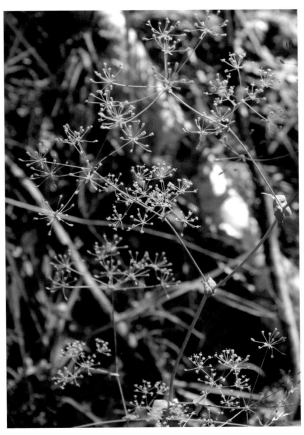

红柴胡

狭叶柴胡、香柴胡
Bupleurum scorzonerifolium Willd.

形态特征　多年生草本，高达 60cm。主根圆锥形，红褐色，根颈部有毛刷状的叶鞘状纤维。茎上部多分枝，呈圆锥状"之"字形曲折。叶线形或线状披针形，基生叶下部缢缩成柄，其他均无柄，基部稍抱茎，3~5 脉，叶缘白色软骨质。花序多分枝，圆锥花序疏散；伞幅（3）4~6（~8），纤细，稍弧曲；总苞片 1~3，钻形；伞形花序有花 6~15；小总苞片 5，窄披针形；花瓣黄色。果宽椭圆形，深褐色，果棱淡褐色，每棱槽中具油管 5~6，合生面 4~6。花期 7~8 月，果期 8~9 月。

生境分布　生于干山坡、阳坡及林缘。分布于我国东北、华北及山东、安徽、福建、湖北、陕西、甘肃、宁夏。内蒙古大兴安岭各地均有分布。

药用部位　根（柴胡）入药。

采收加工　春、秋季采挖根，除去泥土，洗净，晒干。

性味归经　味苦，性微寒。归肝、胆经。

功能主治　解表和里，升阳，疏肝解郁。用于感冒，寒热往来，肝炎，疟疾，胆囊炎等。

用法用量　内服 5~15g，水煎。

资源状况　资源一般。

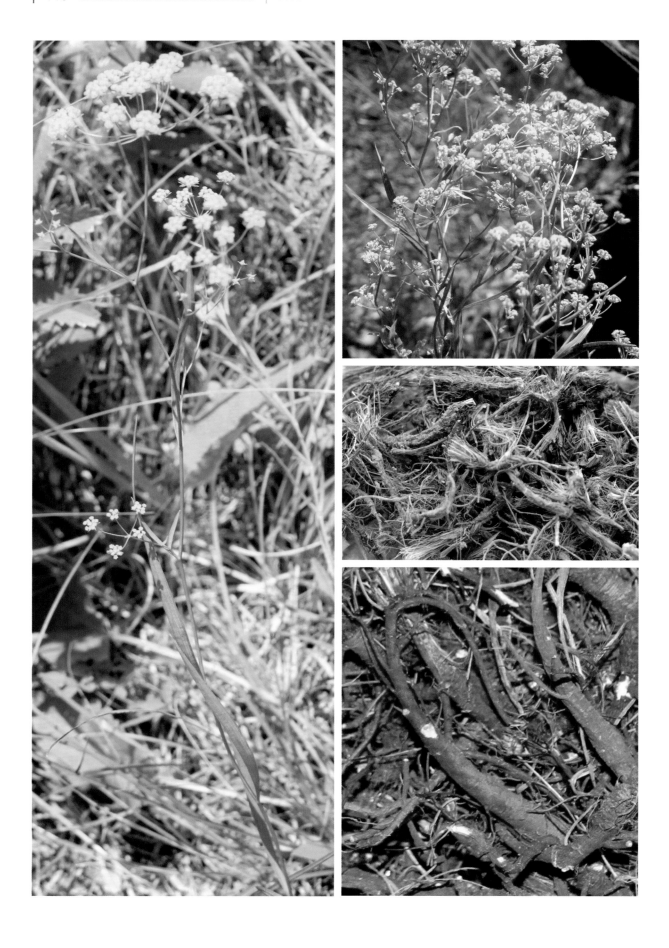

兴安柴胡 | *Bupleurum sibiricum* Vest

形态特征　多年生草本，高达70cm。茎丛生，基部带紫红色，宿存叶鞘纤维状。基生叶多数，窄披针形，先端渐尖，有硬头，中部以下渐窄成长柄；茎上部叶披针形，基部半抱茎，无叶耳。复伞形花序少数；伞幅5~14，粗壮，稍弧形弯曲，不等长；总苞片1~2，线状披针形，早落；小总苞片（5~）7~12，椭圆状披针形；伞形花序有花10~22；花瓣鲜黄色。果暗褐色，卵状椭圆形，每棱槽具油管3，合生面具油管4~6。花期7~8月，果期8~9月。

生境分布　生于林缘草甸、山顶草甸、山坡草甸、山坡灌丛。分布于我国东北及内蒙古、宁夏。内蒙古大兴安岭额尔古纳市、根河市、鄂伦春旗、牙克石市、阿荣旗、扎兰屯市、阿尔山市均有分布。

药用部位　根（柴胡）入药。

采收加工　春、秋季采挖根，除去泥土，洗净，晒干。

应　　用　同红柴胡。

资源状况　资源一般。

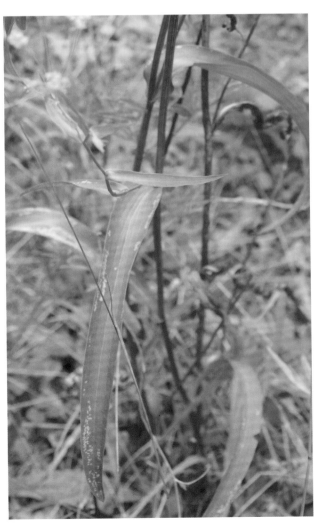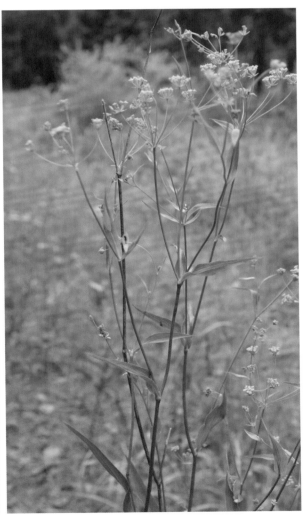

毒芹 | 芹叶钩吻、野芹菜
Cicuta virosa L.

形态特征　多年生草本，高50~120cm，无毛。根茎绿色，节间相接，内部有横隔。茎粗，中空，分枝。叶矩圆形至三角状卵形，二至三回羽状复叶，小叶矩圆状披针形，边缘有粗锯齿至缺刻。复伞形花序顶生；总花梗长；无总苞或有1~2枚，披针形；伞幅多数，近等长；小总苞片数枚，条形；花梗10~12；花白色。双悬果卵圆形，接合面缢缩，棱较深色的槽窄。花、果期7~8月。

生境分布　生于水泡边、湿地、小溪边。分布于我国东北、华北、西北及山东、河南。内蒙古大兴安岭各地均有分布。

药用部位　根（毒芹）入药。

采收加工　夏、秋季采挖根，除去泥土，洗净，鲜用或晒干。

化学成分　毒芹的主要成分为毒芹碱。

性味归经　味辛、微甘，性温；大毒。

功能主治　拔毒，祛瘀，止痛。用于急、慢性骨髓炎，痛风，风湿痛等。

用法用量　外用适量，捣敷或研末调敷。本品有剧毒，禁止内服。

资源状况　资源一般。

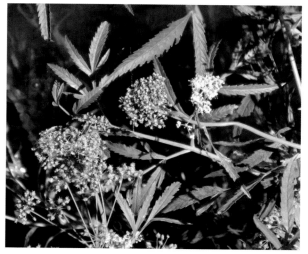

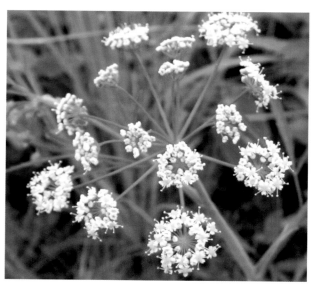

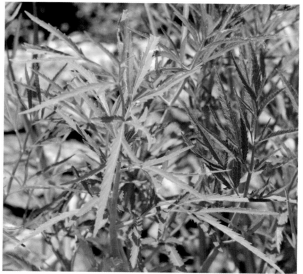

兴安蛇床 | *Cnidium dauricum* (Jacquin) Fischer & C. A. Meyer

形态特征　多年生草本。茎直立，具纵直细条纹，上部多分枝，分枝常呈弧形。基生叶及茎下部叶具长柄，基部扩大成宽的短鞘，其边缘白色膜质；叶片轮廓卵状三角形，二至三回三出羽状全裂，基部羽片具柄，羽片轮廓卵形，边缘羽状深裂，末回裂片披针形至卵状披针形，先端具短尖。复伞形花序顶生或腋生；总苞片 6~8，披针形，边缘白色宽膜质；伞幅 10~16，不等长，棱上粗糙；小总苞片 4~7，长卵形至倒卵形，先端具尖头，边缘白色宽膜质；小伞形花序有花 10~20；萼齿无；花瓣白色，倒卵形。分生果长圆状卵形，主棱 5，扩大为近于等宽的翅，每棱槽内具油管 1，合生面具油管 2。花期 7~8 月，果期 8~9 月。

生境分布　生于林缘、草地、草原和河边湿地。分布于我国吉林、黑龙江、内蒙古、河北。内蒙古大兴安岭额尔古纳市、根河市、鄂伦春旗、牙克石市、阿荣旗、扎兰屯市、阿尔山市均有分布。

药用部位　果实（蛇床子）入药。

采收加工　夏、秋季果实成熟时采收，摘下果实，晒干，或割取地上部分，晒干，打落果实，筛净或簸去杂质。

应　　用　同蛇床。

资源状况　资源少。

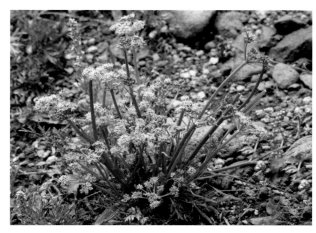
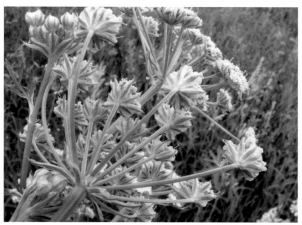

蛇床	山胡萝卜、蛇米、野茴香
	Cnidium monnieri (L.) Cuss.

形态特征　一年生草本，高达 60cm。茎单生，多分枝。下部叶具短柄，叶鞘宽短，边缘膜质，上部叶叶柄鞘状；叶卵形或三角状卵形，二至三回羽裂，裂片线形或线状披针形，全缘或浅裂。复伞形花序；总苞片 6~10，线形，边缘具细睫毛；伞幅 8~20；小总苞片多数，线形，边缘具细睫毛；伞形花序有花 15~20；花瓣白色。双悬果宽椭圆形，果棱具翅。花期 6~7 月，果期 7~8 月。

生境分布　生于田边、路边、草地及河边湿地。分布于我国东北、华北及山东、安徽、江苏、浙江、福建、台湾、江西、湖北、湖南、广东、海南、广西、贵州、云南、四川、甘肃、陕西。内蒙古大兴安岭除根河市无分布外，其他地方均有分布。

药用部位　果实（蛇床子）入中药，又可入蒙药。

采收加工　夏、秋季果实成熟时采收，摘下果实，晒干，或割取地上部分，晒干，打落果实，筛净或簸去杂质。

化学成分 蛇床主要成分为蒎烯、异缬草酸、龙脑酯、欧芹酚甲醚、蛇床子素、异茴芹素等。

性味归经 中药：味辛、苦，性温；有小毒。蒙药：味辛、苦，性温、轻、糙、燥、锐、动；有小毒。

功能主治 中药：温肾壮阳，散寒祛风，燥湿杀虫。用于阳痿，宫冷不孕，寒湿带下，湿痹腰痛，阴部湿痒，湿疮，湿疹，疥癣等。蒙药：温中，杀虫。用于食积，腹胀，嗳气，胃寒，皮肤瘙痒，阴道滴虫病，痔疮，湿疹，青腿病，关节疼痛等。

用法用量 中药：内服 3~9g，水煎；外用适量，多煎水熏洗或研末调。蒙药：单用 1.5~3g，多入丸、散剂；外用适量，研末涂敷或煎水涂患处。

资源状况 资源少。

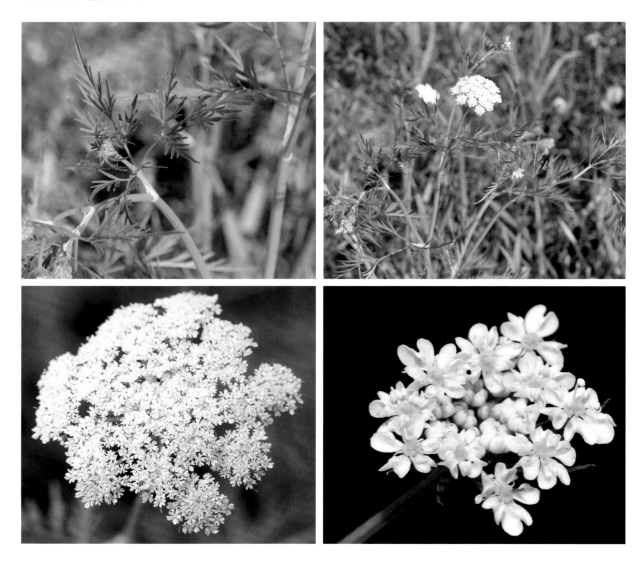

兴安独活

兴安牛防风、老山芹

Heracleum dissectum Ledeb.

形态特征 多年生草本，高 0.5~1.5m。根纺锤形，分枝，棕黄色。茎直立，被有粗毛，具棱槽。基生叶有长柄，被粗毛，基部呈鞘状；叶片三出羽状分裂，有小叶 3~5，小叶广卵形、卵状长圆形，通常顶生小叶较宽，近圆形，小叶有柄，基部心形、楔形，或不整齐，多少呈羽状深裂或缺刻，小裂片卵状长圆形，常呈羽状缺刻，边缘有锯齿，上表面被稀疏的微细伏毛，下表面密生灰白色毛。茎上部叶渐简化，叶柄全部呈宽鞘状。复伞形花序顶生和侧生；花序梗无总苞；伞幅20~30，不等长，无毛；小总苞片数片，线状披针形；萼齿三角形；花瓣白色，二型；花柱基短圆锥形。果实椭圆形或倒卵形，无毛或有稀疏的细毛，背部每棱槽中有油管1，其长度为分生果的2/3，合生面有油管2。花期7~8月，果期8~9月。

生境分布　生于湿草地、草甸子、山坡林下及林缘。分布于我国新疆、黑龙江、吉林、内蒙古等地。内蒙古大兴安岭根河市、额尔古纳市、鄂伦春旗、牙克石市、扎兰屯市、阿尔山市均有分布。

药用部位　根入药。

采收加工　秋季采挖根，洗净，晒干。

应　　用　同短毛独活。

资源状况　资源一般。

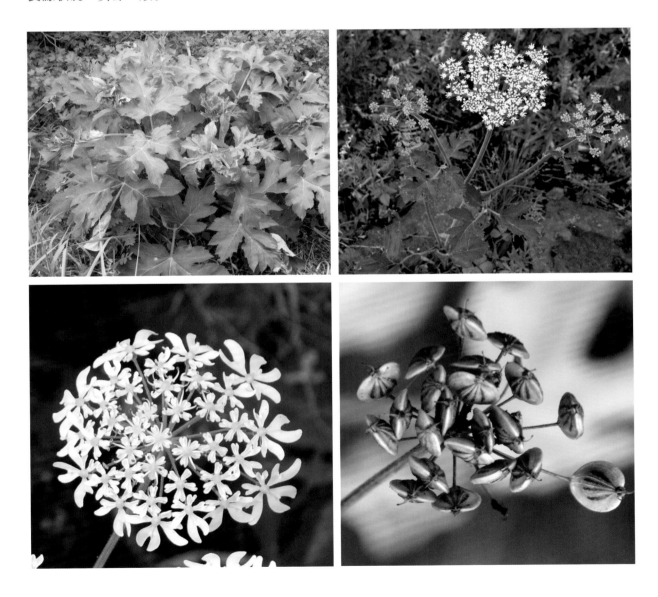

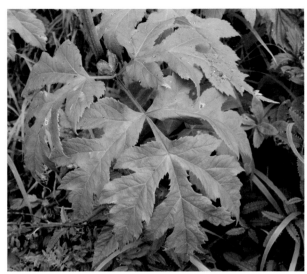
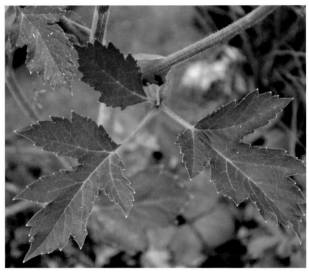

短毛独活 老山芹、东北牛防风、短毛白芷
Heracleum moellendorffii Hance

形态特征 多年生草本，高 1~2m。根圆锥形，粗大，多分枝，灰棕色。茎直立，有棱槽，上部开展分枝。叶片轮廓广卵形，薄膜质，三出式分裂，裂片广卵形至圆形、心形、不规则的 3~5 裂，裂片边缘具粗大的锯齿，尖锐至长尖；茎上部叶有显著宽展的叶鞘。复伞形花序顶生和侧生；总苞片少数，线状披针形；伞幅 12~30，不等长；小总苞片 5~10，披针形；花瓣白色，二型。分生果圆状倒卵形，顶端凹陷，背部扁平，背棱和中棱线状突起，侧棱宽阔，每棱槽内具油管 1，合生面具油管 2，棒形，其长度为分生果的一半。花期 7 月，果期 8~9 月。

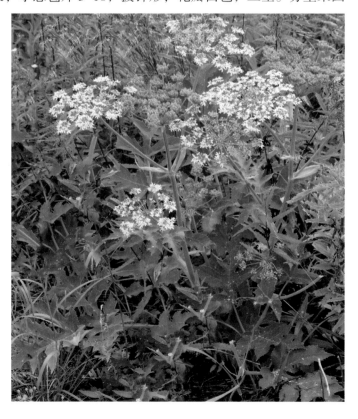

生境分布 生于湿草地、草甸、山坡林下及林缘。分布于我国东北及河北、内蒙古、青海、新疆。内蒙古大兴安岭各地均有分布。

药用部位 根（短毛独活）入药。

采收加工 春、秋季采挖根，除去茎叶及须根，洗净，切片，晒干。

性味归经 味辛、苦，性温。

功能主治 祛风除湿，发表，止痛，活血，排脓。用于风寒湿痹，腰膝酸痛，头痛等。

用法用量 内服 3~9g，水煎或泡酒。

资源状况 资源一般。

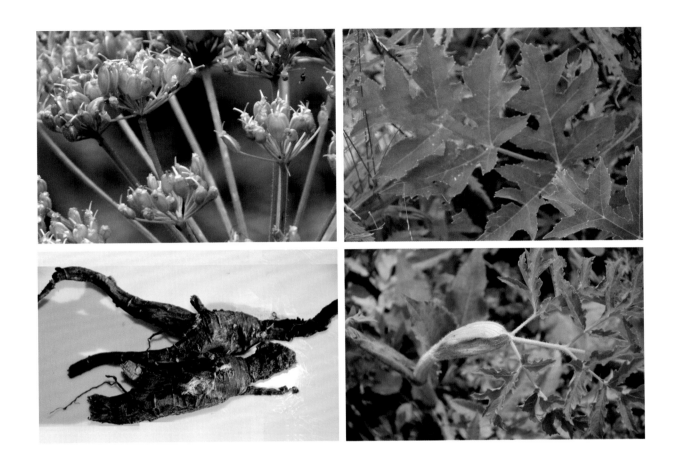

香芹
邪蒿
Libanotis seseloides (Fisch. et Mey. ex Turcz.) Turcz.

形态特征　多年生草本，高 30~120cm。茎单一或 2~3，粗壮，基部近圆柱形，下部以上有显著条枝，呈棱角状突起，上部分枝较多，光滑无毛或茎节处有短柔毛。基生叶叶柄长，有叶鞘；叶片轮廓椭圆形或宽椭圆形，三回羽状全裂，末回裂片线形或线状披针形，无毛或沿脉及边缘有短硬毛。伞形花序多分枝；伞梗上端有短硬毛；通常无总苞片；伞幅 8~20，稍不等长；小总苞片 8~14；萼齿明显，近三角形；花瓣宽椭圆形，白色，背部有毛。分生果卵形，侧棱比背棱稍宽，有短毛，棱槽内具油管 3，合生面具油管 6。花期 7~8 月，果期 8~9 月。

生境分布　生于草甸、开阔山坡草地和林缘灌丛间。分布于我国东北及内蒙古、河南、山东、江苏。内蒙古大兴安岭各地均有分布。

药用部位　根及全草（香芹）入药。

采收加工　秋季采挖根，洗净，晒干。夏季采收全草，晒干。

化学成分　根含食用白芷素。

性味归经　根味辛，性温。

功能主治　根利肠胃，通血脉。用于痢疾，恶疮等。全草利肠胃，通血脉。用于痢疾。

用法用量　内服 3~9g，水煎；外用适量，煎水洗。

资源状况　资源少。

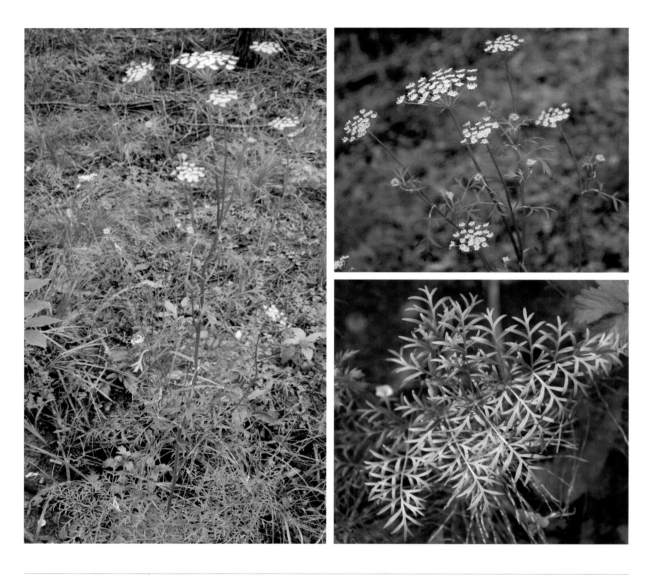

全叶山芹

全叶独活
Ostericum maximowiczii (Fr. Schmidt ex Maxim.) Kitagawa

形态特征　多年生草本。根分枝，有细长的地下匐枝，节上生根。茎直立，高 40~100cm，多单一或上部略有分枝，圆形，中空。基生叶和茎下部叶二回羽状分裂，上部的茎生叶一回羽裂；叶柄基部膨大成长圆形的鞘，抱茎，边缘膜质，透明；叶片三角状卵形，茎顶部的叶羽裂或 3 裂，生于简化的椭圆形膨大的红紫色叶鞘上，末回裂片宽披针形、线形或线状披针形。复伞形花序；伞幅 10~17；总苞片 1~3，宽披针形，早落；小总苞片 5~7，线状披针形；花白色；萼齿圆三角形；花瓣近圆形，顶端内折。果实宽卵形，金黄色，背棱狭，稍突起，侧棱宽翅状，薄膜质，宽超过果体，棱槽间有油管 1，合生面有油管 2~3。花期 7~8 月，果期 8~9 月。

生境分布　生于高山、平地路边、湿草甸子、林缘或林下。分布于我国黑龙江、吉林及内蒙古。内蒙古大兴安岭各地均有分布。

药用部位　全草入药。

采收加工　春、秋季采收全草，洗净，多鲜用。

功能主治　解毒消肿。用于毒蛇咬伤。

用法用量　外用适量，捣敷。

资源状况　资源一般。

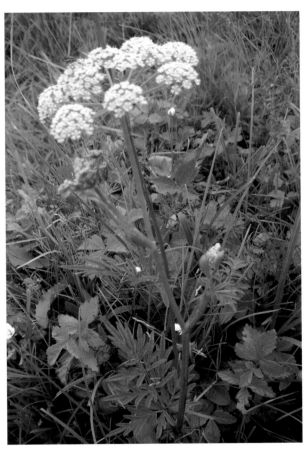
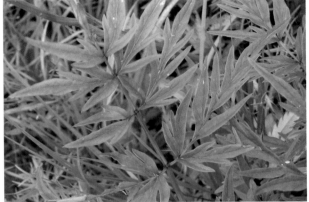
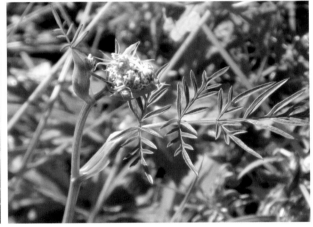

绿花山芹 | *Ostericum viridiflorum* (Turcz.) Kitagawa

形态特征　多年生草本，高达 1m。茎直立，中空，常带紫红色，条棱角状突起。叶柄长约 10cm；叶鞘宽扁；叶片近三角形，二至三回羽裂，小裂片卵圆形或长圆形，基部平截，有粗齿或缺刻状。复伞形花序；伞幅 10~18；花序梗、伞幅及花梗均有糙毛；总苞片 2~3，披针形；小总苞片 3~9，线状披针形，短于花梗；萼齿卵形，先端尖；花瓣绿色，卵形，具爪。果倒卵形或长圆形，基部凹入，金黄色，果皮膜质，有光泽，背棱线形，侧棱翅状，与果等宽，棱槽具油管 1，合生面具油管 2。花期 7~8 月，果期 8~9 月。

生境分布　生于林缘、路边、草地。分布于我国东北及内蒙古。内蒙古大兴安岭各地均有分布。

药用部位　根（绿花山芹）入药。

采收加工　春、秋季采挖根，除去泥土，洗净，晒干。

性味归经 味辛，性温。

功能主治 祛风胜湿，散寒止痛。用于风寒感冒，头痛，风寒湿痹等。

用法用量 内服 3~9g，水煎。

资源状况 资源一般。

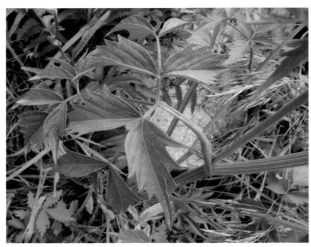
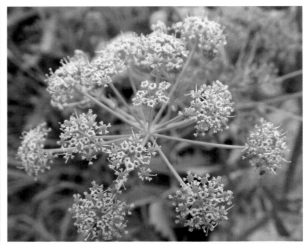

石防风 山芹菜、山香菜
Peucedanum terebinthaceum (Fisch.) Fisch. ex Turcz.

形态特征 多年生草本，高 30~120cm。根圆柱形或近纺锤形，灰黄色或黑褐色。茎近无毛。基生叶三角状卵形，二回三出羽状全裂，一回裂片卵形至披针形，最终裂片披针形，边缘有缺刻状牙齿，无毛或上表面叶脉有粗毛；茎生叶简化成叶鞘。复伞形花序；总花梗长；总苞片数枚；伞幅 8~50，不等长；小总苞片 4~12；花梗多数；花白色，中脉淡黄色。双悬果卵状椭圆形，背腹扁，背棱线形突起，侧棱厚翅状，每棱槽具油管 1，合生面具油管 2。花期 7~8 月，果期 8~9 月。

生境分布 生于干旱石坡、林缘、林缘草甸、林缘路边、林中灌丛、山坡草甸。分布于我国东北及内蒙古、河北、河南、湖北。内蒙古大兴安岭各地均有分布。

药用部位 根入药。

采收加工 秋后采挖根，洗净，晒干。

性味归经 味苦、辛，性凉。

功能主治 发散风热，降气化痰。用于感冒咳嗽，胸胁胀满，喘息，支气管炎，妊娠咳嗽等。

用法用量 内服 5~10g，水煎。

资源状况 资源少。

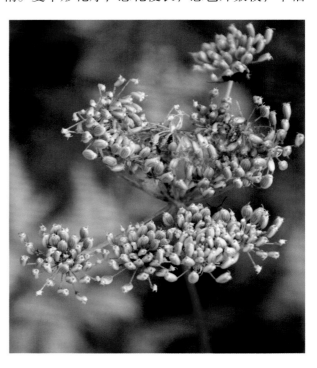

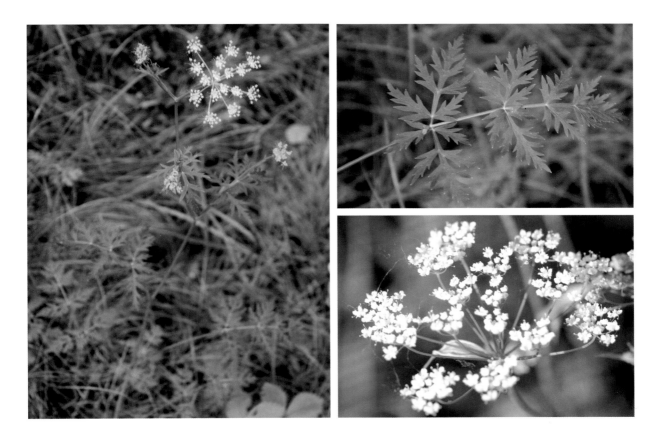

胀果芹

燥芹
Phlojodicarpus sibiricus (Steph. ex Spreng.) K.-Pol.

形态特征 多年生草本植物。根圆锥形，褐色。茎单一或数茎，圆柱形，有浅槽和显著突起的条纹，光滑无毛。基生叶多数，有柄；叶鞘抱茎；叶片轮廓长卵形，二至三回羽状分裂，一回羽片 5~7 对，二回羽片 2~3 对，末回裂片线状披针形，顶端裂片基部下延，边缘反卷，两面无毛。茎生叶少数，简化。伞形花序有长梗；伞幅 6~20，近等长，有鳞片状毛；总苞片 5~10，披针形，有毛，边缘白色膜质；小伞形花序有花 10 余朵；小总苞片约 10，卵状披针形；花白色。分生果长圆形，成熟时谷黄色，背棱尖锐突起，侧棱翅状宽而厚，棱槽内具油管 1，合生面具油管 2。花期 7~8 月，果期 8~9 月。

生境分布 生于山坡草地、多石山坡、向阳干燥石山坡地、草原区石质山顶。分布于我国内蒙古、黑龙江、河北。内蒙古大兴安岭额尔古纳市、鄂伦春旗、牙克石市、扎兰屯市均有分布。

药用部位 根（胀果芹）入药。

采收加工 春、秋季采挖根，洗净，晒干。

应　　用 民间用根治疗风湿关节痛，咳嗽气喘。亦可代替"防风"用。

资源状况 资源少。

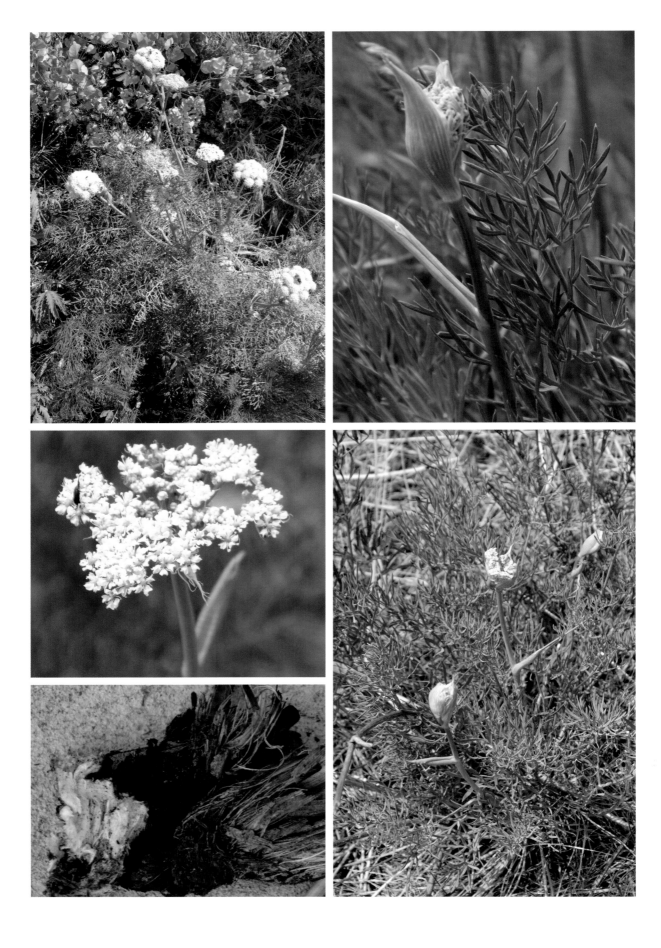

羊红膻 | 东北茴芹、羊洪膻、缺刻叶茴芹
Pimpinella thellungiana Wolff

形态特征　多年生草本，高 70~100cm，全体有微柔毛或柔毛。茎直立，有分枝。基生叶矩圆形至卵形，一回羽状复叶，小叶 5~6，倒卵形至矩圆状披针形，顶生小叶常 3 裂，所有小叶有粗锯齿至缺刻，下表面脉上有短柔毛；茎生叶愈向上的简化成三出复叶或披针形单叶，具狭鞘。复伞形花序；无总苞及小总苞；伞幅 8~25，不等长；花梗 10 多条，不等长；花白色。双悬果卵状矩圆形，无毛，果棱丝状。花期 7~8 月，果期 8~9 月。

生境分布　生于山坡草地、林下、河边、灌丛中。分布于我国东北、华北及广东、台湾。内蒙古大兴安岭各地均有分布。

药用部位　根（羊红膻）入药。

采收加工　夏、秋季采挖根，洗净，切段，晒干或鲜用。

化学成分　根中含羊红膻根素、羊细膻酯及甾醇类、萜烯类、黄酮类化合物，还含葡萄糖苷和单糖等，主含挥发油。

性味归经　味甘、辛，性温。归肺、脾、胃经。

功能主治　温中散寒，温肾助阳，活血化瘀，健脾益气，养心安神，止咳祛痰。用于克山病，气短，咳喘，脘腹冷痛，呕吐，泄泻，风寒袭肺，肺气失宣，咳嗽咳痰，胸闷喘息等。

用法用量　内服 3~10g，水煎。阴虚内热及肺热咳嗽者忌用。

资源状况　资源少。

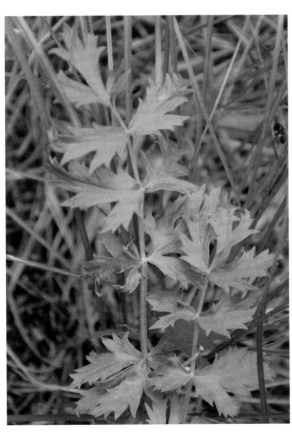
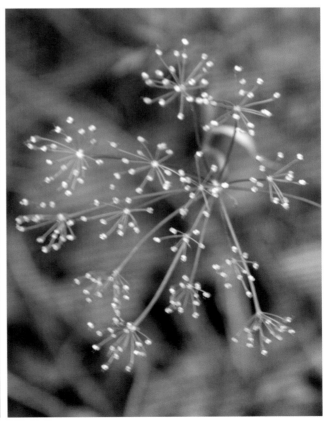

防风 | 旁风
Saposhnikovia divaricata (Turcz.) Schischk.

形态特征　多年生草本，高20~80cm，全体无毛。根粗壮。茎基密生褐色纤维状的叶柄残基，茎单生，二歧分枝。基生叶矩圆状披针形，一至二回羽状全裂，最终裂片条形至披针形，全缘；顶生叶简化，具扩展叶鞘。复伞形花序；无总苞片，少有1枚；伞幅5~9；小总苞片4~5，条形至披针形；花白色。双悬果矩圆状宽卵形，背稍扁，有疣状突起，背棱丝状，侧棱具翅，每棱槽具油管1，合生面具油管2。花期7~8月，果期8~9月。

生境分布　生于草原、丘陵、石砾山坡、干旱荒山坡。分布于我国东北及内蒙古、宁夏、新疆、甘肃、陕西、山西、河北、山东、河南、湖北。内蒙古大兴安岭各地均有分布。

药用部位　根（防风）入药。

采收加工　春、秋季采挖根，除去泥土，洗净，晒干。

化学成分　根含多种生物碱、挥发油及前胡素、色原酮苷、升麻素、升麻素苷等。

性味归经　味辛、甘，性微温。归膀胱、肝、脾经。

功能主治　祛风解表，胜湿止痛，止痉。用于感冒头痛，风湿痹痛，风疹瘙痒，破伤风等。

用法用量　内服5~10g，水煎或入丸、散剂；外用适量，煎水熏洗。一般生用，止泻炒用，止血炒炭用。

资源状况　资源少。

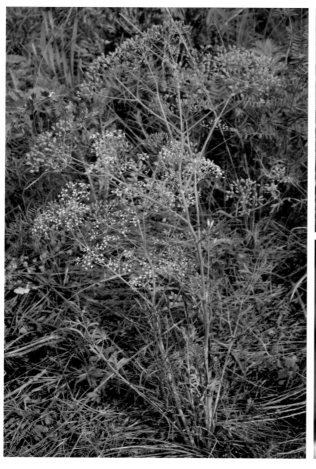
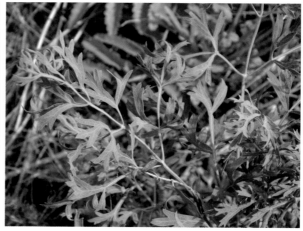
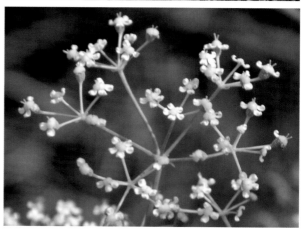

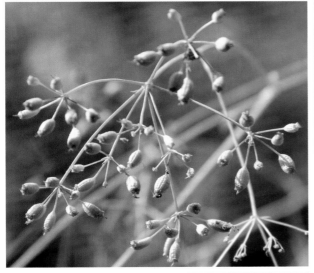

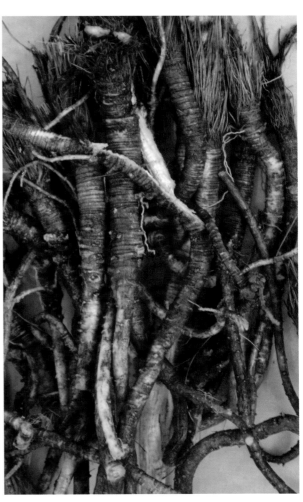

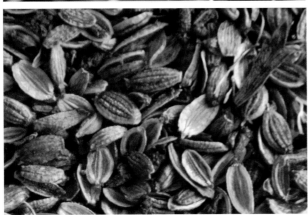

泽芹　山藁本、狭叶泽芹
Sium suave Walt.

形态特征　多年生草本，高达 1.2m。有成束纺锤形根和须根。叶长圆形或卵形，一回羽裂，羽片 3~9 对，无柄，披针形或线形，有锯齿。花序顶生和侧生；花序梗较粗；总苞片 6~10，披针形或线形，外折；伞幅 10~20；小总苞片线状披针形，全缘；花白色；萼齿细小。果卵形，果棱厚。花期 7~8 月，果期 8~9 月。

生境分布　生于沼泽地、草甸、溪边及水边湿地。分布于我国东北、华北及陕西、河南、山东、江苏、安徽、浙江、台湾、江西、湖北。内蒙古大兴安岭各地均有分布。

药用部位　根及根茎（泽芹）入药。

采收加工　春、秋季采挖根及根茎，除去茎叶及泥土，洗净，晒干或烘干。

性味归经　味甘，性平。

功能主治　散风寒湿邪。用于风寒头痛，巅顶痛，寒湿腹痛，泄泻，癥瘕，疥癣等。

用法用量　内服 12~15g，水煎；外用适量，煎水洗或研末调涂。

资源状况　资源一般。

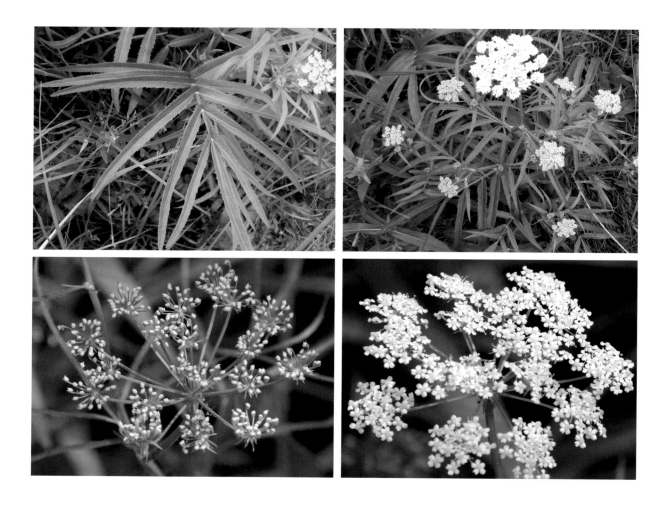

迷果芹

达扭、小叶山红萝卜
Sphallerocarpus gracilis (Bess.) K.-Pol.

形态特征　多年生草本，高达1.2m。茎圆柱形，多分枝，有柔毛。叶二至三回羽状分裂，裂片渐尖。复伞形花序，顶生花序全为两性花，侧生花序有时为雄性，花序外缘有时有辐射瓣；常无总苞片；伞幅6~13，不等长；小总苞片5，向下反折，边缘膜质，有毛；萼齿钻状或不明显；花瓣倒卵形，先端有内折的小舌片；花柱短，花柱基部圆锥形或平，全缘或波状皱褶。果椭圆状长圆形，两侧微扁，合生面缢缩，有5条波状棱，棱槽具油管2~3，合生面具油管4~6。花、果期7~9月。

生境分布　生于山坡、河岸、林缘、荒草地。分布于我国东北、华北、西北及四川。内蒙古大兴安岭各地均有分布。

药用部位　根及根茎、果实入药。

采收加工　秋季挖取根及根茎，洗净，晒干。

性味归经　根及根茎味辛、苦而甘，性温。果实味辛、苦，性温。

功能主治　根及根茎祛肾寒，敛黄水。用于肾腰疼痛，尿频，腹胀，月经不调，产后腰酸背痛，淋病，关节痛，睾丸炎，寒性黄水病，关节肿胀，病后体弱等。果实益肾壮阳，祛风燥湿。

用法用量　内服6~9g，配方用。

资源状况　资源少。

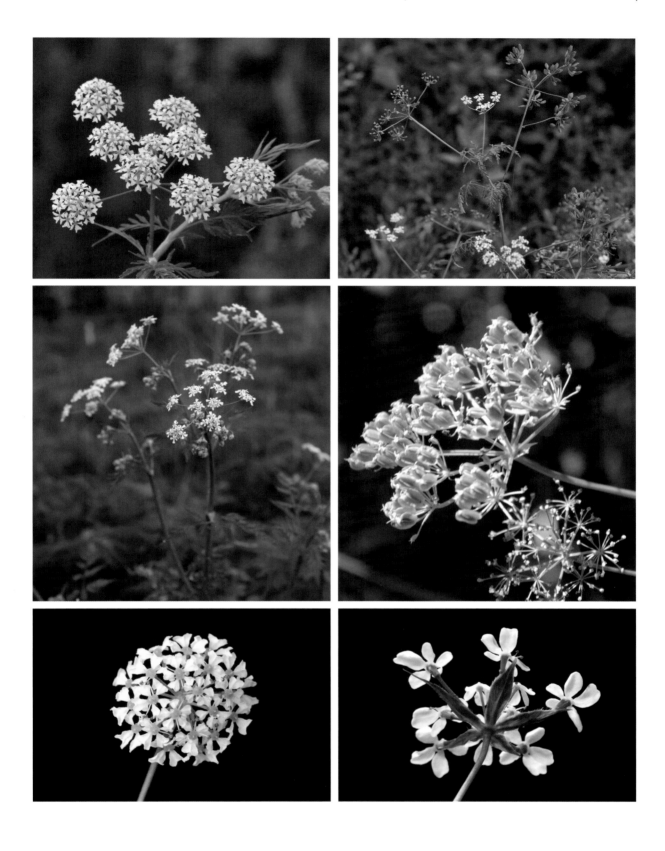

鹿蹄草科 Pyrolaceae

松下兰 | 地花、土花
Monotropa hypopitys L.

形态特征 多年生腐生草本。茎单一，肉质，高 8~25cm，白色至淡黄色，干后变黑褐色，常被白色糙毛。叶鳞片状，卵状长圆形至宽披针形，边缘的上部常有不整齐的锯齿。总状花序，有花 3~8 朵，初时下垂，后渐直立；花筒状钟形，各部被白色糙毛；花萼叶状，呈长圆状卵形，早落；花瓣 4~5，通常淡黄色，长圆形，先端钝，上部有不规则的锯齿，基部囊状；雄蕊 8~10，花丝丝状，有白色糙毛；花盘存在，8~10 齿裂；子房长圆形，被毛，花柱直立，柱头漏斗状，4~5 裂。蒴果椭圆状球形，花柱宿存。花期 8 月，果期 8~9 月。

生境分布 生于山地阔叶林或针阔叶混交林下。分布于我国东北及内蒙古、山西、陕西、青海、甘肃、新疆、湖北、四川。内蒙古大兴安岭额尔古纳市、根河市、鄂伦春旗、牙克石市、阿荣旗、扎兰屯市、阿尔山市均有分布。

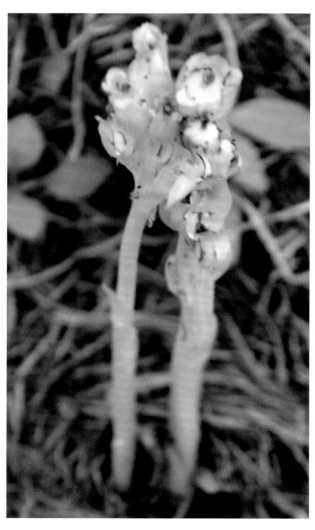
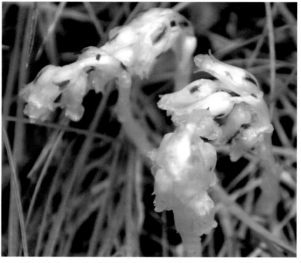
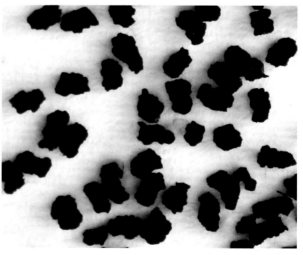

药用部位　全草（松下兰）入药。

采收加工　夏、秋季采收全草，晒干。

性味归经　味甘，性温。归肺、脾经。

功能主治　补五脏虚。用于气虚欲脱，汗出肢冷，倦怠无力，食欲不振，气短乏力，心神不安。

用法用量　内服 5~10g，水煎或研末冲水服。

资源状况　资源稀少。

钝叶单侧花 | 团叶单侧花
Orthilia obtusata (Turcz.) Hara

形态特征　常绿多年生草本，植株高 4~15cm。叶近轮生于地上茎下部，薄革质，宽卵形，有圆齿；叶柄长 0.6~1.1（~1.3）cm。总状花序长 1.4~2.5（~4）cm，有花 4~8，偏向一侧；花水平倾斜，或下部花半下垂；花冠卵圆形或近钟形，淡绿白色；花梗较短，密生小疣，腋间有膜质苞片，短小，宽披针形或卵状披针形；萼片卵圆形或宽三角状圆形，有齿；花瓣长圆形，基部有 2 个小突起，有小齿；雄蕊 10，花药有小疣，黄色；花柱直立，伸出花冠，顶端无环状突起，柱头 5 浅裂。蒴果近扁球形。花期 7 月，果期 7~8 月。

生境分布　生于山地针阔叶混交林、针叶林下。发布于我国东北、华北及甘肃、青海、新疆、西藏、四川。内蒙古大兴安岭额尔古纳市、根河市、鄂伦春旗、牙克石市、阿荣旗、扎兰屯市、阿尔山市均有分布。

应　　用　全草可代替"鹿蹄草"用。

资源状况　资源一般。

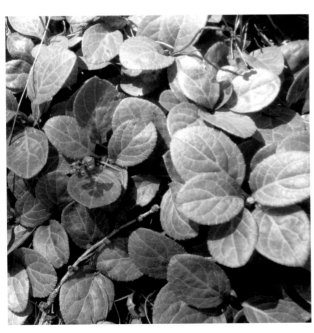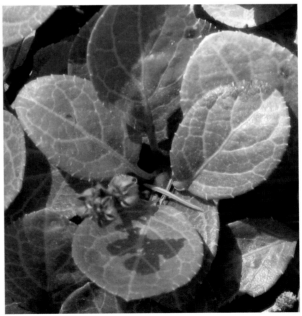

红花鹿蹄草
鹿含草、鹿衔草
Pyrola asarifolia subsp. *incarnata* (de Candolle) E. Haber & H. Takahashi

形态特征 常绿草本状小半灌木，高 15~30cm。根茎细长，横生，斜升，有分枝。叶 3~7，基生，薄革质，稍有光泽，近圆形或圆卵形或卵状椭圆形，先端圆钝，基部近圆形或圆楔形，边缘近全缘或有不明显的浅齿。花葶常带紫色，有 2（~3）枚褐色的鳞片状叶，较大，狭长圆形或长圆状卵形。总状花序长 5~16cm，有花 7~15；花倾斜，稍下垂，紫红色；萼片三角状宽披针形；花瓣倒圆卵形；雄蕊 10；花柱长 6~10mm，倾斜，上部向上弯曲，顶端有环状突起，伸出花冠，柱头 5 圆裂。蒴果扁球形，带紫红色。花期 6~7 月，果期 8~9 月。

生境分布 生于针叶林、针阔叶混交林或阔叶林下。分布于我国东北、华北及河南、新疆。内蒙古大兴安岭额尔古纳市、根河市、鄂伦春旗、牙克石市、阿荣旗、扎兰屯市、阿尔山市均有分布。

药用部位 全草（鹿蹄草）入药。

采收加工 夏季采收全草，晒干。

化学成分 茎含喜冬草素、蒲英赛醇、β-谷甾醇、对甲氧基桂皮酸及少量高熊果苷等，全草尚含水晶兰苷。

性味归经 味苦，性温。归肝、肾经。

功能主治 祛风除湿，补肾强骨，收敛止血。用于风湿痹痛，虚劳腰痛，腰膝无力及寒凝胞宫之子宫出血等。

用法用量 内服 9~15g，水煎。

资源状况 资源丰富。

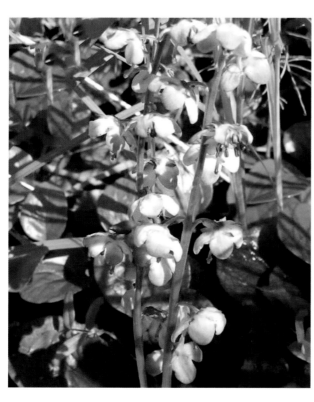
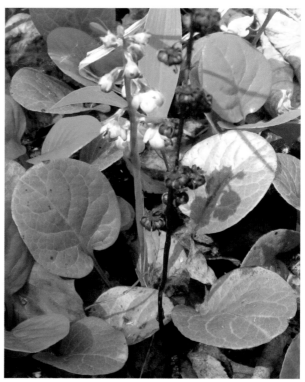

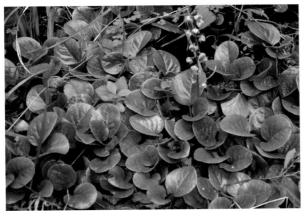

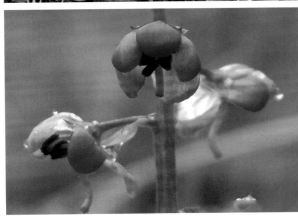

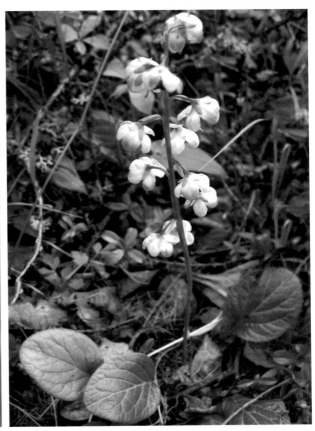

日本鹿蹄草

鹿衔草
Pyrola japonica Klenze ex Alef.

形态特征　常绿草本状小亚灌木，高 15~30cm。叶 3~6（~8），基生，近革质，椭圆形或卵状椭圆形，稀宽椭圆形，长（2.5~）3~6cm，近全缘或有不明显疏锯齿，上表面深绿色，叶脉色较淡，下表面绿色。总状花序有花（3~）5~10（~12），花半下垂；花冠碗形，白色；花梗腋间有线状披针形苞片，稍长于花梗或与花梗近等长；萼片披针状三角形；花瓣倒卵状椭圆形或卵状椭圆形；雄蕊 10；花柱长 1.1~1.3cm，倾斜，上部向上弯曲，顶端增粗，无环状突起，伸出花冠。蒴果扁球形。花期 6~7 月，果期 8~9 月。

生境分布　生于针阔叶混交林或阔叶林下。分布于我国东北及内蒙古、河北、河南、台湾。内蒙古大兴安岭额尔古纳市、根河市、鄂伦春旗、牙克石市、阿荣旗、扎兰屯市、阿尔山市均有分布。

药用部位　全草（鹿蹄草）入药。

采收加工　夏季采收全草，晒干。

化学成分　叶含鹿蹄草亭、熊果苷、槲皮素、β- 谷甾醇、乌酸素等。

性味归经　味苦，性温；无毒。

功能主治　补肾壮阳，收敛止血。用于虚劳咳嗽，风寒湿痹，半身不遂，足膝无力及各种出血证。又常作调经药，代茶饮，用于妇科阴虚，带下。

用法用量　内服 15~25g，水煎或浸酒。

资源状况　资源一般。

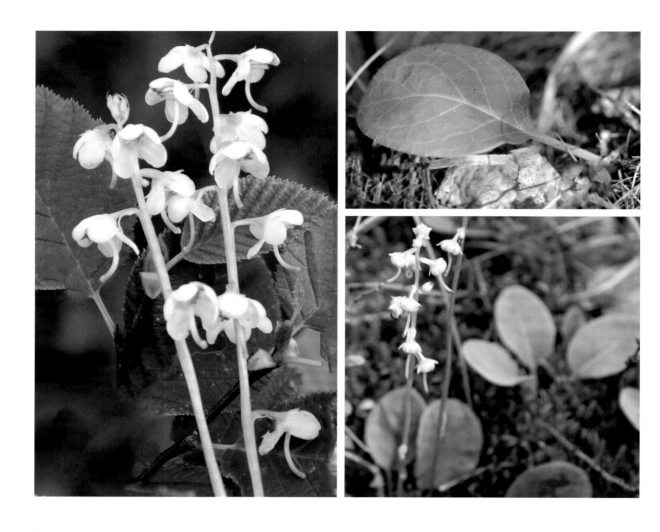

圆叶鹿蹄草 *Pyrola rotundifolia* L.

形态特征　多年生常绿草本。根茎细长，横生，高 15~25（~30）cm。叶 4~7，基生，革质，圆形或圆卵形，有不明显疏圆齿或近全缘；叶柄长约为叶片的 2 倍，或近等长。总状花序有花（6~）8~15（~18），花倾斜，稍下垂；花冠广开，白色；花梗长 4.5~5mm，腋间有膜质披针形的苞片，与花梗近等长或稍长；萼片窄披针形，长约为花瓣之半，先端渐尖，全缘；花瓣倒圆卵形；雄蕊 10；花柱长 0.8~1cm，倾斜，上部向上弯曲，伸出花冠，顶端有环状突起，柱头 5 浅圆裂。蒴果扁球形。花期 6~7 月，果期 8~9 月。

生境分布　生于山地针叶林、针阔叶混交林或阔叶林下。分布于我国东北及内蒙古、河北、陕西、宁夏、新疆。内蒙古大兴安岭额尔古纳市、根河市、鄂伦春旗、牙克石市、阿荣旗、扎兰屯市、阿尔山市均有分布。

药用部位　全草（鹿衔草）入药。

采收加工　夏季采收全草，晒干。

化学成分　含熊果酚苷、鹿蹄草素及鞣质、挥发油。

性味归经　味苦，性温。

功能主治　补气，补血，益肾，祛风除湿。用于虚劳咳嗽，肾虚，劳伤吐血，风湿性关节炎及类风湿关节炎等。近年来发现本品有较强的广谱抑菌作用，临床证明，对呼吸道、消化道、尿道等感染性疾病及伤口感染有较好的治疗效果。

用法用量　内服 15~25g，水煎；外用适量，捣敷、研末调敷或煎水洗。

资源状况　资源一般。

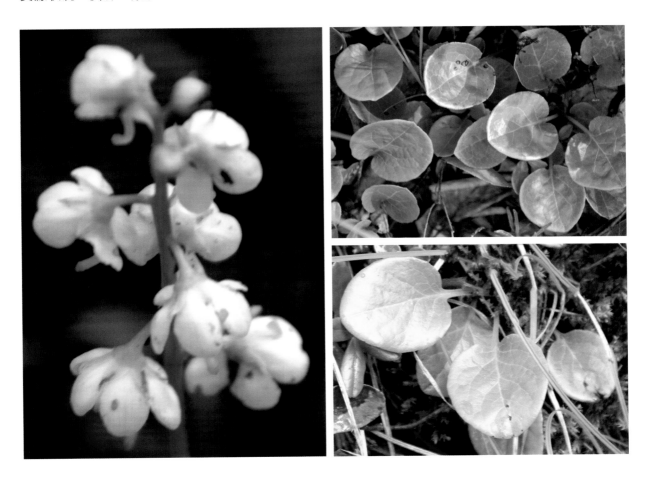

杜鹃花科 Ericaceae

杜香 | 绊脚丝、狭叶杜香、细叶杜香
Ledum palustre L.

形态特征 直立或平卧，高 40~50cm。枝纤细，幼枝密被锈色绵毛。顶芽显著，卵形，芽鳞密生锈色茸毛。叶有强烈香味，线形，长 1.5~4cm，宽 1~3mm，边缘反卷，上表面暗绿色，多皱，下表面密被锈色茸毛，中脉隆起。花多数，小型，乳白色；花梗细长，长 1~2cm，密生锈色茸毛；萼片 5，卵圆形，宿存；雄蕊 10，花丝基部有毛；花柱宿存。蒴果卵形，具宿存花柱。花期 6~7 月，果期 7~8 月。

生境分布 生于落叶松林或落叶松林与白桦混交林下，常为灌木—草本层的建群种或优势种，也见于山麓泥炭藓沼泽地或灌丛沼泽地。分布于我国大兴安岭、小兴安岭及吉林长白山。内蒙古大兴安岭额尔古纳市、根河市、鄂伦春旗、牙克石市、扎兰屯市、阿尔山市均有分布。

药用部位 叶及幼枝入药，作为浸剂或提取挥发油使用。

采收加工 夏、秋季采收叶及幼枝，阴干。

化学成分 杜香叶中含精油，精油中含有 20 种成分，其中酚类成分占 2.83%，萜类成分中含有 10 种常见化合物。

性味归经 叶味辛，性寒。

功能主治 叶祛痰，止咳平喘，止痒，调经。用于急、慢性支气管炎，结肠炎，急性鼻炎，流行性感冒，咳嗽，皮肤病，瘙痒，头癣、脚癣等。民间用杜香叶制成药膏，用于月经不调，不孕，胃溃疡等。国外民间用于治疗百日咳，痛风，风湿病，糜烂性湿疹，也用作发汗剂及麻醉剂。

用法用量 杜香原油入丸剂，每日 2 次，每次 2 丸，每丸 50mg。

资源状况 资源丰富。

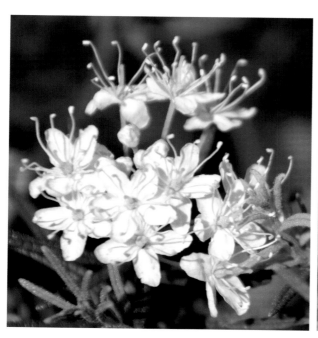
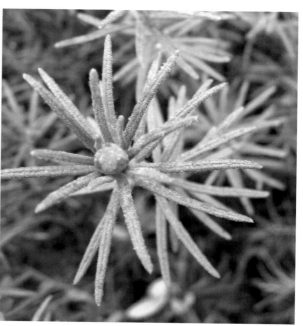

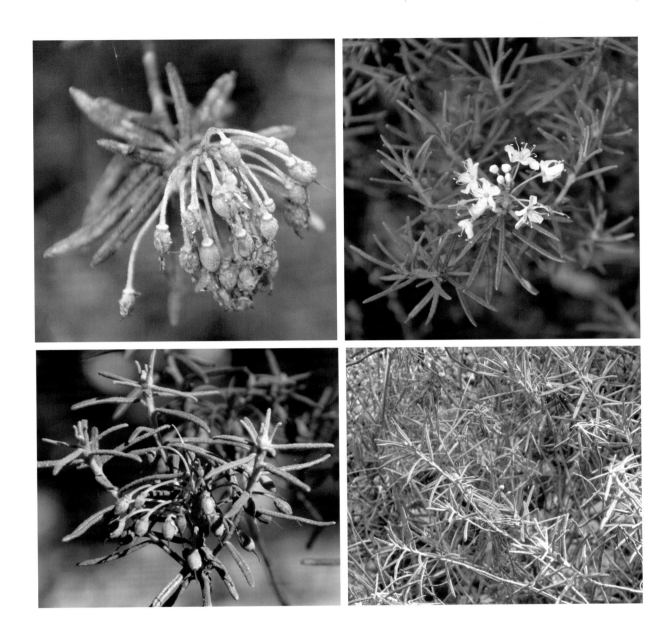

宽叶杜香 | 喇叭茶、绊脚丝、香草
Ledum palustre L. var. *dilatatum* Wahlenberg

形态特征　常绿小灌木，高 30~50cm。分枝细而密，枝皮脱落后常呈灰紫色，幼枝密生棕色绒毛，有浓烈的芳香味。叶为长圆状披针形或长椭圆形，长 2.5~8cm，宽 5~18mm，上表面深绿色，多皱纹，中脉下陷，下表面密被锈褐色柔毛，还混有极短的白色短柔毛，当锈褐色毛脱落后呈白色，叶缘稍外卷。花小，白色；花梗长 1.5~3cm。蒴果卵形。花期 6~7 月，果期 7~8 月。

生境分布　生于落叶松林或落叶松与白桦混交林下，常为灌木—草本层的建群种或优势种，也见于山麓泥炭藓沼泽地边或灌丛沼泽。分布于我国大兴安岭、小兴安岭及吉林长白山。内蒙古大兴安岭额尔古纳市、根河市、鄂伦春旗、牙克石市、扎兰屯市、阿尔山市均有分布。

药用部位　叶及幼枝提取的挥发油（杜香）入药。

采收加工 夏、秋季采收叶及幼枝，阴干。

化学成分 杜香叶中含精油，精油中含有 20 种成分。

应　　用 同杜香。

资源状况 资源丰富。

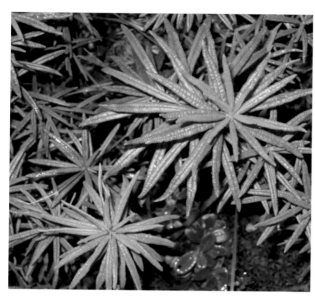 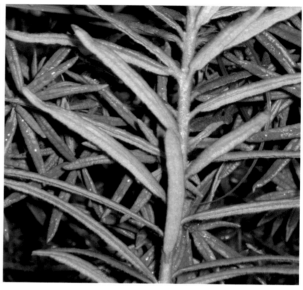

兴安杜鹃
达子香、满山红
Rhododendron dauricum L.

形态特征 半常绿灌木，高 1~2m。多分枝，小枝有鳞片和柔毛。叶近革质，散生，椭圆形，长 1.5~3.5cm，宽 1~1.5cm，两端钝，顶端有短尖头，上表面深绿色，有疏鳞片，下表面淡绿色，有密鳞片，彼此接触或覆瓦状；叶柄长达 2mm，有微毛。花序侧生枝端，同时也有顶生，有花 1~2；花芽鳞早落；花梗长 8mm，有微毛，无鳞片；花粉红色，先花后叶；花萼短，外面有密鳞片；花冠宽漏斗状，外面有柔毛；雄蕊 10，伸出，花丝下部有毛；子房密生鳞片，花柱无毛，稍长过雄蕊。蒴果矩圆形，有鳞片。花期 5~6 月，果期 6~7 月。

生境分布 生于山坡林下、灌丛。分布于我国东北及内蒙古。内蒙古大兴安岭额尔古纳市、根河市、鄂伦春旗、牙克石市、阿荣旗、扎兰屯市、阿尔山市均有分布。

药用部位 叶（满山红）、花、根、果实入中药，叶或带叶枝梢入蒙药。

采收加工 夏、秋季采叶，阴干。花期采收花，阴干。秋季采挖根，洗净，晒干。

化学成分 叶含多种生物碱、挥发油及杜鹃醇、熊果酸等，花中含有黄酮类、三萜类化合物及香豆素、有机酸、氨基酸等多种成分。

性味归经 中药：叶味辛、苦，性寒；有毒。归肺、脾经。蒙药：味辛，性温、轻、柔、软；有毒。

功能主治 中药：叶止咳祛痰。用于咳嗽气喘痰多。花祛风湿，和血，调经。用于急、慢性支气管炎。根用于肠炎，痢疾。果实的提取物有抑制中枢的作用和降压作用。蒙药：祛"巴达干"，止咳祛痰，消肿，滋补调元。用于消化不良，寒泻，"铁垢巴达干"，干咳，肺"巴达干"病，肾寒，浮肿，体衰，精亏等。

用法用量　中药：叶内服 25~50g，水煎，或 6~12g 用 40% 乙醇浸，每日服用 2~3 次。根内服 9~12g，水煎。蒙药：单用 1.5~3g，入丸、散剂；外用适量，作药浴。肝病患者应慎用。

资源状况　资源丰富。

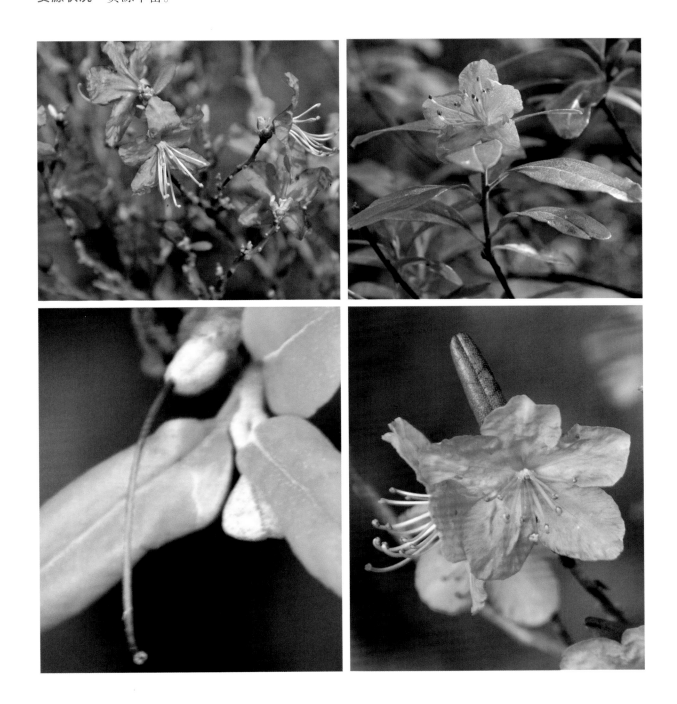

附 注

白花兴安杜鹃 *Rhododendron dauricum* L. var. *albiflorum* Turcz.

与原种主要区别为本种花冠白色，直径较小。内蒙古大兴安岭各地均有少量分布。

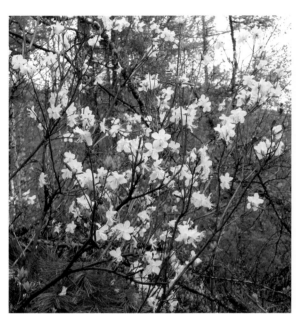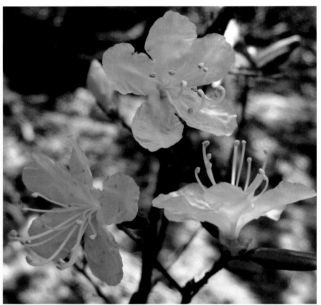

高山杜鹃

小叶杜鹃
Rhododendron lapponicum (L.) Wahl.

形态特征 常绿小灌木，高达 0.45（~1）m。幼枝密被鳞片和柔毛。叶革质，长圆状椭圆形或卵状椭圆形，长 0.4~1.5（~2.5）cm，先端有短突尖头，上表面无光泽，密被几乎连接或重叠的灰白色鳞片，下表面淡黄褐色或红褐色，密被淡黄褐色和锈褐色相混生的二色鳞片，鳞片几乎相等，相连接或重叠；叶柄长 1.5~4mm，被鳞片。花序顶生，伞状，有花（2）3~5（6）；花萼带红紫色，被鳞片，边缘有长缘毛；花冠宽漏斗状，淡紫蔷薇色或紫色，稀白色，外面平滑，冠筒短于裂片，内面喉部被柔毛；雄蕊 5~10；子房 5 室，花柱较雄蕊长。蒴果长圆状卵形，密被鳞片。花期 6~7 月，果期 8~9 月。

生境分布 生于高纬度的灌丛沼泽。分布于我国大兴安岭及吉林长白山。内蒙古大兴安岭额尔古纳市、根河市、鄂伦春旗、牙克石市、扎兰屯市、阿尔山市均有分布。

药用部位 叶、根或花（高山杜鹃）入药。

采收加工 夏、秋季采收叶，阴干。秋季采挖根，洗净，晒干。6~7 月采收花，阴干。

化学成分 叶含多种生物碱、挥发油及杜鹃醇、熊果酸等，花中含有黄酮类、三萜类化合物及香豆素、有机酸、氨基酸等多种成分。

应 用 叶、根或花入药同兴安杜鹃。

资源状况 资源丰富。

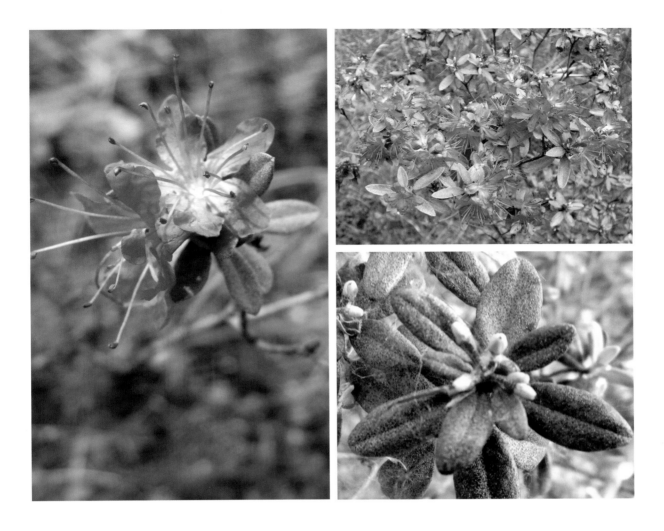

小果红莓苔子

毛蒿豆
Vaccinium microcarpum (Turcz. ex Rupr.) Schmalh.

形态特征　匍匐草本状小灌木，非常细小，长 5~10cm，大部埋在藓类植物中，仅上部露出。茎纤细，细线状，直径不超过 0.5mm，嫩时褐色，有细毛。芽小，褐色，不明显。叶互生，小，卵状椭圆形，长 3~6mm，宽 1.5~2.5mm，稍革质，基部近圆形，先端锐尖，边缘全缘，稍反卷，上表面暗绿色，下表面稍带白色，中脉明显；叶柄短或近无叶柄。花 1，顶生于枝端；花柄细长，先端下垂，基部有鳞片，在中部以下有小苞片 2；萼裂片 4，宿存；花冠淡红色，4 深裂；雄蕊 8；子房 4 室，花柱细长而宿存。浆果小球形，红色，直径约 6mm。花期 6~7 月，果期 8~9 月。

生境分布　生于海拔较高的苔藓沼泽地或苔藓林下。分布于我国大兴安岭。内蒙古大兴安岭额尔古纳市、根河市、牙克石市、鄂伦春旗均有分布。

药用部位　果实入药。

采收加工　8~9 月采收果实，晒干。

性味归经　味酸，性凉。

功能主治 止血，抗菌，消炎。用于治疗动脉硬化，还能防止尿路感染，软化毛细血管，消除眼睛疲劳和改善视力，延缓脑神经衰老，增强心脏功能，抗癌，对由糖尿病引起的毛细血管免疫病有治疗作用。

资源状况 资源稀少。

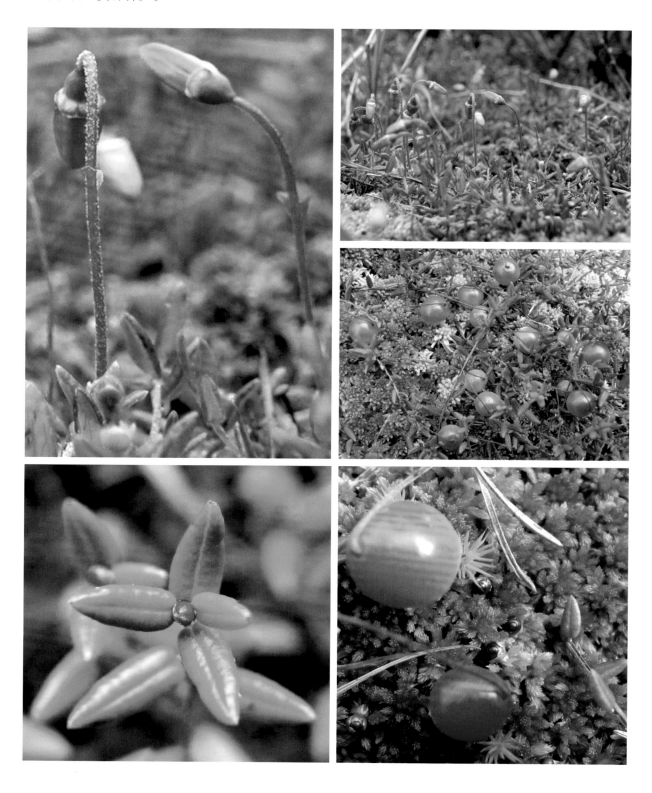

笃斯越橘

笃斯、甸果、地果、都柿
Vaccinium uliginosum L.

形态特征 落叶灌木，高 50~100cm，多分枝。小枝无毛或有短毛。叶质稍厚，倒卵形、椭圆形至长卵形，长 1~3cm，顶端圆形或稍凹，全缘，下表面沿叶脉有短毛，网脉两面明显；叶柄短。花 1~3，生于去年生枝条的顶部叶腋内；花梗长 5~15mm，有小苞片 2，中间有关节；花萼裂片 4，少为 5；花冠宽坛状，下垂，绿白色，4~5 浅裂；雄蕊 10，无毛；花柱宿存。浆果扁球形或椭圆形，直径约 1cm，蓝紫色。花期 6 月，果期 7~8 月。

生境分布 生于灌丛、沼泽、林缘、林下。分布于我国东北及内蒙古、新疆。内蒙古大兴安岭额尔古纳市、根河市、牙克石市、鄂伦春旗、阿荣旗、扎兰屯市、阿尔山市均有分布。

药用部位 果实及叶（笃斯越橘）入药。

采收加工 7~8 月采收果实，阴干。夏季采收叶，晒干。

化学成分 果实含花青素、花色苷及儿茶酸等多种酚类物质。

性味归经 叶味甘，性温。

功能主治 果实收敛，清热。用于腹泻，肠炎，胃炎，淋菌性尿道炎，膀胱炎，肾病等。民间常用根、茎、叶煎汁作轻度泻剂或干制磨粉外敷伤口。

资源状况 资源丰富。

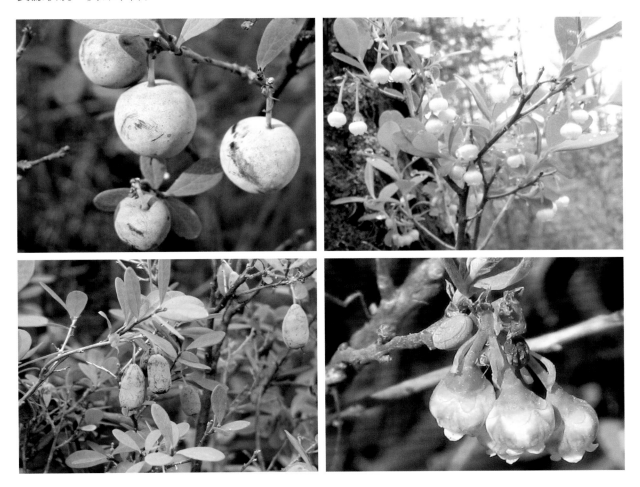

越橘 | 红豆、牙疙瘩
Vaccinium vitis-idaea L.

形态特征 常绿矮小灌木，高约 10cm。叶革质，椭圆形或倒卵形，叶小，长 1~2cm，宽 8~10mm，先端钝或圆形，或微凹，基部楔形，上表面暗绿色，有光泽，下表面色浅，散生腺点，叶缘上部具不明显锯齿，或全缘稍反卷，近基部有细毛。总状花序；花钟形，粉白色或淡粉红色，4 裂；雄蕊 8。浆果球形，红色，直径 5~7mm。花期 6~7 月，果期 8~9 月。

生境分布 生于山坡林下、灌丛、苔藓沼泽中。分布于我国东北及内蒙古、新疆。内蒙古大兴安岭额尔古纳市、根河市、牙克石市、鄂伦春旗、阿荣旗、扎兰屯市、阿尔山市均有分布。

药用部位 果及嫩叶（越橘）入药。

采收加工 夏季摘采叶，晒干。8~9 月采收果实，阴干。

性味归经 叶味甘，性平。果实味甘，性平。

功能主治 叶消炎，利水。用于尿道炎，膀胱炎等。果实止痛，止痢。用于痢疾、肠炎等。果实还可防止血管破裂，保护视力，防止失明、青光眼、白内障、视网膜出血，改善近视、黄斑变性、糖尿病性视网膜症、色素性视网膜炎、视网膜剥落及夜盲，防癌变，改善慢性乙型肝炎等，其他还有强化心肌血管、冠状动脉、肾脏血管作用，能预防肾小球毛细血管破裂而出现血尿、尿道炎、膀胱炎，强化静脉血管，预防静脉曲张，防治溃疡，防止动脉硬化，预防血栓的形成等。

用法用量 叶内服 2~5g，水煎。果实内服 3~9g，水煎。

资源状况 资源丰富。

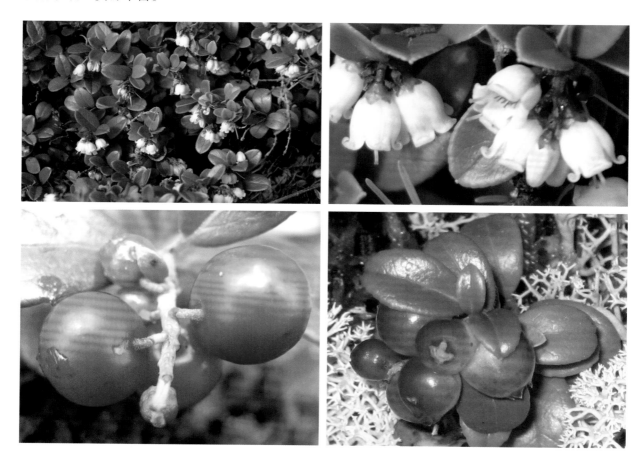

岩高兰科 Empetraceae

东北岩高兰 | 肝复灵
Empetrum nigrum L. var. *japonicum* K. Koch

形态特征 常绿匍匐小灌木，高 20~50cm，稀达 1m。多分枝，小枝红褐色，幼枝多少被微柔毛。叶轮生或交互对生，密集，线形，边缘稍反卷，幼叶边缘具稀疏腺状缘毛，上表面具皱纹，有光泽，中脉凹陷，无柄。花雌雄异株，1~3 朵生于上部叶腋，无花梗；苞片 3~4，鳞片状，边缘具细睫毛；萼片 6，外层卵圆形，内层披针形，暗红色，花瓣状，先端内卷；无花瓣；雄蕊 3；子房近陀螺形，花柱极短，柱头辐射状，6~9 裂。浆果状核果球形，直径约 5mm，成熟时紫红色或黑色，有核 6~9，每核具种子 1。花期 6 月，果期 7~8 月。

生境分布 生于海拔 900m 以上的偃松矮曲林下或石坡上。分布于我国黑龙江、吉林、内蒙古。内蒙古大兴安岭额尔古纳市、根河市、鄂伦春旗、阿尔山市均有分布。

药用部位 果实、枝叶、全株（东北岩高兰）入药。

采收加工 夏、秋季采收全株及果实，晒干。

应　　用 果实滋阴养肝，明目。枝叶补脾和胃。用于肚腹胀满，消化不良。带果实全株亦可作药用。

资源状况 资源稀少。

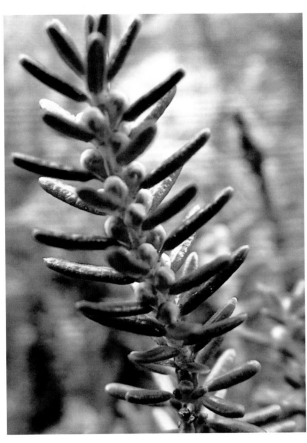
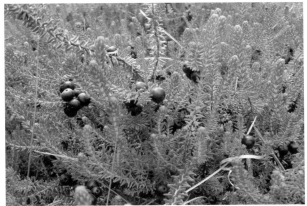
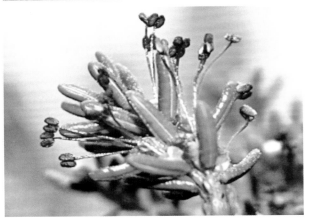

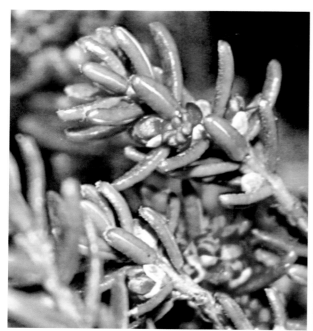
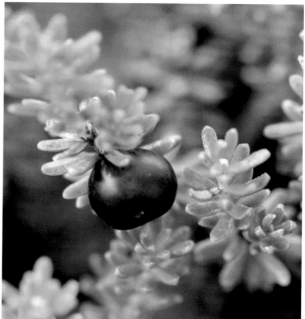

报春花科 Primulaceae

东北点地梅
丝点地梅
Androsace filiformis Retz.

形态特征 多年生草本，全株几乎无毛或部分有纤毛。须根细弱。叶基生，呈莲花状，长矩圆形，连叶柄长5~10cm，基部下延，顶端钝尖，边缘有浅圆缺齿。花葶高12~15cm；苞片钻状披针形；伞形花序不整齐，被纤毛或无毛；花梗长2~5cm，较细弱；花萼杯状，裂片三角形，顶端突尖，无毛；花冠杯状，直径与花萼的相等，裂片矩圆形。蒴果近球形。花期5~6月，果期6~7月。

生境分布 生于潮湿草地、林下和水沟边。分布于我国东北及内蒙古、新疆。内蒙古大兴安岭各地均有分布。

药用部位 全草（东北点地梅）入药。

采收加工 5~6月采收全草，晒干。

性味归经 味苦、辛，性寒。归心经。

功能主治 清热解毒，消炎止痛。用于咽喉肿痛，乳蛾，局部疔疮，口腔溃疡，目赤，头痛，牙痛，红肿，跌打损伤等。

用法用量 内服15~20g，水煎；外用适量，捣敷。

资源状况 资源少。

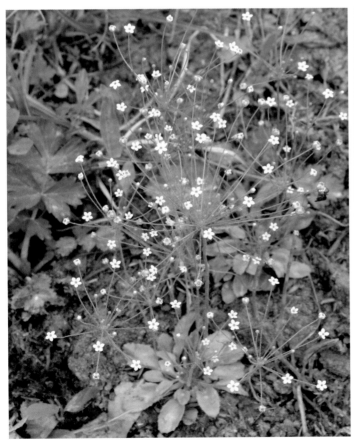
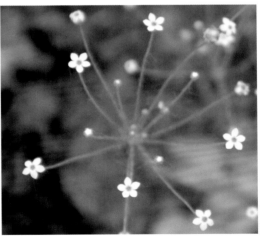
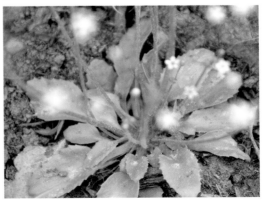

白花点地梅 | 长毛点地梅
Androsace incana Lam.

形态特征　多年生草本。根茎蔓延，纵横交叉，呈网状。茎半直立或匍匐，新枝条有绒毛，老枝条无毛或少毛。叶束生于节上，呈轮状放射排列，老叶枯干残存；叶片舌状披针形，长 3~5mm，顶端圆钝，基部渐狭下延，无柄。花葶高 7~15mm，从叶束中抽出，密被长卷毛；苞片舌状披针形，边缘具长缘毛；头状伞形花序，有花 10 余朵；花梗短，长 1~3mm，被卷绒毛；花萼钟状，被卷绒毛；花冠白色，花筒紫红色，杯状高脚碟形，裂片倒卵形，顶端全缘或微缺。花、果期 6~8 月。

生境分布　生于山顶岩石缝或阳坡砾石处。分布于我国东北、华北及新疆。内蒙古大兴安岭各地均有分布。

应　　用　全草（白花点地梅）除湿利尿。

资源状况　资源稀少。

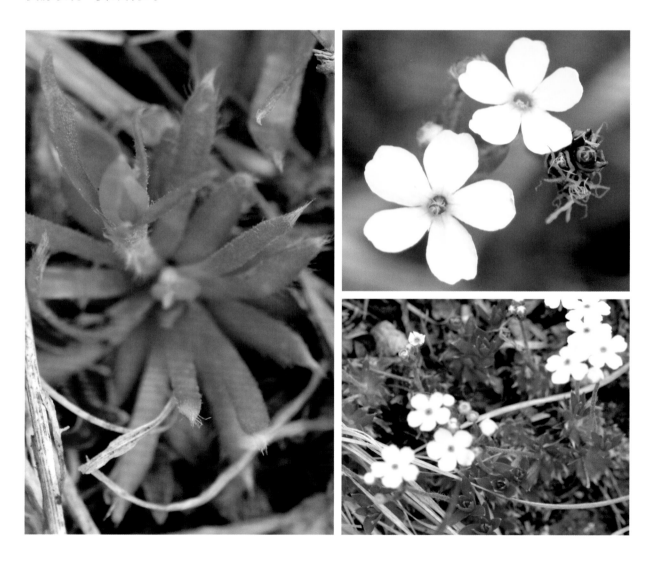

北点地梅 雪山点地梅
Androsace septentrionalis L.

形态特征 一年生草本。主根直而细长，具少数支根。莲座状叶丛单生，叶近无柄，倒披针形或长圆状披针形，长 0.5~3cm，先端钝或稍锐尖，下部渐窄，中部以上具稀疏牙齿，上表面被极短的毛，下表面近无毛。花葶高 8~25（30）cm，具分叉短毛；伞形花序多花；苞片钻形；花梗长 1~1.7cm，长短不等，果时长 2~6（~10）cm，被短腺毛；花萼钟状或陀螺状，具 5 棱，分裂达全长的 1/3，裂片窄三角形，锐尖；花冠白色，裂片长圆形。蒴果近球形，稍长于花萼。花期 5~6 月，果期 6~7 月。

生境分布 生于草甸草原、山地草甸、林缘及沟谷中。分布于我国东北及内蒙古、河北、宁夏、新疆。内蒙古大兴安岭各地均有分布。

药用部位 全草（北点地梅）入中药，又可入蒙药。

采收加工 春、夏季采收全草，洗净泥土，晒干。

化学成分 全草含 11 种三萜苷类化合物，总皂苷含量为 3.5%~4.0%，另含槲皮素、山奈酚、芸香苷和咖啡酸等。

性味归经 中药：味苦、辛，性寒。蒙药：味苦，性寒。

功能主治 中药：清热解毒，消肿止痛。用于咽喉肿痛，口舌生疮，牙龈肿痛，偏正头痛，跌扑损伤等。蒙药：清热，燥"希日乌素"，治伤，消肿，生津。用于跌扑损伤，骨蒸劳热，关节疼痛，病后体虚等。

用法用量 中药：内服 9~15g，水煎；外用鲜品适量，捣烂敷患处或煎水洗患处。蒙药：多入丸、散剂。

资源状况 资源少。

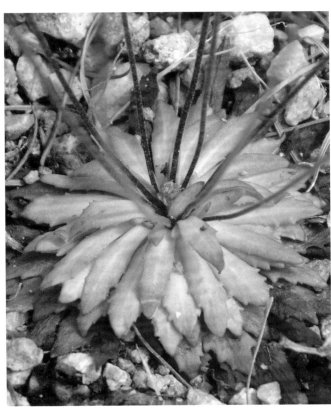
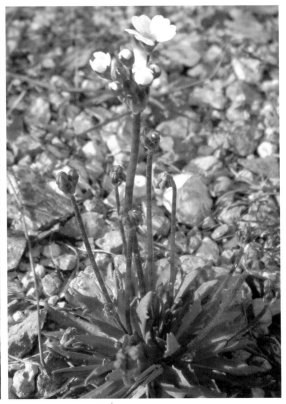

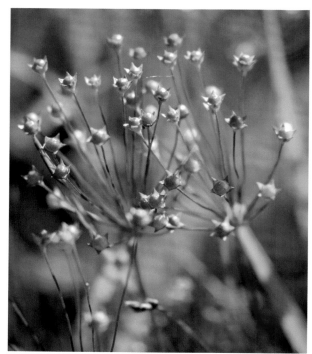 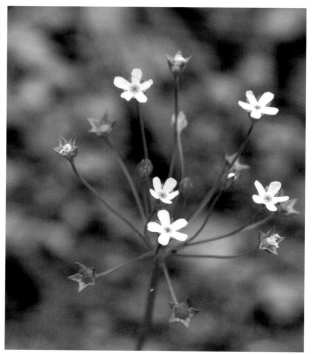

点地梅 喉咙草
Androsace umbellata (Lour.) Merr.

形态特征　一年生或二年生草本。叶全基生；叶柄长 1~4cm，被柔毛；叶片近圆形或卵形，宽 0.5~2cm，基部浅心形或近圆形，被贴伏柔毛。花葶高 4~15cm，被柔毛；伞形花序具花 4~15；苞片卵形或披针形；花梗长 1~3cm，被柔毛和短柄腺体；花萼密被柔毛，分裂近基部，裂片菱状卵形，果时增大至星状展开；花冠白色，裂片倒卵状长圆形。蒴果近球形；果皮白色，近膜质；果柄长达 6cm。花期 5~6 月，果期 6~7 月。

生境分布　生于向阳地、疏林下、林缘、草地等处。分布于我国东北、华北及河南、山东、江苏、安徽、台湾、广东、海南、广西、贵州、云南、四川、甘肃、陕西。内蒙古大兴安岭鄂伦春旗、牙克石市、莫力达瓦旗、阿荣旗、扎兰屯市均有分布。

药用部位　全草（喉咙草）入药。

采收加工　清明前后采收全草，晒干。

性味归经　味苦、辛，性微寒。归肺、肝、脾经。

功能主治　清热解毒，消肿止痛。用于咽喉肿痛，口疮，牙痛，头痛，赤眼，风湿痹痛，哮喘，淋浊，疔疮肿毒，烧烫伤，蛇咬伤，跌打损伤等。

用法用量　内服 9~15g，水煎、研末、泡酒或泡开水代茶饮；外用适量，鲜品捣敷、煎水洗或煎水含漱。

资源状况　资源少。

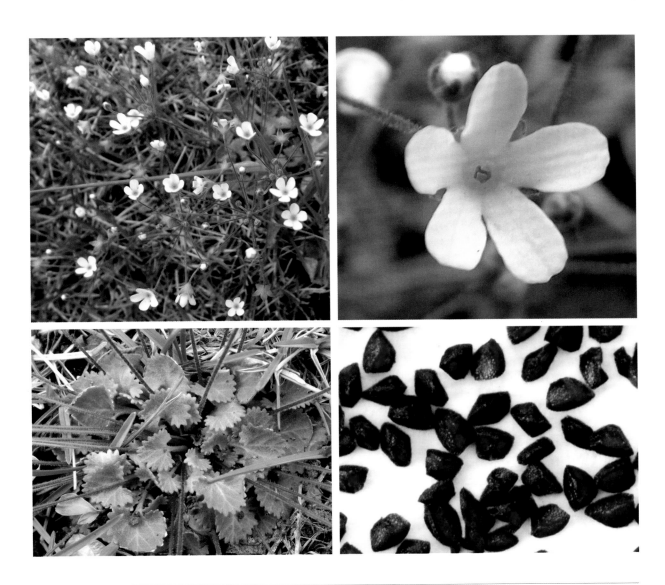

假报春 | 牙母棠（藏语）
Cortusa matthioli L.

形态特征 多年生草本，株高 20~25cm，有时高达 40cm。叶基生，轮廓近圆形，基部深心形，边缘掌状浅裂，裂深不超过叶片的 1/4，裂片三角状半圆形，边缘具不整齐的钝圆或稍锐尖的牙齿，上表面深绿色，被疏柔毛或近于无毛，下表面淡灰色，被柔毛；叶柄长为叶片的 2~3 倍，被柔毛。花葶直立，通常高出叶丛 1 倍，被稀疏柔毛或近于无毛；伞形花序具花 5~8（10）；苞片狭楔形，顶端有缺刻状深齿；花萼分裂略超过中部，裂片披针形，锐尖；花冠漏斗状钟形，紫红色，裂片长圆形，先端钝；雄蕊着生于花冠基部，花柱长达 8mm，伸出花冠外。蒴果圆筒形，长于宿存花萼。花期 6~7 月，果期 7~8 月。

生境分布 生于落叶松林下腐殖质较多的阴处。分布于我国内蒙古大兴安岭和新疆北部及天山。内蒙古大兴安岭额尔古纳市、根河市、阿尔山市均有分布。

药用部位 全草（假报春花）入药。

采收加工　6~7 月采收全草，晒干。

性味归经　味甘、微苦，性寒。

功能主治　解表镇惊。用于高热，神昏抽搐等。

用法用量　内服 20~50g，水煎。

资源状况　资源稀少。

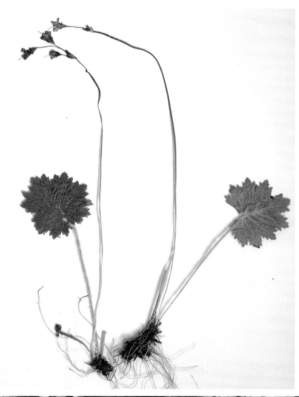
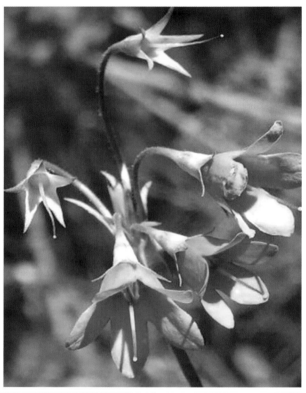
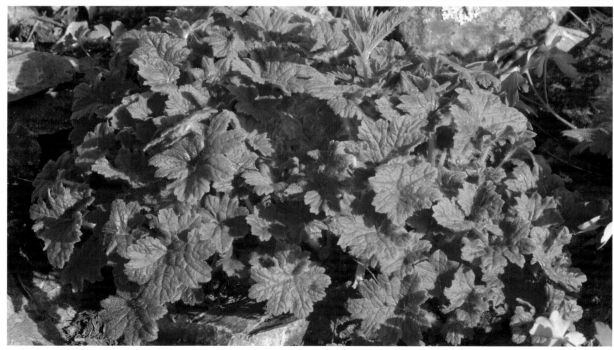

海乳草　西尚（藏语）
Glaux maritima L.

形态特征　多年生草本。直根单一或分枝。茎直立或斜升，单一或基部分枝，全部无毛，高10~25cm。叶交互对生，无柄或有 1~2mm 长的短柄；叶片条形或矩圆状披针形，长 5~10mm，顶端钝尖，基部楔形。花小，腋生；花梗短，长 1~2mm，或无梗；花萼白色或淡红色，宽钟状，5 裂，裂片卵形至矩圆状卵形；无花冠；雄蕊 5 枚，下位着生于子房周围；子房球形。蒴果卵圆球形。花期 7 月，果期 8 月。

生境分布　生于湿草地。分布于我国东北及内蒙古、河北、山东、陕西、甘肃、西藏和长江流域。内蒙古大兴安岭额尔古纳市、牙克石市均有分布。

应　　用　全草清热解毒。

资源状况　资源稀少。

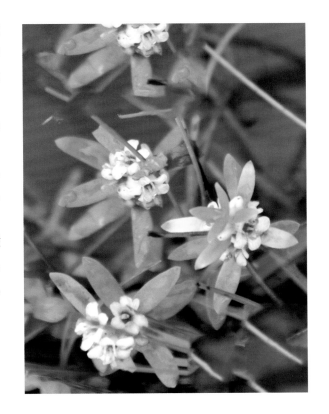

狼尾花　狼尾珍珠菜
Lysimachia barystachys Bunge

形态特征　多年生草本，全株密被柔毛，有根茎。茎直立，高 40~100cm。叶互生或近对生，矩圆状披针形或倒披针形，顶端钝或锐尖，基部渐狭，近于无柄。总状花序顶生，花密集，常转向一侧，长 4~6cm，后渐伸长，结果时长可达 30cm；花萼裂片长卵形，边缘膜质；花冠白色，裂片狭矩圆形，长为花萼的 3~4 倍；雄蕊长为花冠的一半，花丝有微毛。蒴果球形。花期 7~8 月，果期 8~9 月。

生境分布　生于山坡及路旁较潮湿处。分布于我国东北、华北、西北及山东、江苏、湖北、四川、云南。内蒙古大兴安岭鄂伦春旗、牙克石市、莫力大瓦旗、阿荣旗、扎兰屯市、阿尔山市均有分布。

药用部位　全草（血经草）药用。

采收加工　夏季采收全草，晒干。

化学成分　根茎含鞣质。

性味归经　味苦、微酸、辛，性平。

功能主治　调经散瘀，清热消肿。用于月经不调，痛经血崩，感冒风热，咽喉肿痛，乳痈，跌打扭伤等。

用法用量　内服 9~15g，水煎或泡酒；外用捣敷或研粉撒。孕妇忌服。

资源状况　资源少。

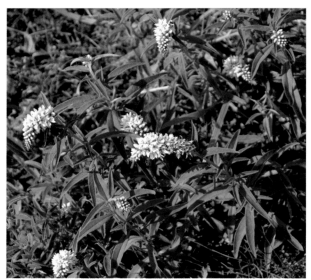
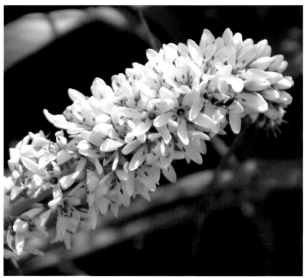

黄连花 | *Lysimachia davurica* Ledeb.

形态特征 多年生草本，高 40~80cm。根茎横走。茎直立，下部无毛，上部被腺毛。叶对生或 3~4 枚轮生，无柄或柄极短；叶片椭圆状披针形或线状披针形，基部钝或近圆形，两面散生黑色腺点，下表面沿中脉被腺毛。总状花序顶生，通常复出为圆锥花序；花萼裂片窄卵状三角形，沿边缘有一圈黑色腺条；花冠黄色，深裂，裂片长圆形；花药卵状长圆形，纵裂。蒴果褐色，瓣裂。花期 7~8 月，果期 8~9 月。

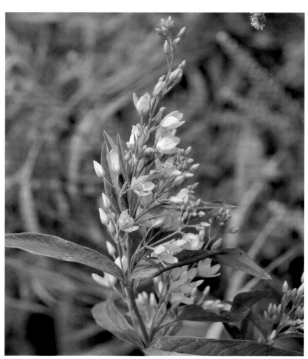
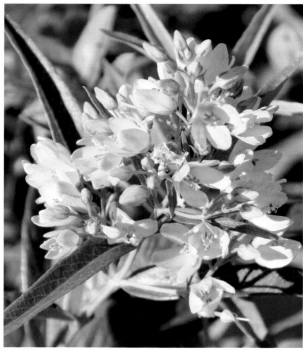

生境分布　生于沼泽、草甸。分布于我国东北及内蒙古、河北、山东、江苏、浙江、陕西。内蒙古大兴安岭各地均有分布。

药用部位　全草（黄连花）入药。

采收加工　夏、秋季采收全草，洗净，晒干。

化学成分　根茎含皂苷及精氨酸、半乳糖、阿拉伯糖，全草含鞣质。

性味归经　味酸、涩，性微寒。

功能主治　镇静，降压，消炎，止血。用于高血压，失眠，头痛，子宫脱垂，咯血，痔疮出血，痢疾，腹泻等；外治跌打损伤，瘰疬，狗咬伤。全草水浸剂做含漱剂，用于喉炎及口腔溃疡。

用法用量　内服 9~15g，水煎；外用适量，捣敷患处。

资源状况　资源一般。

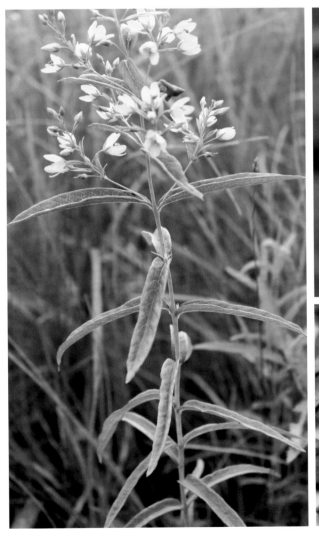
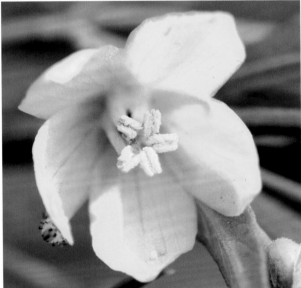
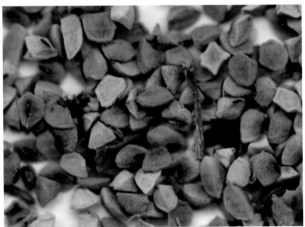

粉报春 | 红粉叶报春
Primula farinosa L.

形态特征　多年生草本。叶丛生；叶柄甚短或与叶片近等长；叶片长圆状倒卵形、窄椭圆形或长圆状披针形，长 1~7cm，先端近圆形或钝，基部渐窄，具稀疏小牙齿或近全缘，下表面被青白色或黄色粉。花葶高 0.3~1.5（3）cm，无毛；伞形花序顶生，通常多花；苞片基部呈浅囊状；花梗长 0.3~1.5cm；花萼钟状，具 5 棱，分裂达全长的 1/3~1/2，裂片卵状长圆形或三角形，有时带紫黑色，边缘具短腺毛；花冠淡紫红色，稀白色，裂片楔状倒卵形，先端 2 深裂。蒴果筒状，长于花萼。花期 5~6 月。

生境分布　生于低湿草地、沼泽化草甸或沟谷灌丛中。分布于我国黑龙江、吉林、内蒙古、河北、宁夏及新疆。内蒙古大兴安岭各地均有分布。

药用部位　全草（粉报春）入中药，又可入蒙药。

采收加工　5~6 月采收全草，晒干。

应　　用　消肿愈创，解毒。用于疔痈创伤及热性黄水疮。

资源状况　资源少。

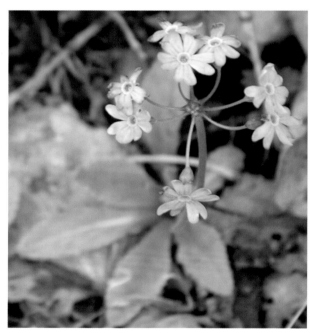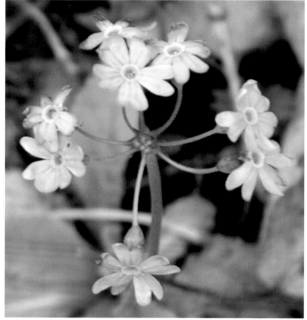

胭脂花 | 段报春
Primula maximowiczii Regel

形态特征　多年生草本。须根粗壮，全株无毛。叶长卵状披针形或矩圆状倒卵形，连柄长 10~45cm，顶端钝圆，基部渐狭，下延成柄，边缘有细锯齿。花葶高 15~50cm；伞形花序 1~2 轮，每轮着生花 8~10；苞片披针形；花梗长 1~2cm；花萼狭钟状，裂片长三角形；花冠暗红色，杯状高脚碟状，裂片矩圆形，顶端钝圆。蒴果球形。花期 6~7 月，果期 8 月。

生境分布　生于湿草地、林缘。分布于我国东北、华北及陕西、宁夏、甘肃。内蒙古大兴安岭牙克石市、阿荣旗、扎兰屯市、阿尔山市均有分布。

药用部位　全草（胭脂花）入药。

采收加工　6~7月采收全草，晒干。

性味归经　味辛、苦，性微温。

功能主治　祛风，止痛。用于风湿痹痛，关节疼痛，筋骨疼痛，癫痫，头痛等。

用法用量　内服9~15g，水煎。

资源状况　资源少。

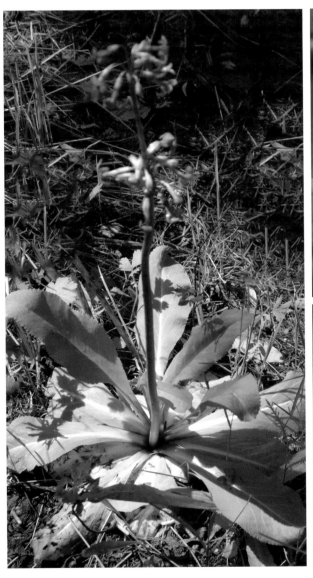
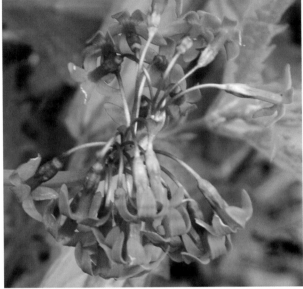
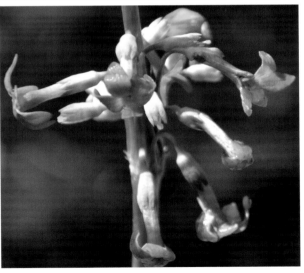

天山报春 | 伞报春
Primula nutans Georgi

形态特征　多年生草本，全株无粉。叶丛生；叶柄通常与叶片近等长，有时长于叶片的 1~3 倍；叶片卵形、长圆形或近圆形，长 0.5~2.5（~3）cm，全缘或微具浅齿，鲜时稍肉质。花葶高（2~）10~25cm；伞形花序具花 2~6（~10）；苞片长圆形，基部具垂耳状附属物；花梗长 0.5~2.2（~4.5）cm；花萼钟状，具 5 棱，分裂达全长的 1/3，裂片长圆形或三角形，边缘密被小腺毛；花冠粉红色，裂片倒卵形，先端 2 深裂。蒴果筒状。花期 5~6 月，果期 7~8 月。

生境分布　生于湿草地或草甸。分布于我国内蒙古、山西、甘肃、新疆、青海、四川。内蒙古大兴安岭各地均有分布。

药用部位　全草（天山报春）入药。

性味归经　味苦，性寒。

功能主治　清热解毒，止血止痛，敛疮。

资源状况　资源少。

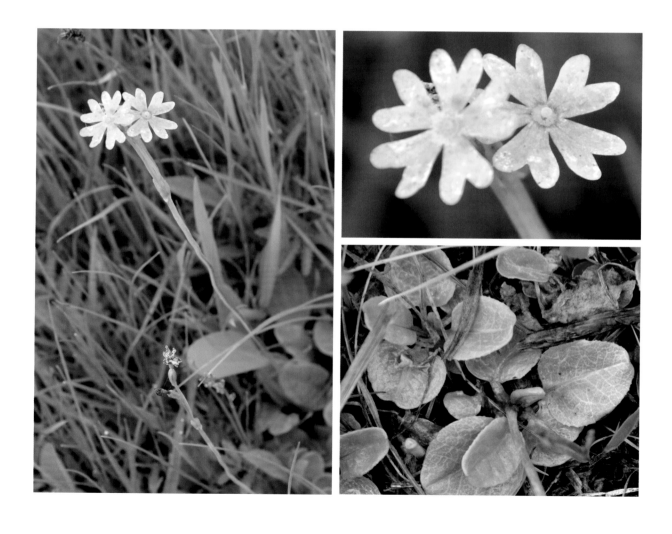

樱草 翠南报春
Primula sieboldii E. Morren

形态特征 多年生草本。叶基生，长椭圆形，长 6~10cm，宽 4~6cm，先端钝圆，基部心形，边缘有不整齐圆缺刻和锯齿，两面光滑，略被纤毛；叶柄长 7~9cm，被稀疏刚毛。花葶高 11~20cm，较挺直，被稀疏刚毛；伞形花序有花 6~15；苞片条状披针形；花萼钟形，裂片披针状三角形；花冠紫红色，高脚碟状，裂片开展，倒心形，顶端凹缺。蒴果近球形，长约为花萼的 1/2。花期 5~6 月，果期 6~7 月。

生境分布 生于湿草地、林下湿润地。分布于我国东北及内蒙古、宁夏、河北、山东。内蒙古大兴安岭各地均有分布。

药用部位 全草（翠兰草）入药。

采收加工 春末采收全草，洗净，晒干。

化学成分 根含三萜类化合物，还含皂苷樱草酸。

性味归经 味甘，性温。

功能主治 止咳化痰，平喘。用于上呼吸道感染，咽炎，支气管炎，痰喘咳嗽等。

用法用量 内服 10~20g，水煎。

资源状况 资源一般。

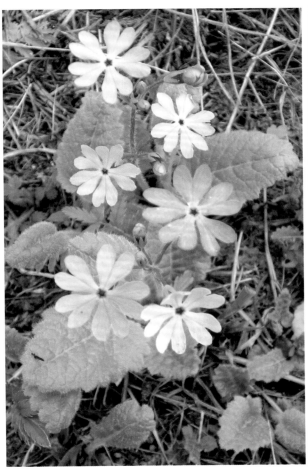
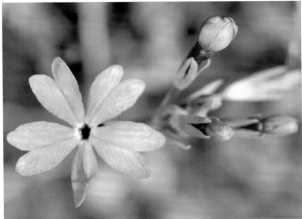
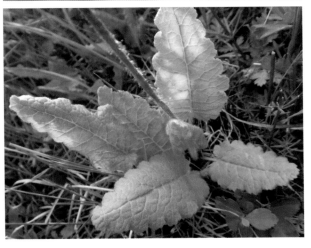

白花丹科 Plumbaginaceae

黄花补血草
金色补血草、黄花矾松
Limonium aureum (L.) Hill.

形态特征　多年生草本，高达 40cm。根皮不裂。茎基肥大，被褐色鳞片及残存叶柄。叶基生，有时花序轴下部具叶 1~2，花期凋落；叶柄窄；叶长圆状披针形或倒披针形，连叶柄长 1.5~3（~5）cm，宽 2~5（~15）mm，先端钝圆，基部渐窄。花茎 2 至多数，生于不同叶丛，常四至七回叉状分枝；花序轴下部多数分枝具营养枝，或营养枝生于褐色草质鳞片的腋部，常密被疣突，无毛；花序圆锥状，穗状花序具小穗 3~5（~7），小穗具花 2~3；萼漏斗状，萼檐金黄色或橙黄色；花冠橙黄色。花期 6~8 月，果期 7~8 月。

生境分布　生于干旱砾石滩、多石山坡、草原或沙地。分布于我国华北、西北及四川。内蒙古大兴安岭额尔古纳市有分布。

药用部位　花（金匙叶草）、根及全草入中药。

采收加工　夏季采收花及全草，晒干。秋季采挖根，洗净，晒干。

性味归经　花味淡，性凉。根及全草味甘、微苦，性微温。归脾、肝、膀胱经。

功能主治　花止痛，消炎，补血。用于神经痛，月经量少，耳鸣，乳汁不足，感冒发烧，头痛等；外治牙痛，痈疮肿痛。根及全草益气血，散瘀止血。用于病后体弱，胃脘痛，消化不良，月经不调，崩漏，带下，尿血，痔血等。

用法用量　花内服 15~20g，水煎，每日 2 次；外用煎水含漱或外洗。根及全草内服 15~30g，水煎。

资源状况　资源稀少。

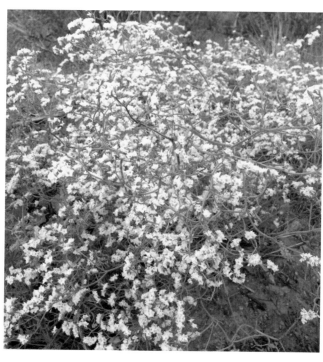
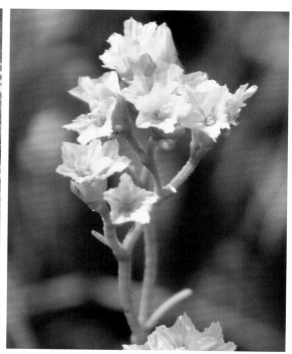

二色补血草

干枝梅、矾松、二色匙叶草
Limonium bicolor (Bunge) Kuntze

形态特征　多年生草本，高达 50cm。根皮不裂。叶基生，稀花序轴下部具叶 1~3，花期不落；叶柄宽；叶片匙形或长圆状匙形，连叶柄长 3~15cm，宽 0.3~3cm，先端圆或钝，基部渐窄。花茎单生或 2~5；花序轴及分枝具棱角 3~4，有时具沟槽，稀近基部圆形；花序圆锥状，营养枝少，位于花序下部或分叉处；穗状花序具小穗 3~5（~9），穗轴二棱形，小穗具花 2~3（~5）；萼漏斗状，萼檐淡紫红色或白色，裂片先端圆；花冠黄色。花期 6~7 月，果期 7~8 月。

生境分布　生于钙质土草原、盐碱地、碱泡附近草原。分布于我国华北、西北及山东、辽宁、江苏、河南。内蒙古大兴安岭额尔古纳市、牙克石市、扎兰屯市均有分布。

药用部位　全草（二色补血草）入药。

采收加工　春季萌芽期或秋季采挖全草，洗净，晒干。

性味归经　味甘、微苦，性微温。归脾、肝、膀胱经。

功能主治　益气血，散瘀止血。用于病后体弱，胃脘痛，消化不良，月经不调，崩漏，带下，尿血，痔血等。

用法用量　内服 15~30g，水煎。

资源状况　资源稀少。

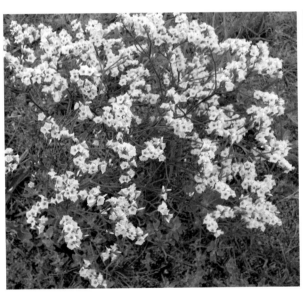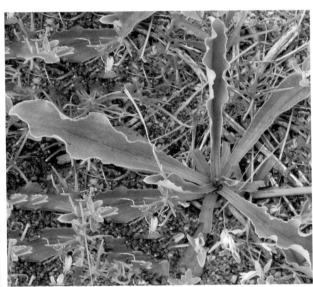

龙胆科 Gentianaceae

达乌里秦艽
小秦艽、达乌里龙胆
Gentiana dahurica Fisch.

形态特征　多年生草本，高达 25cm。枝丛生。莲座丛叶披针形或线状椭圆形，先端渐尖，基部渐窄；叶柄宽扁。茎生叶线状披针形或线形。聚伞花序顶生或腋生；花序梗长达 5.5cm；花梗长达 3cm；萼筒膜质，黄绿色或带紫红色，不裂，稀一侧开裂，裂片 5，不整齐，线形，绿色；花冠深蓝色，有时喉部具黄色斑点，裂片卵形或卵状椭圆形，先端钝，全缘，褶整齐，三角形或卵形，先端钝，全缘或边缘啮烛状。蒴果内藏，椭圆状披针形，无柄。花、果期 7~9 月。

生境分布　生于路边、河滩、湖边沙地、沟边、阳坡及干草原。分布于我国东北、华北及河南、陕西、甘肃、宁夏、青海、四川、湖北。内蒙古大兴安岭鄂伦春旗、鄂温克族自治旗、莫力达瓦旗、阿荣旗、扎兰屯市均有分布。

药用部位　根（秦艽）入中药，花入蒙药。

采收加工　春、秋季采挖根，除去芦头，晒干，切碎。花期采收花，阴干。

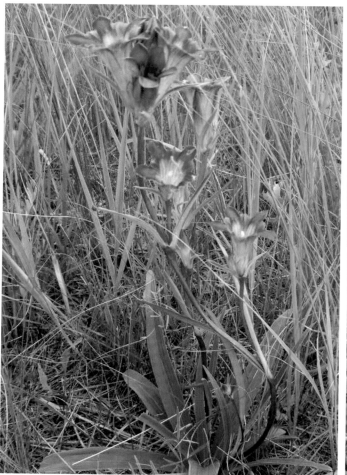
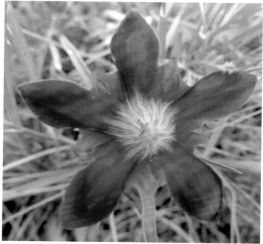
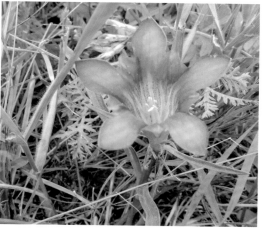

性味归经 中药：味苦、辛，性平。

功能主治 中药：散风祛湿，舒筋镇痛，除虚热。用于风湿痹痛，胃痛，虚劳发热，解瘟疫热毒等。
蒙药：用于丹毒，"发症"，痈，疖，黄水疮，扁桃体炎，关节疼痛，青腿病，肝胆热等。

用法用量 中药：内服 3~9g，水煎。蒙药：入丸、散剂。

资源状况 资源少。

秦艽 | 大叶龙胆、左拧根
Gentiana macrophylla Pall.

形态特征 多年生草本，高 20~60cm，基部为残叶纤维所包围。主根粗大，长圆锥形。基生叶莲座状，茎生叶对生，基部连合；叶片披针形或矩圆状披针形，长 10~25cm，宽 2~4cm，全缘，有 5 条脉。花多数，无花梗，簇生枝顶，呈头状或腋生为轮状；花萼膜质，一侧裂开，呈佛焰苞状，萼齿小，一般 4~5 或缺；花冠筒状钟形，蓝紫色，裂片卵形或椭圆形，褶三角形，啮齿状；雄蕊 5；子房无柄，柱头 2 裂。蒴果矩圆形。花、果期 7~9 月。

生境分布 生于山坡草地、草甸、林下及林缘。分布于我国东北、华北及河南、陕西、甘肃、宁夏、新疆。内蒙古大兴安岭各地均有分布。

药用部位 根（秦艽）入药。

采收加工 春、秋季采挖根，除去泥土，洗净，晒干。

性味归经 味辛、苦，性平。归胃、肝、胆经。

功能主治 祛风湿，清湿热，止痹痛，退虚热。用于风湿痹痛，中风半身不遂，筋脉拘挛，骨节酸痛，湿热黄疸，骨蒸潮热，小儿疳积发热等。

用法用量 内服 3~10g，水煎。

资源状况 资源少。

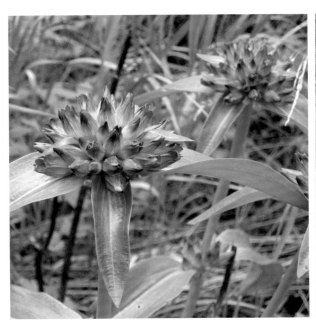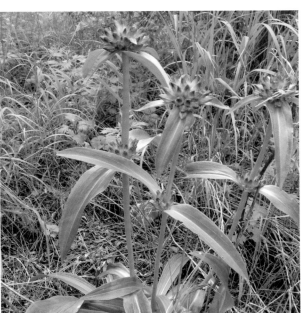

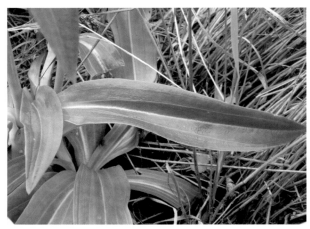
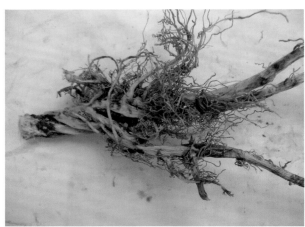

条叶龙胆

东北龙胆
Gentiana manshurica Kitag.

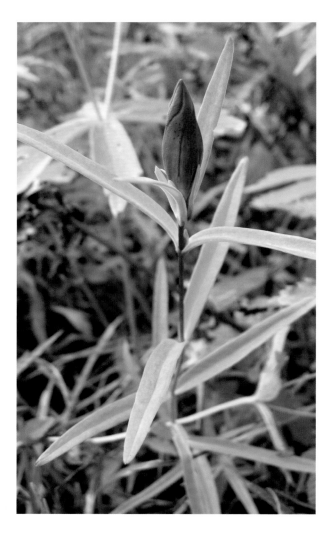

形态特征　多年生草本，高 20~30cm。根数条，绳索状。茎直立，不分枝，具棱。叶对生，茎下部的叶鳞片状，基部连合成鞘，中部的叶较大，披针形或条状披针形，长 3~7.5cm，宽 0.7~0.9cm，边缘反卷，顶端尖，上部的叶条形，基部连合。花 1~2，顶生，无梗，蓝紫色；叶状苞 2；花萼钟状，裂片条状披针形，短于萼筒；花冠钟状，裂片三角形，褶短，三角形；雄蕊 5；子房具柄，花柱短。蒴果。花、果期 8~9 月。

生境分布　生于山坡草地、湿草地。分布于我国东北、华中及内蒙古、江苏、安徽、浙江、江西、广东、广西。内蒙古大兴安岭各地均有分布。

药用部位　根及根茎（龙胆）入药。

采收加工　秋季采挖根及根茎，除去泥土，洗净，晒干。

化学成分　根含裂环烯醚萜苷类成分。

应　　用　同龙胆。

资源状况　资源稀少。

龙胆 粗糙龙胆、胆草、草龙胆
Gentiana scabra Bunge

形态特征 多年生草本，高 30~60cm。根黄白色，绳索状。茎直立，粗壮，常带紫褐色，粗糙。叶对生，卵形或卵状披针形，有 3~5 条脉，急尖或渐尖，无柄，边缘及下表面主脉粗糙。花簇生于茎端或叶腋；苞片披针形，与花萼近等长；花萼钟状，裂片条状披针形，与萼筒近等长；花冠筒状钟形，蓝紫色，裂片卵形，尖，褶三角形，稀 2 齿裂；雄蕊 5，花丝基部有宽翅；花柱短，柱头 2 裂。蒴果矩圆形，有柄。花、果期 7~9 月。

生境分布 生于山坡草地、路边、河滩、灌丛、林缘、林下、草甸。分布于我国东北及内蒙古、山东、江苏、安徽、浙江、福建、江西、湖北、湖南、广东、广西、河南、陕西。内蒙古大兴安岭除额尔古纳市、根河市无分布外，其他地方均有分布。

药用部位 根及根茎（龙胆）入药。

采收加工 春、秋季采挖根及根茎，洗净，晒干。

化学成分 根含裂环烯醚萜苷类成分。

性味归经 味苦，性寒。归肝、胆经。

功能主治 清热燥湿，泻肝胆火。用于湿热黄疸，阴肿阴痒，带下，湿疹瘙痒，肝火目赤，耳鸣耳聋，胁痛口苦，强中，惊风抽搐。

用法用量 内服 3~6g，水煎或入丸、散剂；外用适量，煎水洗或研末调搽。脾胃虚弱者忌服，勿空腹服用。

资源状况 资源稀少。

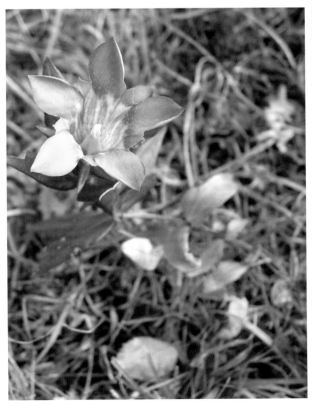
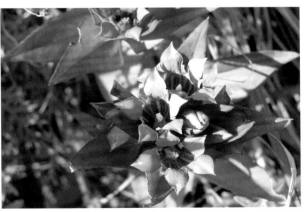
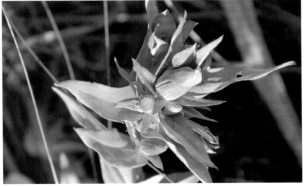

鳞叶龙胆
小龙胆、石龙胆
Gentiana squarrosa Ledeb.

形态特征 一年生小草本，高 3~8cm。茎细弱，分枝，被短腺毛。叶对生，茎下部者较大，卵圆形或卵状椭圆形，辐射状排列，茎上部的叶匙形至倒卵形，具软骨质边，粗糙，顶端有芒刺，反卷，基部连合。花单生枝端；花萼钟状，裂片卵圆形，外弯，顶端有芒刺，背面有棱；花冠钟状，裂片卵圆形，褶全缘或 2 裂，短于裂片；雄蕊 5。蒴果倒卵形，具长柄，外露。花、果期 6~8 月。

生境分布 生于山谷、河滩、灌丛。分布于我国东北、华北、西北及山东、河南、四川、云南。内蒙古大兴安岭各地均有分布。

药用部位 全草（龙胆地丁）入中药，又可入蒙药。

采收加工 6~7 月采收全草，晒干。

性味归经 中药：味苦、辛，性寒。蒙药：味苦，性凉。

功能主治 中药：清热利湿，解毒消痈。用于咽喉肿痛，目赤肿痛，恶疮肿毒，肠痈，瘰疬，阑尾炎，尿血等；外治疮疡肿毒，淋巴结结核。蒙药：利胆，退黄，清热，疗伤，排脓。用于发热，头痛，口干，黄疸，肝胆热，伤热等。

用法用量 中药：内服 6~15g，水煎；外用适量，鲜品捣烂敷或研末调敷患处。蒙药：单用 1.5~3g，水煎或入丸、散剂。

资源状况 资源少。

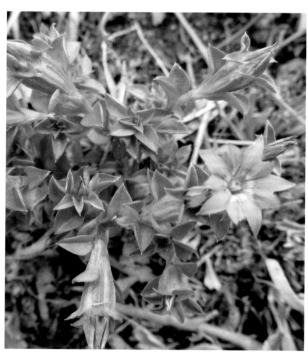
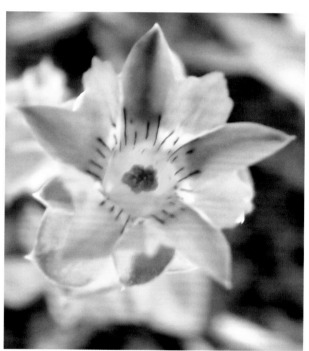

三花龙胆 *Gentiana triflora* Pall.

形态特征 多年生草本，高 35~80cm，全株光滑。根茎短，黄白色，生有数条绳索状长根。叶对生，茎下部的叶鳞片状，基部合生成短鞘，中部和上部的叶披针形，长 5~10cm，宽 4~10mm，锐尖，边缘不反卷。花通常 3~5，簇生于茎端或叶腋，蓝紫色，下部被多数叶所包围；花萼筒状钟形，长为花冠的 1/2，裂片披针形，不等长，与萼筒近等长或稍长；花冠钟状，裂片卵圆形，钝头，褶极短，三角形；雄蕊 5，花丝基部变宽。蒴果矩圆形，具柄。花、果期 8~9 月。

生境分布 生于草甸、湿草地、沼泽地。分布于我国东北及内蒙古、河北。内蒙古大兴安岭各地均有分布。

药用部位 根及根茎（龙胆）入药。

采收加工 春、秋季采挖根及根茎，除去泥土，洗净，晒干。

化学成分 根含裂环烯醚萜苷类成分，如龙胆苦苷、当药苦苷、当药苷、三花龙胆苷。

应　　用 同龙胆。

资源状况 资源少。

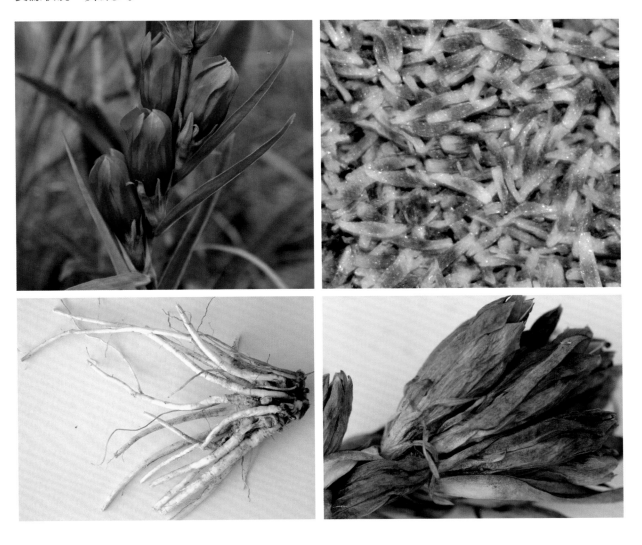

朝鲜龙胆

金刚龙胆
Gentiana uchiyamae Nakai

形态特征 多年生草本，高 30~70cm。根茎平卧或直立，具多数须根，须根粗壮，略肉质。茎下部叶膜质，淡紫红色，鳞片形，上部分离，中部以下连合成筒状抱茎；茎中、上部叶草质，无柄，披针形，长 5.5~15cm，宽 1~1.5cm，边缘微外卷，平滑，上表面具极细乳突，下表面光滑，叶脉 1~3 条，平滑，在两面均明显，并在下表面突起。花多数，簇生于枝顶及叶腋，无花梗；每朵花下具苞片 2，苞片卵状披针形，长于或短于花萼；花萼裂片线形或为极窄的三角形，中脉在背面突起，平滑，弯缺截形；花冠蓝紫色，漏斗形或筒状钟形，裂片卵形，先端钝，全缘；雄蕊着生于冠筒中部，整齐，花丝钻形，花药狭矩圆形；子房线状椭圆形，两端渐狭，花柱短，柱头 2 裂，裂片矩圆形。蒴果内藏，宽椭圆形。花、果期 8~9 月。

生境分布 生于林间湿草地、草甸。分布于我国吉林、内蒙古。内蒙古大兴安岭额尔古纳市、根河市、阿尔山市均有分布。

药用部位 根（龙胆）入药。

采收加工 春、秋季采挖根，除去泥土，洗净，晒干。

应　　用 根入药同龙胆。

资源状况 资源稀少。

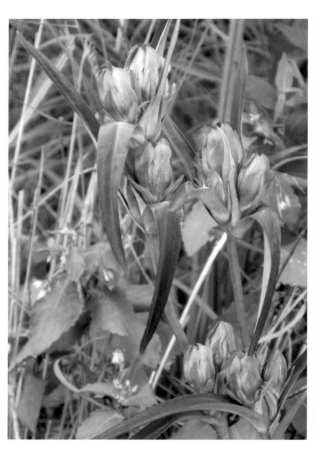
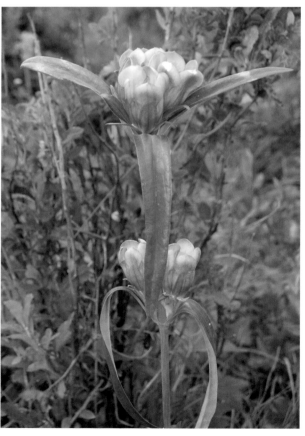

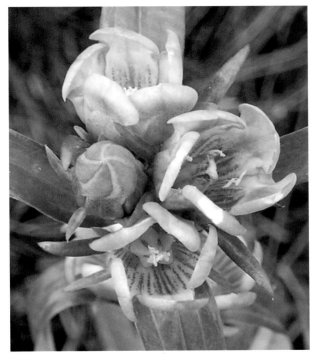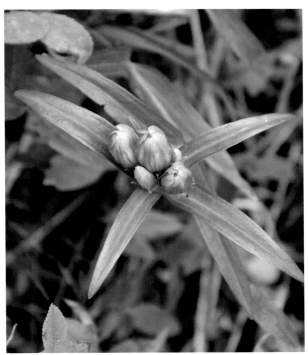

尖叶假龙胆

归心草、苦龙胆

Gentianella acuta (Michx.) Hulten

形态特征　一年生草本，高达 35cm。茎直伸，单一，上部具短分枝。基生叶早落；茎生叶披针形或卵状披针形，长 1.5~3.5cm，先端尖，基部稍宽，无柄。聚伞花序顶生及腋生，组成窄总状圆锥花序；花浅粉色，5 数，稀 4 数；花梗细；萼筒浅钟形，裂片窄披针形，先端渐尖，边缘稍厚，背部具脊；花冠蓝色，窄圆筒形，裂片长圆状披针形，先端尖，基部具 6~7 条不整齐的柔毛状流苏。蒴果圆柱形，无柄。花、果期 8~9 月。

生境分布　生于山坡草地。分布于我国东北、华北及宁夏。内蒙古大兴安岭额尔古纳市、根河市、鄂伦春旗、牙克石市、扎兰屯市、阿尔山市均有分布。

药用部位　全草（尖叶假龙胆）入蒙药。

采收加工　秋季采收全草，洗净，晒干。

化学成分　全草含 β- 谷甾醇、齐墩果酸、熊果酸、胡萝卜苷、龙胆苦苷、獐牙菜苦苷、木犀草素、没食子酸等。

性味归经　味苦，性凉。

功能主治　清热，利胆，退黄。用于黄疸，头痛，发热，口干，未成熟热，胆热等。

用法用量　单用 1.5~3g，水煎或入丸、散剂。

资源状况　资源稀少。

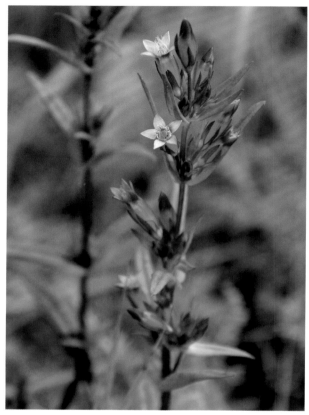
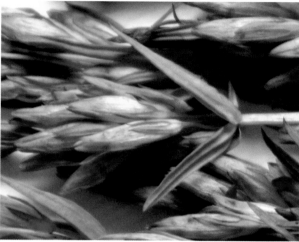
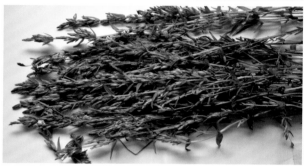

扁蕾
剪割龙胆
Gentianopsis barbata (Froel.) Ma

形态特征　二年生或多年生草本，高 10~40cm。茎直立，四棱形，分枝。叶对生；茎基部的叶匙形或条状披针形，排列成辐射状，早枯落；茎上部的叶 4~10 对，条状披针形，长尖，边缘稍反卷。单花顶生，蓝紫色；花萼筒状钟形，具 4 棱，顶端 4 裂，裂片边缘具白色膜质边，外对条状披针形，尾尖，内对披针形，短尖；花冠钟状，顶端 4 裂，裂片椭圆形，具微波状齿，近基部边缘具流苏状毛；雄蕊 4；腺体 4，下垂；子房具柄，柱头 2 裂。蒴果。种子卵圆形，具指状突起。花、果期 7~9 月。

生境分布　生于山谷河边、山坡草地、湿草地、灌丛中。分布于我国东北、华北及河南、陕西、甘肃、青海、西藏、云南、四川、湖北。内蒙古大兴安岭额尔古纳市、根河市、鄂伦春旗、牙克石市、莫力达瓦旗、阿荣旗、扎兰屯市、阿尔山市均有分布。

药用部位　全草（扁蕾）入中药，又可入蒙药。

采收加工　夏季花苞未开放时采收全草，去净泥土，阴干。

性味归经　中药：味苦，性寒。蒙药：味苦，性寒、钝、糙、轻、燥。

功能主治　中药：清热解毒，利胆，消肿。用于急性黄疸型肝炎，结膜炎，高血压，急性肾盂肾炎，疮疖肿毒等。蒙药：清热，利胆，退黄，疗伤。用于黄疸，肝胆热，头痛，肺热，胃热，发热等。

用法用量　中药：内服 6~9g，水煎或入丸、散剂。蒙药：单用 1.5~3g，水煎或入丸、散剂。

资源状况　资源一般。

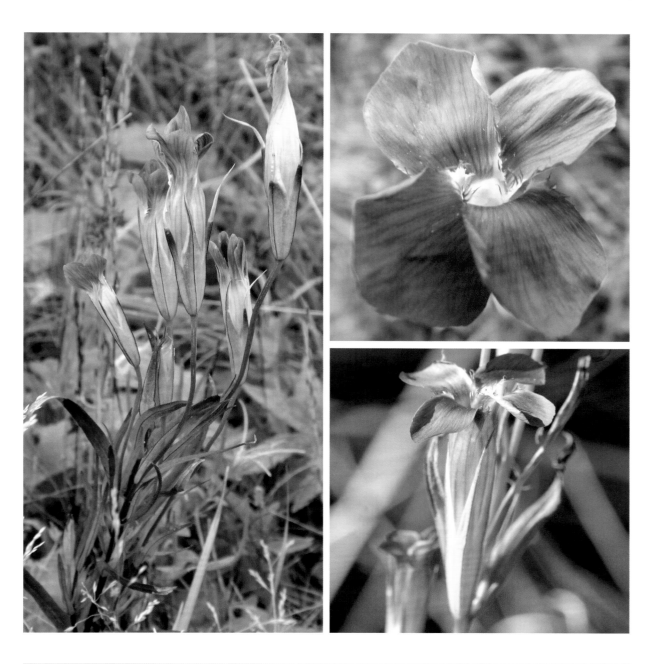

花锚 金锚、西伯利亚花锚
Halenia corniculata (L.) Cornaz

形态特征 一年生草本，高 50~70cm。茎直立，近四棱形，分枝，节间较叶长。叶对生，椭圆状披针形，渐尖或钝尖，具三出脉，基部具柄。花序为顶生伞形花序或腋生聚伞花序；花黄色，具梗；花萼 4 深裂，裂片狭披针形，被毛，短于花冠；花冠 4 深裂，裂片卵状椭圆形，基部具 1 个斜三角形的距，距与花冠近等长；雄蕊 4，内藏，花丝着生于花冠基部；子房上位，纺锤形，花柱缺，柱头 2 裂，外卷。蒴果矩圆形，2 裂。种子多数，卵圆形。花期 7~8 月，果期 8~9 月。

生境分布 生于草甸、林缘、湿草地。分布于我国东北、华北及陕西。内蒙古大兴安岭额尔古纳市、根河市、鄂伦春旗、牙克石市、阿荣旗、扎兰屯市、阿尔山市均有分布。

药用部位　全草（花锚）入中药，又可入蒙药。

采收加工　夏、秋季采收全草，除去杂质，洗净泥土，阴干，切段。

化学成分　全草含咕吨酮类、裂环烯醚萜类化合物，还含黄酮类化合物，如木犀草素、芹菜素等。

性味归经　中药：味甘、苦，性寒。蒙药：味甘、苦，性平、软、腻。

功能主治　中药：清热解毒，凉血止血。用于胁痛，胃痛，肝炎，胆囊炎，头痛头晕，脉管炎，外伤出血等。蒙药：清热利湿，平肝利胆。用于黄疸，头痛，发热，伤热，脉热等。

用法用量　中药：内服 6~9g，水煎或入丸、散剂；外用适量，鲜品捣烂或研末敷患处。蒙药：单用 1.5~3g，水煎或入丸、散剂。

资源状况　资源一般。

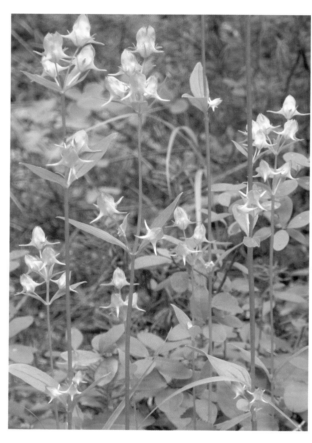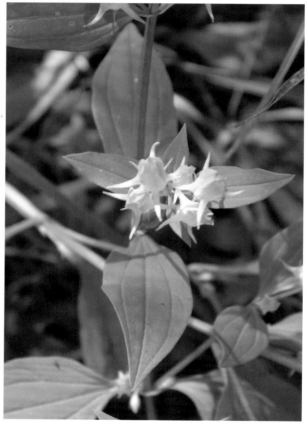

辐状肋柱花
肋柱花、辐花侧蕊
Lomatogonium rotatum (L.) Fries ex Nym.

形态特征　一年生草本，高达 40cm。茎不分枝或基部少分枝。叶窄长披针形、披针形或线形，先端尖，基部楔形，半抱茎，无柄。花 5 数，顶生及腋生；花萼裂片线形或线状披针形，稍不整齐，先端尖；花冠淡蓝色，具深色脉纹，裂片椭圆状披针形或椭圆形，基部两侧各具一管形腺窝，边缘具不整齐的裂片状流苏；花药蓝色，窄长圆形。蒴果窄椭圆形或倒披针状椭圆形。花、果期 8~9 月。

生境分布　生于湿草地、林缘草地。分布于我国东北、华北、西北及西南。内蒙古大兴安岭额尔古纳市、根河市、鄂伦春旗、牙克石市、莫力达瓦旗、阿荣旗、扎兰屯市、阿尔山市均有分布。

药用部位　全草（肋柱花）入蒙药。

采收加工　秋季采收全草，晒干。

化学成分　全草含木犀草素 –7–O– 吡喃葡萄糖苷、荭草素等黄酮类化合物。

性味归经　味苦，性寒、钝、糙、轻、燥。

功能主治　抑"协日"，清热，疗伤，健胃。用于胆痞，黄疸，消化不良，"巴达干协日"合并症，"协日"热，肝胆热病等。

用法用量　内服 3~5g，煮散剂或入丸、散剂。

资源状况　资源少。

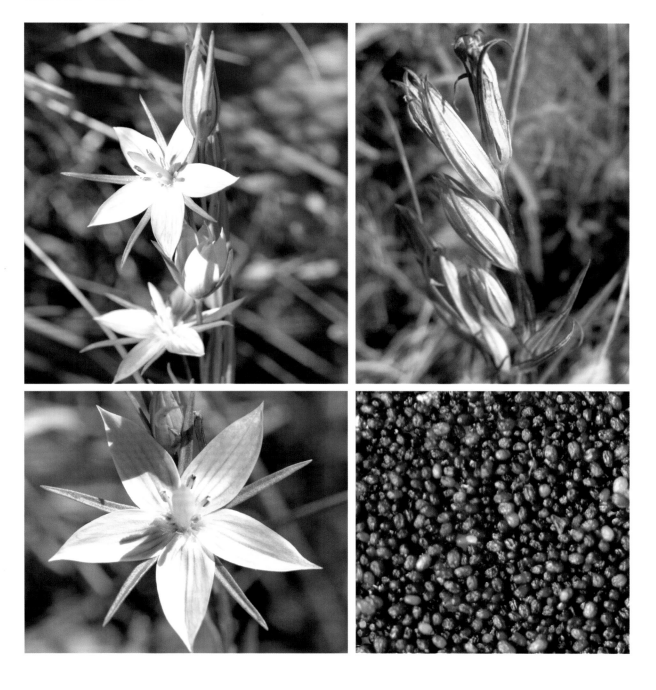

瘤毛獐牙菜 | 紫花当药
Swertia pseudochinensis Hara

形态特征 一年生草本，高 10~15cm。主根明显。茎直立，四棱形，棱上有窄翅，从下部起多分枝。叶无柄，线状披针形至线形，长达 3.5cm，宽至 0.6cm，两端渐狭，下表面中脉明显突起。圆锥状复聚伞花序具多花，开展；花梗直立，四棱形；花 5 数，直径达 2cm；花萼绿色，与花冠近等长，裂片线形，先端渐尖，下面中脉明显突起；花冠蓝紫色，具深色脉纹，裂片披针形，先端锐尖，基部具腺窝 2，腺窝矩圆形，沟状，基部浅囊状，边缘具长柔毛状流苏，流苏表面有瘤状突起；花丝线形，花药窄椭圆形；子房无柄，狭椭圆形，花柱短，不明显，柱头 2 裂，裂片半圆形。花、果期 8~9 月。

生境分布 生于山坡草地、草甸、沟谷溪边草甸。分布于我国东北、华北及山东、河南。内蒙古大兴安岭额尔古纳市、根河市、鄂伦春旗、鄂温克族自治旗、牙克石市、阿荣旗、扎兰屯市、阿尔山市均有分布。

药用部位 全草（当药）入中药，又可入蒙药。

采收加工 夏、秋季采收全草，洗净，晒干或阴干，切段。

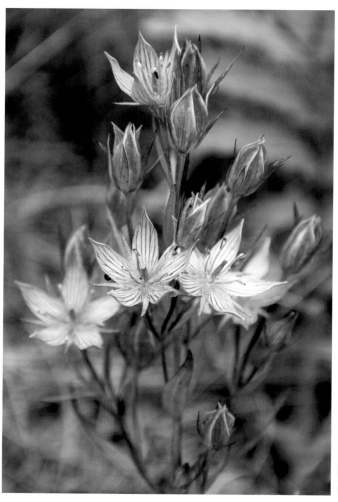
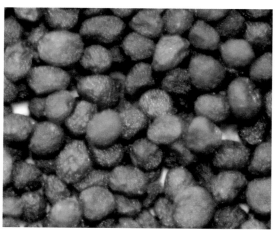
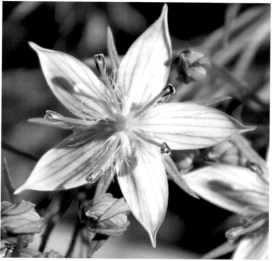

性味归经　中药：味苦，性寒。归肝、胃、大肠经。蒙药：味苦，性寒、钝、燥、轻、糙。

功能主治　中药：清湿热，健胃。用于湿热黄疸，胁痛，痢疾腹痛，食欲不振等；外治疮肿。蒙药：利胆，退黄，清热，疗伤，健胃。用于胆结石，黄疸，食积，肝热，伤热，胃热等。

用法用量　中药：内服 6~12g，水煎或研末冲水服；外用适量，鲜品捣敷或研末敷患处。蒙药：内服 1.5~3g，水煎或入丸、散剂。

资源状况　资源少。

睡菜科 Menyanthaceae

睡菜 绰菜、醉草
Menyanthes trifoliata L.

形态特征 多年生沼生草本。根茎长，匍匐状。叶基生，三出复叶，椭圆形，总柄长 23~30cm，全缘状微波形，伸出水面。花葶从根茎顶端鳞叶内抽出；总状花序具多花，花 5 数；花萼分裂至近基部；花冠白色，筒形，上部内面被长流苏状毛，深裂，冠筒稍短于裂片，裂片椭圆状披针形；雄蕊生于冠筒中部；子房室无柄，花柱线形。蒴果球形，2 瓣裂。花、果期 6~8 月。

生境分布 生于沼泽、湿地或水泡附近，形成群落。分布于我国东北、华北及河南、四川、贵州、云南、西藏、浙江。内蒙古大兴安岭各地均有分布。

药用部位 全草、叶、根入中药，全草或叶入蒙药。

采收加工 夏季采收全草或叶，晒干。春、秋季采挖根，洗净，晒干。

化学成分 全草含苦苷类化合物及黄酮醇苷、鞣质、脂肪油，还含胆碱、维生素 C 等多种化学成分。

性味归经 中药：全草或叶味甘、微苦，性寒；无毒。归心、脾经。根味甘、微苦，性平；无毒。

功能主治 中药：全草或叶健脾消食，养心安神，清热利尿。用于胃炎，消化不良，心悸失眠，湿热黄疸，胆囊炎，水肿，小便不利或赤热涩痛，心神不安。根润肺止咳，利尿消肿，降血压。用于咳嗽，水肿，风湿痛，高血压等。叶、根煎剂可作苦味健胃剂，并有泻下作用。蒙药：用于胃痛，消化不良，黄疸，胆囊炎，小便不利，心悸，失眠等。

用法用量 中药：全草或叶内服 10~15g，水煎或捣汁。根内服 10~15g，鲜品 30g，水煎或捣汁。蒙药：多配方用。

资源状况 资源一般。

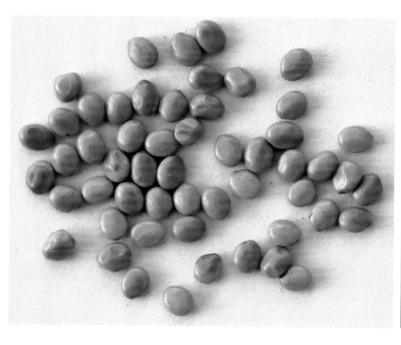
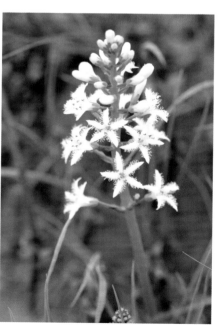

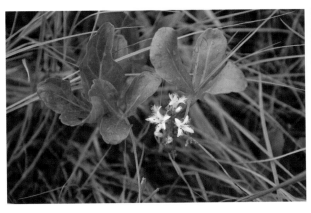
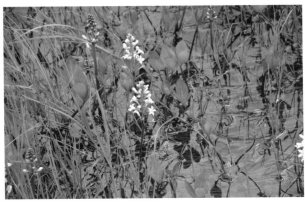

荇菜

荇菜、莲叶荇菜、水荷叶
Nymphoides peltata (S. G. Gmelin) Kuntze

形态特征　多年生水生植物。枝条有二型，长枝匍匐于水底，如横走茎，短枝从长枝的节处长出。叶柄长度变化大；叶片卵形，长 3~5cm，宽 3~5cm，上表面绿色，边缘具紫黑色斑块，下表面紫色，基部深裂成心形。花大而明显，直径约 2.5cm；花冠黄色，5 裂，裂片边缘呈须状，花冠裂片中间有一明显的皱痕，裂片口两侧有毛，裂片基部各有一丛毛，具有 5 枚腺体；雄蕊 5；雌蕊柱头 2 裂，子房基部具 5 个蜜腺，柱头 2 裂，片状。蒴果椭圆形，不开裂。花期 7~8 月，果期 8~9 月。

生境分布　生于湖泊、水泡、河叉静水处。我国广布种。内蒙古大兴安岭各地均有分布。

药用部位　全草（荇菜）入药。

采收加工　夏、秋季采收全草，晒干。

性味归经　味甘，性寒；无毒。

功能主治　清热解毒，利尿消肿。用于痈肿疮毒，热淋，小便涩痛等。

用法用量　内服 5~15g，水煎。

资源状况　资源一般。

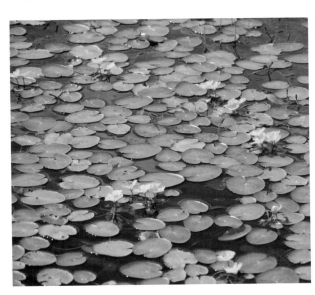
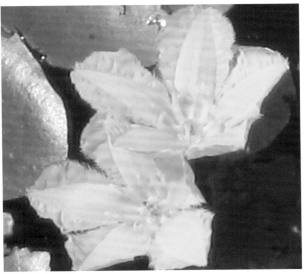

萝藦科 Asclepiadaceae

合掌消 | 紫花合掌消
Cynanchum amplexicaule (Sieb. et Zucc.) Hemsl.

形态特征 多年生草本，直立，高 50~100cm，全株有乳汁，除花萼、花冠略有微毛外，其他部分无毛。根须状。叶对生，薄纸质，无柄，倒卵状椭圆形，上部叶小，下部叶大，大者长 4~6cm，宽 2~4cm，先端急尖，基部下延抱茎。多歧聚伞花序顶生及腋生；花冠黄绿色或棕黄色，副花冠 5 裂，扁平。蓇葖果单生，刺刀形。花期 7~8 月，果期 8~9 月。

生境分布 生于火山岩石缝或山坡草地。分布于我国东北及内蒙古。内蒙古大兴安岭鄂伦春旗有分布。

药用部位 全草（合掌消）入药。

采收加工 夏、秋季采收全草，洗净，晒干或鲜用。

性味归经 味微苦，性平；无毒。归肺、脾经。

功能主治 清热，祛风湿，消肿解毒。用于急性胃肠炎，急性肝炎，风湿痛，偏头痛，便血，痈肿，湿疹等。

用法用量 内服 15~30g，水煎；外用适量，捣敷或研末调敷。

资源状况 资源少。

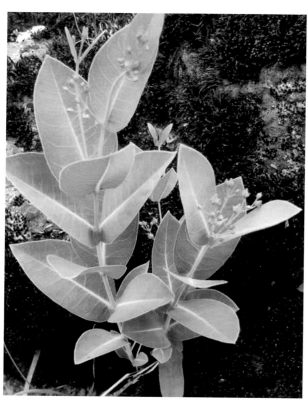 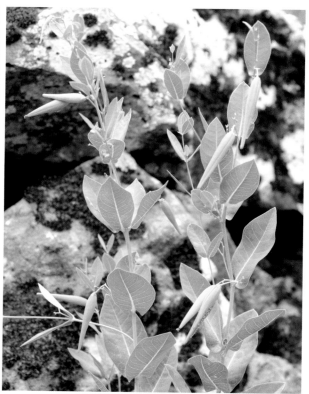

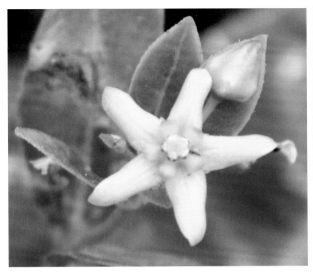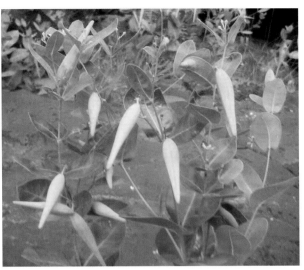

白薇 | 三百根、牛角胆草
Cynanchum atratum Bunge

形态特征 多年生草本，高达 50cm。根须状，有香气。茎密被毛。叶对生，卵形或卵状长圆形，长 5~8（~12）cm，先端骤尖或渐尖，基部圆形或近心形，侧脉 6~7（10）对，两面均被有白色绒毛，特别以叶背及脉上为密。伞形状聚伞花序，无总花梗；花深紫色；花萼外面有绒毛；花冠辐射状，外面有短柔毛，并具缘毛；副花冠裂片盾状，圆形，与合蕊柱等长；花药顶端具 1 枚圆形的膜片；花粉块长圆状膨胀；柱头扁平。蓇葖果单生，向端部渐尖，基部钝形，中间膨大。花期 7 月，果期 7~8 月。

生境分布 生于干旱荒山坡、山地灌丛。分布于我国东北、华北及河南、陕西、山西、江苏、安徽、福建、江西、湖北、湖南、广东、广西、贵州、云南、四川。内蒙古大兴安岭鄂伦春旗、莫力达瓦旗、阿荣旗、扎兰屯市均有分布。

药用部位 根及根茎（白薇）入药。

采收加工 秋季采挖根及根茎，除去泥土，洗净，晒干。

化学成分 根含挥发油、强心苷，其中强心苷主要成分为甾体多糖苷，挥发油的主要成分为白薇素。

性味归经 味苦、咸，性寒。归胃、肝、肾经。

功能主治 清热凉血，利尿通淋，解毒疗疮。用于温邪伤营发热，阴虚发热，骨蒸劳热，产后血虚发热，热淋，血淋，痈疽肿毒等。

用法用量 内服 5~10g，水煎或入丸、散剂。

资源状况 资源少。

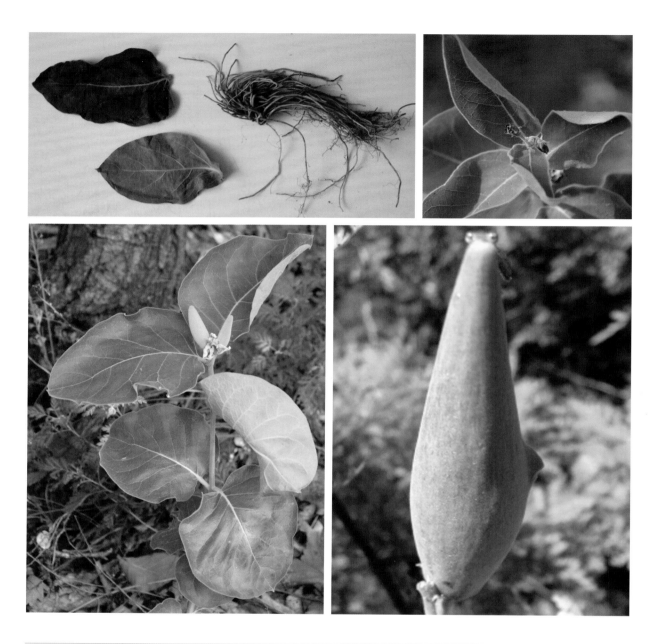

徐长卿

寥刁竹、竹叶细辛
Cynanchum paniculatum (Bunge) Kitagawa

形态特征　多年生草本，高达 1m。茎常不分枝，无毛或下部被糙硬毛。叶对生，窄披针形或线形，长 5~13cm，宽 0.5~1cm，先端长渐尖，两面无毛或被微柔毛，具缘毛。聚伞花序圆锥状，顶生或近顶生；花萼裂片披针形，内面具腺体或无；花冠黄绿色，近辐状，无毛，花冠筒短，裂片卵形；副花冠 5 深裂，裂片肉质，卵状长圆形，内面基部龙骨状增厚；花药顶端附属物半圆形；柱头稍脐状突起。果实披针状圆柱形。花期 6~7 月，果期 8~9 月。

生境分布　生于干旱荒山坡及草丛中。分布于我国东北、华北、西北、华东、西南、华南。内蒙古大兴安岭各地均有分布。

药用部位　根及根茎（徐长卿）入药。

采收加工　秋季采挖根及根茎，除去杂质，洗净，阴干。

化学成分　全草含牡丹酚，还含苷元类化合物及醋酸、桂皮酸等；根含黄酮苷、糖类、氨基酸及牡丹酚等。

性味归经　味辛，性温。归肝、胃经。

功能主治　祛风，化湿，止痛，止痒。用于风湿痹痛，胃痛胀满，牙痛，腰痛，跌扑伤痛，风疹，湿疹等。

用法用量　内服 3~12g，水煎（后下）、入丸剂或浸酒；外用适量，捣敷或煎水洗。体弱者慎服。

资源状况　资源少。

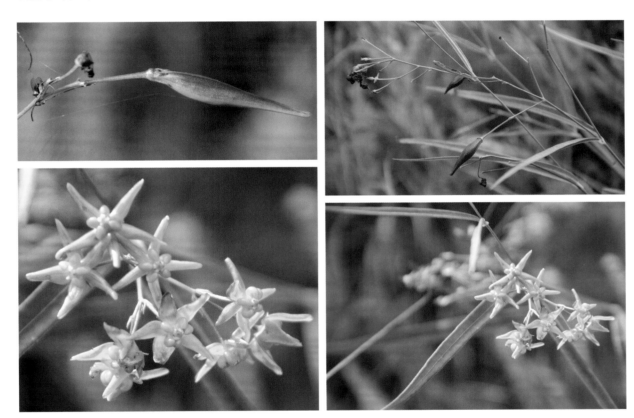

紫花杯冠藤　紫花白前
Cynanchum purpureum (Pallas) K. Schumann

形态特征　直立草本植物，略为分枝而互生。茎被疏长柔毛，干后中空。叶对生，集生于分枝的顶端，线形或线状披针形，长 1~3cm，宽约 2mm，两面被疏长柔毛，尤以边缘为密。聚伞花序伞状，半圆形，长 4~7cm；总花梗、花梗均被疏长柔毛；花直径 1.5cm；花萼外面有毛，裂片披针形，基部内面有小腺体；花冠无毛，紫红色，裂片披针形；副花冠薄膜质，筒部呈圆筒状，顶端有浅齿 5，高过合蕊柱；柱头圆筒状，顶端略 2 裂。蓇葖果长圆形，两端略狭。花期 5~6 月，果期 6~7 月。

生境分布　生于干旱荒山坡及草丛中。分布于我国东北、华北。内蒙古大兴安岭各地均有分布。

应　　用　根清热利尿。带果全草通乳。

资源状况　资源少。

地梢瓜 地梢花、地瓜瓢
Cynanchum thesioides (Freyn) K. Schum.

形态特征 草质或亚灌木状藤本。地下茎单轴横生。小枝被毛。叶对生或近对生，条形，长
3~5cm，宽 2~5mm，下表面中脉凸起。伞形聚伞花序腋生；花萼 5 深裂，外面被柔毛；花冠绿白色，
辐射状，裂片 5；副花冠杯状，裂片三角状披针形，渐尖，长过药隔的膜片。蓇葖果纺锤形。花期
6~7 月，果期 7~8 月。

生境分布 生于干旱荒山坡、山地灌丛及草原。分布于我国东北、华北及江苏、陕西、甘肃、新疆。

内蒙古大兴安岭额尔古纳市、鄂伦春旗、鄂温克族自治旗、牙克石市、莫力达瓦旗、阿荣旗、扎兰屯市均有分布。

药用部位 全草及果实（地梢瓜）入药。

采收加工 夏、秋季采收全草及果实，洗净，晒干。

化学成分 全草含 β–谷甾醇、胡萝卜苷、阿魏酸、琥珀酸、蔗糖、槲皮素、柽柳素、地梢瓜苷等。

性味归经 味甘，性平。

功能主治 益气，通乳，补肺气，清热降火，生津止渴，消炎止痛等。用于体虚乳汁不下；外治寻常疣。

用法用量 内服 25~50g，水煎；外用适量，鲜草折断取汁外搽患处。

资源状况 资源少。

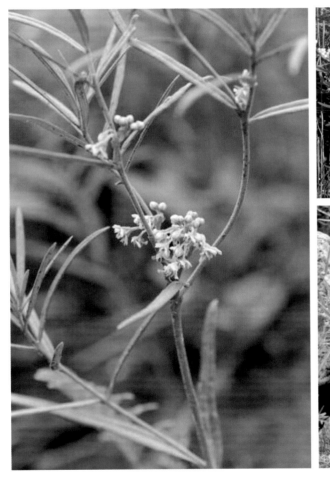
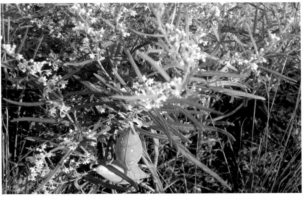
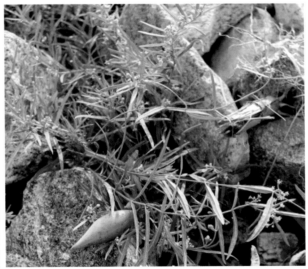

萝藦 老鸹瓢、栝楼
Metaplexis japonica (Thunb.) Makino

形态特征 多年生草质藤本，具乳汁。叶对生，卵状心形，长 5~12cm，宽 4~7cm，无毛，下表面粉绿色；叶柄长，顶端丛生腺体。总状聚伞花序腋生，具长总花梗；花蕾圆锥状，顶端尖；萼片被柔毛；花冠白色，近辐射状，裂片向左覆盖，内面被柔毛；副花冠环状 5 短裂，生于合蕊冠上；花柱延伸成长喙，柱头顶端 2 裂。蓇葖果角状，叉生，平滑。花期 7~8 月，果期 8~9 月。

生境分布　生于山坡灌丛、草地、林缘。分布于我国东北、华北、西北、东南、西南。内蒙古大兴安岭鄂伦春旗、莫力达瓦旗、阿荣旗、扎兰屯市均有分布。

药用部位　全草或根（萝藦）、果实入药。

采收加工　7 ~ 8 月采收全草，鲜用或晒干。秋季采挖根，洗净，晒干。秋季采收果实，晒干。

化学成分　根含酯型苷，茎、叶含妊烯灯苷。

性味归经　全草或根味甘、辛，性平；无毒。果实味甘、微辛，性温；无毒。

功能主治　全草或根补气益气，通乳，解毒。用于虚损劳伤，阳痿，遗精白带，乳汁不足，小儿疳积，丹毒，瘰疬，疔疮，蛇虫咬伤等。果实补肾益精，生肌止血。用于虚劳，阳痿，遗精，金疮出血等；外治创伤出血（用种毛贴患处）。

用法用量　全草或根内服 15 ~ 60g，水煎；外用适量，鲜品捣敷。果实内服 9 ~ 18g，水煎或研末；外用适量，捣敷。

资源状况　资源少。

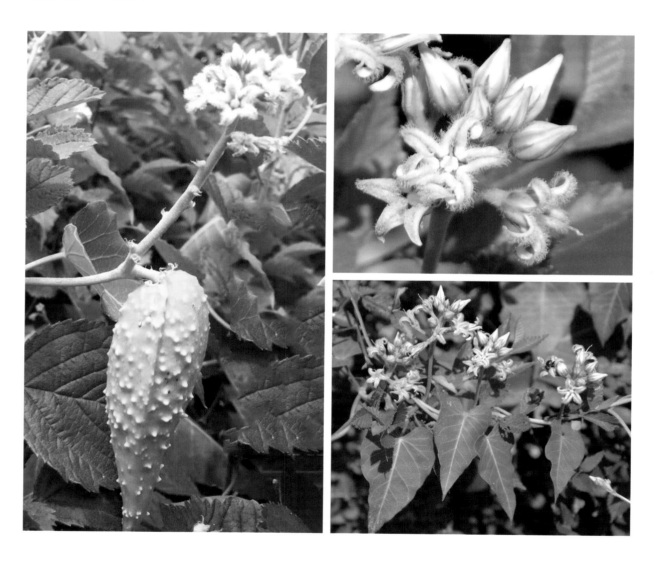

茜草科 Rubiaceae

北方拉拉藤
砧草
Galium boreale L.

形态特征 多年生直立草本，高 20~50cm。茎有棱角 4，近无毛或节部有微毛。叶 4 枚轮生，无柄，纸质，狭披针形，长 1~2.5cm，顶端钝，基部宽楔尖或近圆形，边缘稍反卷，基出脉 3，在上表面常凹陷，仅边缘有微毛。聚伞花序顶生，或在枝顶结成带叶的圆锥状花序，密花；花小，白色，有短梗；花萼被毛；花柱 2 裂，裂至近基部。果小，单生或双生，密被毛。花期 6~7 月，果期 8~9 月。

生境分布 生于山坡草地、草甸、林下、林缘。分布于我国东北、华北、西北及湖北、西藏、四川。内蒙古大兴安岭各地均有分布。

药用部位 全草（北方拉拉藤）入中药，又可入蒙药。

采收加工 夏、秋季采收全草，除去杂质，洗净，晒干，切段。

化学成分 根含醌类化合物和生物碱，全草含黄酮，叶中含维生素 C。

性味归经 中药：味苦，性寒。归肺经。蒙药：味辛、苦，性平、燥。

功能主治 中药：止咳祛痰，祛湿止痛。用于湿热内蕴之风湿疼痛，癌症。蒙药：平息"协日"，止血，疗伤，接骨，利尿。用于黄疸，不思饮食，头痛，尿血，各种出血证，金伤，骨折等。

用法用量 中药：内服 15~30g，水煎；外用适量，煎水洗或鲜品捣汁敷患处。蒙药：多入丸、散剂。

资源状况 资源丰富。

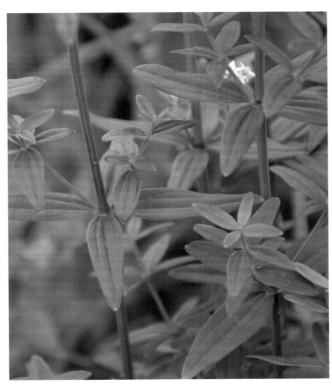
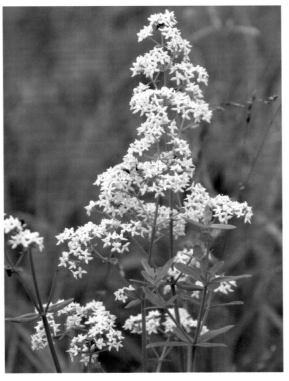

蓬子菜 | 疗毒蒿、鸡肠草、黄米花
Galium verum L.

形态特征　多年生近直立草本，基部稍木质。枝有棱角4，被短柔毛。叶6~10枚轮生，无柄，条形，顶端急尖，边缘反卷，上表面稍有光泽，仅下表面沿中脉两侧被柔毛，干时常变黑色。聚伞花序顶生和腋生，通常在茎顶结成带叶的圆锥状花序，稍紧密；花小，黄色，有短梗；花萼小，无毛；花冠辐射状，裂片卵形。果小，双生，近球状，无毛。花期7~8月，果期8~9月。

生境分布　生于山地草地、河滩、沟边、草地、灌丛。分布于我国东北、华北、西北及河南、山东、江苏、安徽、浙江、湖北、云南、四川、西藏。内蒙古大兴安岭各地均有分布。

药用部位　全草（蓬子菜）或根入药。

采收加工　夏、秋季采收全草，除去泥土及杂质，晒干。

性味归经　全草味辛、苦，性寒。根味甘，性寒。

功能主治　全草清热解毒，活血破瘀，利尿，通经，止痒。用于肝炎，风热咳嗽，水肿，咽喉肿痛，稻田性皮炎，瘾疹，疔疮痈肿，跌打损伤，骨折，妇女血气痛，阴道滴虫病，蛇咬伤等。根清热止血，活血祛瘀。用于吐血，衄血，便血，血崩，尿血，月经不调，腹痛，瘀血肿痛，跌打损伤，痢疾等。

用法用量　内服3~9g；外用适量，鲜品捣烂敷患处。

资源状况　资源丰富。

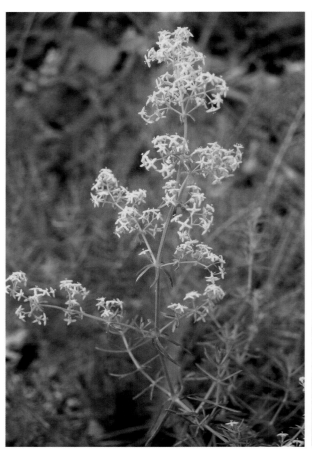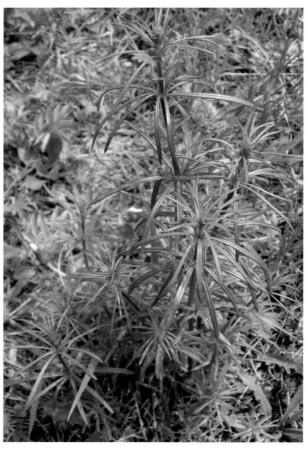

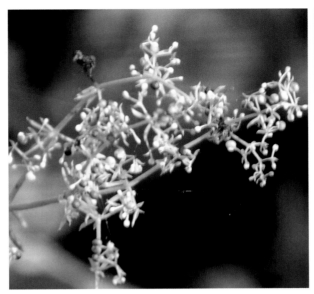 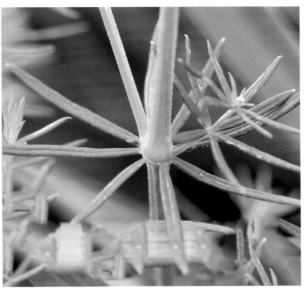

茜草
锯锯藤、拉拉秧
Rubia cordifolia L.

形态特征　草质攀缘藤本。根紫红色或橙红色。小枝有明显的棱角4，棱上有倒生小刺。叶4枚轮生，纸质，卵形至卵状披针形，长2~9cm，宽可达4cm，顶端渐尖，基部圆形至心形，上表面粗糙，下表面脉上和叶柄常有倒生小刺，基出脉3或5。聚伞花序通常排成大而疏松的圆锥花序状，腋生和顶生；花小，黄白色，5数，有短柄；花冠辐射状。果球形，直径通常4~5mm，成熟时橘黄色。花期7~8月，果期8~9月。

生境分布　生于向阳岩石缝、山地林下、林缘、灌丛、河岸林下。我国除新疆及香港无分布外，其他各地均有分布。内蒙古大兴安岭各地均有分布。

药用部位　根及根茎（茜草）入中药，又可入蒙药。

采收加工　春、夏、秋季均可采挖根及根茎，除去泥土及须根，晒干。

化学成分　全草主要含蒽醌及其苷类化合物，还含有萘醌类、萜类、己肽类、多糖类化合物等。

性味归经　中药：味苦，性寒。归肝经。蒙药：味苦，性凉、糙、钝、柔、燥。

功能主治　中药：凉血，祛瘀，止血，通经。用于吐血，衄血，崩漏，外伤出血，瘀阻经闭，关节痹痛，跌扑肿痛等。蒙药：清血热，止血，止泻。用于血热，吐血，衄血，子宫出血，尿血，肾热，肺热，麻疹，肠刺痛，肠热腹泻等。

用法用量　中药：内服6~10g，水煎或入丸、散剂；外用适量，研末敷或煎水洗患处。蒙药：多入丸、散剂。脾胃虚寒及无瘀滞者慎服。

资源状况　资源少。

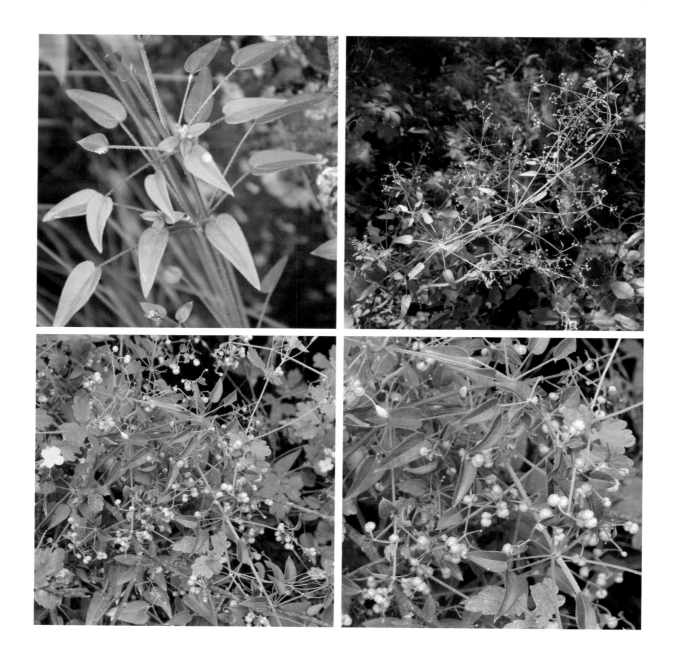

花荵科 Polemoniaceae

花荵 电灯花
Polemonium caeruleum Linnaeus

形态特征 多年生草本。根匍匐，圆柱状，多纤维状须根。茎直立，高 0.5~1m，无毛或被疏柔毛。羽状复叶互生，茎下部叶长可达二十几厘米，茎上部叶长 7~14cm，小叶 11~21，互生，长卵形至披针形，顶端锐尖或渐尖，基部近圆形，全缘，两面有疏柔毛或近无毛。聚伞圆锥花序顶生或上部的生于叶腋，疏生多花；花梗连同总梗密生短的或疏长的腺毛；花萼钟状，被短的或疏长的腺毛，裂片长卵形、长圆形或卵状披针形，与萼筒近等长；花冠紫蓝色，钟状，裂片倒卵形，边缘有疏或密的缘毛或无缘毛。蒴果卵形。花期 7 月，果期 8~9 月。

生境分布 生于山坡草丛、草甸、山谷疏林下、山坡路边灌丛或溪流附近湿处。分布于我国东北、华北及新疆、云南。内蒙古大兴安岭各地均有分布。

药用部位 全草（花荵）入药。

采收加工 秋季采收全草，晒干。

化学成分 根含多种皂苷类化合物。

性味归经 味苦，性平。

功能主治 祛痰，止血，镇静。用于急、慢性支气管炎，胃溃疡出血，咯血，衄血，子宫出血，癫痫，失眠，月经过多等。

用法用量 内服 3~9g，水煎。

资源状况 资源一般。

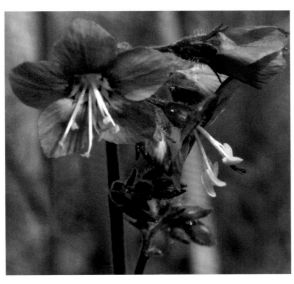
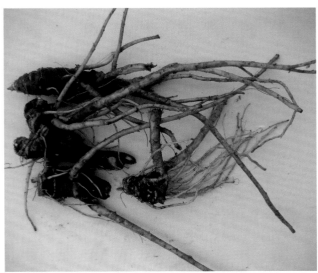

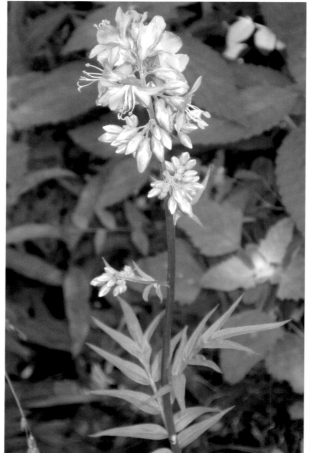
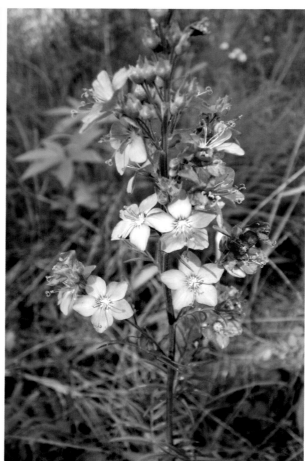

旋花科 Convolvulaceae

旋花

宽叶打碗花、喇叭花
Calystegia sepium (L.) R. Br.

形态特征 多年生草本，全体不被毛。茎缠绕，伸长，有细棱。叶三角状卵形或宽卵形，顶端渐尖或锐尖，基部戟形或心形，全缘，或基部稍伸展为具 2~3 个大齿缺的裂片；叶柄常短于叶片或两者近等长。花 1，腋生；花梗通常稍长于叶柄，有细棱，或有时具狭翅；苞片宽卵形，顶端锐尖；萼片卵形，顶端渐尖或有时锐尖；花冠通常白色，或有时淡红色或紫色，漏斗状；子房无毛，柱头 2 裂，裂片卵形，扁平。蒴果卵形，被增大宿存的苞片和萼片所包被。花期 7~8 月，果期 8~9 月。

生境分布 生于农田、居民区附近、荒地及路旁。分布于我国东北及内蒙古、河北、陕西、宁夏、江苏、河南。内蒙古大兴安岭各地均有分布。

药用部位 花（打碗花）入药。

采收加工 花期采收花，晒干。

性味归经 味甘、淡，性平。

功能主治 止痛。外治牙痛。

用法用量 外用适量。

资源状况 资源一般。

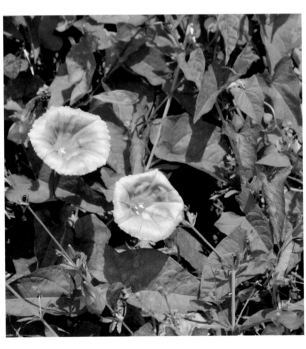
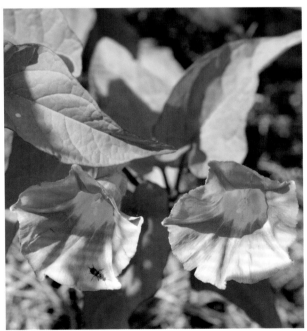

银灰旋花 小旋花、亚氏旋花
Convolvulus ammannii Desr.

形态特征 多年生草本，全株被银灰色丝状毛。根茎短，木质化。茎直立或平卧，多分枝。叶互生，狭披针形，无柄。花单生枝端，具细花梗；萼片 5，卵圆形，顶端尾尖；花冠小，漏斗状，白色，带淡紫红色条纹，有毛，褶内白色，无毛，5 浅裂；雄蕊 5。蒴果球形，2 裂。花期 6~7 月，果期 8~9 月。

生境分布 生于山坡、路旁、沙质草原。分布于我国东北、华北、西北及河南、西藏。内蒙古大兴安岭额尔古纳市、阿尔山市均有分布。

药用部位 全草（银灰旋花）入药。

采收加工 夏季开花期采收全草，除去泥土，晒干。

性味归经 味辛，性温。

功能主治 解表，止咳。用于风寒感冒，恶寒发热，头痛，鼻塞，咳嗽等。

用法用量 内服 6~12g，水煎。

资源状况 资源少。

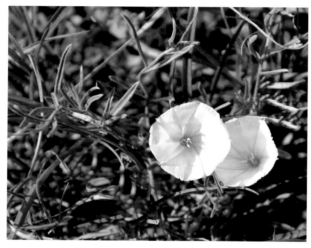 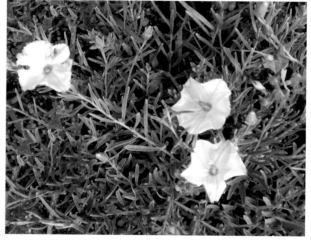

田旋花 叶旋花、中国旋花
Convolvulus arvensis L.

形态特征 多年生草质藤本，近无毛。根茎横走。茎平卧或缠绕，有棱。叶片戟形或箭形，全缘或 3 裂，先端近圆形或微尖，有小突尖头，中裂片卵状椭圆形、狭三角形、披针状椭圆形或线性，侧裂片开展或呈耳形。花 1~3，腋生；花梗细弱；苞片线性，与萼远离；萼片倒卵状圆形，无毛或被疏毛；缘膜质；花冠漏斗形，粉红色、白色，外面有柔毛，褶上无毛，有不明显的 5 浅裂。蒴果球形或圆锥状，无毛。花期 7~8 月，果期 8~9 月。

生境分布 生于耕地、路旁、荒地上。分布于我国东北、华北、西北及西藏、四川、河南、山东、安徽、江苏。内蒙古大兴安岭除根河市无分布外，其他地方均有分布。

药用部位　全草及花（田旋花）入药。

采收加工　夏、秋季采收全草，洗净，鲜用或切段晒干。7~8 月开花时摘取花，鲜用或晾干。

化学成分　地上部分含黄酮苷及苷类、醇类化合物，地下部分含咖啡酸、红古豆碱。

性味归经　味辛，性温；有毒。归肾经。

功能主治　祛风止痒，止痛。用于风湿痹痛，牙痛，神经性皮炎等。

用法用量　内服 6~10g，水煎；外用适量，浸酒涂患处。

资源状况　资源少。

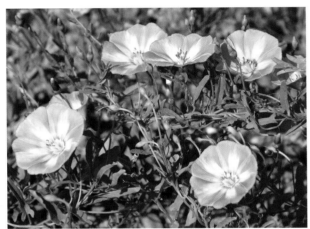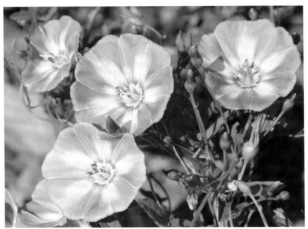

菟丝子 | 豆寄生、金丝藤
Cuscuta chinensis Lam.

形态特征　一年生全寄生草本。茎丝线状，橙黄色，但不含叶绿素。叶退化成鳞片。花簇生，外有膜质苞片；花萼杯状，5 裂；花冠白色，长为花萼 2 倍，顶端 5 裂，裂片常向外反曲；雄蕊 5，花丝短，与花冠裂片互生；鳞片 5，近长圆形。蒴果近球形，成熟时被花冠全部包围。种子淡褐色。花、果期 7~9 月。

生境分布　生于田野、山坡、灌丛中。分布于我国东北、华北、西北、华中及山东、江苏、安徽、浙江、福建、江西、四川、云南、贵州、西藏。内蒙古大兴安岭鄂伦春旗、阿荣旗、扎兰屯市均有分布。

药用部位　种子（菟丝子）入药。

采收加工　秋季采收全草，晒干，打下种子，除去杂质，筛净或簸净。

化学成分　含生物碱、蒽醌、香豆素、黄酮、甾醇、鞣酸及糖类、苷类化合物等，还含有微量元素（如硒、钼、铁、锰、锌、铜等）及多种氨基酸。

性味归经　味辛、甘，性平。归肝、肾、脾经。

功能主治　补益肝肾，固精缩尿，安胎，明目，止泻；外用消风祛斑。用于肝肾不足，腰膝酸软，阳痿遗精，遗尿尿频，肾虚胎漏，胎动不安，目昏耳鸣，脾肾虚泻等；外治白癜风。

用法用量　内服 6~12g，水煎；外用适量，捣敷。阴虚火旺、阳强不痿及大便燥结者禁服。

资源状况　资源少。

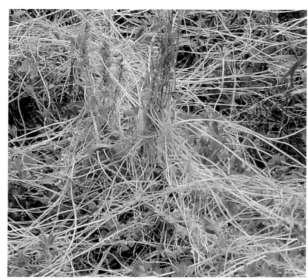 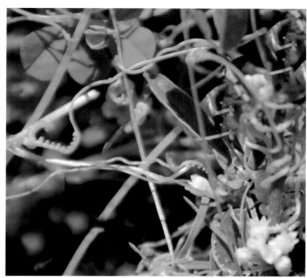

欧洲菟丝子

大菟丝子
Cuscuta europaea L.

形态特征 一年生寄生草本。茎缠绕，带黄色或带红色，纤细，无叶。花序侧生，少花或多花密集成团伞花序；花萼杯状，中部以下连合，裂片 4~5，三角状卵形；花冠淡红色，壶形，裂片 4~5，三角状卵形，通常向外反折，宿存；花药卵圆形，花丝比花药长；花柱 2，柱头棒状，与花柱近等长，花柱和柱头短于子房。蒴果近球形，上部覆以凋存的花冠，成熟时整齐周裂。花期 7~8 月。

生境分布 生于路边草丛向阳处。分布于我国东北、华北、西北及四川、云南、西藏。内蒙古大兴安岭各地均有分布。

药用部位 种子（菟丝子）入药。

采收加工 秋季采收全草，晒干，打下种子，除去杂质，筛净或簸净。

应 用 同菟丝子。

资源状况 资源少。

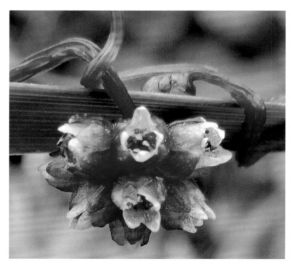 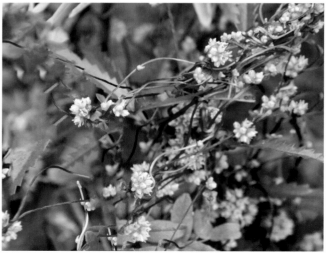

金灯藤 | 日本菟丝子 *Cuscuta japonica* Choisy

形态特征　一年生寄生缠绕草本。茎较粗壮，肉质，直径 1~2mm，黄色，常带紫红色瘤状斑点，无毛，多分枝，无叶。花无柄或几无柄，形成穗状花序；花萼碗状，肉质，裂片卵圆形或近圆形，相等或不相等，顶端尖，背面常有紫红色瘤状突起；花冠钟状，淡红色或绿白色，顶端 5 浅裂，裂片卵状三角形；雄蕊 5，着生于花冠喉部裂片之间，花药卵圆形，黄色；子房球状，花柱细长，合生为一，与子房等长或稍长，柱头 2 裂。蒴果卵圆形，近基部周裂。花、果期 7~9 月。

生境分布　寄生于草本或灌木上。分布于我国南北各地。内蒙古大兴安岭鄂伦春旗、阿荣旗、扎兰屯市、阿尔山市均有分布。

药用部位　种子（菟丝子）入药。

采收加工　秋季采收全草，晒干，打下种子，除去杂质，筛净或簸净。

化学成分　含生物碱、蒽醌、香豆素、黄酮、甾醇、鞣酸及糖类、苷类化合物等，还含有微量元素（如硒、钼、铁、锰、锌、铜等）及多种氨基酸。

性味归经　味甘，性温。归肝、肾、脾经。

功能主治　补肾益精，养肝明目。用于腰膝酸痛，遗精，消渴，尿有余沥，目暗等。

用法用量　内服 10~12g，水煎服；外用适量，捣敷。阴虚火旺、阳强不痿及大便燥结者禁服。

资源状况　资源少。

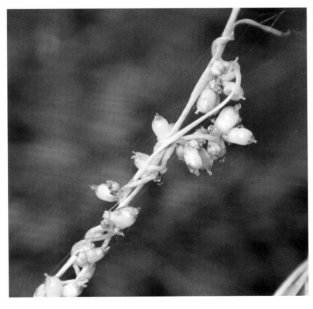 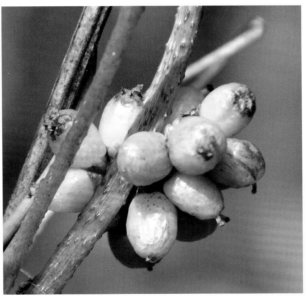

北鱼黄草 | 西伯利亚鱼黄草 *Merremia sibirica* (L.) H. Hall.

形态特征　缠绕草本，植株各部分近于无毛。茎圆柱状，具细棱。叶卵状心形，顶端长渐尖或尾状渐尖，基部心形，全缘或稍波状，侧脉 7~9 对，纤细，近于平行射出；叶柄基部具小耳状假托叶。

聚伞花序腋生；花序梗通常比叶柄短，明显具棱或狭翅；苞片小，线形；萼片椭圆形，近于相等，顶端明显具钻状短尖头，无毛；花冠淡红色，钟状，无毛。蒴果近球形，顶端圆，无毛，4瓣裂。花、果期 7~9 月。

生境分布 生于山地草丛或山坡灌丛。分布于我国东北、华北、西北及山东、江苏、浙江、安徽、湖南、广西、四川、贵州、云南。内蒙古大兴安岭鄂伦春旗、莫力达瓦旗、阿荣旗、扎兰屯市、阿尔山市均有分布。

药用部位 全草（北鱼黄草）入药。

采收加工 夏季采收全草，洗净，鲜用或晒干。

化学成分 种子含多糖，由葡萄糖、甘露糖及半乳糖组成；种子含油，油中含二烯酸、三烯酸。

性味归经 味辛、苦，性寒。

功能主治 活血解毒。用于劳伤疼痛，疔疮等。

用法用量 内服 3~10g；外用适量，捣敷。

资源状况 资源少。

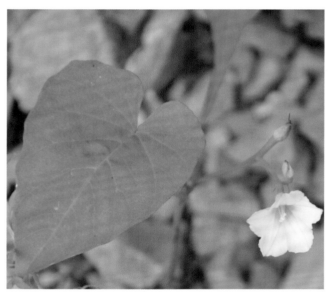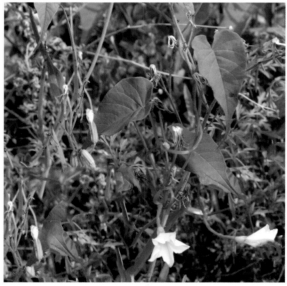

紫草科 Boraginaceae

钝背草 石生齿缘草
Amblynotus obovatus (Ledeb.) Johnst.

形态特征　多年生小草本。茎数条至多条，直立，斜升或外倾，高 6~8cm，上部稍分枝，有贴伏短糙毛。叶小，密生糙伏毛，基生叶和茎下部叶狭匙形，基部渐狭成细柄，中部以上叶无柄，狭倒卵形或线状倒披针形，较小。花序长 1~3cm，有数朵花；花有短花梗；苞片与上部茎生叶同形而较小；花序轴、花梗及花萼两面都密生短糙伏毛；花萼裂片长约 2mm，果期几乎不增大；花冠蓝色，裂片倒卵形或近圆形，全缘，开展，喉部附属物半圆形，肥厚。小坚果歪卵形，淡黄白色，背面圆钝，腹面有纵隆脊。花期 5~6 月，果期 7~8 月。

生境分布　生于干旱荒山坡、砾石地、草原。分布于我国内蒙古、黑龙江。内蒙古大兴安岭各地均有分布。

药用部位　花及叶（齿缘草）入药。

采收加工　花期采收花及叶，晒干。

性味归经　味苦、甘，性寒。

功能主治　清热解毒。用于感冒，温热病，脉管炎及血热诸证。

用法用量　内服 3~4.5g，水煎或研粉冲服。

资源状况　资源一般。

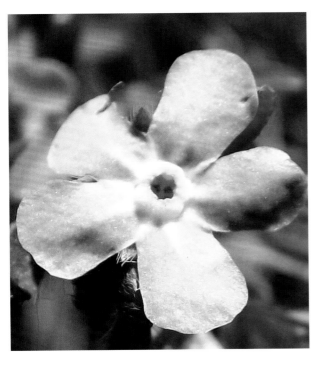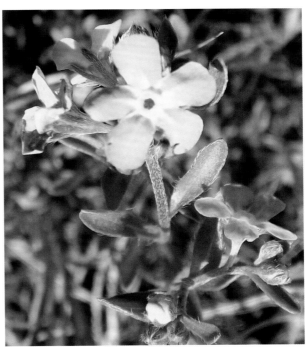

大果琉璃草
展枝倒提壶、大赖毛子
Cynoglossum divaricatum Stephan ex Lehmann

形态特征 草本。根长，有贴伏的短柔毛，直生，暗褐色。茎高 40~60cm，中空，微有棱，有贴伏的短柔毛。基生叶和茎下部叶有长柄，叶片长圆状披针形或披针形，稀椭圆状披针形，两面密生贴伏的短柔毛；茎上部叶无柄，狭披针形。圆锥花序，侧枝多，疏松，呈塔状；花萼裂片 5，卵形，外面密生短柔毛，果期不明显增大；花初开时紫红色，后变为蓝紫色；花冠裂片 5，卵圆形，喉部附属物 5，长圆形；雄蕊 5，内藏。小坚果卵形，腹背压扁，密生锚状刺。花、果期 7~8 月。

生境分布 生于干旱荒山坡。分布于我国东北、华北及甘肃、陕西、新疆。内蒙古大兴安岭额尔古纳市、鄂伦春旗、牙克石市、莫力达瓦旗、阿荣旗、扎兰屯市均有分布。

药用部位 根（大果琉璃草）入药。

采收加工 秋季采挖根，除去泥土，洗净，晒干。

性味归经 味淡，性寒。

功能主治 清热解毒。用于扁桃体炎，疮疖痈肿等。

用法用量 内服 9~15g，水煎。

资源状况 资源少。

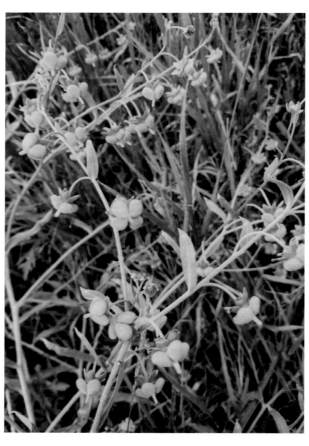
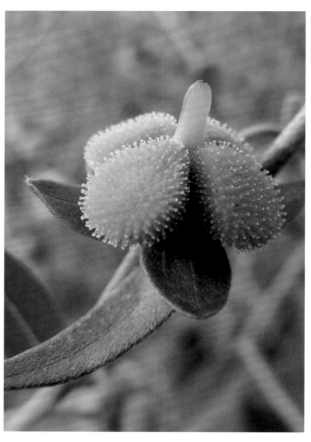

鹤虱

小赖毛子、天明精、蓝花蒿
Lappula myosotis Moench

形态特征　一年生草本，高达 60cm。茎直立，多分枝，密被短糙伏毛。茎生叶线形或线状倒披针形，先端渐尖或尖，基部渐窄，两面疏被具基盘的糙硬毛。苞片叶状，与花对生；花萼裂片线形，被毛，果期开展；花冠漏斗状，淡蓝色，裂片窄卵形，附属物生于喉部，梯形。果序长 10~20cm；小坚果卵圆形，被疣点，背盘窄卵形或披针形，中线具纵脊，边缘具 2 行近等长的锚状刺，基部靠合。花、果期 6~8 月。

生境分布　生于山坡草地、撂荒地、居民区附近。分布于我国东北、华北及山东、江苏、河南、陕西、甘肃、宁夏、新疆。内蒙古大兴安岭各地均有分布。

药用部位　果实（鹤虱）入药。

采收加工　秋季果实成熟时采收，晒干。

性味归经　味苦、辛，性平；有小毒。

功能主治　杀虫，止痒，消积。用于蛔虫病，蛲虫病，虫积腹痛等。

用法用量　内服 10~15g，水煎或入丸、散剂。

资源状况　资源一般。

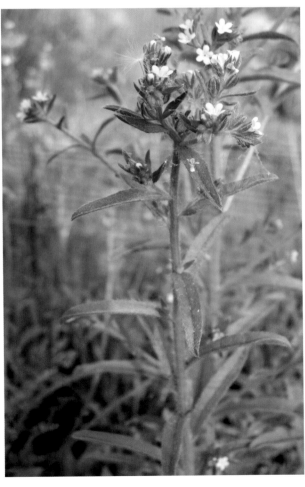
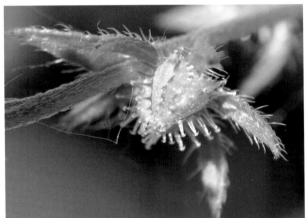
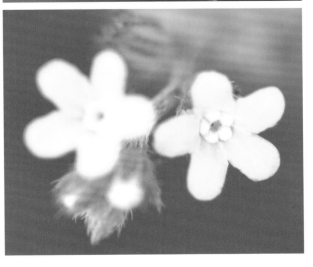

砂引草 紫丹草、夏叶砂引草
Tournefortia sibirica Linnaeus

形态特征　多年生草本，高达40cm，具根茎。茎单一或数条，直立或外倾，分枝，密被糙伏毛。叶椭圆形或窄卵形，基部楔形，两面密被短糙伏毛，无柄或柄极短。花序顶生；花萼裂片线形或披针形，被毛；花冠筒漏斗形，黄白色，冠筒长于花萼，冠檐裂片卵形或长圆形，长约为筒长的1/2，常稍扭曲，边缘微波状，上部被毛，喉部无附属物；雄蕊生于花冠筒中部稍下，花药钻形，具小尖头；子房不裂，柱头短圆锥状，2浅裂。核果短长圆形或宽卵圆形，密被短伏毛。花期6~7月，果期7~8月。

生境分布　生于摞荒地、草原。分布于我国东北、华北及宁夏、甘肃、陕西、山东、江苏、浙江。内蒙古大兴安岭额尔古纳市、牙克石市、阿尔山市均有分布。

药用部位　全草（砂引草）入药。

采收加工　夏、秋季采收全草，晒干。

应　　用　据文献记载，全草熬膏外敷可治瘰疬及其他皮肤病。

资源状况　资源少。

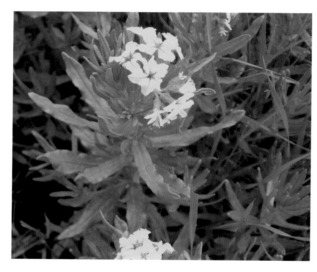 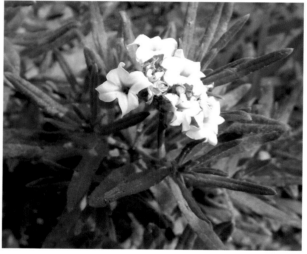

森林附地菜 红龙盘柱、一线香
Trigonotis coreana Nakai

形态特征　多年生草本。茎2至数条，高20~32cm，不分枝或上部分枝，疏生紧贴的短糙毛或近无毛。基生叶和茎下部叶有长柄，柄长2.5~14cm；叶片狭卵形或椭圆状卵形，两面都有短糙伏毛。茎上部叶似下部叶，但较小，有短柄。花序狭长，有苞片，有短糙伏毛；花梗细长；花萼5裂，裂超过中部，裂片披针形；花冠淡蓝色，5裂，喉部有附属物5；雄蕊5，内藏；子房4裂。花、果期7~8月。

生境分布　生于湿地或溪流旁。分布于我国东北及内蒙古。内蒙古大兴安岭鄂伦春旗有分布。

药用部位　全草（森林附地菜）入药。

采收加工　夏、秋季采收全草，晒干。

性味归经　味甘、辛，性温。

功能主治　温中健胃，消肿止痛，止血。用于胃痛，吐酸，吐血，跌打损伤，骨折等。

用法用量　内服 3~6g，研粉，水冲泡 3~5min；外用适量，捣烂涂患处。

资源状况　资源稀少。

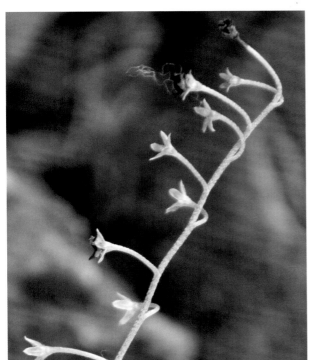
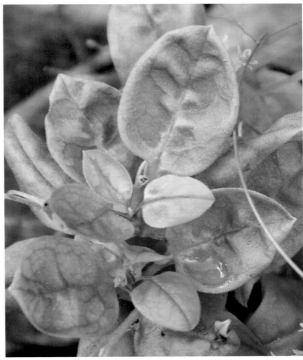

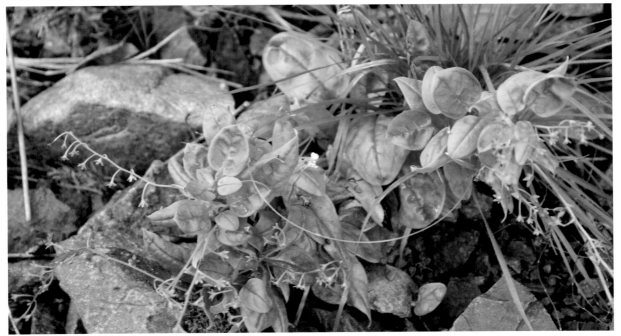

附地菜 | 地胡椒、黄瓜香
Trigonotis peduncularis (Trev.) Benth. ex Baker et Moore

形态特征　二年生草本，高达 30cm。茎常多条，直立或斜升，下部分枝，密被短糙伏毛。基生叶卵状椭圆形或匙形，先端钝圆，基部渐窄成叶柄，两面被糙伏毛，具柄；茎生叶长圆形或椭圆形，具短柄或无柄。花序顶生，果期长 10~20cm；无苞片或花序基部具苞片 2~3；花萼裂至中下部，裂片卵形，先端渐尖或尖；花冠淡蓝色或淡紫红色。小坚果斜三棱锥状四面体形，被毛。花、果期6~8 月。

生境分布　生于耕地边、林缘、村旁荒地。分布于我国东北、华北、西北、西南、东南、华南。内蒙古大兴安岭鄂伦春旗、莫力达瓦旗、阿荣旗、扎兰屯市均有分布。

药用部位　全草（附地菜）入药。

采收加工　夏、秋季采收全草，除去杂质，晒干。

化学成分　花含有飞燕草素 –3,5– 二葡萄糖苷，地上部分含挥发油。

性味归经　味甘、辛，性温。

功能主治　温中健胃，消肿止痛，止血。用于胃痛，吐酸，吐血等；外治跌打损伤，骨折等。

用法用量　内服 3~6g，研粉，水冲泡 3~5min；外用适量，捣烂涂患处。

资源状况　资源少。

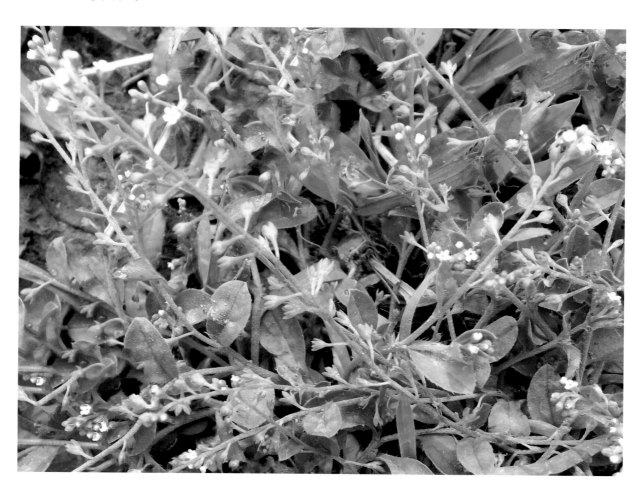

水马齿科 Callitrichaceae

沼生水马齿 | *Callitriche palustris* L.

形态特征 一年生草本，高达40cm。茎纤细，多分枝。叶对生，在茎顶常密集排列成莲座状，浮于水面，呈倒卵形或倒卵状匙形，先端圆或微钝，基部渐窄，两面疏生褐色细小斑点，叶脉3；沉于水中的茎生叶匙形或线形。花单性同株，单生叶腋，被2枚膜质小苞片所托；子房倒卵状，长长于宽。果倒卵状椭圆形，仅上部边缘具窄翅。

生境分布 生于沼泽、浅水处或湿地。分布于我国东北及华东至西南各地。内蒙古大兴安岭各地均有分布。

药用部位 全草（沼生水马齿）入药。

采收加工 夏、秋季采收全草，洗净，鲜用或晒干。

性味归经 味苦，性寒。

功能主治 清热解毒，利尿消肿。用于目赤肿痛，水肿，湿热淋痛等。

用法用量 内服10~15g，水煎；外用适量，水浸冲洗或捣敷。

资源状况 资源少。

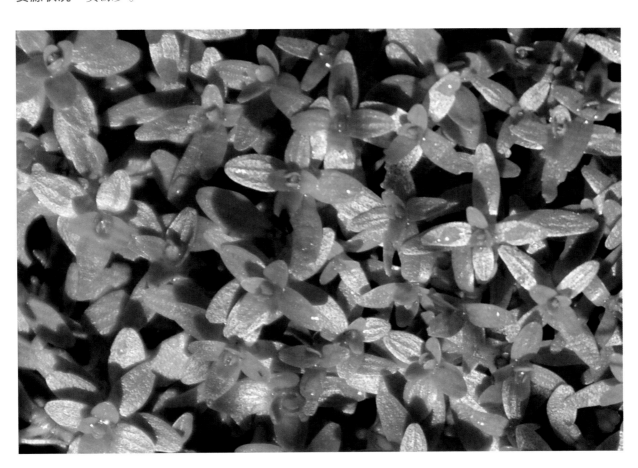

唇形科 Lamiaceae

藿香 | 排香草
Agastache rugosa (Fisch. et Mey.) O. Ktze.

形态特征　多年生直立草本。茎高 0.5~1.5m，上部被极短的细毛。叶具长柄，心状卵形至矩圆状披针形。轮伞花序多花，在主茎或侧枝上组成顶生密集的圆筒状的假穗状花序；苞片披针状条形；花萼筒状倒锥形，被具腺微柔毛及黄色小腺体，齿 5，三角状披针形；花冠淡紫蓝色，筒直伸，上唇微凹，下唇 3 裂，中裂片最大，顶端微凹，边缘波状；雄蕊 4，二强，伸出。小坚果卵状矩圆形，腹面具棱，顶端具短硬毛。花期 7~8 月，果 8~9 月。

生境分布　生于河岸边草地。我国广布种。内蒙古大兴安岭除根河市、额尔古纳市无分布外，其他地方均有分布。

药用部位　地上部分（藿香）入药。

采收加工　夏、秋季采收地上部分，晒干。

化学成分　全草含挥发油、黄酮，挥发油中的主要成分为甲基胡椒酚。

性味归经　味辛，性微温。归脾、胃、肺经。

功能主治　祛暑解表，化湿和胃。用于暑月感冒，寒热头痛，胸脘痞闷，呕吐泄泻，妊娠呕吐，鼻渊，手足癣等。

用法用量　内服 5~15g，水煎或入丸、散剂。阴虚火旺，胃弱欲呕及胃热作呕，中焦火盛热极，温病热病，阳明胃家邪实作呕作胀，法并禁用。

资源状况　资源稀少。

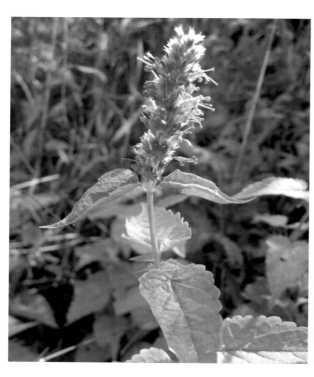
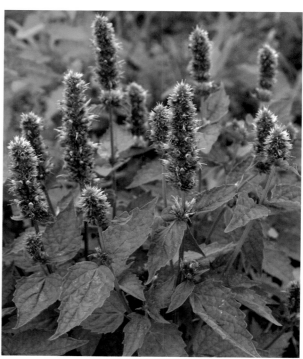

多花筋骨草

耗子花、毛毛花
Ajuga multiflora Bunge

形态特征　多年生草本，高达 20cm。茎直立，不分枝，密被灰白色绵状长柔毛。叶椭圆状长圆形或椭圆状卵形，基部楔形下延，抱茎，具浅波状齿或波状圆齿，具缘毛，上表面密被糙伏毛，下表面疏被糙伏毛，基出脉 3 或 5，两面突起，无柄。轮伞花序自茎中部至顶端密集成穗状聚伞花序；下部苞片与茎叶同形，呈披针形或卵形；花梗极短，被柔毛；花萼宽钟形，被绵毛状长柔毛，萼齿 5，钻状三角形，长为花萼的 2/3，具缘毛；花冠蓝紫色或蓝色，被微柔毛，内面近基部具毛环，上唇短，先端 2 裂，裂片圆形，下唇宽大，3 裂，中裂片扇形，侧裂片长圆形；雄蕊 4，二强，伸出。小坚果倒卵圆状三棱形，背部具皱纹。花期 5~6 月，果期 6~7 月。

生境分布　生于山坡疏草丛、潮湿岩石缝、河边草地或灌丛中。分布于我国东北及内蒙古、河北、山东、江苏、安徽。内蒙古大兴安岭鄂伦春旗、牙克石市、阿荣旗、扎兰屯市均有分布。

药用部位　全草（多花筋骨草）入药。

采收加工　5~6 月花期采收全草，晒干。

性味归经　味苦，性寒。归肺、大肠、胃、肝经。

功能主治　凉血止血，泻热消肿，续筋接骨。用于血热妄行所引起的鼻衄、便血、尿血，皮肤瘀斑，目赤肿痛，痈肿疮疖，毒蛇及狂犬咬伤后发热、红肿，跌打损伤，骨折等。

用法用量　内服 6~20g，水煎；外用适量，研末调糊涂敷。

资源状况　资源少。

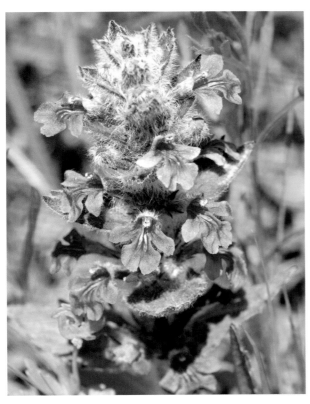 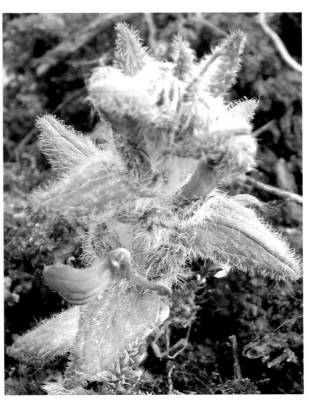

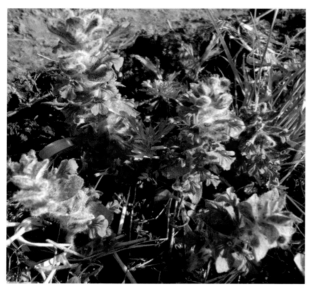
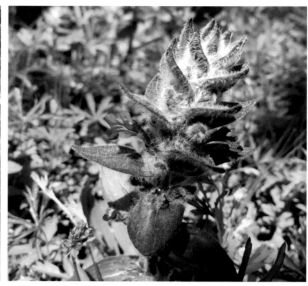

水棘针
土荆芥、细叶山紫苏
Amethystea caerulea L.

形态特征 一年生草本。茎直立，高 0.3~1m，圆锥状分枝，被疏柔毛或微柔毛。叶具柄，具狭翅；叶片轮廓三角形或近卵形，3 深裂，稀不裂或 5 裂，裂片披针形，两面无毛。小聚伞花序排列成疏松的圆锥花序；花萼钟状，脉 10，齿 5，披针形，近相等；花冠蓝色或紫蓝色，花冠筒内藏，或略伸出于萼外。小坚果倒卵状三棱形，背部具网状皱纹。花期 8~9 月，果期 9~10 月。

生境分布 生于河漫滩或盐化草甸。分布于我国东北、华北及山东、安徽、河南、陕西、甘肃、宁夏、西藏、云南、四川、湖北。内蒙古大兴安岭各地均有分布。

应 用 全草（水棘针）止痢，止泻，健脾，消食。全草可代"荆芥"用，具发汗的功效。云南昭通地区民间作"荆芥"代用品，具疏风解表，宣肺平喘的功效。

资源状况 资源稀少。

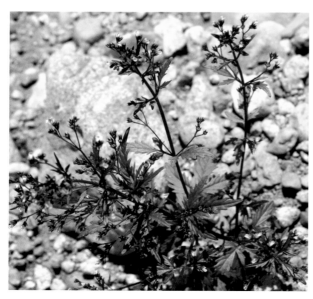
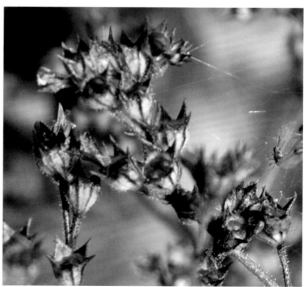

麻叶风轮菜 | 风车草
Clinopodium urticifolium (Hance) C. Y. Wu et Hsuan ex H. W. Li

形态特征 多年生草本。茎高 25~80cm，被向下的短硬毛。叶片卵形至卵状披针形，上表面被极疏的短硬毛，下表面被稀疏贴生柔毛，柔毛具节；叶柄向上渐短，被疏柔毛。轮伞花序多花，半球形，具总花梗，总花梗上多分枝；苞叶叶状，渐变小，苞片条形，明显具脉，被平展的长硬毛；花萼狭筒状，上部染紫红色，外被平展的白色纤毛及具腺微柔毛，内面在喉部被疏柔毛，脉 13，二唇形；花冠紫红色，二唇形。小坚果倒卵状球形，无毛。花期 7~8 月，果期 8~9 月。

生境分布 生于草丛、沟谷草甸、沟边、灌丛。分布于我国东北、华北及甘肃、陕西、四川、河南、山东、江苏。内蒙古大兴安岭鄂伦春旗、阿荣旗、扎兰屯市均有分布。

药用部位 全草（麻叶风轮菜）入药。

采收加工 夏、秋季采收全草，晒干。

性味归经 味苦，性凉。

功能主治 疏风清热，解毒止痢，活血止血。用于感冒、中暑、痢疾、肝炎、急性胆囊炎、痄腮、目赤红肿、疗疮肿毒、皮肤瘙痒、妇女各种出血证、尿血、外伤出血等。

资源状况 资源稀少。

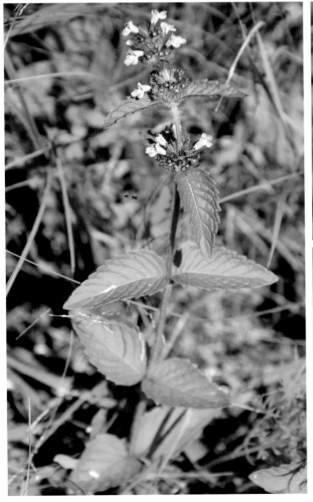
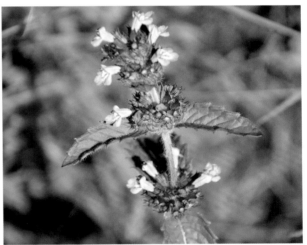
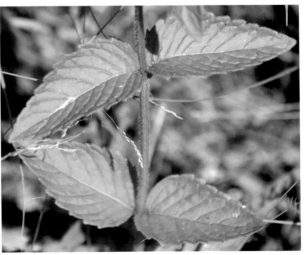

光萼青兰 | 北青兰
Dracocephalum argunense Fisch. ex Link

形态特征　多年生直立草本。茎多数自根茎生出，高 35~57cm，在叶腋有不发育的短枝，短枝具小型叶，疏被倒向的小毛。茎下部叶具短柄，叶片矩圆状披针形；茎中部以上的叶无柄，披针状条形，下表面脉上疏被短毛或几乎无毛。轮伞花序生于茎顶，多少密集；苞片椭圆形或匙状倒卵形，边缘被睫毛；花萼下部被小毛，上部几乎无毛，上唇 3 裂，中齿披针状卵形，侧齿披针形，下唇 2 裂，齿披针形，齿间均有小瘤；花冠蓝紫色。花期 7~8 月。

生境分布　生于山坡草地、草原、河岸草地或灌丛。分布于我国东北及内蒙古、河北。内蒙古大兴安岭各地均有分布。

药用部位　全草（光萼青兰）入药。

采收加工　夏季采收全草，晒干。

性味归经　味辛，性凉。

功能主治　清热解毒，凉血止血。用于头痛，咽喉痛等。

资源状况　资源一般。

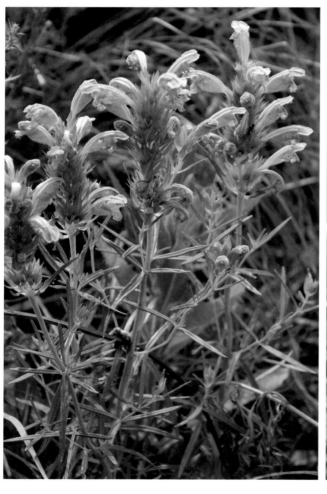
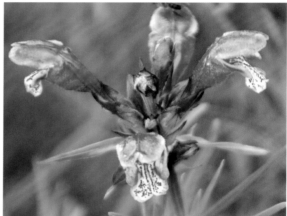
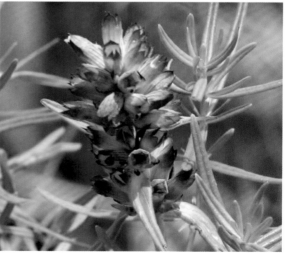

香青兰 山薄荷、野青兰
Dracocephalum moldavica L.

形态特征　一年生直立或上升草本。茎高（6）22~40cm，被倒向的小毛。基生叶卵状三角形，具疏圆齿及长柄。茎下部叶具与叶片等长的柄；茎中部以上的叶具短柄，叶片披针形至条状披针形，两面仅在脉上疏被小毛，散布黄色小腺点，叶缘具三角形牙齿或疏锯齿，叶基2齿具长刺。轮伞花序具花4，生于茎或分枝上部；苞片矩圆形，每侧有具长刺的小齿2~3；花萼具脉15；花冠淡蓝紫色，上唇微凹，下唇中裂片扁，2裂，有短柄，柄上有2突起。小坚果矩圆形。花期7~8月，果期8~9月。

生境分布　生于向阳荒山坡。分布于我国东北、华北、西北。内蒙古大兴安岭额尔古纳市、鄂伦春旗、鄂温克族自治旗、牙克石市、阿荣旗、扎兰屯市、阿尔山市均有分布。

药用部位　地上部分（香青兰）入中药，又可入蒙药。

采收加工　夏、秋季采割地上部分，切段，晒干或阴干。

化学成分　全草含有挥发油、黄酮、氨基酸及萜类化合物等，还含有微量元素和少量胡萝卜素。

性味归经　中药：味辛、苦，性凉。蒙药：味甘、苦，性凉、钝、轻、糙、腻。

功能主治　中药：清热解表，凉肝止血，燥湿。用于感冒，头痛，喉痛，支气管炎，哮喘，黄疸，吐血，衄血，痢疾，心脏病，神经衰弱，狂犬咬伤等。蒙药：清胃肝热，止血，愈合伤口，燥"协日乌素"。用于胃肝热，胃出血，食物中毒，赫如虎，巴木病等。

用法用量　中药：内服3~5g，煮散剂或入丸剂。
蒙药：单用1.5~3g，水煎或入丸、散剂。

资源状况　资源少。

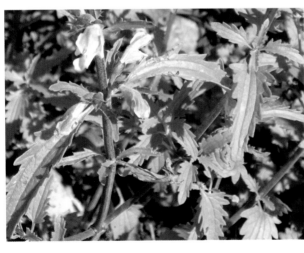

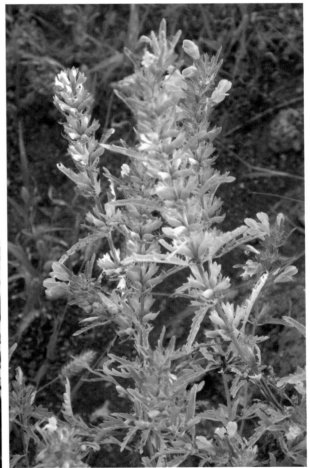

垂花青兰 | *Dracocephalum nutans* L.

形态特征 多年生草本。茎单一或多数，不分枝或基部具少数分枝，高16~55cm，四棱形，被倒向的短柔毛，上部毛最密。基生叶及茎下部叶具长柄，叶片长宽约相等，宽卵形，基部心形，边缘具钝齿，被睫毛，两面在脉上被短柔毛；中部茎生叶具短柄，叶片通常较叶柄长，卵形或长卵形，先端钝，有时微尖，基部浅心形、近截形或宽楔形，两面疏被短毛，叶缘具锐齿或小牙齿。轮伞花序生于茎中部以上的叶腋，具花8~12；花具短梗；苞片全缘，椭圆形或倒卵形，先端急尖，边缘被睫毛，长为萼的1/3~1/2；花萼常带紫色，脉上被短毛，缘被睫毛，2裂，裂至1/3或1/4处；花冠蓝紫色，外面被短柔毛，上唇稍短于下唇；雄蕊无毛。花期6~7月。

生境分布 生于山地阳坡草地、阳向路旁。分布于我国黑龙江、内蒙古、新疆。内蒙古大兴安岭牙克石市有分布。

药用部位 全草（垂花青兰）入药。

采收加工 夏、秋季采收全草，晒干。

性味归经 味辛、苦，性凉；微毒。归肺经。

功能主治 止咳化痰。用于久嗽未愈。

用法用量 内服6~9g，水煎。

资源状况 资源少。

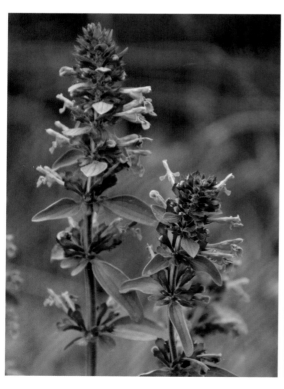
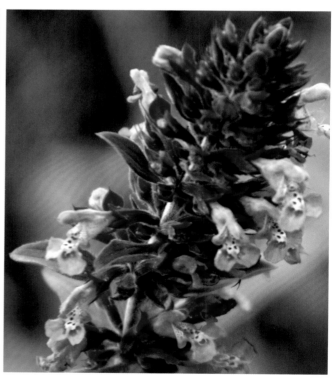

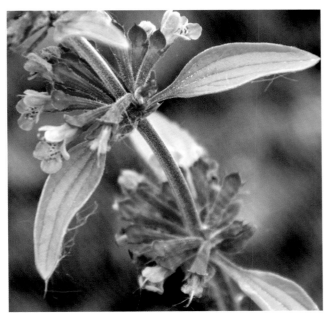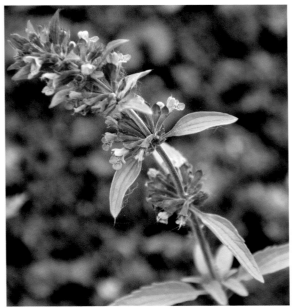

密花香薷　臭香茹、咳嗽草、野紫苏
Elsholtzia densa Benth.

形态特征　一年生草本。茎直立，高 20~60cm，被短柔毛。叶具柄，矩圆状披针形至椭圆形，两面被短柔毛。轮伞花序多花密集，组成密被串珠状疏柔毛的圆柱形假穗状花序；苞片倒卵形，顶端钝，边缘被串珠状疏柔毛；花萼钟状，果时十分膨大，呈圆形，外面及边缘密被具节的疏柔毛，齿 5，近三角形，不相等，前 2 齿较短；花冠淡紫色，外密被具节的疏柔毛，内有毛环，上唇直伸，顶端微凹，下唇 3 裂，中裂片较大。小坚果近圆形，外被微柔毛。花期 7~8 月，果期 8~9 月。

生境分布　生于路旁、居民区附近、山坡荒地、林缘、草甸。分布于我国东北、华北及河南、陕西、甘肃、青海、新疆、西藏、四川、云南。内蒙古大兴安岭各地均有分布。

药用部位　全草（密花香薷）入药。

采收加工　花期采收全草，切段，晒干。

化学成分　全草、鲜茎叶、干茎叶中均含挥发油，挥发油中主要成分为香薷酮、苯乙酮。

性味归经　味辛，性微温。

功能主治　发汗解表，祛暑化湿，利尿消肿，散湿驱风，温胃调中。用于夏季感冒，发热无汗，中暑，急性胃炎，胸闷，口臭，小便不利，脓疮，皮肤病等。

用法用量　内服 3~9g，水煎。

资源状况　资源一般。

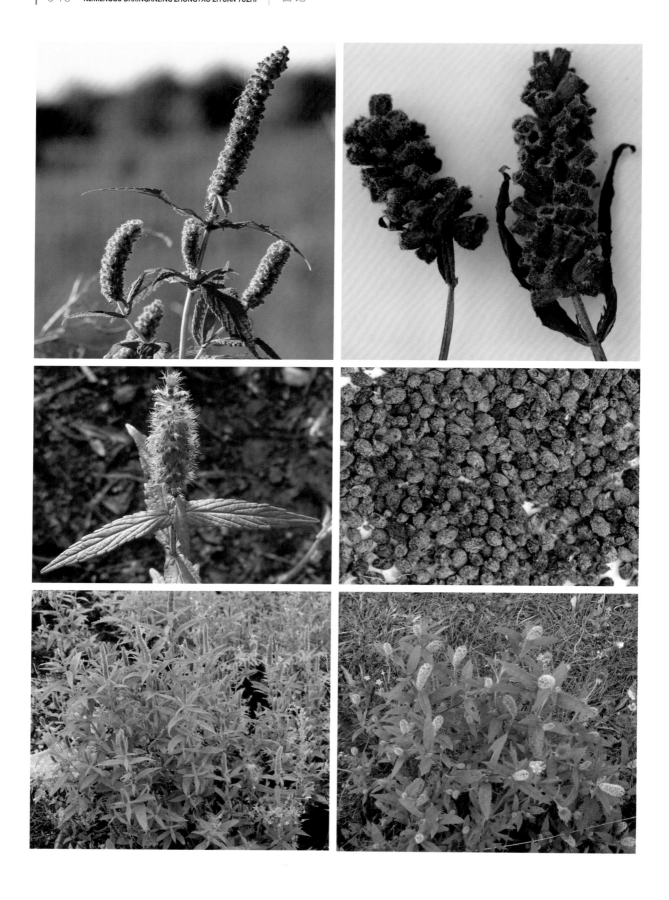

香薷

香茹、香草
Elsholtzia ciliata (Thunb.) Hyland.

形态特征　一年生草本。茎高 30~50cm，被倒向疏柔毛，下部常脱落。叶片卵形或椭圆状披针形，疏被小硬毛，下表面满布橙色腺点；叶柄被毛。轮伞花序多花，组成偏向一侧且顶生的假穗状花序；花序轴被疏柔毛；苞片宽卵圆形，多半褪色，顶端针芒状，具睫毛，外面近无毛，被橙色腺点；花萼钟状，外面被毛，齿 5，三角形，前 2 齿较长，齿端呈针芒状；花冠淡紫色，外被柔毛，上唇直立，顶端微凹，下唇 3 裂，中裂片半圆形。小坚果矩圆形，黄褐色。花、果期 7~9 月。

生境分布　生于草地、居民区附近、河岸、耕地旁或路旁。我国除新疆及青海无分布外，其余各地几乎都产。内蒙古大兴安岭各地均有分布。

药用部位　地上部分（香薷）入中药，又可入蒙药。

采集加工　夏、秋季茎叶茂盛、果实成熟时采割地上部分，除去杂质，晒干。

化学成分　全草、鲜茎叶、干茎叶中均含挥发油。

性味归经　中药：味辛，性微温。归肺、胃经。蒙药：味苦、辛、涩，性温、糙、燥、轻。

功能主治　中药：发汗解表，和中利湿。用于暑湿感冒，恶寒发热，头痛无汗，腹痛吐泻，小便不利等。蒙药：杀虫，止糜烂，疗伤，祛"巴达干"。用于阴道虫、肛门虫、肠内寄生虫及皮肤寄生虫等诸虫病，感冒，发热无汗，泄泻，小便不利等。

用法用量　中药：内服 3~9g，水煎或研末。蒙药：内服 3~5g，煮散剂或入丸、散剂。表虚者忌服。

资源状况　资源少。

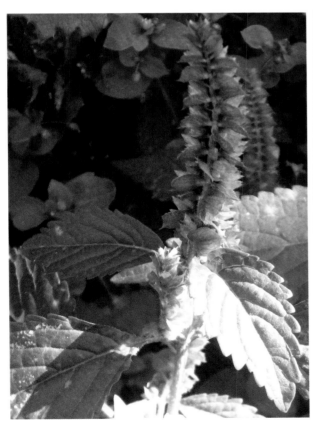 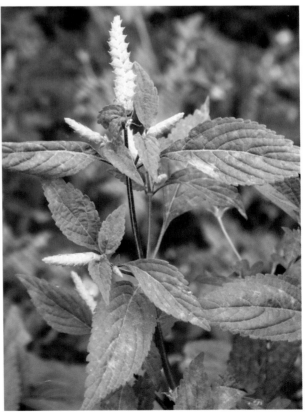

鼬瓣花 野苏子、野芝麻
Galeopsis bifida Boenn.

形态特征 茎高 20~60（100）cm，粗壮。节被刚毛，节间被长刚毛及平伏短柔毛，上部或被腺毛。茎生叶卵状披针形或披针形，先端尖或渐尖，基部楔形至宽楔形，具圆齿状锯齿，上表面被平伏刚毛，下表面疏被微柔毛及腺点；叶柄被短柔毛。轮伞花序腋生，多花密集；苞片线形或披针形，先端刺尖，边缘具刚毛；花萼被开展刚毛，萼齿长三角形，具长刺尖；花冠淡紫红色，稀白色或黄色。小坚果倒卵球状三棱形，褐色，被鳞片。花期 7~9 月，果期 9~10 月。

生境分布 生于路旁、林缘、居民区附近、撂荒地、耕地旁。分布于我国东北、华北及陕西、甘肃、宁夏、青海、西藏、四川、湖北、贵州、云南。内蒙古大兴安岭各地均有分布。

药用部位 全草（鼬瓣花）入药。

采收加工 8~9 月采收全草，洗净，切段，晒干。

化学成分 叶含鼠瓣花苷、哈帕苷、鼬瓣花次苷等。

性味归经 味甘、微苦，性微寒。

功能主治 清热解毒，明目退翳。用于目赤肿痛，翳障，梅毒，疮疡等。

用法用量 内服 3~9g，水煎；外用适量，捣敷或研末敷。

资源状况 资源丰富。

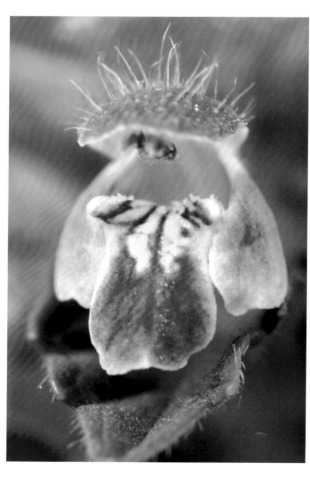 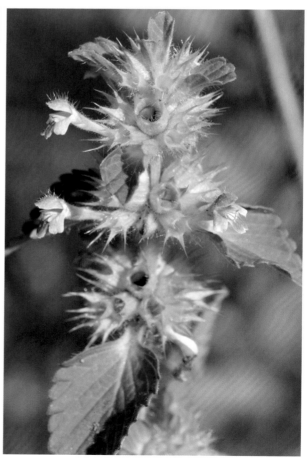

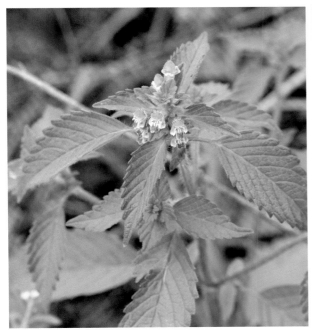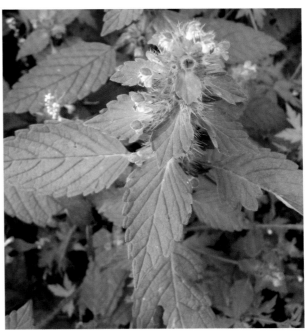

活血丹
连钱草
Glechoma longituba (Nakai) Kupr.

形态特征 多年生上升草本，具匍匐茎。茎高 10~20cm，幼嫩部分被疏长柔毛。茎下部叶较小，心形或近肾形，上部者较大，心形，上表面被疏粗伏毛，下表面常带紫色，被疏柔毛；叶柄长为叶片的 1~2 倍。轮伞花序少花；苞片刺芒状；花萼筒状，齿 5，长披针形，顶端芒状，呈二唇形，上唇 3 齿，较长，下唇 2 齿；花冠淡蓝色至紫色，下唇具深色斑点，筒有长短两型，檐部二唇形，下唇中裂片肾形。小坚果矩圆状卵形。花期 5~6 月，果期 7~8 月。

生境分布 生于河岸草地、路旁、溪边。我国除西北无分布外，其余各地均产。内蒙古大兴安岭鄂伦春旗、莫力达瓦旗、阿荣旗、扎兰屯市均有分布。

药用部位 全草（活血丹）入药。

采收加工 夏季花期采收全草，洗净，晒干。

化学成分 茎叶含挥发油及维生素 C、水苏糖等。

性味归经 味辛、微苦，性微寒。归肝、肾、膀胱经。

功能主治 利湿通淋，清热解毒，散瘀消肿。用于热淋，石淋，湿热黄疸，疮痈肿痛，跌打损伤等。

用法用量 内服 15~30g，水煎、浸酒或捣汁；外用适量，煎水洗。孕妇勿服。

资源状况 资源少。

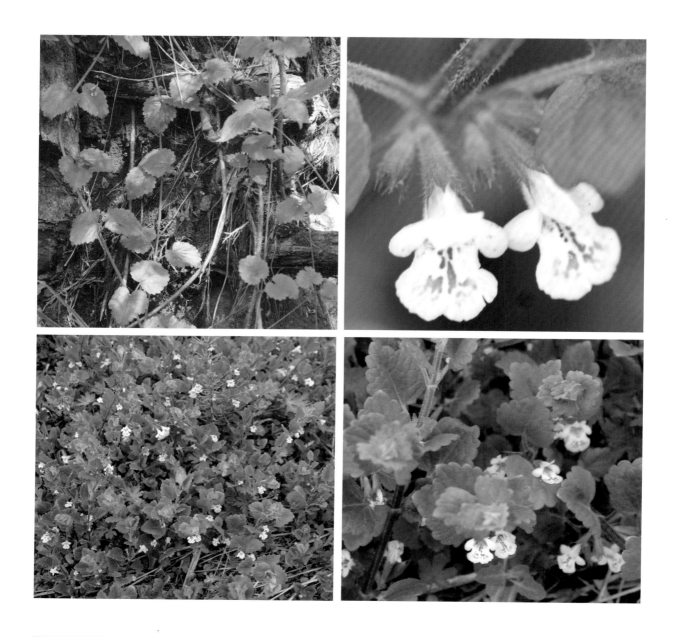

蓝萼香茶菜

毛叶香茶菜、香茶菜、山苏子
Isodon japonicus (Burm. f.) H. Hara var. *glaucocalyx* (Maxim.) H. W. Li

形态特征　多年生草本，高 60~150cm。老根木质，坚硬，块状。茎丛生，直立，四棱形。叶对生，有柄，阔卵形，叶片中央部突缩至基部，呈楔形，下延，先端渐尖，边缘具粗大齿，面皱褶。圆锥花序生于茎枝上部，疏散而开展；总花梗及花梗被细毛；萼 5 裂，呈灰蓝色；花冠小，二唇形，淡紫色；花柱伸出花冠外。小坚果椭圆形。花期 7~8 月，果期 8~9 月。

生境分布　生于山坡、路旁、林缘、林下及草丛。分布于我国东北、华北及山东。内蒙古大兴安岭鄂伦春旗、牙克石市、莫力达瓦旗、阿荣旗、扎兰屯市、阿尔山市、扎赉特旗、科尔沁右翼前旗均有分布。

药用部位　地上部分（蓝萼香茶菜）入药。

采收加工　夏、秋季采收地上部分，除去杂质，晒干，切段。

性味归经　味苦、甘，性凉。

功能主治　清热解毒，活血化瘀。用于感冒，咽喉肿痛，扁桃体炎，胃炎，肝炎，乳腺炎，癌症（食管癌、贲门癌、肝癌、乳腺癌）初起，闭经，跌打损伤，关节痛，蛇虫咬伤等。

用法用量　内服 6~15g，水煎或冲黄酒服；外用适量，捣敷。

资源状况　资源少。

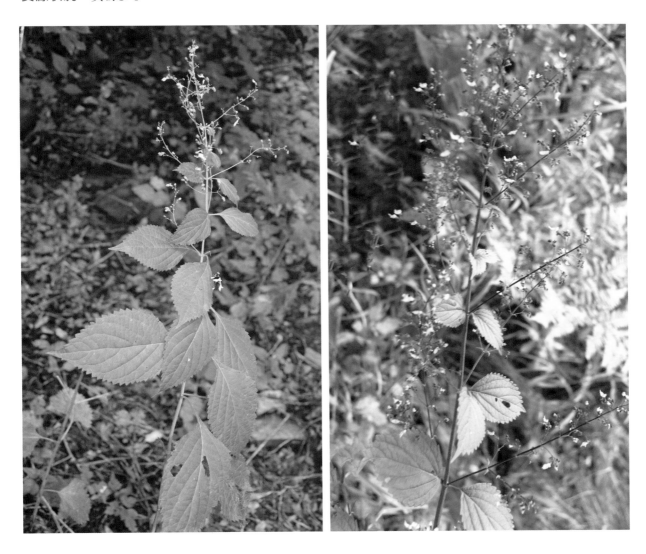

夏至草
白花益母、白花夏杜、夏枯草
Lagopsis supina (Steph. ex Willd.) Ik.-Gal. ex Knorr.

形态特征　多年生草本，高达 35cm。茎带淡紫色，密被微柔毛。叶圆形，长宽约相等，先端圆，基部心形，3 浅裂或深裂，裂片具圆齿或长圆状牙齿，基生裂片较大，上表面疏被微柔毛，下表面被腺点，沿脉被长柔毛，具缘毛；基生叶叶柄长 2~3cm，茎上部叶叶柄长约 1cm。轮伞花序具疏花；小苞片弯刺状，密被微柔毛；花萼密被微柔毛，萼齿三角形；花冠白色，稍伸出，被绵状长柔毛。

小坚果褐色，被鳞片。花期 5~6 月，果期 6~7 月。

生境分布　生于路旁、草地。分布于我国东北、华北、华中、西南、西北。内蒙古大兴安岭鄂温克族自治旗、扎兰屯市均有分布。

药用部位　全草（夏至草）入中药，又可入蒙药。

采收加工　夏至前采收全草，晒干或鲜用。

性味归经　中药：味微苦，性平；有小毒。归肝经。蒙药：味微辛，性寒。归脾经。

功能主治　中药：养血，调经。用于贫血性头晕，半身不遂，月经不调等。蒙药：利尿，退翳。用于沙眼，结膜炎，遗尿等。

用法用量　中药：内服 6~9g，水煎或熬膏。蒙药：多入丸、散剂。

资源状况　资源稀少。

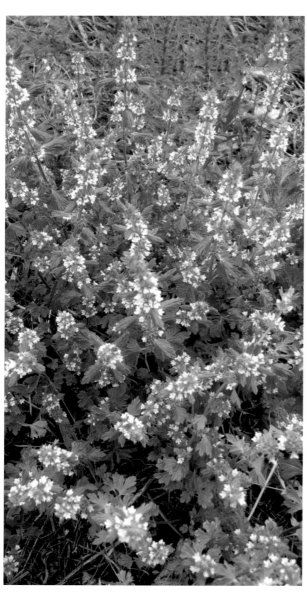 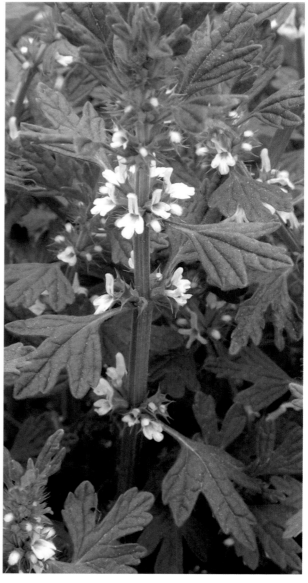

短柄野芝麻 野芝麻、白花菜
Lamium album L.

形态特征 多年生草本，高达 60cm。茎被刚毛或近无毛。茎上部叶卵形或卵状披针形，先端尖或长尾尖，具牙齿状锯齿，上表面疏被短硬毛；叶柄长 1~6cm。轮伞花序具花 8~9；苞叶近无柄，苞片线形；花萼钟形，基部有时紫红色，疏被刚毛及糙硬毛，萼齿披针形，具芒尖及缘毛；花冠淡黄色或灰白色。小坚果长卵圆形，近三棱状，深灰色，无毛，有小突起。花期 6~7 月，果期 8~9 月。

生境分布 生于河岸草地、小溪旁草地、落叶松林林缘及山谷灌丛中。分布于我国东北及内蒙古、山西、甘肃、宁夏、新疆。内蒙古大兴安岭各地均有分布。

药用部位 全草（短柄野芝麻）入药。

采收加工 夏季采收全草，阴干。

化学成分 全草含皂苷、鞣质及咖啡酸，还含多种氨基酸等。

性味归经 味甘、苦，性凉。归肝、肾、膀胱经。

功能主治 活血祛瘀，消肿止痛。用于血瘀，跌打损伤等。

用法用量 内服 9~15g，水煎。

资源状况 资源一般。

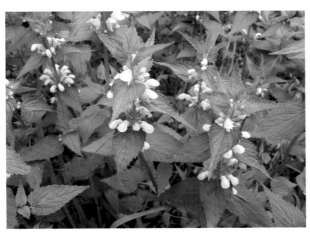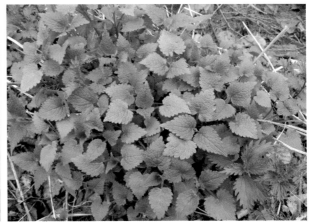

益母草 益母蒿、益母艾
Leonurus japonicus Houttuyn

形态特征 一年生或二年生草本。茎直立，方形，单一或分枝，高 60~100cm，被微毛。叶对生；一年生基生叶有长柄，叶片略呈圆形，叶缘 5~9 浅裂，每裂片具钝齿 2~3，基部心形；茎中部的叶有短柄，3 全裂，裂片近披针形，中央裂片常 3 裂，两侧裂片常再 1~2 裂，最终裂片近线形，先端渐尖，边缘疏生锯齿或近全缘；最上部的叶不分裂，线形，近无柄，上表面绿色，下表面浅绿色，两面均被短柔毛。花多数，生于叶腋，呈轮伞状；苞片针刺状；花萼钟形，先端有长尖齿 5；花冠唇形，淡红色或紫红色，上下唇几乎等长，花冠外被长绒毛。小坚果褐色，三棱状。花期 7~8 月，果期 8~9 月。

生境分布　生于山野荒地、田埂、草地等。我国广布种。内蒙古大兴安岭各地均有分布。

药用部位　全草（益母草）、种子（茺蔚子）入药。

采收加工　夏季生长茂盛花未全开时采收全草，切段，晒干。秋季采收种子，晒干。

化学成分　全草含生物碱及苯甲酸、氯化钾等。

性味归经　全草味苦、辛，性微寒。归肝、心包、膀胱经。种子味辛、甘，性凉。归肝、肾、心包经。

功能主治　全草活血调经，利尿消肿，清热解毒。用于月经不调，痛经经闭，恶露不尽，水肿尿少，疮疡肿毒。种子活血调经，清肝明目。用于月经不调，崩中带下，产后瘀血作痛，肝热头痛，目赤肿痛，睛生翳膜。

用法用量　全草内服 9~30g，鲜品 12~40g，水煎、熬膏或入丸、散剂。种子内服 5~10g，水煎或研末入丸、散剂。

资源状况　资源一般。

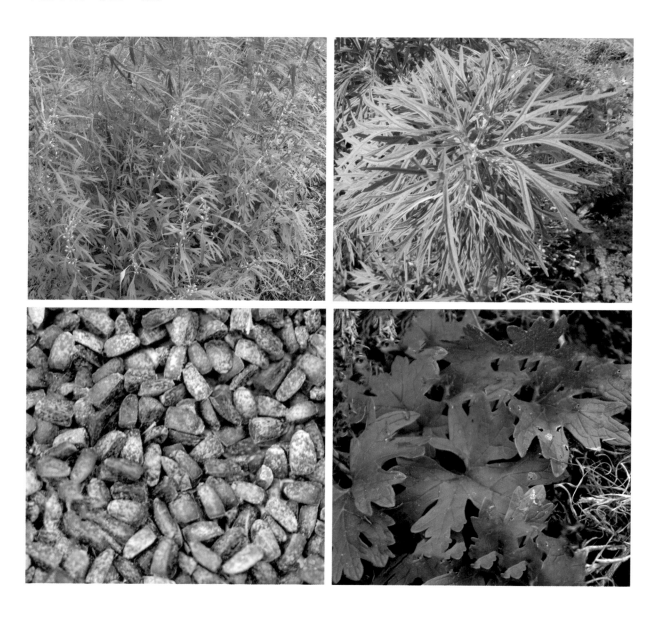

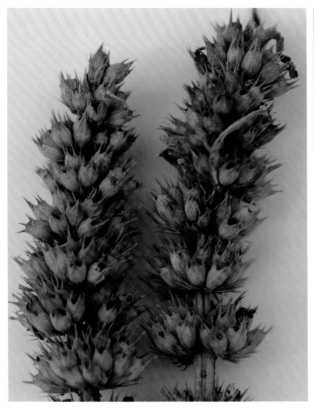
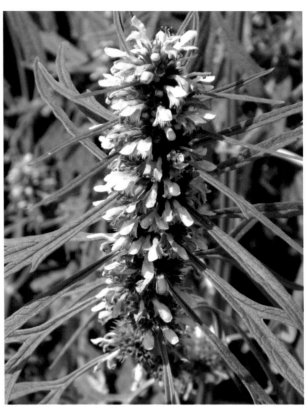

细叶益母草

风车草、益母草
Leonurus sibiricus L.

形态特征　一年生或二年生直立草本。茎高 20~80cm，有短而贴生的糙伏毛。茎中部叶轮廓为卵形，掌状 3 全裂，裂片再分裂成条状小裂片；花序上的叶明显 3 全裂，中裂片复 3 裂，全部小裂片均条形。轮伞花序轮廓圆形，下有刺状苞片；花萼筒状钟形，具脉 5，齿 5；花冠粉红色、紫红色或白色。小坚果矩圆状三棱形。花期 7~8 月，果期 8~9 月。

生境分布　生于荒山坡、沙质草地、路旁。分布于我国东北、华北及河南、陕西、甘肃、宁夏。内蒙古大兴安岭除根河市无分布外，其他地方均有分布。

药用部位　全草（细叶益母草）入药。

采收加工　夏季未开花时采收全草，切段，晒干。

性味归经　味辛、苦，性凉。

功能主治　活血，祛瘀，调经。用于月经不调，胎漏难产，胞衣不下，产后血晕，瘀血腹痛，痈肿疮疡等。

资源状况　资源少。

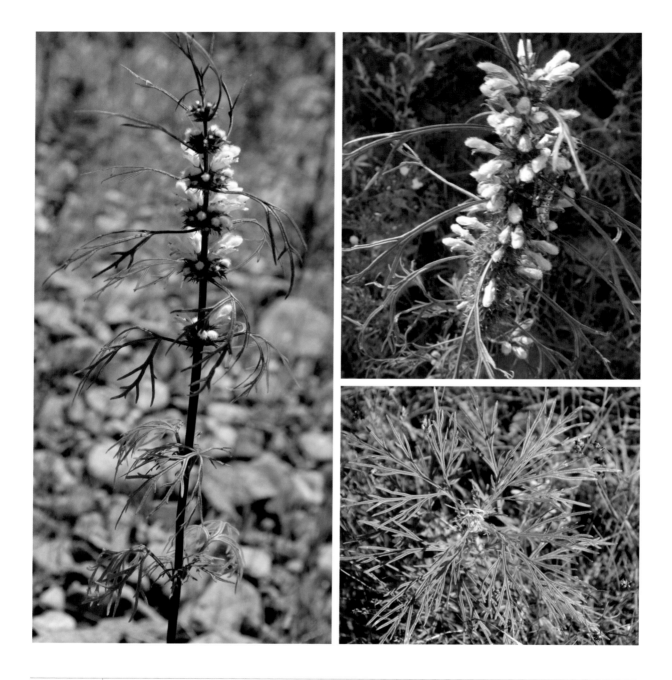

地笋 | 地瓜儿苗
Lycopus lucidus Turcz.

形态特征 多年生草本。根茎横走，顶端膨大成圆柱形，此时在节上有鳞叶及少数须根，或侧生有肥大的具鳞叶的地下枝。茎高 0.6~0.7m。叶片矩圆状披针形，下表面有凹腺点；叶柄极短或近于无。轮伞花序无梗，球形，多花密集；小苞片卵形至披针形；花萼钟状，齿 5，披针状三角形；花冠白色，内面在喉部有白色短柔毛，不明显二唇形，上唇顶端 2 裂，下唇 3 裂；前对雄蕊能育，后对退化为棒状假雄蕊。小坚果倒卵圆状三棱形。花期 7~8 月，果期 8~9 月。

生境分布 生于湿草地、沼泽化草甸。分布于我国东北及内蒙古、陕西、河北、四川、云南。内蒙古大兴安岭除根河市无分布外，其他地方均有分布。

药用部位　地上部分及根茎（地笋）入药。

采收加工　秋季采挖根茎，洗净，晒干。夏、秋季开花前，采收地上部分，晒干。

化学成分　全草含糖类及虫漆蜡、白桦脂酸、熊果酸、β-谷甾醇等。

性味归经　味甘、辛，性温。归肝、脾经。

功能主治　地上部分降血脂，通九窍，利关节。根茎活血，益气，消水。用于吐血，衄血，产后腹痛，带下。

用法用量　地上部分内服 6~12g，水煎或入丸、散剂；外用适量，鲜品捣敷或煎水熏洗。根茎内服 4.5~9g，水煎。脾胃虚弱及腹泻腹痛者忌服。

资源状况　资源少。

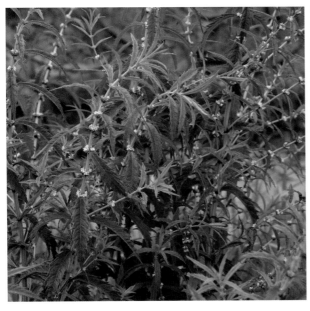
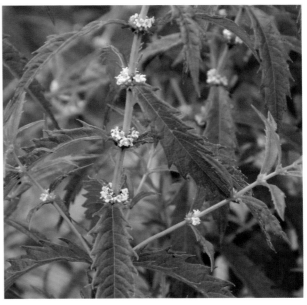

薄荷

野薄荷、夜息香
Mentha canadensis Linnaeus

形态特征　多年生草本。茎直立，高 30~60cm，下部数节具纤细的须根及水平匍匐的根茎，锐四菱形，具 4 槽，上部被倒向微柔毛，下部仅沿菱上被柔毛，多分枝。叶片长圆状披针形，先端锐尖，侧脉 5~6 对。轮伞花序腋生，轮廓球形，花冠淡紫色。花期 7~8 月，果期 8~9 月。

生境分布　生于湿草地、河岸草甸。我国广布种。内蒙古大兴安岭各地均有分布。

药用部位　全草（薄荷）入药。

采收加工　夏、秋季采收全草，晒干。

化学成分　鲜叶含挥发油，挥发油中主成分为左旋薄荷醇；叶中又含黄酮和有机酸。

性味归经　味辛，性凉。归肺、肝经。

功能主治　疏散风热，清利头目，利咽，透疹，疏肝行气。用于风热感冒，风温初起，头痛，目赤，喉痹，口疮，风疹，麻疹，胸胁胀闷等。

用法用量　内服 3~6g，水煎（不宜久煎）或入丸、散剂；外用适量，捣汁或煎汁涂。阴虚血燥、肝阳偏亢及表虚汗多者忌服。

资源状况　资源少。

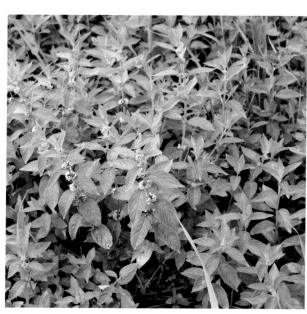 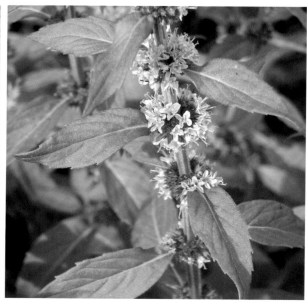

兴安薄荷 | *Mentha dahurica* Fisch. ex Benth.

形态特征　多年生草本。茎高 30~60cm，向基部无叶，沿棱上被倒向微柔毛。叶片卵形或矩圆形，两面通常沿脉上被微柔毛，下表面具腺点；叶柄被微柔毛。轮伞花序具总花梗，每一叶腋具花 5~13，通常茎顶 2 个轮伞花序聚集成头状花序，该花序比叶长，而在其下 1~2 节的轮伞花序稍远离；小苞片条形，上弯；花萼筒状钟形，脉 10~13，齿 5，宽三角形；花冠浅红色或粉紫色，外无毛，内面在喉部具微柔毛，4 裂，上裂片明显 2 浅裂，其余 3 裂片近等大；雄蕊 4，均伸出。花期 7~8 月。

生境分布　生于河岸草地、湿草地。分布于我国内蒙古、黑龙江及吉林。内蒙古大兴安岭各地均有分布。

药用部位　全草（兴安薄荷）入药。

采收加工　7~8 月采收全草，阴干。

化学成分　全草含薄荷油、乙酸薄荷酯及其萜烯类化合物。

性味归经　味辛，性凉。

功能主治　疏散风热，清利头目。用于感冒风热，头痛，目赤，咽痛，牙痛，皮肤瘙痒等。

用法用量　内服 3~9g，水煎。

资源状况　资源一般。

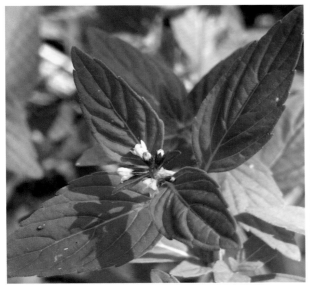
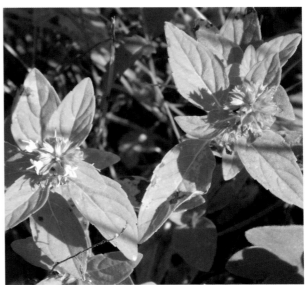

多裂叶荆芥
荆芥
Nepeta multifida Linnaeus

形态特征　多年生草本，高达 40cm。茎多数，被白色长柔毛。叶卵形，羽状深裂、浅裂或近全缘，先端尖，基部平截或心形，裂片线状披针形或卵形，全缘或疏生齿，上表面被微柔毛，下表面被白色微硬毛及腺点，具缘毛。轮伞花序组成穗状花序；苞片卵形，深裂或全缘，淡紫色；花萼紫色，基部淡黄色，脉 15，疏被短柔毛，萼齿三角形；花冠蓝紫色，被长柔毛，上唇 2 裂，下唇 3 裂。小坚果褐色，扁长圆形，平滑，基部渐窄。花期 7~8 月，果期 8~9 月。

生境分布　生于山坡草丛、干山坡或湿润草原。分布于我国东北、华北及甘肃、河南、陕西。内蒙古大兴安岭各地均有分布。

药用部位　地上部分（裂叶荆芥）入中药，又可入蒙药。

采收加工　秋季花穗茂盛时采收地上部分，晒干。

化学成分　全草含挥发油及少量右旋柠檬烯等。

性味归经　中药：味辛，性温。蒙药：味苦、辛、涩，性燥、温、糙、轻。

功能主治　中药：疏风解表，透疹，止痉；炒炭止血。用于感冒，头痛，咽痛，麻疹不透，荨麻疹，皮肤瘙痒，破伤风发痉，痈疮初起等；炒炭用于吐血，衄血，便血，崩漏，产后出血过多。蒙药：杀虫，去腐，疗伤，祛"巴达干"。用于阴道滴虫病，梅毒，肠寄生虫病，"巴达干"病，创伤，跌打肿痛等。

用法用量　中药：内服 10~15g，水煎或入丸、散剂。蒙药：单用 1.5~3g，入丸、散剂。

资源状况　资源一般。

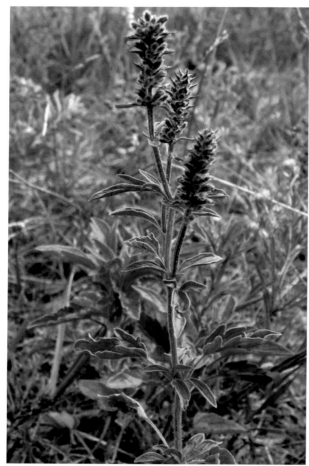
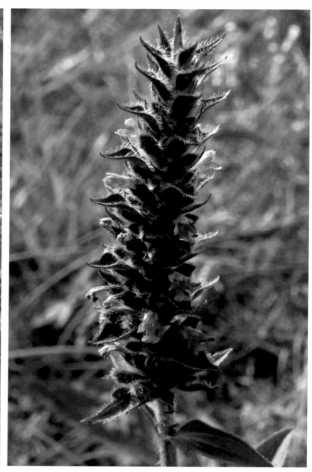

块根糙苏
野山药
Phlomis tuberosa L.

形态特征　多年生草本，高 40~110cm。根粗壮，须根上具圆形、椭圆形的增粗块根，淡黄褐色。茎单生或分枝，紫红色或绿色，下部近无毛或疏被柔毛。叶对生，三角形或三角状披针形，先端钝圆或急尖，基部心形、深心形，少截形，边缘具粗圆锯齿，上表面被稀疏刚毛或近无毛，下表面无毛或仅脉上被极疏刚毛；叶柄长达 15cm，上部叶近无柄，被毛。轮伞花序生于主茎及分枝上部，多花密集；花萼管状钟形，萼齿 5，相等，先端具刺尖；花冠紫红色，二唇形；雄蕊 4，内藏，前对较长，后对雄蕊在花丝基部具反折的短矩状附属器；花柱先端具不等长的 2 裂。小坚果顶端被柔毛。花期 7~8 月，果期 8~9 月。

生境分布　生于山坡草地、灌丛、林缘或草原。分布于我国黑龙江、内蒙古及新疆。内蒙古大兴安岭额尔古纳市、鄂伦春旗、鄂温克族自治旗、阿尔山市均有分布。

药用部位　块根及全草入药。

采收加工　夏季采挖块根，切片，晒干。夏季采收全草，晒干。

化学成分　地上部分含多种酚酸类化合物及黄酮类化合物等。

性味归经　中药：味微苦，性温；有小毒。蒙药：味甘，性轻、糙、平。

功能主治 　中药：活血通经，解毒疗疮。用于月经不调，腹痛，痈疮肿毒，梅毒等。蒙药：清热，止吐，消"奇哈"。用于感冒发热，鼻痒喷嚏，痰咳，咽热干燥，胸热，头痛，关节痛，骨"奇哈"病，脉"奇哈"病，肌"奇哈"病等。

用法用量 　中药：内服 3~6g，水煎或熬膏；外用适量，研末调敷患处。蒙药：单用 1.5~3g，水煎或入丸、散剂。

资源状况 　资源少。

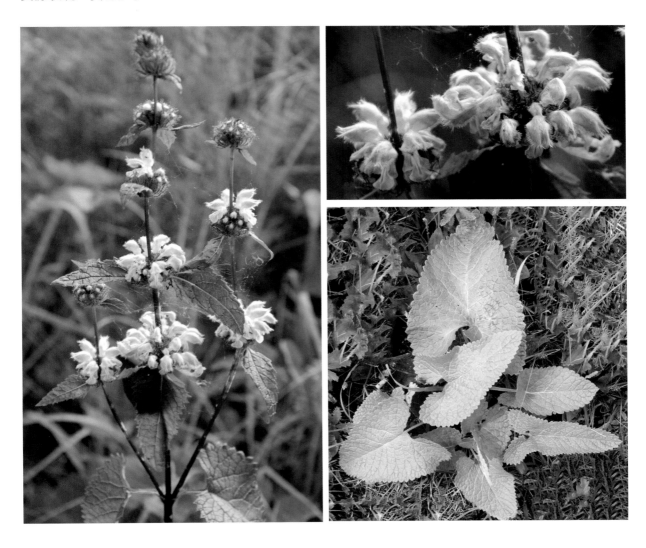

黄芩
香水水草、条芩、元芩
Scutellaria baicalensis Georgi

形态特征 　多年生草本。根茎肉质，直径达 2cm，分枝。茎分枝，近无毛，或被向上开展的微柔毛。叶披针形或线状披针形，先端钝，基部圆，全缘，两面无毛或疏被微柔毛，下表面密被凹腺点；叶柄被微柔毛。总状花序；下部的苞叶叶状，上部的卵状披针形或披针形；花梗被微柔毛；花萼密被微柔毛，具缘毛；花冠紫红色或蓝色，稀白色，密被腺柔毛，冠筒近基部膝曲，下唇中裂片三角状卵形。小坚果黑褐色，卵球形，被瘤点，腹面近基部具脐状突起。花期 7~8 月，果期 8~9 月。

生境分布　生于干旱荒山坡。分布于我国东北、华北及山东、江苏、湖北、河南、陕西、甘肃。内蒙古大兴安岭除根河市阿龙山、金河、汗马无分布外，其他各地均有分布。

药用部位　根（黄芩）入药。

采收加工　春、秋季采挖根，除去须根及泥沙，晒后撞去粗皮，晒干。

化学成分　根含黄芩素、黄芩新素、β- 谷甾醇、菜油甾醇及豆甾醇等。

性味归经　味苦，性寒。归肺、胆、脾、大肠、小肠经。

功能主治　清热燥湿，泻火解毒，止血，安胎。用于湿温，暑湿，胸闷呕恶，湿热痞满，泻痢，黄疸，肺热咳嗽，高热烦渴，血热吐，痈肿疮毒，胎动不安等。黄芩还具有镇静、利尿、保肝、利胆、抗过敏、解除平滑肌痉挛等作用。

用法用量　内服 3~10g，水煎或入丸、散剂；外用适量，研末敷或煎水冲洗患处。脾肺虚热者忌服。

资源状况　资源丰富。

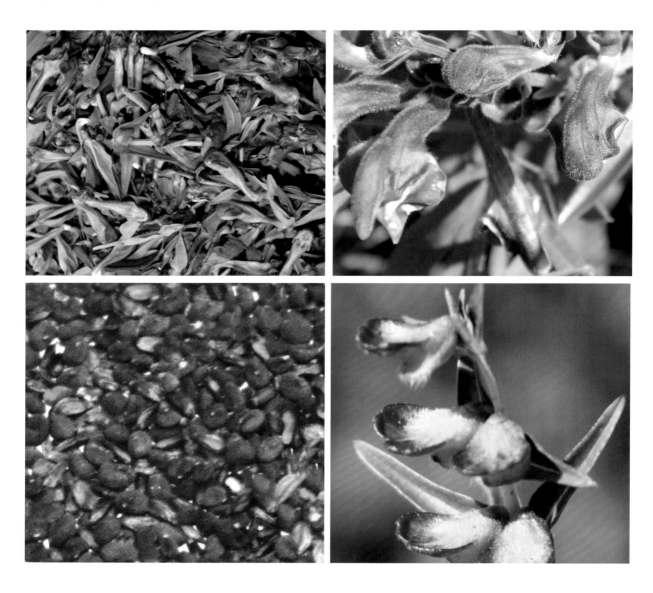

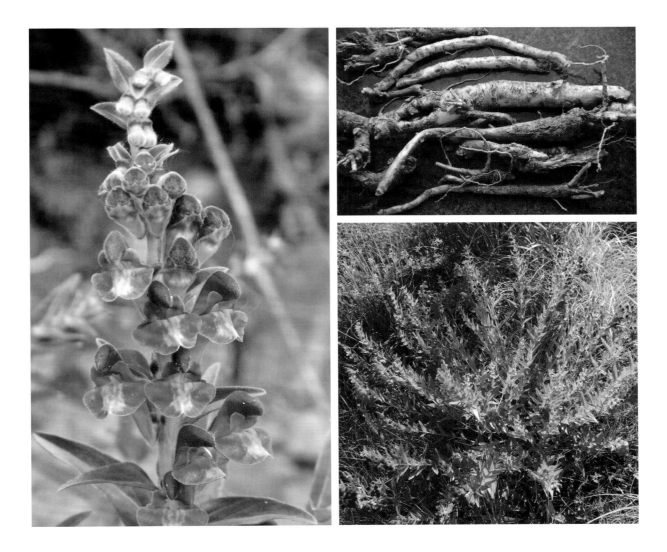

附 注

白花黄芩 *Scutellaria baicalensis* Georgi f.
albiflorum Zh. L. Zhang et S. Q. Zhou
与原种主要区别为本种花白色。

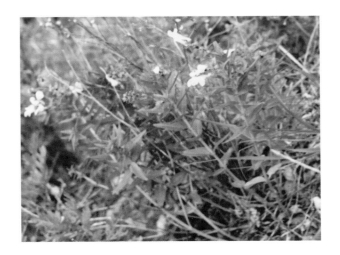

盔状黄芩 并头草
Scutellaria galericulata L.

形态特征　多年生草本，高达 40cm。茎微具槽，沿棱被倒向短柔毛。根茎细长，黄白色。叶长圆状披针形，先端尖，基部浅心形，边缘具圆齿状锯齿，两面被短柔毛；叶柄长 2~7mm。花腋生，偏向一侧；花梗密被倒向短柔毛；花萼密被白色短柔毛；花冠紫色或蓝色，长约 1.8cm，被腺短柔毛，上唇半圆形，下唇中裂片三角状卵形，侧裂片长圆形。小坚果黄色，三棱状卵球形，被瘤点，腹面中央具脐状突起。花期 6~7 月，果期 7~8 月。

生境分布　生于河滩草地、河谷湿地、沼泽地旁。分布于我国陕西、新疆及内蒙古北部。内蒙古大兴安岭各地均有分布。

药用部位　全草入药。

采收加工　7~8 月采收全草，晒干。

性味归经　味苦，性寒。归肺、胃、大肠经。

功效主治　清热燥湿。用于湿热，黄疸，泻痢，热淋，痈肿疮毒，肺热咳嗽，内热亢盛所致咯血、吐血、衄血等。

用法用量　内服 9~12g，水煎；外用适量，捣敷或研末。

资源状况　资源一般。

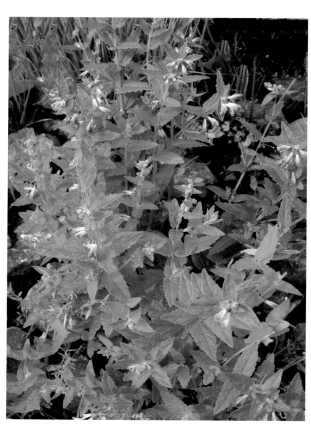
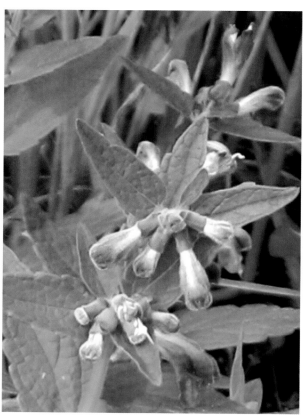

京黄芩

丹参、筋骨草、北京黄芩
Scutellaria pekinensis Maxim.

形态特征 一年生草本，高达 40cm。茎疏被向上柔毛。叶卵形或三角状卵形，长 1.4~1.7cm，基部宽楔形或近圆形，具 2~10 对浅钝牙齿，两面疏被平伏柔毛，下表面沿脉毛较密；叶柄长（0.3~）0.5~2cm，疏被向上柔毛。总状花序长 4.5~11.5cm；苞片窄披针形，疏被短柔毛；花梗密被向上的白色柔毛；花萼密被柔毛；花冠蓝紫色，被腺柔毛，基部稍膝曲，下唇中裂片宽卵形，侧裂片卵形。小坚果深褐色或黑褐色，卵球形，被瘤点，腹面中下部具果脐状突起。花期 6~7 月，果期 7~9 月。

生境分布 生于碎石坡、潮湿地或林下。分布于我国吉林、内蒙古、河北、山东、河南、陕西、湖北、安徽及浙江。内蒙古大兴安岭扎兰屯市有分布。

应 用 全草清热解毒。用于跌打损伤。

资源状况 资源少。

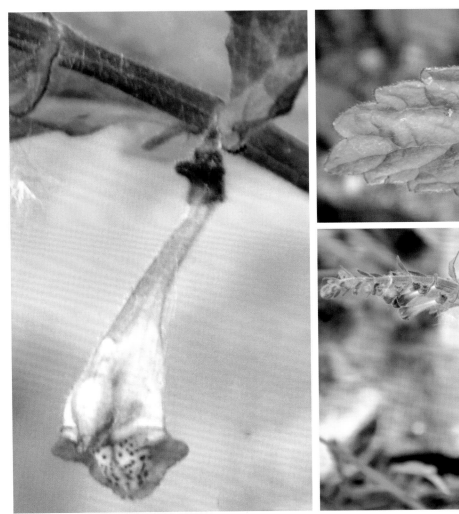
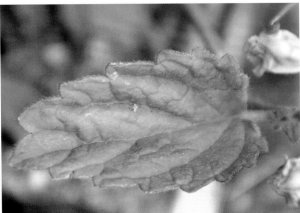
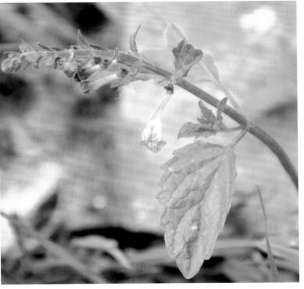

狭叶黄芩

细叶黄芩
Scutellaria regeliana Nakai

形态特征　多年生草本，高达 30cm，具根茎及匍匐茎。茎被上曲柔毛，棱上毛较密。叶披针形或三角状披针形，先端钝，基部稍浅心形或近平截，全缘稍内卷，上表面密被微糙毛，下表面密被微柔毛及稀疏腺点；叶柄密被柔毛。花单生于茎中部以上的叶腋内，偏向一侧；花梗密被微柔毛；花萼密被短柔毛；花冠紫色，被短柔毛，下唇中裂片近扁圆形，侧裂片长圆形。小坚果黄褐色，卵球形，被瘤点，腹面基部具脐状突起。花期 7~8 月，果期 8~9 月。

生境分布　生于湿草地、沼泽化草甸、河岸草甸或沼泽地。分布于我国黑龙江、吉林、内蒙古及河北。内蒙古大兴安岭各地均有分布。

应　　用　同黄芩。

资源状况　资源一般。

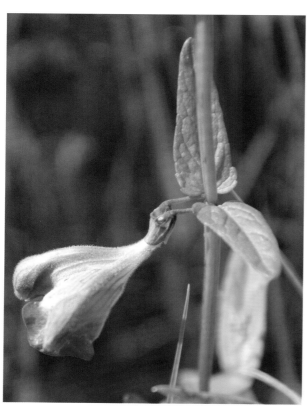 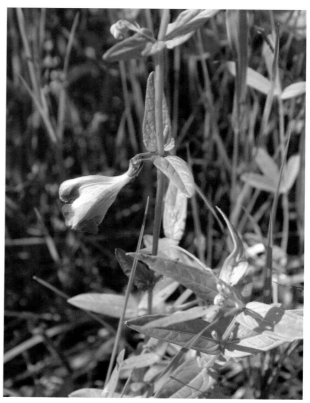

并头黄芩

并头草、头巾草
Scutellaria scordifolia Fisch. ex Schrank

形态特征　多年生直立草本。茎高 12~36cm，在棱上疏被上曲的微柔毛，或几乎无毛。叶具短柄，三角状狭卵形、三角状卵形或披针形，上表面无毛，下表面沿脉上疏被小柔毛，有时几乎无毛，具多数凹腺点。花单生于茎上部的叶腋内，偏向一侧；花萼果时均明显增大；花冠蓝紫色，花冠筒基部前方浅囊状膝曲，下唇中裂片圆状卵形；雄蕊 4，二强。小坚果椭圆形，具瘤，腹面近基部具果脐。花期 7~8 月，果期 8~9 月。

生境分布　生于河滩草地、山地草甸、林缘、林下、撂荒地及路旁。分布于我国东北及内蒙古、河北、山东、山西、青海。内蒙古大兴安岭各地均有分布。

药用部位　全草（并头黄芩）入药。

采收加工　7~8 月采收全草，洗净，晒干。

化学成分　地上部分含白杨素、白杨素 –7–O–β–D– 葡萄糖醛酸苷等。

性味归经　味微苦，性凉。归肺、膀胱经。

功能主治　清热解毒，泻热利尿。用于各种热毒病，如疮痈、丹毒、斑疹、咽喉肿瘤等，另可用于膀胱湿热所致的湿热淋证。

用法用量　内服 9~15g，水煎；外用适量，捣汁合酒敷患处。

资源状况　资源一般。

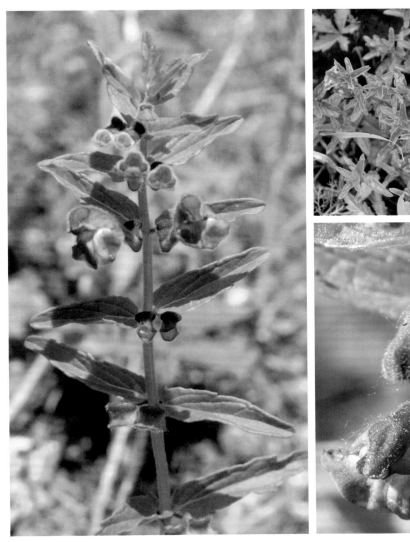
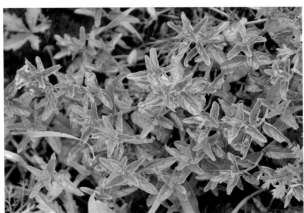
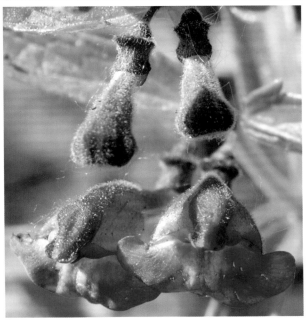

毛水苏 | 水苏草、野紫苏
Stachys baicalensis Fisch. ex Benth.

形态特征 多年生直立草本。茎高 50~100cm，在棱及节上密被倒向至平伸的刚毛。茎叶矩圆状条形，两面疏生刚毛；叶柄长 1~2mm，或近于无柄。轮伞花序通常具花 6，多数于茎上部排列成假穗状花序；小苞片条形，刺尖，具刚毛；花萼钟状，外面沿肋上及齿缘密被柔毛状具节的刚毛，脉 10，齿 5，披针状三角形，具刺尖；花冠淡紫色至紫色，花冠筒内具毛环，檐部二唇形，上唇直立，下唇 3 裂，中裂片近圆形。小坚果卵球形。花期 7~8 月，果期 8~9 月。

生境分布 生于草甸、沼泽化草甸。分布于我国东北及内蒙古、山东、山西、陕西。内蒙古大兴安岭各地均有分布。

药用部位 全草（毛水苏）入药。

采收加工 夏、秋季采收全草，晒干。

性味归经 味甘、辛，性微温。

功能主治 祛风解毒，止血。用于感冒，咽喉肿痛，吐血，衄血，崩漏，胃酸过多等；外治疮疖肿毒。

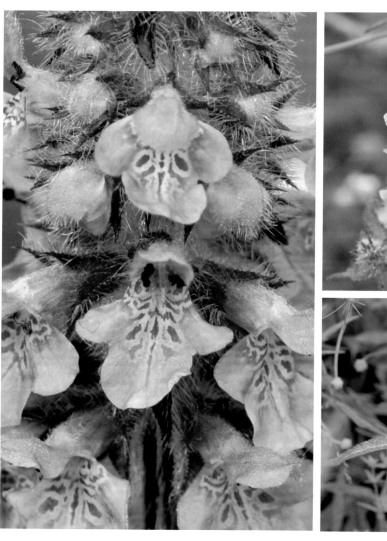
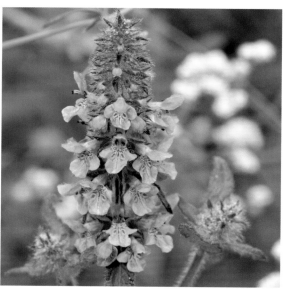
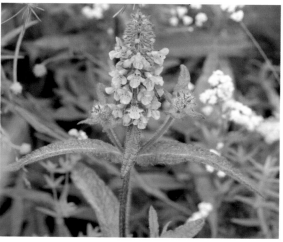

用法用量　内服 6~9g，水煎；外用适量，鲜品捣烂敷患处。

资源状况　资源一般。

华水苏 | 水苏
Stachys chinensis Bunge ex Benth.

形态特征　多年生直立草本。茎高约 60cm，在棱及节上疏生倒向的柔毛状刚毛，其余部分无毛。茎叶矩圆状披针形，两面几乎无毛；叶柄极短，长 2~5mm，或近于无柄。轮伞花序通常具花 6，远离而排列成长假穗状花序；苞片披针形，边缘具刚毛，小苞片微小；花萼钟状，外面沿肋及齿缘疏被柔毛状刚毛，脉 10，齿 5，披针形；花冠紫色，花冠筒内具不明显的毛环，檐部二唇形，上唇直立，下唇 3 裂，中裂片近圆形。小坚果卵圆状三棱形，无毛。花期 7~8 月，果期 8~9 月。

生境分布　生于湿草地、沼泽化草甸。分布于我国东北、华北及陕西、甘肃。内蒙古大兴安岭除额尔古纳市、根河市无分布外，其他地方均有分布。

药用部位　全草（华水苏）入药。

采收加工　夏、秋季采收全草，晒干。

应　　用　同毛水苏。

资源状况　资源少。

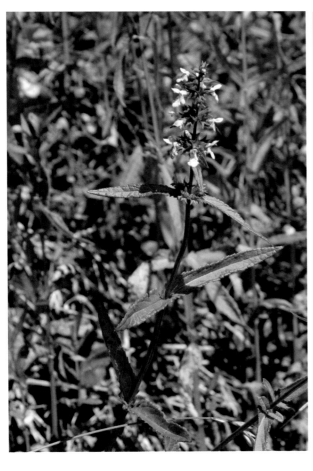
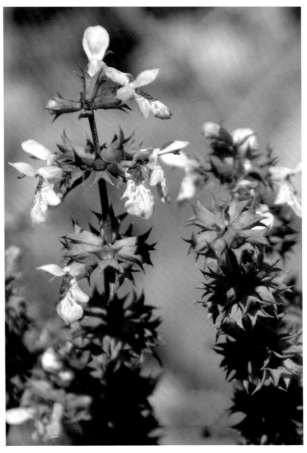

兴安百里香 │ 地花椒
Thymus dahuricus Serg.

形态特征 矮小灌木。茎多分枝，匍匐，有疏柔毛；营养枝长；花枝直立或斜生，四棱形，密被白色倒向长柔毛。叶线状披针形或线状倒披针形，先端钝头，基部渐狭成窄楔形，边缘全缘，常密生短缘毛，下部或基部混有疏长缘毛，上表面绿色，有疏短柔毛或近无毛，下表面淡绿色，无毛，有2~3 对不明显隆起的侧脉，两面有淡绿色腺点；叶柄短。轮伞花序紧密排成头状；花梗密被毛；苞片披针形，具长缘毛；花萼外被白色长刚毛及腺点，具明显突起的脉10，萼筒边缘具髯毛，檐部二唇形，上唇3 裂，三角形，边缘有睫毛，下唇2 裂，披针形，边缘有羽毛状睫毛；花冠粉红色，稀白色，内外均被毛，明显超出花萼，二唇形，上唇微凹，下唇3 裂，中裂片稍长；雄蕊伸出花冠外，前雄蕊较长；柱头2 裂，裂片披针形，比雄蕊短。小坚果近球形，暗褐色，光滑。花、果期7~9 月。

生境分布 生于干旱砾石坡地上。分布于我国黑龙江、内蒙古。内蒙古大兴安岭各地均有分布。

药用部位 全草（百里香）入药。

采收加工 夏、秋季采收全草，晒干。

应　　用 同百里香。

资源状况 资源一般。

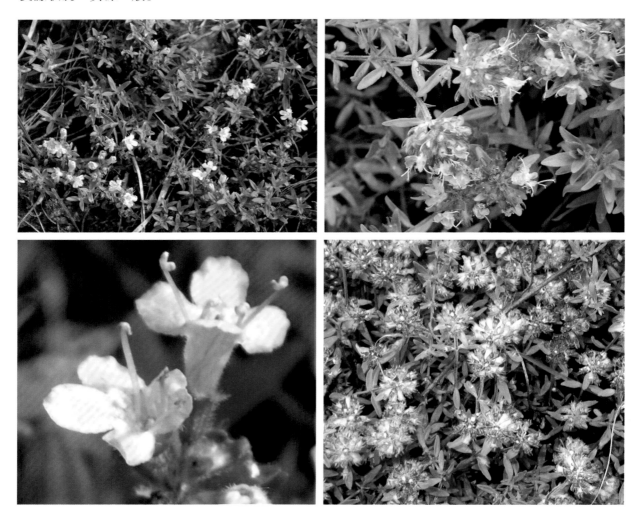

附 注

白花百里香 *Thymus dahuricus* Serg. f. *albiflora* C. Y. Li
与原种主要区别为本种花白色。

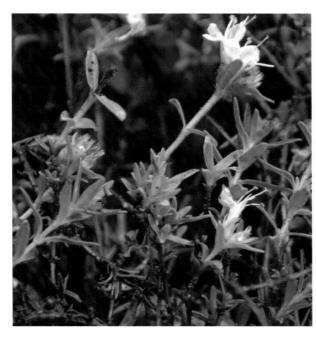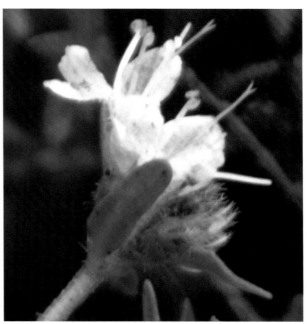

百里香
地花椒、地椒叶、千里香
Thymus mongolicus Ronn.

形态特征 茎多数，匍匐至上升；营养枝被短柔毛；花枝长达 10cm，上部密被倒向或稍平展的柔毛，下部毛稀疏，具 2~4 对叶。叶卵形，先端钝或稍尖，基部楔形，全缘或疏生细齿，两面无毛，被腺点。花序头状；花萼管状钟形或窄钟形，下部被柔毛，上部近无毛，上唇齿长不及唇片的 1/3，三角形，下唇较上唇长或近等长；花冠紫红色、紫色或粉红色，疏被短柔毛。小坚果近球形或卵球形，稍扁。花期 7~8 月。

生境分布 生于多石山地、向阳荒山坡。分布于我国华北、东北及河南、陕西、甘肃、青海。内蒙古大兴安岭额尔古纳市、鄂伦春旗、扎兰屯市均有分布。

药用部位 全草（百里香）入药。

采收加工 夏、秋季采收全草，晒干。

化学成分 全草含挥发油，以花盛开时含量最高。

性味归经 味辛，性温。

功能主治 温中散寒，祛风止痛，镇咳，消炎，防腐。用于吐逆，腹痛，泄泻，食少痞胀，风寒咳嗽，咽肿，牙疼，身痛，皮肤瘙痒等。

用法用量 内服 6~15g，水煎；外用适量，煎水冲洗患处。

资源状况 资源一般。

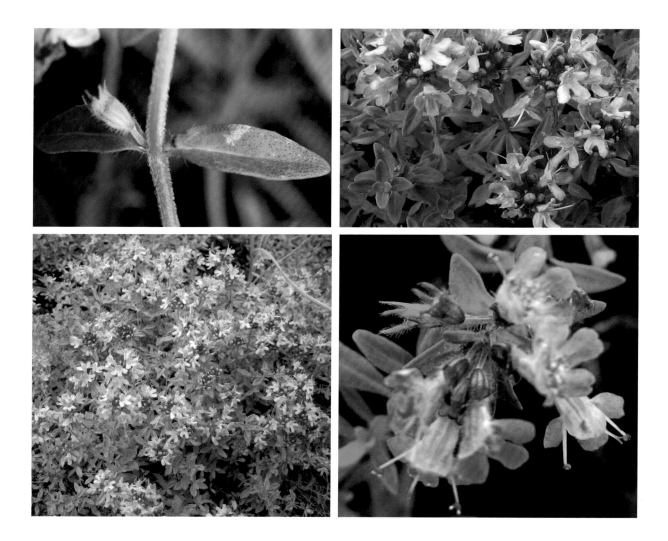

茄科 Solanaceae

曼陀罗
洋金花
Datura stramonium L.

形态特征 直立草本，高1~2m。叶宽卵形，顶端渐尖，基部呈不对称楔形，叶缘有不规则波状浅裂，裂片三角形，有时有疏齿，脉上有疏短柔毛；叶柄长3~5cm。花常单生于枝分叉处或叶腋，直立；花萼筒状，有棱角5；花冠漏斗状，下部淡绿色，上部白色或紫色；雄蕊5；子房卵形，不完全4室。蒴果直立，卵状，表面生有坚硬的针刺，或稀仅粗糙而无针刺，成熟后4瓣裂。花期7~8月，果期9月。

生境分布 生于住宅旁、路边或荒地，在内蒙古大兴安岭为逸生种。我国广布种。内蒙古大兴安岭除根河市无分布外，其他地方均有少量分布。

药用部位 叶、花、种子（曼陀罗）入药。

采收加工 夏、秋季采收叶、花，阴干。秋季采收种子，晒干。

化学成分 花含莨菪烷型生物碱，如阿托品。

性味归经 味苦、辛，性温；有毒。归肺、肝、脾经。

功能主治 平喘止咳，麻醉镇痛，祛风解痉。用于哮喘咳嗽，偏头痛，脘腹冷痛，损伤疼痛，风湿痹痛，寒湿脚气，癫痫，惊风，阴疽等；外科用于手术麻醉。

用法用量 内服0.15~0.3g，水煎或浸酒；外用适量，煎水洗或浸酒涂擦。内服宜慎，体弱者禁用，孕妇、外感咳喘、痰热咳喘、青光眼、高血压及心动过速患者禁用。

资源状况 资源稀少。

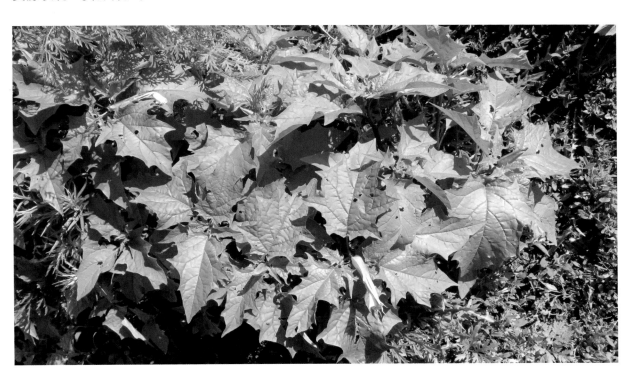

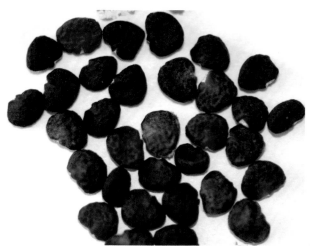
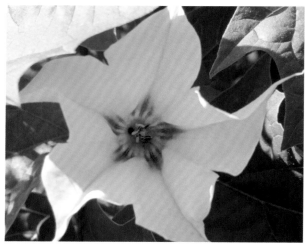

天仙子
莨岩子、山烟
Hyoscyamus niger L.

形态特征 二年生草本，高 30~70cm，全体生有短腺毛和长柔毛。根粗壮，肉质。茎基部有莲座状叶丛。叶互生，矩圆形，长 4~10cm，宽 2~6cm，基生者可达 25cm，基部半抱茎或截形，边缘羽状深裂或浅裂。花单生于叶腋，在茎上端聚集成顶生的穗状聚伞花序；花萼筒状钟形，5 浅裂，裂片大小不等，果时增大成壶状，基部圆形；花冠漏斗状，黄绿色，基部和脉纹紫堇色，5 浅裂；雄蕊 5；子房近球形。蒴果卵球状，由顶端盖裂，藏于宿存萼内。种子近圆盘形。花期 7~8 月，果期 8~9 月。

生境分布 生于草地、荒地、路旁。分布于我国东北及内蒙古、河北、宁夏、西藏、青海、四川、云南。内蒙古大兴安岭除根河市无分布外，其他均有少量分布。

药用部位 种子（天仙子）、根、叶、花入药。

采收加工 夏、秋季果皮变黄色时，采摘果实，曝晒，打下种子，筛去果皮、枝梗、晒干。秋季采挖根，洗净，晒干。夏季采收叶及花，阴干。

化学成分 含莨菪碱、阿托品、东莨菪碱及脂肪油等。

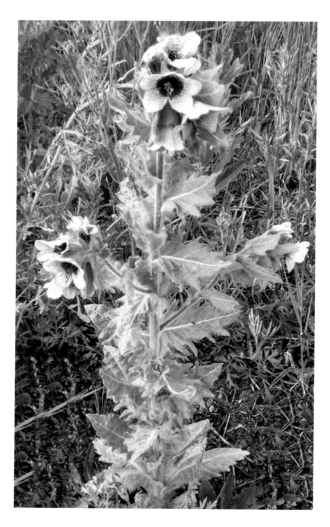

性味归经　味苦、辛，性温；有大毒。归心、胃、肝经。

功能主治　解痉，止痛，安神，杀虫。用于癫狂，风痫，风痹厥痛，喘咳，胃痛，久痢，久泻，脱肛，牙痛，痈肿，恶疮等。

用法用量　内服 0.06~0.6g，入丸、散剂；外用煎水洗、研末调敷或烧烟熏。内服宜慎，心脏病、心动过速、青光眼患者及孕妇忌服。

资源状况　资源少。

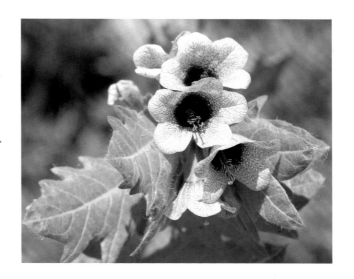

泡囊草
汤乌普、大头狼毒
Physochlaina physaloides (L.) G. Don

形态特征　植株高达 50cm。幼茎被腺状短柔毛，后渐脱落。叶卵形，先端尖，基部宽楔形，下延，全缘微波状，两面幼时被毛。花序伞状，具鳞状苞片。花梗密被腺状短柔毛；花萼窄钟形，裂片密被腺状短柔毛及缘毛，果时卵圆状或近球状，毛渐稀疏；花冠漏斗状，较花萼长 1 倍，紫色，冠筒色淡，5 浅裂，裂片先端圆钝；雄蕊稍伸出；花柱伸出。蒴果。种子扁肾状，黄色。花期 4~5 月，果期 6~7 月。

生境分布　生于山坡草地或林缘。分布于我国新疆、内蒙古、黑龙江、河北、山西。内蒙古大兴安岭额尔古纳市、鄂温克族自治旗、牙克石市、阿尔山市均有分布。

药用部位　根或全草（泡囊草）入中药，全草入蒙药。

采收加工　秋末采挖根，除去泥土，洗净，切片，晒干。夏季采收全草，阴干。

化学成分　全草含莨菪碱、东莨菪碱、山莨菪碱及天仙子胺等。

性味归经　中药：根味甘，微苦，性热；有毒。全草味苦，性平；有毒。蒙药：味苦，性凉、糙、浮、燥、腻；有大毒。

功能主治　中药：根补虚温中，安神定喘，镇痛，镇静，解痉。用于虚寒泄泻，劳伤，咳嗽痰喘，心慌不安等。全草清热解毒，祛湿杀虫。用于中耳炎，鼻窦炎，咽喉肿痛，疮痈肿毒，头痛等。民间用全草作消毒剂，花和茎可作止血药。蒙药：杀"粘"，消肿，解痉，止痛，强壮。用于胃痛，霍乱，炭疽，肿毒，各种虫疾等。

用法用量　中药：内服 0.3~0.6g，水煎（煎 1~2min）或研末为散。蒙药：内服 3~5g，研末或入丸、散剂；外用适量。青光眼患者禁服，体弱者慎用。

资源状况　资源稀少。

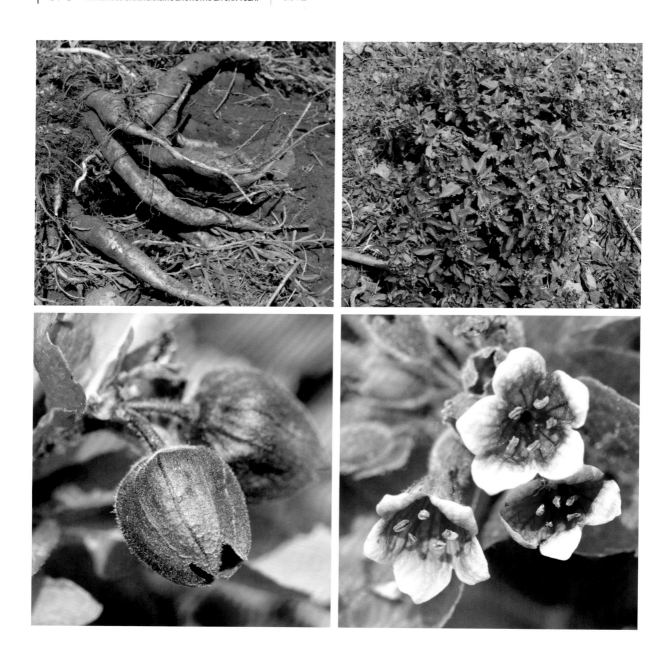

龙葵 | 黑天天、天茄菜
Solanum nigrum L.

形态特征　一年生草本，高 0.3~1m。茎直立，多分枝。叶卵形，全缘或有不规则的波状粗齿，两面光滑或有疏短柔毛；叶柄长 1~2cm。花序短蝎尾状，腋外生，有花 4~10；花萼杯状；花冠白色，辐射状，裂片卵状三角形；雄蕊 5；子房卵形，花柱中部以下有白色绒毛。浆果球形，熟时黑色。种子近卵形，压扁状。花期 7~8 月，果期 8~9 月。

生境分布　生于荒地、居民区附近，在内蒙古大兴安岭为逸生种。我国广布种。内蒙古大兴安岭各地均有分布。

药用部位　地上部分（龙葵）入药。

采集加工：夏、秋季采收地上部分，鲜用或晒干。

化学成分　地上部分含澳洲茄碱、澳洲茄边碱、β-澳洲茄边碱等。

性味归经　味苦、微甘，性寒；有小毒。

功能主治　清热解毒，利尿。用于疮痈肿毒，皮肤湿疹，小便不利，老年性慢性支气管炎，白带过多，前列腺炎，痢疾等。

用法用量　内服 15~50g，水煎；外用适量，鲜品捣烂敷患处。脾胃虚弱者勿服。

资源状况　资源少。

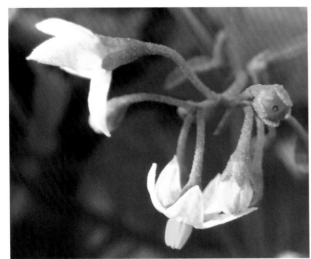
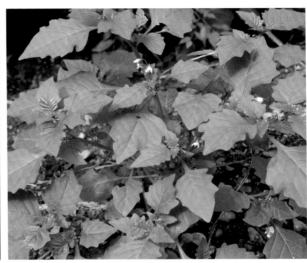

玄参科 Scrophulariaceae

达乌里芯芭　达乌里芯芭
Cymbaria dahurica L.

形态特征　多年生草本，高 4~20cm，密被白色绢毛而呈银灰白色。茎自基部分枝。叶对生，披针形、条状披针形或条形，全缘。总状花序生于茎上部苞腋，每茎具花 1~4；花大；花萼有脉 11，具齿 5；花冠黄色，下唇 3 裂，上唇 2 裂；雄蕊二强。蒴果长卵状。花期 6~7 月，果期 8~9 月。

生境分布　生于干旱山坡与沙砾草原。分布于我国华北及黑龙江。内蒙古大兴安岭额尔古纳市、牙克石市、莫力达瓦旗、阿荣旗、扎兰屯市均有分布。

药用部位　全草（达乌里芯芭）入药。

采收加工　6~7 月采收全草，阴干。

性味归经　味微苦，性凉。

功能主治　祛风湿，利尿，止血。用于风湿关节痛，月经过多，吐血，衄血，便血，外伤出血，肾经湿热水肿，黄水疮等。

用法用量　内服 2~5g，水煎。

资源状况　资源少。

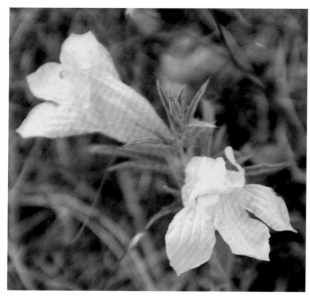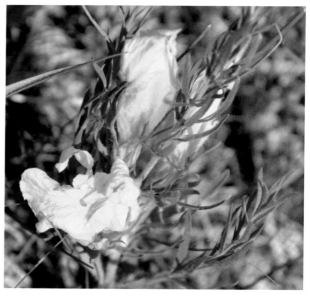

小米草　芒小米草
Euphrasia pectinata Tenore

形态特征　一年生草本。茎直立，高达 30（45）cm，不分枝或下部分枝，被白色柔毛。叶与苞片无柄，叶卵形或宽卵形，基部楔形，每边有数枚稍钝而具急尖的锯齿，两面脉上及叶缘多少被刚毛，无腺毛。花序长 3~15cm，初花期短，花密集，果期逐渐伸长，而果疏离；花萼管状，被刚毛，裂片窄三角形；花冠白色或淡紫色，外面被柔毛，背面毛较密，其余部分较疏，下唇比上唇长约 1mm，下唇裂片先端凹缺；花药棕色。蒴果窄长圆状。花期 7~8 月。

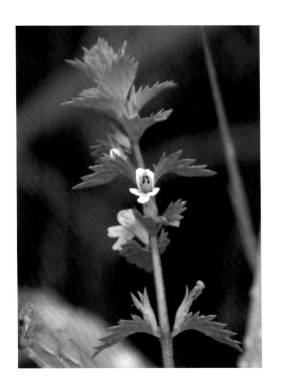

生境分布　生于草地、草甸或灌丛中。分布于我国华北及内蒙古、河南、甘肃、宁夏、青海、新疆。内蒙古大兴安岭各地均有分布。

药用部位　全草（小米草）入药。

采收加工　夏、秋季采收全草，切段，晒干。

性味归经　味苦，性微寒。归膀胱经。

功能主治　清热解毒，利尿。用于热病口渴，头痛，肺热咳嗽，咽喉肿痛，热淋，小便不利，口疮，痈肿。

用法用量　内服 6~10g，水煎。

资源状况　资源少。

柳穿鱼 | *Linaria vulgaris* Mill.

形态特征　多年生草本。茎常分枝，高 30~60cm。叶条形至条状披针形，全缘。总状花序顶生，各部被腺毛，少无毛；花萼 5 深裂，裂片披针形；花冠黄色，除距外长 15~18mm，距长 10~15mm，下唇在喉部向上隆起，檐部呈假面状，喉部密被毛；雄蕊 4，两两靠近。蒴果卵圆形，顶端 6 瓣裂。花期 7~8 月。

生境分布　生于草原、山坡草地及路边。分布于我国东北、华北及山东、安徽、河南、陕西。内蒙古大兴安岭各地均有分布。

药用部位　全草（柳穿鱼）入药。

采收加工　夏季花盛开时采收全草，阴干。

化学成分　全草含乙酰柳穿鱼苷、γ- 羟基谷氨酸、鸭嘴花碱等，花含蒙花苷、柳穿鱼苷和新蒙花苷等。

性味归经　味甘、微苦，性寒。

功能主治　清热解毒，散瘀消肿。用于黄疸，小便不利，头痛，头晕，痔疮便秘，皮肤病，烧烫伤；外治痔疮等。

用法用量　内服 6~9g，水煎；外用适量，煎水熏洗。

资源状况　资源少。

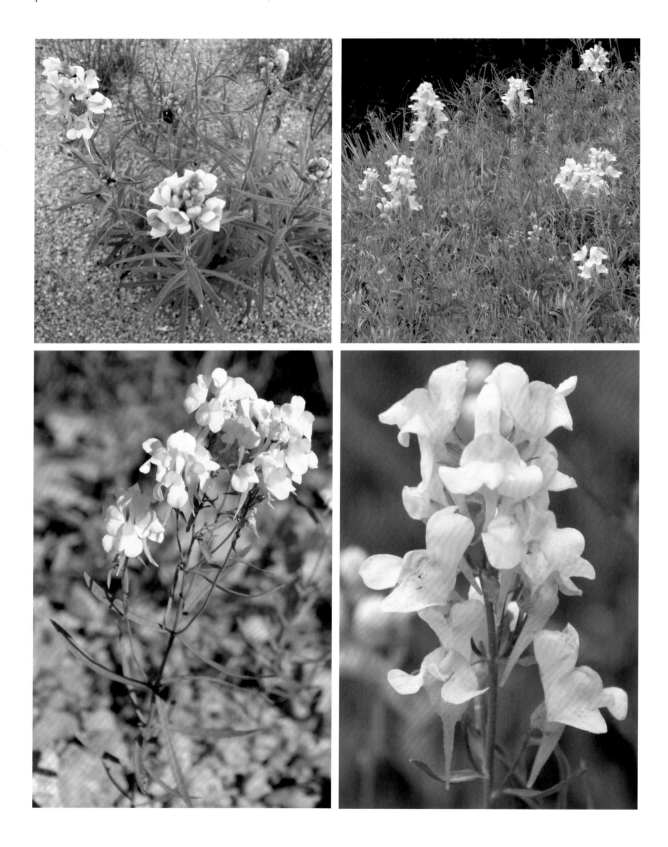

弹刀子菜

通泉草、四叶细辛
Mazus stachydifolius (Turcz.) Maxim.

形态特征　多年生草本，全体被多细胞白色长柔毛。根茎很短。茎直立，稀上升，高 10~40cm，有时基部多分枝。基生叶匙形，有短柄，常早枯萎；茎生叶对生，上部的常互生，无柄，长矩圆形，边缘具不规则锯齿。总状花序顶生，常在茎中上部开始有花，但有时近基部就生花；花萼漏斗状，比花梗长，萼齿略长于筒部，披针状三角形；花冠紫色，上唇 2 裂，裂片尖锐，下唇 3 裂。蒴果卵球形。花期 6~7 月，果期 8~9 月。

生境分布　生于草地、林缘、湿润谷地。分布于我国东北、华北，南至广东、台湾，西至四川、陕西。内蒙古大兴安岭鄂伦春旗、牙克石市、莫力达瓦旗、阿荣旗、扎兰屯市均有分布。

药用部位　全草（弹刀子菜）入药。

采收加工　花、果期采收全草，鲜用或晒干。

性味归经　味微辛，性凉。归肝经。

功能主治　解蛇毒。用于毒蛇咬伤。

用法用量　内服 15~30g，水煎；外用鲜品适量，捣烂敷伤口周围。

资源状况　资源少。

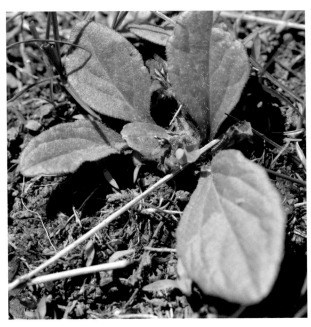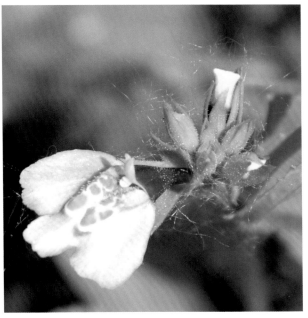

山罗花

山萝花
Melampyrum roseum Maxim.

形态特征　直立草本，全株疏被鳞片状短毛，有时茎上还有 2 列柔毛。茎通常多分枝，近四棱形，高达 80cm。叶披针形或卵状披针形，先端渐尖，基部圆钝或楔形；叶柄长约 5mm。苞叶仅基部具尖齿至整个边缘具刺毛状长齿，稀近全缘，先端急尖或长渐尖；花萼常被糙毛，脉上常有柔毛，萼齿长三角形或钻状三角形，有短睫毛；花冠紫红色或红色，花冠筒长约为檐部的 2 倍，上唇内面密被须毛。蒴果卵状渐尖，直或顶端稍向前偏，被鳞片状毛。花期 7 月，果期 8 月。

生境分布 生于沼泽、草甸。分布于我国东北、华北及河南、山东、江苏、安徽、浙江、福建、江西、湖南、湖北、陕西、甘肃、宁夏。内蒙古大兴安岭鄂伦春旗、莫力达瓦旗、阿荣旗、扎兰屯市、阿尔山市均有分布。

药用部位 全草（山罗花）入药。

采收加工 夏季采收全草，晒干。

性味归经 味苦，性寒。归心经。

功能主治 清热解毒。用于肠痈，肺痈，疮毒，疖肿，疮疡等。

用法用量 内服 3~6g，水煎；外用适量，鲜品捣敷。

资源状况 资源一般。

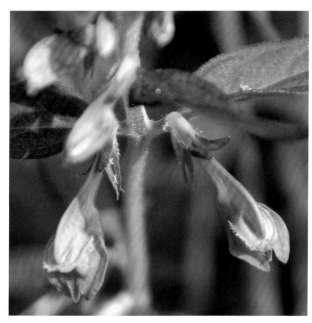 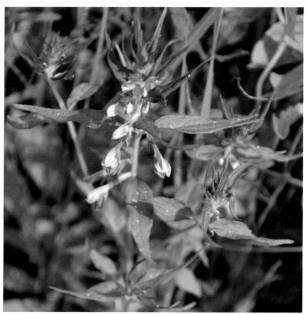

疗齿草
齿叶草
Odontites vulgaris Moench

形态特征 一年生草本，高达 60cm，全株被贴伏倒生的白色细硬毛。茎常在中上部分枝，上部四棱形。叶披针形至线状披针形，边缘疏生锯齿，无柄。穗状花序顶生；下部的苞片叶状；花萼裂片窄三角形；花冠紫色、紫红色或淡红色，外被白色柔毛。蒴果上部被细刚毛。花、果期 7~9 月。

生境分布 生于湿草地、草甸。分布于我国东北、华北、西北。内蒙古大兴安岭各地均有分布。

药用部位 地上部分（疗齿草）入中药，又可入蒙药。

采收加工 夏、秋季开花时采收地上部分，切段，晒干。

化学成分 全草含桃叶珊瑚苷、齿叶草苷及生物碱等。

性味归经 中药：味苦，性凉；有小毒。归肝、胃经。蒙药：味苦，性凉、钝、轻、稀、淡；有小毒。

功能主治 中药：清热燥湿，凉血止痛。用于温病发热，肝火头痛，胁痛，瘀血疼痛等。蒙药：清热，凉血，止痛。用于肝火头痛，肝胆瘀热，瘀血作痛，目赤，产褥热，疹证。

用法用量 中药：内服 3~15g，水煎；外用适量，研末调涂或鲜品捣烂敷患处。蒙药：单用 1.5~3g，水煎或入丸、散剂。

资源状况 资源一般。

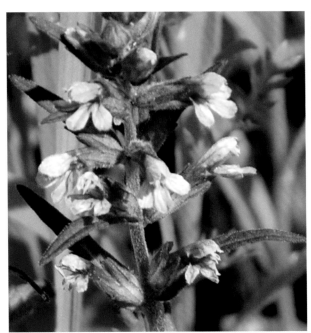
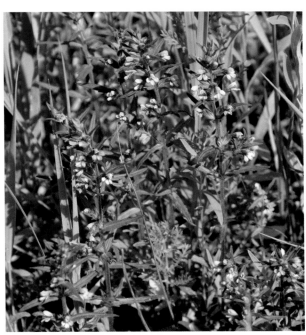

野苏子

大野苏子马先蒿、大花马先蒿
Pedicularis grandiflora Fisch.

形态特征 多年生草本，高达 1m 以上，常多分枝，全株无毛。根成丛，稍肉质。茎粗壮。叶互生；基生叶早枯；茎生叶叶柄长达 7cm，叶卵状长圆形，长达 23cm，二回羽状全裂，裂片披针形，羽状深裂或全裂，有具白色胼胝的粗齿。花序长总状；花稀疏；苞片近三角形，不显著；萼齿 5，相等，三角形，具细齿；花冠紫色，上唇镰刀状，无齿，下唇稍较短，不开展，3 裂，裂片圆卵形，略等大，互盖；雄蕊 4，二强。蒴果卵圆形，有凸尖，稍侧扁。花期 7~8 月。

生境分布 生于沼泽地、草甸。分布于我国黑龙江、吉林、内蒙古。内蒙古大兴安岭各地均有分布。

药用部位 茎、叶、根入药。

采收加工 夏季采收茎、叶，晒干。秋季采挖根，除去泥土，洗净，晒干。

性味归经 味苦，性平。

功能主治 祛风，胜湿，利尿。用于风湿关节痛，小便不畅，尿路结石，带下，疥疮等。

用法用量 内服 6g，水煎；外用适量，煎水洗。

资源状况 资源一般。

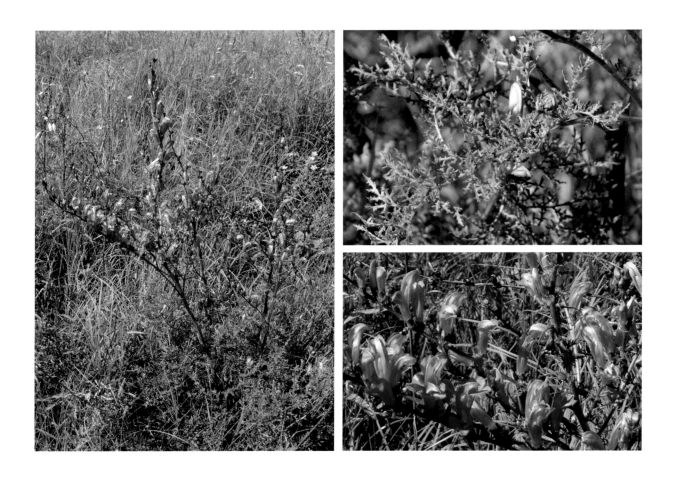

卡氏沼生马先蒿

小花沼地马先蒿
Pedicularis palustris L. subsp. *karoi* (Freyn) P. C. Tsoog

形态特征 一年生草本。茎直立，高 45~60cm，无毛，棕黄色或棕褐色，有光泽，多分枝；小枝斜伸向上，互生或有时假对生乃至假轮生。叶几无柄，亚对生或对生，偶有轮生现象，三角状披针形，先端渐尖，在着生处有长毛，下表面有疏毛，羽状全裂，叶轴上部具狭翅，裂片线形或斜三角状披针形，边缘有小裂片或锯齿，齿有胼胝，常因反卷而转至下表面。花序总状，生于茎枝之顶；花小；苞片叶状，羽状分裂或具锯齿，短于花；萼管状钟形，开花后期微膨大，被疏毛，具多条显明的褐色脉纹，2 裂，裂片边缘具波齿，向外反卷；花冠紫红色，下唇稍长于盔部或近于等长，中裂较侧裂小，倒卵圆形，有缘毛，盔部直立，无喙，前端边缘具 1 对小齿。蒴果卵形，外面棕色，无毛。花期 8 月，果期 9 月。

生境分布 生于湿草甸及沼泽草甸。分布于我国内蒙古东北部（大兴安岭）、黑龙江西北部漠河（大兴安岭）一带。内蒙古大兴安岭额尔古纳市、根河市、鄂温克族自治旗、鄂伦春旗、牙克石市、扎兰屯市、阿尔山市均有分布。

药用部位 地上部分（沼地马先蒿）入药。

采收加工 7~8 月采收地上部分，晒干。

应　　用 利水通淋。用于石淋，膀胱结气，排尿困难，疟疾寒热，风湿痹，妇女带下等。

资源状况 资源少。

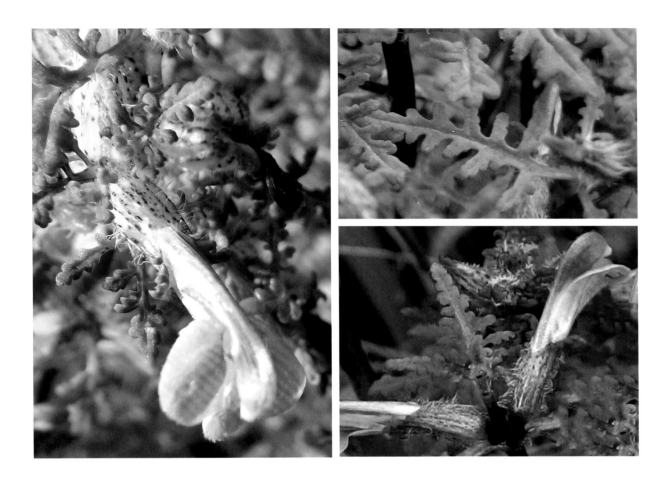

返顾马先蒿 *Pedicularis resupinata* L.

形态特征　多年生草本，高 30~70cm。茎上部多分枝。叶茎生，互生，或有时下部者或中部者对生；叶片卵形至矩圆状披针形，边缘有钝圆的重齿，齿上有浅色的胼胝或刺状尖头，常反卷。花序总状；苞片叶状；花萼长卵圆状，前方深裂，仅 2 齿；花冠淡紫红色。蒴果斜矩圆状披针形。花期 7~8 月，果期 8~9 月。

生境分布　生于湿润草地及草甸。分布于我国东北、华北及山东、四川、贵州、河南、安徽、浙江、湖北、湖南、甘肃、陕西。内蒙古大兴安岭各地均有分布。

药用部位　全草（马先蒿）入中药，又可入蒙药。

采收加工　夏、秋季采收全草，切段，晒干。

化学成分　全草含皂苷及生物碱、钠盐等。

性味归经　中药：味苦，性平。蒙药：味苦，性凉、稀、钝、轻、柔。

功能主治　中药：祛风湿，利尿。用于风湿关节痛，石淋，小便不畅，妇女带下，疥疮等。蒙药：清热，解毒。用于急性胃肠炎，食物中毒。

用法用量　中药：内服 6~9g，水煎；外用适量，煎水洗患处。蒙药：多入丸、散剂。

资源状况　资源一般。

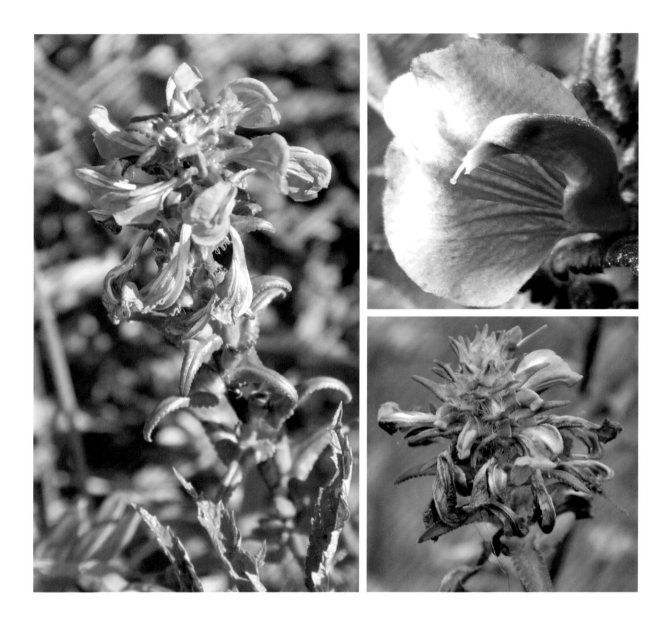

穗花马先蒿
宝塔花
Pedicularis spicata Pall.

形态特征 一年生草本，高达 30（~40）cm。茎单一或多条，上部常多分枝，分枝 4 条轮生，被毛线。基生叶常早枯，较小；茎生叶多 4 枚轮生，叶长圆状披针形或线状窄披针形，两面被白毛，羽状浅裂或深裂，裂片 9~20 对，具尖锯齿。穗状花序；苞片长于萼，被长白毛；花萼短钟形，膜质透明，前方微裂，齿后方 1 枚较小，其余 4 枚两两结合，三角形；花冠红色。蒴果狭卵形。花期 7~9 月，果期 8~9 月。

生境分布 生于草地、溪旁及灌丛。分布于我国东北、华北及陕西、甘肃、四川、湖北。内蒙古大兴安岭各地均有分布。

药用部位 全草（穗花马先蒿）入药。

采收加工　秋季花期采收全草，阴干。

性味归经　味微苦，性温。

功能主治　大补元气，生津安神，强心。用于气血虚损，虚劳多汗，虚脱衰竭，血压降低等。

用法用量　内服 6~9g，水煎。

资源状况　资源少。

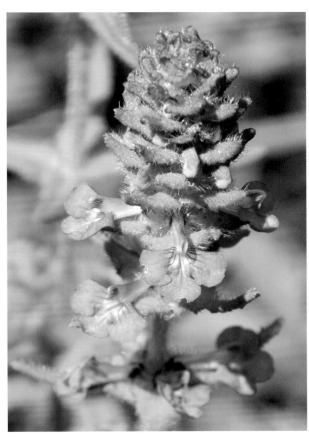 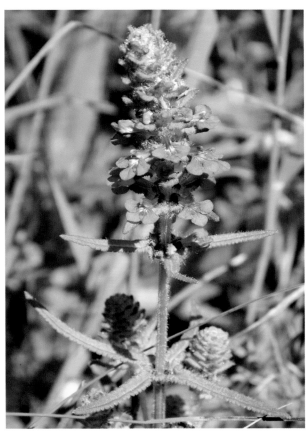

红纹马先蒿　细叶马先蒿
Pedicularis striata Pall.

形态特征　多年生草本，高达 1m。根粗壮，有分枝。茎老时木质化，密被短卷毛。叶基生者成丛而柄长，茎生者柄短；叶片羽状深裂至全裂，中肋有翅，裂片条形，边缘有浅齿。花序穗状，轴生密毛；苞片披针形，上部者全缘而短于花；花萼钟状，齿 5，中后方 1 枚齿较短，三角形；花冠黄色，具绛红色脉纹。蒴果卵圆形，有短凸尖。花期 6~7 月，果期 7~8 月。

生境分布　生于山地草甸草原、林缘草甸。分布于我国东北、华北、西北及河南。内蒙古大兴安岭各地均有分布。

药用部位　全草（红纹马先蒿）入中药，又可入蒙药。

采收加工　秋季采收全草，洗净，切段，晒干。

性味归经　中药：味苦，性寒。归肝、肾经。蒙药：味苦，性凉、钝、柔、轻、燥。

功能主治 中药：清热解毒。用于毒蛇咬伤。蒙药：清热解毒，利水，涩精。用于水肿，遗精，创伤，耳鸣，口干，痈肿等。

用法用量 中药：内服3~9g，水煎；外用鲜品适量，捣烂敷患处或煎水洗患处。蒙药：多入丸、散剂。

资源状况 资源一般。

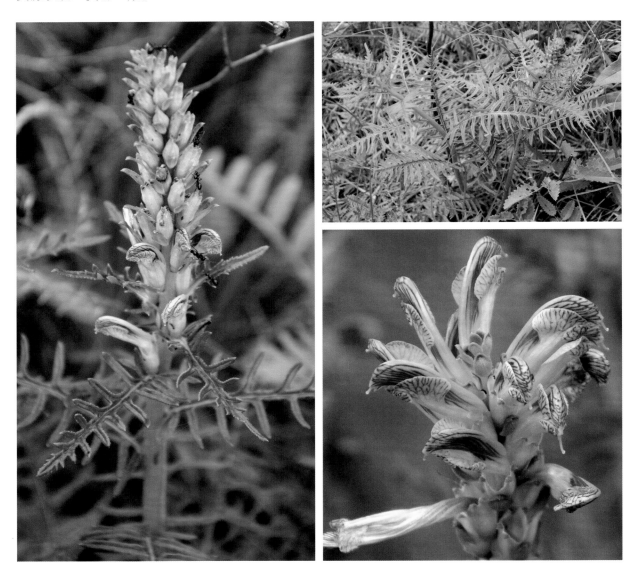

松蒿	小盐灶草
	Phtheirospermum japonicum (Thunb.) Kanitz

形态特征 一年生直立草本，全体被多细胞腺毛。茎高（10）30~80cm，多分枝。叶片轮廓卵形至卵状披针形，下端羽状全裂，向上渐变为深裂至浅裂，裂片长卵形。穗状花序顶生，花疏；花萼钟状，长约6mm，果期增大，5裂，裂至1/2处，裂片长卵形，上端羽状齿裂；花冠粉红色或紫红色，上唇直，稍盔状，浅2裂，裂片边缘外卷，下唇有2条横的大皱褶，上有白色长柔毛；雄蕊4。蒴果卵状圆锥形。花期7~8月，果期8~9月。

生境分布 生于山坡灌丛阴处及山坡草地。我国除新疆、青海、宁夏、海南、香港无分布外，其他各地均有分布。内蒙古大兴安岭鄂伦春旗、牙克石市、扎兰屯市、阿尔山市均有分布。

药用部位 全草（松蒿）入药。

采集加工： 秋季开花时采收全草，晒干。

性味归经 味辛，性平。归胃、肺、脾经。

功能主治 清热利湿。用于湿热黄疸，水肿，感冒，口疮，鼻炎等。

用法用量 内服 15~30g，水煎。

资源状况 资源稀少。

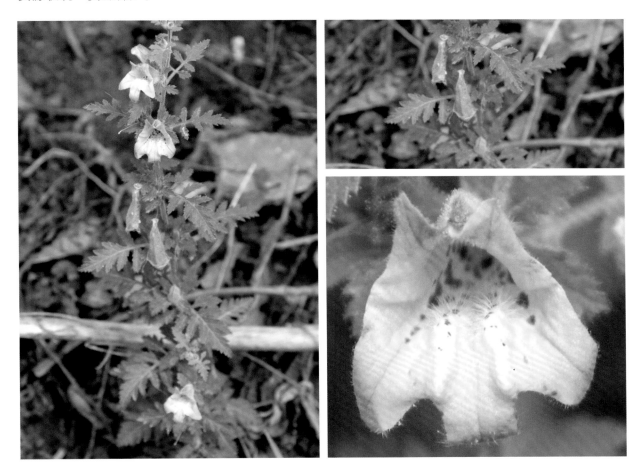

白毛穗花 白婆婆纳
Pseudolysimachion incanum (Linnaeus) Holub.

形态特征 全株密被白色绵毛，呈白色，仅叶上表面毛较稀而呈灰绿色。茎数翅丛生，直立或上升，不分枝，高达 40cm。叶对生，上部的有时互生，下部的叶长圆形或椭圆形，或上部的常为宽线形，先端钝或急尖，基部楔状渐窄，叶缘具圆钝齿或全缘，近无柄。花序长穗状，花梗极短，花冠蓝色、蓝紫色或白色，雄蕊稍伸出。蒴果稍超过花萼，被毛。花期 6~8 月。

生境分布 生于干山坡、草原。分布于我国黑龙江、吉林、内蒙古。内蒙古大兴安岭各地均有分布。

药用部位 全草（白婆婆纳）入药。

采收加工 夏、秋季采收全草，晒干或阴干。

性味归经 味苦，性凉。

功能主治 清热消肿，凉血止血。用于痈疖红肿、吐血、衄血、咯血、崩漏等。

用法用量 内服 6~9g，水煎；外用适量，鲜品捣烂敷患处。

资源状况 资源少。

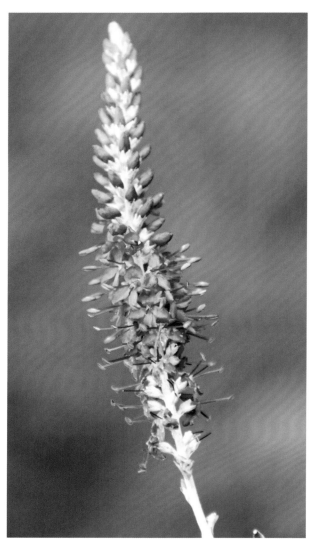
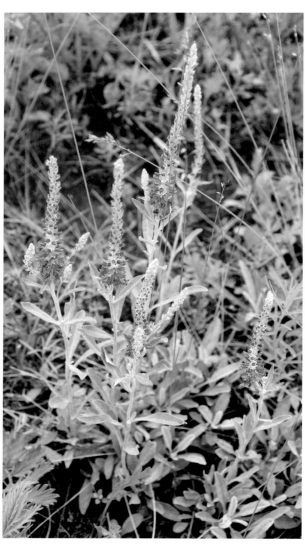

兔儿尾苗 长尾婆婆纳
Pseudolysimachion longifolium (L.) Opiz

形态特征 茎单生或数条丛生，近直立，不分枝或上部分枝，高 40~100cm，无毛或上部有极疏的白色柔毛。叶对生或上部的互生，稀 3~4 枚轮生，节上有一个环连接叶柄基部，叶腋有不发育的分枝；叶披针形，先端渐尖，基部圆钝或宽楔形，边缘有深刻的尖锯齿，常兼有重锯齿，两面无毛或有短曲毛。总状花序常单生，少复出，长穗状，各部分被白色短曲毛；花冠紫色或蓝色，花冠筒长占花冠总长的 2/5~1/2，裂片开展，后方 1 枚卵形，其余长卵形；雄蕊伸出。蒴果无毛，具宿存花柱。花期 7~8 月。

生境分布　生于草甸、山坡草地、沼泽化草甸、林缘草地。分布于我国黑龙江、吉林、内蒙古。内蒙古大兴安岭各地均有分布。

应　　用　全草（兔儿尾苗）祛风除湿，解毒止痛。

资源状况　资源丰富。

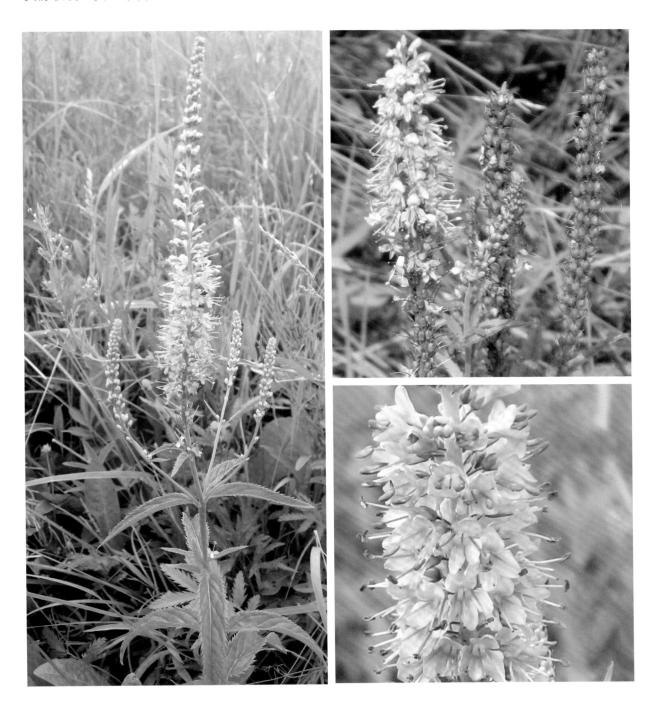

地黄 糖葫芦、生地
Rehmannia glutinosa (Gaert.) Libosch. ex Fisch. et Mey.

形态特征 多年生直立草本，高 10~30cm，全体密被白色长腺毛。根肉质。叶多基生，莲座状，叶片倒卵状披针形至长椭圆形，边缘齿钝或尖；茎生叶无或有，远比基生叶小。总状花序顶生，有时自茎基部生花；苞片下部的大，比花梗长，有时叶状，上部的小；花多少下垂；花萼筒部坛状，萼齿 5，反折，后面 1 枚齿略长；花冠紫红色。蒴果卵形。花、果期 6~8 月。

生境分布 生于沙质壤土、荒山坡、墙边或路旁等处，在内蒙古大兴安岭为逸生种。分布于我国华北及辽宁、宁夏、甘肃、陕西、河南、湖北、安徽、山东、江苏、江西、福建。内蒙古大兴安岭扎兰屯市有分布。

药用部位 块根（鲜地黄、干地黄、熟地黄）入药。

采收加工 秋季采挖块根，洗净，鲜用或干燥切片生用。

化学成分 熟地黄含梓醇、地黄素、甘露醇、维生素 A 及糖类、氨基酸等。

性味归经 鲜地黄味甘、苦，性寒。干地黄味甘、苦，性微寒。熟地黄味甘，性温。

功能主治 鲜地黄清热凉血，生津润燥。熟地黄补血滋润，益精填髓。用于血虚萎黄，眩晕，心悸失眠，月经不调，崩漏，潮热骨蒸，盗汗，遗精，消渴，腰膝酸软，眩晕耳鸣，须发早白等。干地黄滋阴清热，凉血补血。现代研究证明，熟地黄有强心、利尿、降血糖和升高外周白细胞、增强免疫力等作用。

用法用量 内服 10~15g，大剂量 30g，水煎。

资源状况 资源稀少。

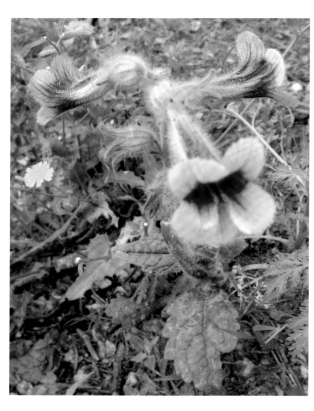
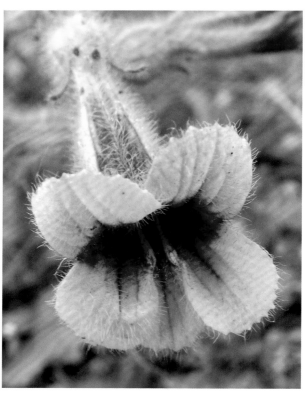

砾玄参 *Scrophularia incisa* Weinm.

形态特征　半灌木状草本，高 20~50（70）cm。茎近圆形，无毛或上部生微腺毛。叶片狭矩圆形至卵状椭圆形，顶端锐尖至钝，基部楔形至渐狭成短柄状，边缘变异很大，从有浅齿至浅裂，稀基部有深裂片 1~2，无毛。稀疏而狭的圆锥花序顶生，聚伞花序有花 1~7；总梗和花梗都生微腺毛；花萼无毛或仅基部有微腺毛，裂片近圆形，有狭膜质边缘；花冠玫瑰红色至暗紫红色，下唇色较浅，花冠筒球状筒形，长约为花冠之半；雄蕊约与花冠等长，退化雄蕊长矩圆形，顶端圆至略尖。蒴果球状卵形。花期 5~6 月，果期 7~8 月。

生境分布　生于干旱荒山坡、河滩石砾地、湖边沙地或湿山沟草坡。分布于我国黑龙江、内蒙古、青海、甘肃、宁夏。内蒙古大兴安岭牙克石市有分布。

药用部位　全草（依尔欣巴）入蒙药。

采收加工　夏季采收全草，切段，晒干。

性味归经　味苦，性凉、稀、钝、柔。

功能主治　清热，解毒，透疹，通脉。用于麻疹不透，水痘，天花，猩红热等。

用法用量　内服 3~5g，煮散剂或入丸、散剂。

资源状况　资源稀少。

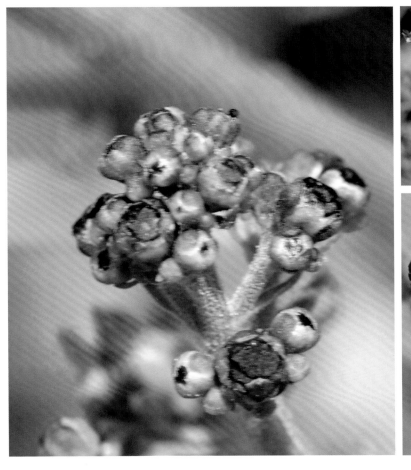
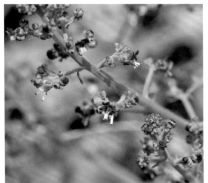
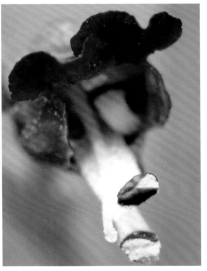

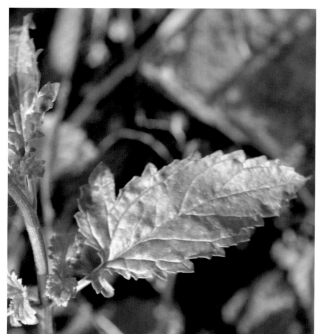
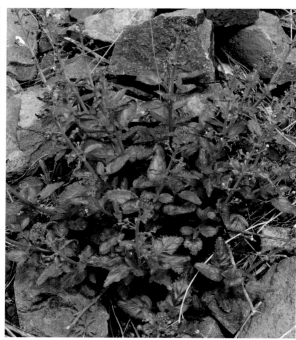

阴行草

北刘寄奴
Siphonostegia chinensis Benth.

形态特征　一年生草本，高 30~80cm，全体密被锈色短毛。茎上部多分枝，稍具棱角。叶对生，无柄或有短柄；叶片二回羽状全裂，裂片约 3 对，条形或条状披针形，有小裂片 1~3。花对生于茎枝上部，呈疏总状花序；花梗极短，有 1 对小苞片；萼筒有 10 条显著的主脉，齿 5，长为筒部的 1/4~1/3；花冠上唇红紫色，下唇黄色，筒部伸直，上唇镰状弓曲，额稍圆，背部密被长纤毛，下唇顶端 3 裂，褶襞高隆成瓣状；二强雄蕊。蒴果包于宿存萼内，披针状矩圆形，顶端稍偏斜。花期 7~8 月。

生境分布　生于干山坡、灌丛、丘陵、草丛。我国广布种。内蒙古大兴安岭鄂伦春旗、牙克石市、阿荣旗、扎兰屯市均有分布。

药用部位　全草（阴行草）入药。

采收加工　立秋至白露时采收全草，除去杂质，切段，晒干或鲜用。

化学成分　全草含 10- 对香豆酰桃叶珊瑚苷、8- 异马钱素和阿克苷，还含挥发油等。

性味归经　味苦，性寒。

功能主治　清热利湿，凉血止血，祛瘀止痛。用于黄疸型肝炎，胆囊炎，蚕豆病，尿路结石，小便不利，尿血，便血，产后瘀血腹痛等；外治创伤出血，烧烫伤。

用法用量　内服 3~9g，水煎；外用适量，研末调敷或撒患处。

资源状况　资源少。

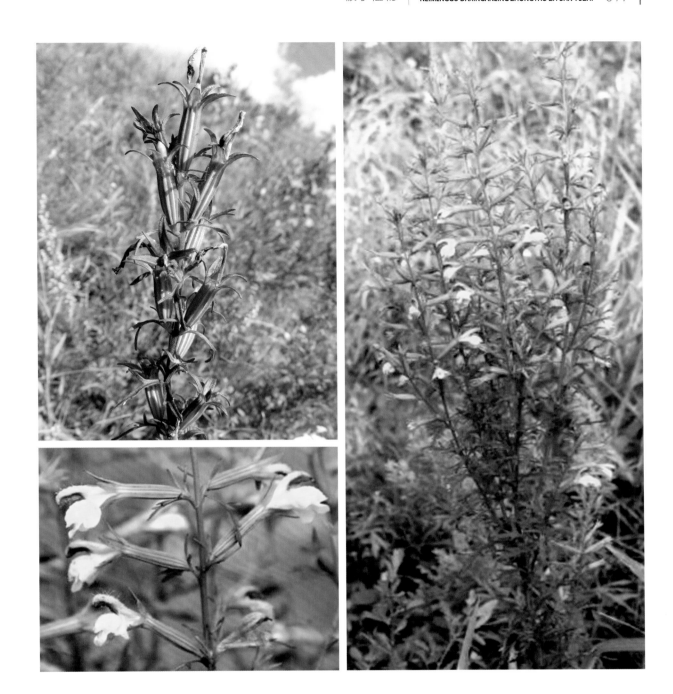

北水苦荬

水仙桃草、珍珠草
Veronica anagallis-aquatica Linnaeus

形态特征　多年生草本，常全体无毛，稀花序轴、花梗、花萼、蒴果有疏腺毛。根茎斜走。茎直立或基部倾斜，高 10~100cm。叶对生，无柄，上部的叶半抱茎，卵状矩圆形至条状披针形，全缘或有疏而小的锯齿。总状花序腋生，比叶长，多花；花梗上升，与花序轴形成锐角，与苞片近等长；花萼 4 深裂，裂片卵状披针形，急尖；花冠浅蓝色、淡紫色或白色，筒部极短，裂片宽卵形。蒴果卵圆形，顶端微凹，长宽近相等，与花萼近等长。花期 6~7 月。

生境分布 生于水边及沼泽地。广布于我国长江以北地区及西南、西北。内蒙古大兴安岭鄂温克族自治旗、阿尔山市均有分布。

药用部位 全草（北水苦荬）入药。

采收加工 6~7月花期采收全草，晒干。

性味归经 味苦，性寒。

功能主治 清热利湿，行瘀止血。用于感冒喉痛、痢疾、血淋、劳伤、咯血、吐血、血小板减少性紫癜、月经不调、经闭、跌打损伤、高血压、疮疡肿毒等。

用法用量 内服10~20g，水煎；外用适量，鲜品捣敷。

资源状况 资源少。

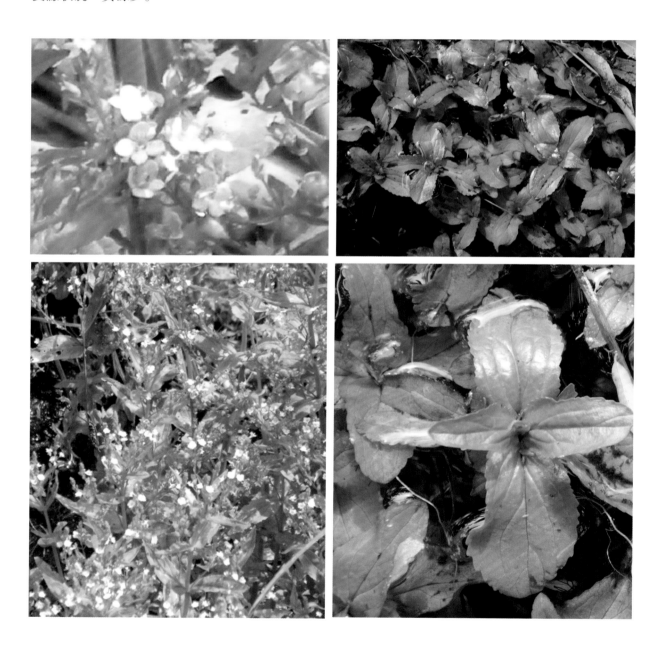

东北婆婆纳 *Veronica rotunda* Nakai var. *subintegra* (Nakai) Yamazaki

形态特征 多年生草本。茎单生，不分枝或上部分枝，无毛或被短柔毛。叶对生，茎节上有一环连接叶基部；中下部的叶无柄，半抱茎，上部的叶无柄或有短柄；叶长椭圆形至披针形，基部楔形，顶端急尖至短渐尖，边缘具三角状锯齿，两面无毛或仅下表面沿叶脉疏被柔毛。总状花序多单生，少复出，长穗状，花序轴密被白色短曲毛；花梗密被多细胞腺毛，少为柔毛；花冠蓝色或蓝紫色，少白色，筒部短，不足全长的 1/3，裂片多少开展，后方 1 枚卵圆形，其余 3 枚长卵形；花丝伸出花冠外。蒴果倒心状椭圆形或近椭圆形。花期 7~8 月。

生境分布 生于草甸、山坡草地、沼泽化草甸、林缘草地。分布于我国东北及内蒙古。内蒙古大兴安岭各地均有分布。

应　　用 全草祛风除湿，解毒止痛。

资源状况 资源丰富。

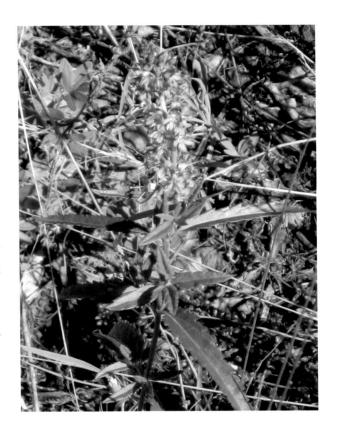

草本威灵仙
轮叶婆婆纳、斩龙剑
Veronicastrum sibiricum (L.) Pennell

形态特征 茎高 30~100cm，直立，上部分枝，密被短曲毛。叶 3~4 枚轮生或对生，叶片长椭圆形至披针形，边缘具狭三角状尖齿，有时为重齿，顶端的叶常近于全缘，两面被短毛。总状花序长穗状，复出，集成圆锥状，各部分被短腺毛；花萼与花梗近等长；花冠紫色或蓝色；雄蕊稍伸出。蒴果。花期 7~8 月。

生境分布 生于草甸、草地、林缘、林下。分布于我国东北、华北及陕西、甘肃、山东。内蒙古大兴安岭各地均有分布。

药用部位 全草（草本威灵仙）或根入药。

采收加工 夏、秋季采收全草，除去泥土及杂质，切碎，晒干。秋季采挖根，洗净，晒干。

化学成分 根含有机酸及苷类、醇类化合物，种子含棕榈酸、硬脂酸、油酸、亚油酸等。

性味归经 味辛、咸，性温。归膀胱经。

功能主治 祛风除湿，清热解毒。用于感冒风热，咽喉肿痛，腮腺炎，风湿痹痛，虫蛇咬伤等。

用法用量 内服 10~15g，鲜品 30~60g，水煎；外用鲜品适量，捣敷或煎水洗。

资源状况 资源丰富。

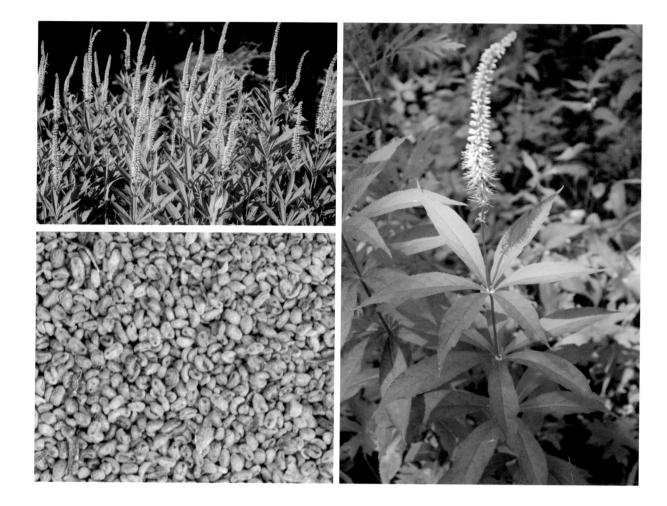

列当科 Orobanchaceae

草苁蓉
山苞米、不老草、肉苁蓉
Boschniakia rossica (Chamisso et Schlechtendal) B. Fedtschenko

形态特征 多年生寄生草本，全株近无毛。根茎瘤状膨大。茎直立，肉质，紫褐色，高 15~30cm，直径 1.5~2cm。叶鳞片状，通常密集于茎基部，三角形或卵状三角形。穗状花序；花多数，暗紫色；苞片卵形，锐尖；花萼杯状，有不整齐的 5 齿裂；花冠唇形，筒的基部膨大成囊状，上唇直立，头盔状，近全缘，下唇极短，3 裂；二强雄蕊，伸出花冠外；柱头 2 浅裂。蒴果近球形，2 瓣开裂。花期 7 月，果期 8~9 月。

生境分布 生于河边、山坡、林下低湿地，海拔最高分布到 1400m，寄生于桦木科桤木属根部。分布于我国黑龙江、吉林、内蒙古、河北。内蒙古大兴安岭额尔古纳市、根河市、鄂伦春旗、牙克石市、阿荣旗、扎兰屯市、阿尔山市均有分布。

药用部位 全草（草苁蓉）入药。

采收加工 7 月采收全草，阴干。

化学成分 地上部分含草苁蓉醛和草苁蓉内酯，根茎含甘露醇及生物碱。

性味归经 味甘、咸，性温；无毒。

功能主治 补肾壮阳，润肠，止血。用于肾虚阳痿，腰膝冷痛，老年习惯性便秘，膀胱炎等。

用法用量 内服 15~30g，水煎或泡酒。

资源状况 资源稀少。

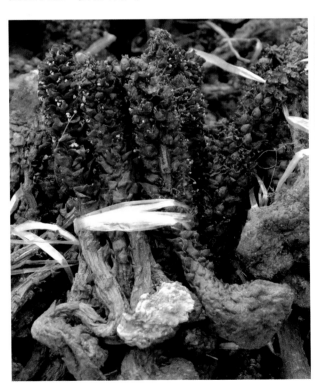
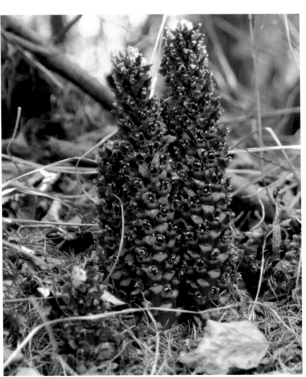

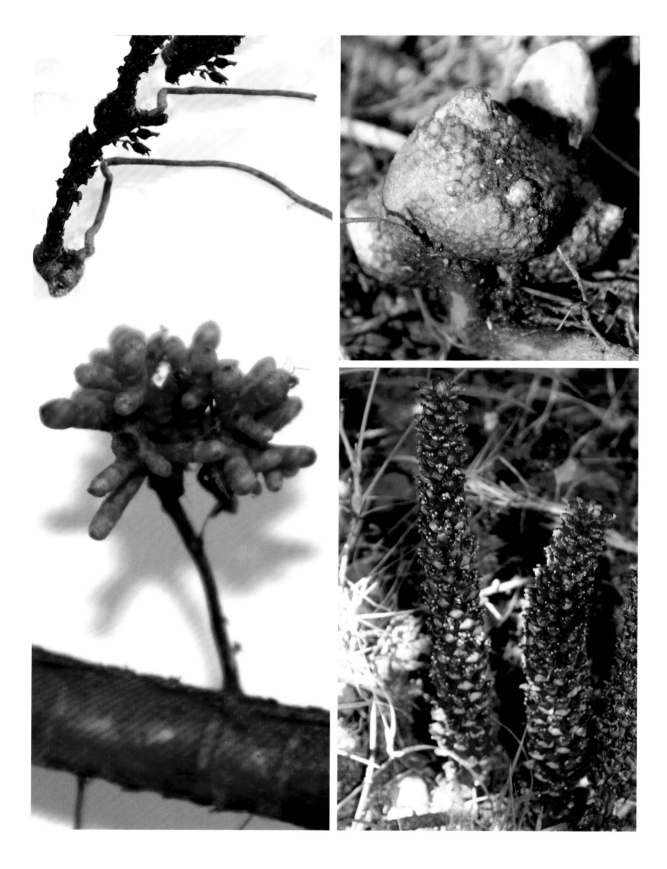

列当
独根草、兔子拐棍
Orobanche coerulescens Steph.

形态特征　寄生草本，高达 35cm，全株被白色绒毛。根茎肥厚。茎直立，黄褐色。叶鳞片状，卵状披针形，黄褐色。穗状花序，长 5~10cm，密被绒毛；苞片卵状披针形，顶端尾尖，稍短于花冠；花萼 2 深裂，裂至基部，膜质，每一裂片顶端 2 裂；花冠唇形，淡紫色，长约 2cm，筒部筒状，上唇宽，顶端微凹，下唇 3 裂，裂片近圆形；二强雄蕊，着生于筒中部；花柱长。蒴果卵状椭圆形。花期 6~7 月，果期 7~8 月。

生境分布　生于荒山坡，寄生于蒿属根部。分布于我国东北及内蒙古、山东、陕西、四川、甘肃。内蒙古大兴安岭除根河市无分布外，其他地方均有分布。

药用部位　全草（列当）入药。

采收加工　夏初采收全草，晒至八成干，捆成小把，再晒干。

性味归经　味甘，性温；无毒。

功能主治　补肾壮阳，强筋骨。用于肾虚腰膝冷痛，阳痿，遗精，性功能减退等；外治小儿久泻。

用法用量　内服 6~9g，水煎；外用适量，煎水洗脚。

资源状况　资源稀少。

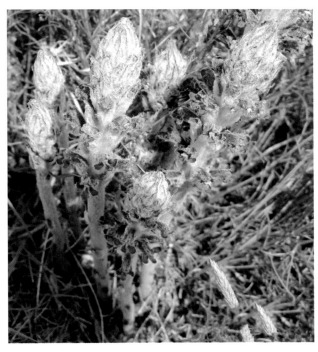
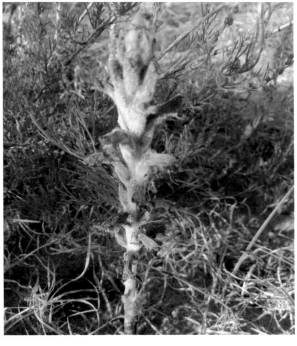

黄花列当
独根草
Orobanche pycnostachya Hance

形态特征　寄生草本，高 10~30cm，全株密生腺毛。茎单一，直立，黄褐色。叶鳞片状，卵状披针形或披针形，黄褐色，先端尾尖。穗状花序，长 5~10cm，密生腺毛；苞片卵状披针形，与花冠等长或稍长，顶端尾尖；花萼 2 深裂，裂至基部，每一裂片顶端又 2 裂；花冠唇形，淡黄色，长 1.5~2cm，花冠筒筒状，上唇 2 裂，裂片短，下唇 3 裂，裂片不等大，边缘生有腺毛；二强雄蕊；花柱比花冠长，伸出。蒴果成熟后 2 裂。花期 6 月，果期 7 月。

生境分布　生于荒山坡、山坡灌丛，寄生于菊科蒿属根部。分布于我国东北及内蒙古、河北、河南、山东、陕西。内蒙古大兴安岭各地均有分布。

药用部位　全草（黄花列当）入药。

采收加工　夏初采收全草，晒至八成干，捆成小把，再晒干。

应　　用　同列当。

资源状况　资源稀少。

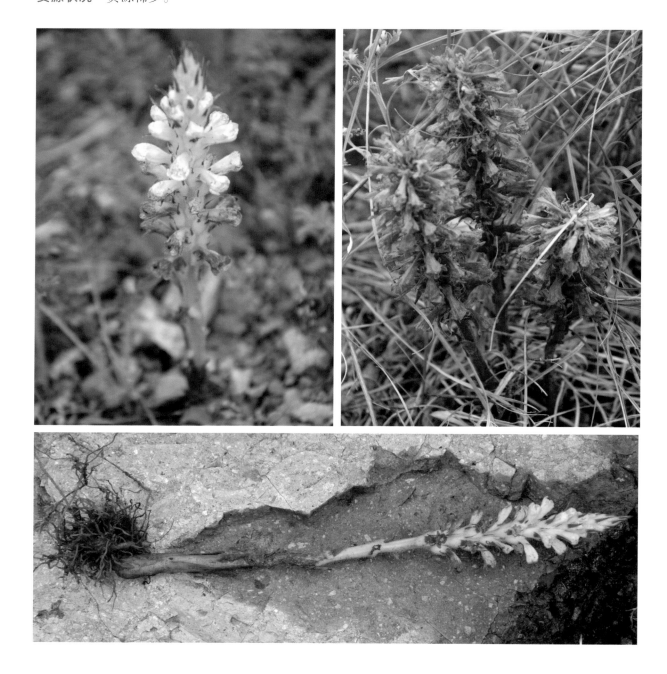

车前科 Plantaginaceae

车前
车前草、车轱辘菜
Plantago asiatica L.

形态特征　多年生草本，高 20~60cm，有须根。基生叶直立，卵形或宽卵形，顶端圆钝，边缘近全缘，波状，或有疏钝齿至弯缺，两面无毛或有短柔毛。花葶数个，直立，有短柔毛；穗状花序占上端的 1/3~1/2，具绿白色疏生花；苞片宽三角形，较萼裂片短，苞片和萼裂片均有绿色宽龙骨状突起；花萼有短柄，裂片倒卵状椭圆形至椭圆形；花冠裂片披针形。蒴果椭圆形，周裂。花期 6~7 月，果期 8~9 月。

生境分布　生于路边、沟旁、居民区附近、撂荒地、河边草地等。我国广布种。内蒙古大兴安岭各地均有分布。

药用部位　种子（车前子）、全草（车前草）入药。

采收加工　秋季采收果穗，晒干，搓出种子，去掉杂质，晒干。夏季采收全草，晒干。

化学成分　种子含桃叶珊瑚苷、消旋车前子苷、都桷子苷酸、车前子酸、琥珀酸、腺嘌呤、胆碱及车前黏多糖，还含脂肪油等。

性味归经　种子味甘，性寒。归肝、肾、肺、小肠经。全草味甘，性寒。归肝、肾、肺、小肠经。

功能主治　种子清热，利尿通淋，渗湿止泻，明目，祛痰。用于热淋涩痛，水肿胀满，暑湿泄泻，目赤肿痛，痰热咳嗽等。全草清热，利尿通淋，祛痰，凉血，解毒。用于热淋涩痛，水肿尿少，暑湿泄泻，痰热咳嗽，吐血，衄血，痈肿疮毒等。

用法用量　种子内服 9~15g，水煎（包煎）；外用适量，煎水洗或研末调敷。全草内服 19~30g，水煎。

资源状况　资源丰富。

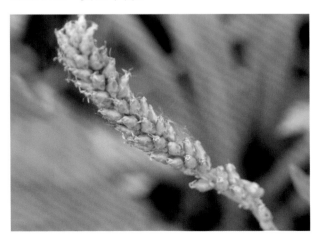

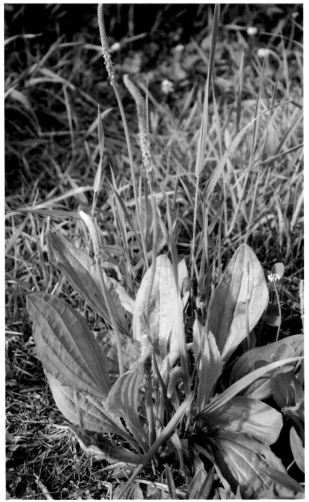

平车前

车轱辘菜、车前草
Plantago depressa Willd.

形态特征　一年生或二年生草本，高 5~20cm，有圆柱状直根。基生叶直立或平铺，椭圆形、椭圆状披针形或卵状披针形，边缘有远离的小齿或不整齐锯齿，有柔毛或无毛，纵脉 5~7；叶柄基部有宽叶鞘及残余叶鞘。花葶少数，弧曲，长 4~17cm，疏生柔毛；穗状花序长 4~10cm，顶端花密生，下部花较疏；苞片三角状卵形，其和萼裂片均有绿色突起；萼裂片椭圆形；花冠白色，无毛，裂片椭圆形或卵形，顶端有浅齿；雄蕊稍超出花冠。蒴果圆锥状周裂。花期 6~7 月，果期 8~9 月。

生境分布　生于路旁、草地、居民区附近、撂荒地、河滩、沟边、草甸、河边、耕地旁。我国广布种。内蒙古大兴安岭各地均有分布。

药用部位　种子（车前子）、全草入药。

采收加工　秋季采收果穗，脱果，晒干后搓出种子，簸净杂质。夏季采收全草，晒干。

应　　用　同车前。

资源状况　资源丰富。

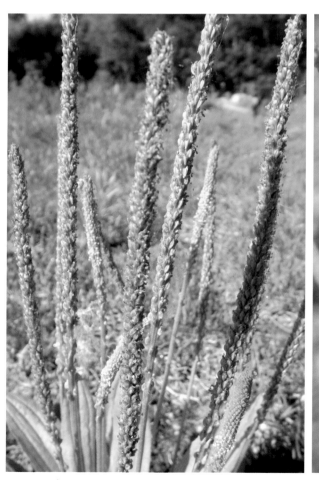
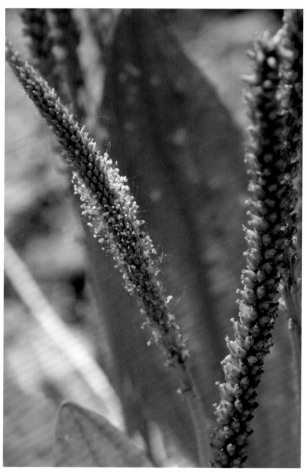

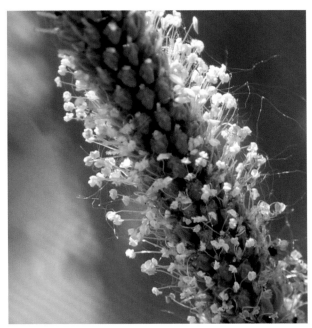
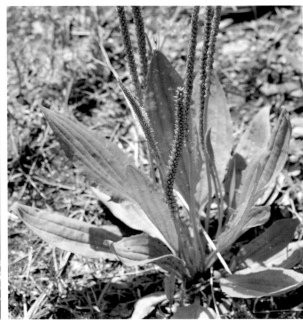

大车前

车前草、车轱辘菜
Plantago major L.

形态特征 多年生草本。根茎短粗，具须根。基生叶直立，叶片卵形或宽卵形，顶端圆滑，边缘波状或具不整齐锯齿；叶柄明显长于叶片。花茎直立，穗状花序长为花茎的 1/3~1/2；花密生，苞片卵形，较萼裂片短，苞片和萼裂片均有绿色龙骨状突起；花萼无柄，裂片椭圆形；花冠白色，裂片椭圆形或卵形。蒴果近球形、卵球形或宽椭圆球形。花期 6~8 月，果期 7~9 月。

生境分布 生于草地、草甸、河滩、沟边、沼泽地、山坡路旁、田边或荒地。我国广布种。内蒙古大兴安岭各地均有分布。

药用部位 种子（车前子）、全草入药。

采收加工 秋季采收果穗，脱果，晒干后搓出种子，簸净杂质。夏季采收全草，洗净，晒干。

应　　用 同车前。

资源状况 资源丰富。

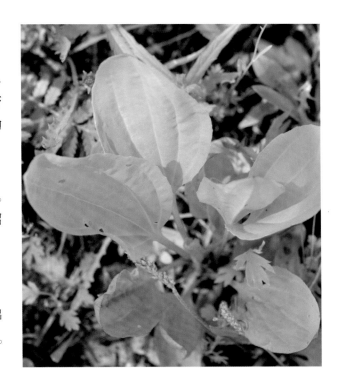

北车前 | 中车前
Plantago media L.

形态特征　多年生草本。直根较粗，圆柱状。根茎粗短，具叶柄残基。叶基生呈莲座状，纸质或厚纸质，椭圆形、长椭圆形、卵形或倒卵形，先端急尖，基部渐窄，全缘或疏生浅波状小齿，两面散生白色柔毛，脉 5~7（9）；叶柄具翅，密被倒向白色柔毛。穗状花序通常 2~3，长 3~8cm，密集，穗轴、苞片基部及内侧疏生白色柔毛；花序梗被向上的白色短柔毛；萼片与苞片约等长，无毛；花冠银白色，无毛；雄蕊与花柱明显外伸。蒴果卵状椭圆形。花期 6~7 月，果期 7~9 月。

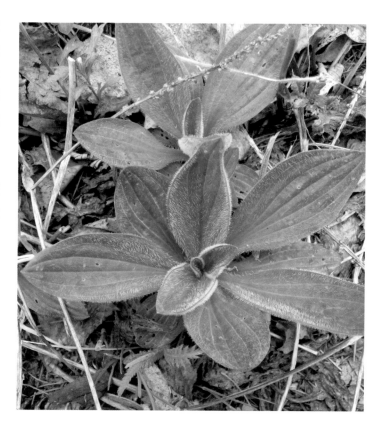

生境分布　生于草甸、河滩、沟谷或山坡台地。分布于我国吉林、内蒙古、新疆。内蒙古大兴安岭各地均有分布。

药用部位　种子、全草入药。

采收加工　秋季采收果穗，晒干，搓出种子，去掉杂质，晒干。夏季采收全草，晒干。

应　　用　同车前。

资源状况　资源丰富。

毛平车前 | 车前
Plantago depressa Willd. subsp. *turczaninowii* (Ganjeschin) N. N. Tsvelev

形态特征　多年生草本。老株根茎及直根木质化。叶和花序梗密被或疏生白色柔毛。叶片椭圆形、狭椭圆形或倒卵状椭圆形，长 9~15cm，宽 2.5~5.5cm，边缘全缘，稀具少数波状浅钝齿；叶柄长 2.5~7mm。花药长 0.7~1.5mm。蒴果卵状椭圆形。花期 6~7 月，果期 7~9 月。

生境分布　生于河滩、湿草地或阴湿山坡。分布于我国东北及内蒙古、河北。内蒙古大兴安岭各地均有分布。

药用部位　种子、全草入药。

采收加工　秋季采收果穗，晒干，搓出种子，去掉杂质，晒干。夏季采收全草，晒干。

应　　用　同车前。

资源状况　资源丰富。

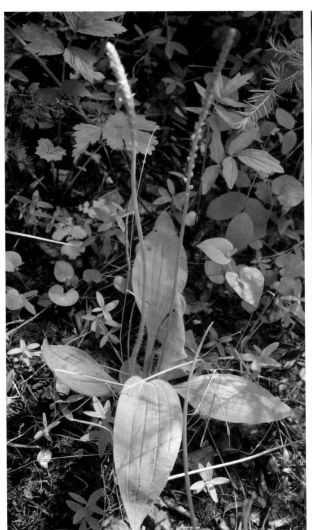
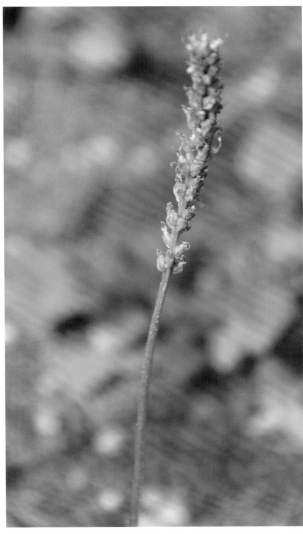

忍冬科 Caprifoliaceae

蓝靛果忍冬 洋奶子、蓝靛果
Lonicera caerulea L.

形态特征 灌木，高达 1.5m。小枝紫褐色，被毛；老枝红棕色，后皮剥落。叶对生，矩圆状卵形或矩圆形，长 1.5~5.5cm，宽 0.9~2.3cm，先端钝圆或钝尖，基部圆形或广楔形，全缘，有缘毛，上表面深绿色，被疏短柔毛，下表面淡绿色，密被柔毛，脉上尤密，有托叶，生于叶腋。花腋生；花冠黄白色；雄蕊 5，伸出花冠外；花柱长于花冠。浆果椭圆形，蓝紫色，有白霜。花期 5~6 月，果期 7~8 月。

生境分布 生于河岸、沼泽、灌丛或林缘。分布于我国东北、华北、西北、西南。内蒙古大兴安岭额尔古纳市、根河市、鄂伦春旗、牙克石市、阿荣旗、扎兰屯市、阿尔山市均有分布。

药用部位 果实（蓝靛果忍冬）入药。

采收加工 7~8 月采收果实，晒干。

化学成分 全株含桃叶珊瑚苷，种子含花色苷。

性味归经 味苦，性凉。

功能主治 清热解毒。用于疔疮，乳痈，肠痈，丹毒等。

用法用量 内服 6~12g，水煎。

资源状况 资源丰富。

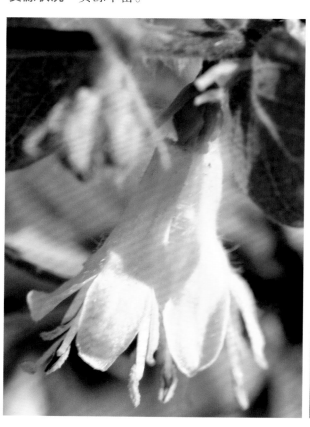
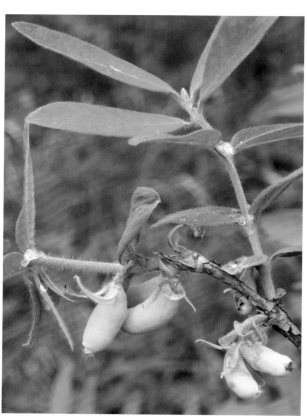

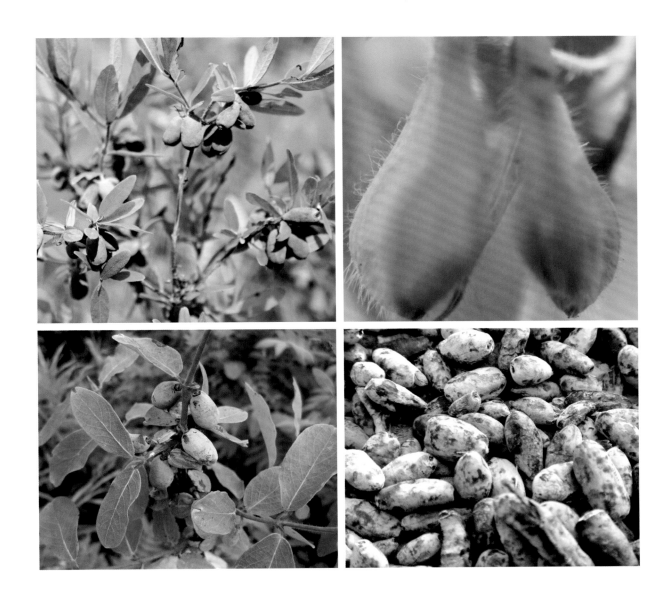

附 注

宽叶蓝靛果忍冬 狗奶子 *Lonicera caerulea*
L. var. *turczaninowii* (Pojark.) Kitag.

与原种主要区别在于枝、叶均无毛，叶较宽，宽卵形或近圆形，先端钝圆或稍短尖状，有缘毛；花柱全部有毛；果长圆形，味较苦涩。

生于海拔较高的山脊、山坡、干旱岩石缝中。

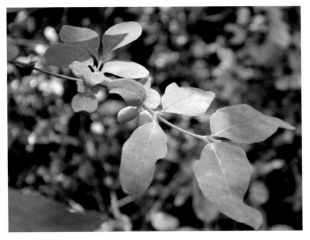

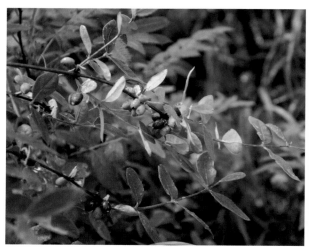
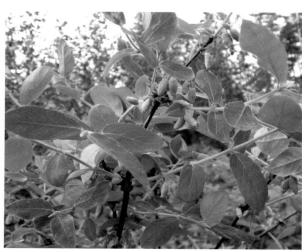

金花忍冬 王八骨头、黄花忍冬
Lonicera chrysantha Turcz.

形态特征 灌木，高达 2m。冬芽狭卵形，顶端尖，鳞片具睫毛，背部疏生柔毛。叶菱状卵形至菱状披针形，顶端渐尖。总花梗长 1.2~3cm；相邻两花的萼筒分离，有腺毛萼，檐部有明显的圆齿；花冠先白色后黄色，外疏生微毛，唇形，花冠筒长为唇瓣 1/3；雄蕊 5，与花柱均稍短于花冠。浆果红色。花期 5~6 月，果期 7~9 月。

生境分布 生于河岸、灌丛、干燥岩石缝、山坡林下、山涧小溪旁。分布于我国东北、华北及山东、陕西、宁夏、甘肃、青海、四川。内蒙古大兴安岭各地均有分布。

药用部位 花蕾、嫩枝及叶入药。

采收加工 花期时采收花蕾，阴干。夏季采收嫩枝及叶，晒干。

性味归经 花蕾味苦，性凉。

功能主治 清热解毒，消散痈肿。用于热毒疮痈等。

用法用量 内服 6~12g，水煎；外用适量，捣敷患处。

资源状况 资源少。

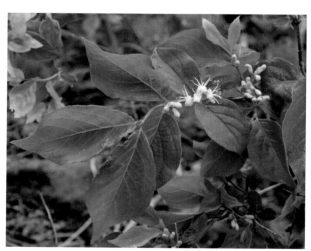
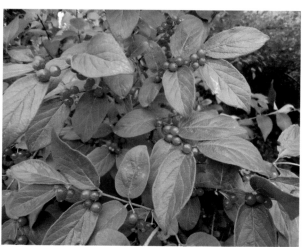

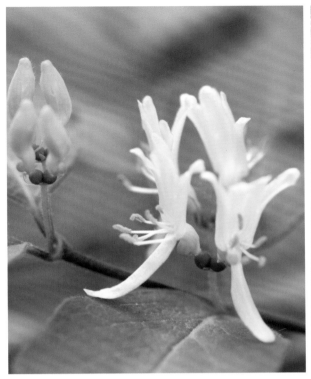
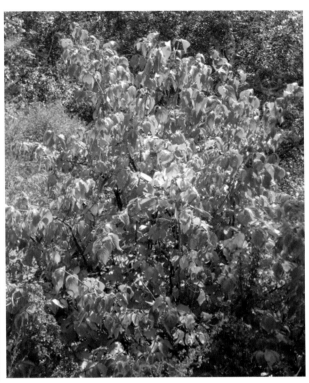

毛接骨木
马尿骚
Sambucus williamsii Hance var. *miquelii* (Nakai) Y. C. Tang

形态特征 灌木，高约3m。树皮浅褐色。枝灰褐色。奇数羽状复叶，有小叶（1~）2~3对，矩圆状卵形或矩圆形，小叶主脉及侧脉基部被明显的黄白色长硬毛，先端长渐尖，基部楔形或圆形，边缘具稍不整齐的锯齿，顶端小叶较大，卵形或倒卵形，先端渐尖或尾尖，基部楔形，具长约2cm的叶柄。圆锥花序；花序轴除被短柔毛外还夹杂长硬毛；花黄白色；花冠辐状。浆果状核果近球形，红色。花期6~7月，果期7~9月。

生境分布 生于干旱岩石缝中。分布于我国东北及内蒙古。内蒙古大兴安岭额尔古纳市、根河市、鄂伦春旗、牙克石市、扎兰屯市、阿尔山市均有分布。

药用部位 枝（接骨木）、叶、根（接骨木根）、花入药。

采收加工 四季可采收枝条，夏季采收叶，秋季采收根，均晒干。花期采收花，阴干。

性味归经 枝味甘、苦，性平。叶味苦，性凉。根味甘，性平。

功能主治 枝祛风，利湿，活血，止痛。用于风湿筋骨痛，腰痛，水肿，风疹，瘾疹，产后血晕，跌打肿痛，骨折，创伤出血等。叶活血，行瘀，止痛。用于跌打骨折，风湿痹痛，筋骨疼痛等。根用于风湿关节痛，痰饮，水肿，泄泻，黄疸，跌打损伤，烫伤等。花用于发汗，利尿等。

用法用量 叶内服15~30g，水煎或入丸、散剂；外用适量，捣敷、煎水熏洗或研末撒患处。

资源状况 资源少。

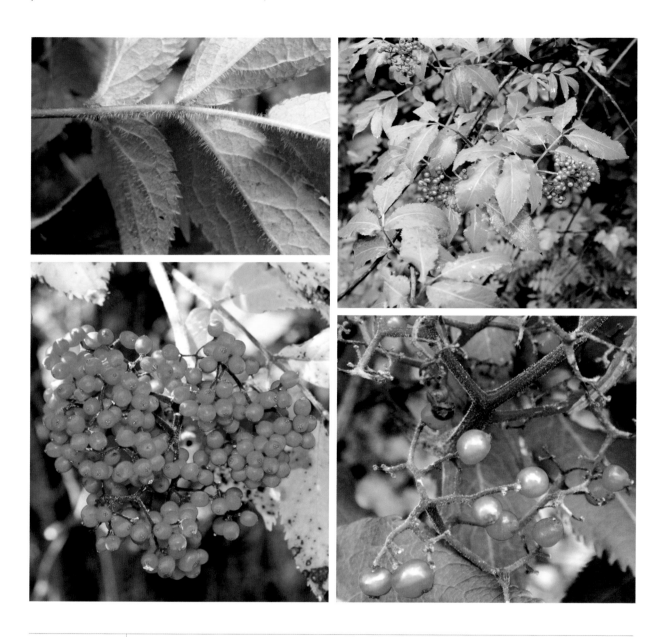

接骨木 | 马尿骚
Sambucus williamsii Hance

形态特征　灌木，高约 3m。树皮浅褐色。枝灰褐色。奇数羽状复叶，对生，小叶 5~7，矩圆状卵形或矩圆形，无毛或仅脉上有被稀毛或刚毛，先端长渐尖，基部楔形或圆形，边缘具稍不整齐的锯齿，顶端小叶较大，卵形或倒卵形，先端渐尖或尾尖，基部楔形，具长约 2cm 的叶柄。圆锥花序，花黄白色，花冠辐状。浆果状核果近球形，红色。花期 5~6 月，果期 8~9 月。

生境分布　生于林下、河岸、灌丛、路旁。分布于我国东北、华北、华中、华东，西至甘肃、四川、云南等地。内蒙古大兴安岭额尔古纳市、根河市、鄂伦春旗、牙克石市、阿荣旗、扎兰屯市、阿尔山市均有分布。

药用部位　茎枝入药。

采收加工 全年可采收茎枝，晒干。

化学成分 含接骨木花色素苷、花色素葡萄糖苷、莫罗忍冬苷及氨基酸等。

性味归经 味甘、苦，性平。

功能主治 祛风，利湿，活血，止痛。用于风湿筋骨痛，腰痛，水肿，风痒，瘾疹，产后血晕，跌打肿痛，骨折，创伤出血等。

用法用量 内服 9~15g，水煎或入丸、散剂；外用适量，捣敷或煎水熏洗患处。

资源状况 资源少。

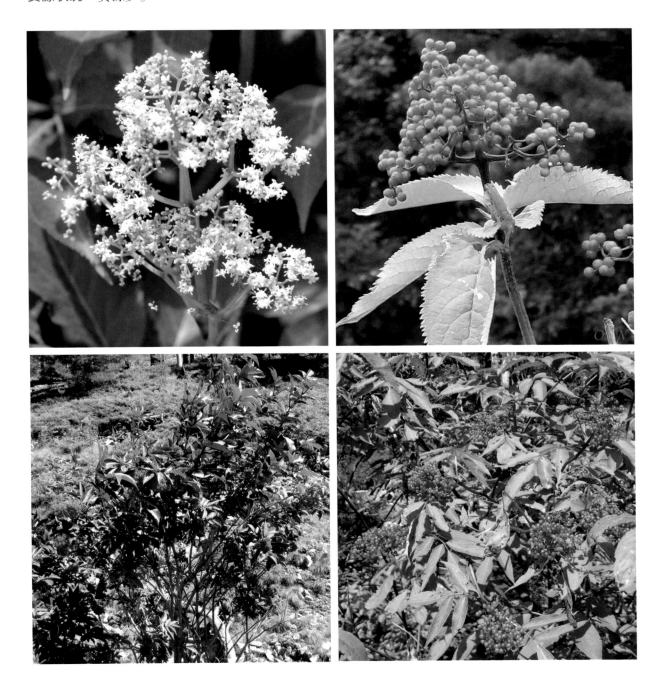

鸡树条荚蒾

药剂豆、鸡树条、天目琼花
Viburnum opulus L. subsp. *calvescens* (Rehd.) Suginoto

形态特征 灌木，高 2~3m。树皮灰褐色，有纵条及软木条层。小枝褐色至赤褐色，具明显条棱。单叶对生，叶卵圆形至宽卵形，长与宽均相等，叶顶部 3 裂，中央裂片较两侧大，裂片具粗齿牙，基部宽楔形，具掌状三出脉，上表面黄绿色，无毛，下表面淡绿色，脉腋有茸毛。伞形聚伞花序顶生；花冠杯状，辐状开展；花乳白色，中央花可孕，外围有大型不孕花。果近球形，红色，有臭味。花期 5~6 月，果期 8~9 月。

生境分布 生于河岸灌丛、林缘及杂木林中。分布于我国东北及河北、山西、陕西、甘肃、河南、山东、安徽、浙江、江西、湖北、四川。内蒙古大兴安岭鄂伦春旗、牙克石市、阿荣旗、扎兰屯市、扎赉特旗均有分布。

药用部位 枝、叶及果实入药。

采收加工 夏季采收枝、叶，秋季采收果实，晒干。

性味归经 味甘、苦，性平。

功能主治 枝祛风通络，活血消肿。用于腰酸，四肢关节酸痛，跌打闪挫伤，疮疖，疥癣等。叶外治疮疖，癣，皮肤瘙痒等。果实止咳。用于急、慢性支气管炎，咳嗽等。

用法用量 枝内服 9~12g，水煎或研末。叶外用适量，煎水洗患处。果实内服 6~9g，水煎。

资源状况 资源少。

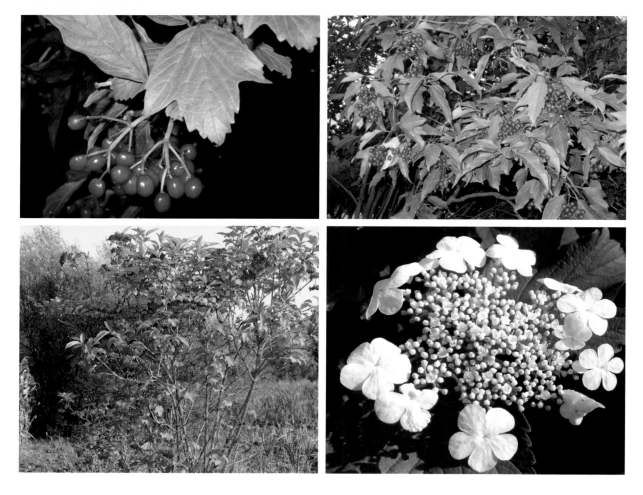

五福花科 Adoxaceae

五福花 *Adoxa moschatellina* L.

形态特征 多年生草本，高 8~15cm。根茎横生，末端加粗。茎单一，纤细，无毛，有长匍枝。基生叶 1~3，为一至二回三出复叶，小叶宽卵形或圆形，再 3 裂，叶柄长 4~9cm；茎生叶 2，为三出复叶，小叶不裂或 3 裂，叶柄长约 1cm。花绿色或黄绿色，5~7 朵，呈顶生头状花序；顶生花的花萼裂片 2，花冠裂片 4，雄蕊 8，花柱 4；侧生花的花萼裂片 3，花冠裂片 5，雄蕊 10，花柱 5。核果球形。花期 5~6 月，果期 7 月。

生境分布 生于山地林下、林间草地、河岸林下。分布于我国东北、华北。内蒙古大兴安岭各地均有分布。

采收加工 秋季采挖根，洗净，晒干。

应　　用 据国外资料记载，根有抗菌及促进伤口愈合的作用，其精油可作镇静剂。

资源状况 资源少。

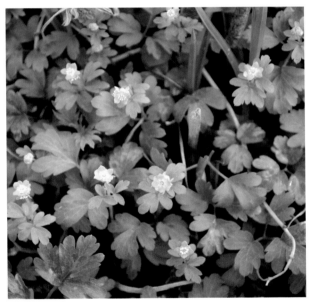
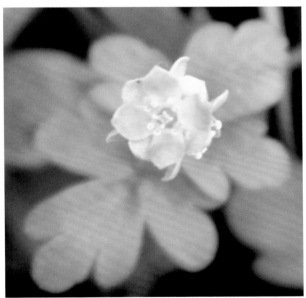

败酱科 Valerianaceae

岩败酱 墓头回
Patrinia rupestris (Pall.) Juss.

形态特征　多年生草本，高达 60cm。根茎稍斜升，顶端不分枝。茎一至数枝丛生，幼时被短毛。基生叶在开花时枯落；茎生叶对生，窄长方形，3~6 对羽状深裂至全裂，裂片窄椭圆状披针形，叶柄短，上部叶渐无柄。花密生，聚伞花序 3~7 枝在枝端排成伞房状；轴、梗均被粗白毛和腺毛；花萼小；花冠黄色，漏斗状，基部呈短细筒，筒基一侧有偏突，上端分裂，裂片近圆形；雄蕊 4。瘦果倒卵圆柱状，背部贴生有椭圆形的大膜质苞片。花期 7~8 月，果期 8~9 月。

生境分布　生于石质山坡岩缝中、草甸草原。分布于我国东北、华北。内蒙古大兴安岭各地均有分布。

药用部位　全草（墓头回）入药。

采收加工　夏季采收全草，切段，晒干。

化学成分　全草含咖啡酸、绿原酸、山奈酚、槲皮素和芸香苷。

性味归经　味辛、苦，性寒。

功能主治　清热解毒，活血，排脓。用于痢疾，肠炎，肠痈，泄泻，阑尾炎，肝炎等。

用法用量　内服 9~15g，水煎。

资源状况　资源少。

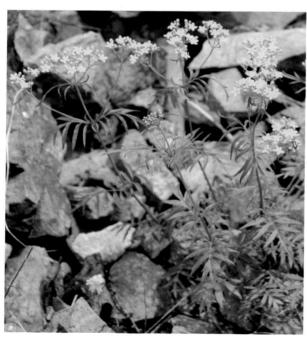 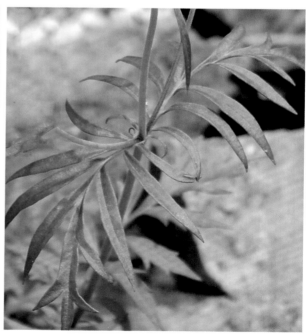

糙叶败酱
墓头回
Patrinia scabra Bunge

形态特征　多年生草本，高 30~60cm。根圆柱形，稍木化，顶端常较粗厚。茎一至数枝，被细密短毛。基生叶倒披针形，2~4 羽状浅裂，开花时枯萎；茎生叶对生，窄卵形至披针形，1~3 对羽状深裂至全裂，中央裂片较长大，倒披针形，两侧裂片镰状条形，全缘，两面被毛，上表面常粗糙。圆锥聚伞花序多枝，在枝顶集成伞房状；苞片对生，条形，不裂，少 2~3 裂；花黄色，基部有 1 枚小苞片；花萼不明显；花冠筒状，筒基一侧稍大，呈短矩状，顶端 5 裂；雄蕊 4。瘦果长圆柱状，背贴圆形膜质苞片，苞片常带紫色。花、果期 7~9 月。

生境分布　生于森林草原带石质丘陵坡地的石缝中或较旱的阳坡草丛中。分布于我国东北、华北及山东、河南、陕西、宁夏、甘肃。内蒙古大兴安岭各地均有分布。

药用部位　根及根茎（糙叶败酱）入药。

采收加工　秋季采挖根及根茎，除去泥土，洗净，晒干。

化学成分　根主要含皂苷、环烯醚萜、黄酮、香豆素、挥发油、有机酸等成分。

性味归经　味苦、微酸、涩，性微寒。归肝、心经。

功能主治　燥湿止带，收敛止血，清热解毒。用于赤白带下，崩漏，泄泻痢疾，黄疸，疟疾，肠痈，疮疡肿毒，跌打损伤，宫颈癌，胃癌等。

用法用量　内服 9~15g，鲜品 100~200g，水煎；外用适量，捣烂敷患处。虚寒诸证者慎服。

资源状况　资源一般。

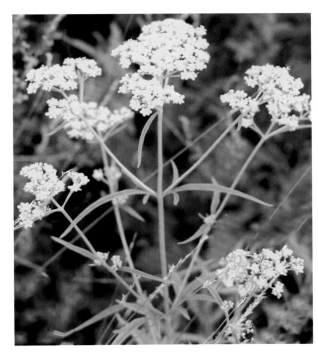
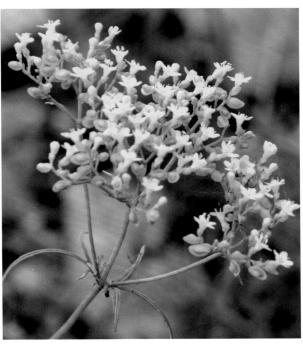

败酱 黄花龙牙
Patrinia scabiosifolia Link

形态特征 多年生草本。根茎粗壮，斜生，有多条绳状根。基生叶丛生，有长柄，叶片卵状披针形，先端尖，基部下延；茎生叶对生，叶片通常羽状全裂，顶裂片较大，披针形。复伞房花序顶生，花黄色。瘦果椭圆形，具3棱，不开裂。花、果期7~9月。

生境分布 生长于山坡草地、林缘、向阳山坡林下。我国除宁夏、青海、新疆、西藏、广东及海南岛无分布外，其他各地均有分布。内蒙古大兴安岭各地均有分布。

药用部位 全草（败酱）入药。

采收加工 夏季采收全草，晒干。

化学成分 根和根茎含齐墩果酸及环烯醚萜、黄酮、香豆素、皂苷，根中还含挥发油、生物碱、鞣质、淀粉。

性味归经 味苦，性平。归肝、胃、大肠经。

功能主治 清热解毒，排脓破瘀。用于肠痈，下痢，赤白带下，产后瘀滞腹痛，目赤肿痛，痈肿疔癣等。

用法用量 内服9~15g，鲜品100~200g，水煎；外用适量，捣敷患处。久病胃虚脾弱，泄泻不食之症，一切虚寒下脱之疾，咸忌之。

资源状况 资源一般。

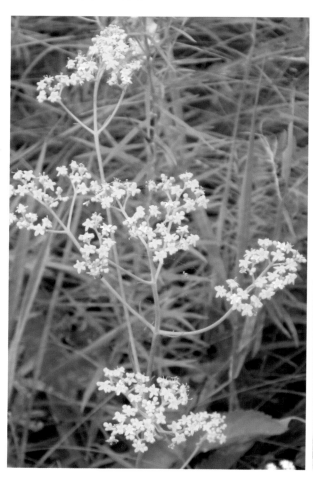 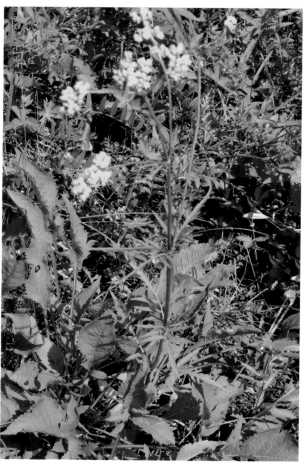

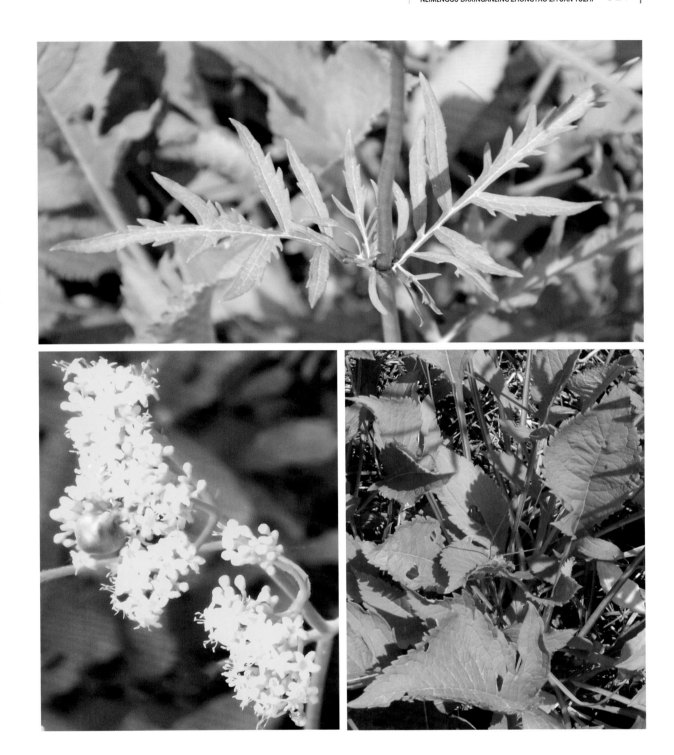

缬草 拔地麻、欧缬草
Valeriana officinalis L.

形态特征　多年生草本，高达 1.5m。根茎头状，须根簇生。茎有纵棱，被粗毛，节部密，老时毛少。
匍枝叶、基出叶和基部叶在花期常凋萎；茎生叶卵形或宽卵形，羽状深裂，裂片 7~13，顶裂片与
侧裂片近同形，有时与第一对侧裂片合成 3 裂状，裂片披针形或线形，基部下延，全缘或有疏锯齿，

两面及柄轴稍被毛。伞房状三出聚伞圆锥花序顶生；小苞片两侧膜质，先端芒状突尖，边缘多少有粗缘毛；花冠淡紫红色或白色，裂片椭圆形；雌、雄蕊约与花冠等长。瘦果长卵圆形，基部近平截，光秃或两面被毛。花期 6~7 月，果期 8~9 月。

生境分布　生于山坡草地、林下、林缘、草甸或沟边。我国除广西、广东、香港、海南、福建、江苏无分布外，其他各地均有分布。内蒙古大兴安岭各地均有分布。

药用部位　根及根茎（缬草）入药。

采收加工　秋季采挖根及根茎，除去泥土，洗净，晒干。

化学成分　根含挥发油，其主要成分为异戊酸龙脑酯，根还含鞣质、树脂及 β- 谷甾醇等。

性味归经　味辛、甘，性温。归心、肝经。

功能主治　安神，理气，止痛，驱风，镇痉。用于心神不安，胃弱，腰痛，月经不调，跌打损伤等。

用法用量　内服 3~9g，水煎或浸酒；外用适量，研末调敷患处。体弱阴虚者慎用。

资源状况　资源一般。

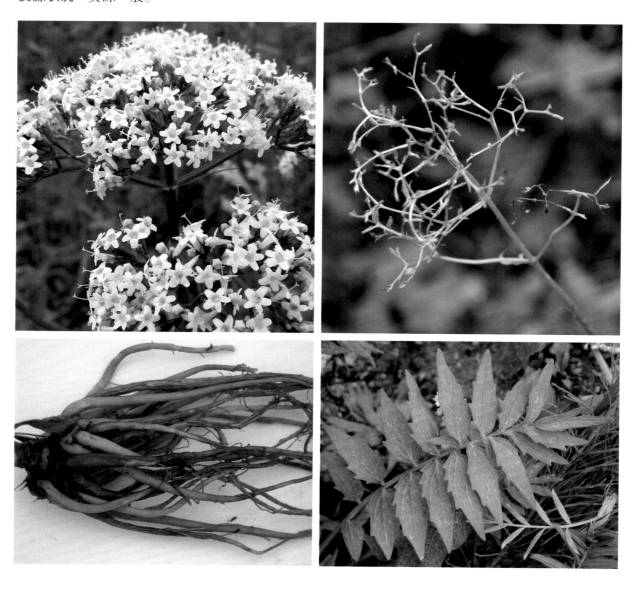

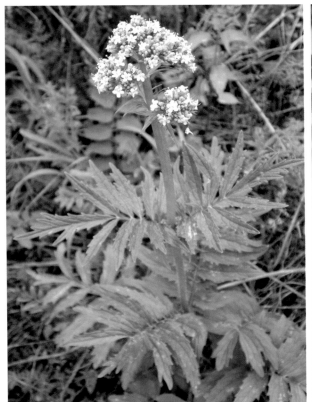
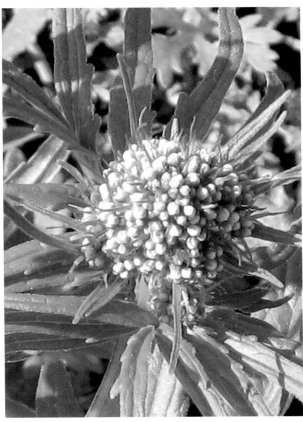

川续断科 Dipsacaceae

蓝盆花 窄叶蓝盆花、细叶山萝卜
Scabiosa comosa Fisch. ex Roem. et Schult.

形态特征 二年生至多年生草本，高达 60cm。茎数枝，被短毛。不育叶成丛，叶片窄椭圆形，羽状全裂，稀齿裂，裂片条形，叶柄长；茎生叶对生，一至二回羽状深裂，裂片条形至窄披针形，宽 1~3mm，柄短。头状花序三出，顶生，直径 2~4cm，基部有钻状条形总苞片；花萼 5 裂，细长针状；边缘花冠唇形，蓝紫色，长达 2cm，筒部短，外被密毛，上唇长大，3 裂，中裂较长，三角状倒卵形，下唇短，2 全裂，中央花冠较小，5 裂，上片较大；雄蕊 4。果序椭圆形，小总苞方柱状，4 棱明显，中棱常较细弱，顶端有 8 凹穴，冠檐膜质，萼刺 5，超出小总苞外甚多。花期 7~8 月，果期 9 月。

生境分布 生于向阳荒山坡、干旱沙地、干山坡或草原。分布于我国东北及内蒙古、河北。内蒙古大兴安岭额尔古纳市、鄂温克族自治旗、阿尔山市均有分布。

药用部位 花序（蓝盆花）入中药，又可入蒙药。

采收加工 夏、秋季采摘花序，除去杂质，阴干。

化学成分 含三萜皂苷、鞣质、挥发油、强心苷、黄酮苷、生物碱、有机酸等，此外还含一些微量元素，如铁、磷、铜、锰、镍等。

性味归经 中药：味甘、微苦，性凉。蒙药：味甘、涩，性凉、钝、燥、熏、腻。

功能主治 中药：清热泻火。用于肝火头痛，发热，肺热咳嗽，黄疸等。蒙药：清热，清"协日"，泻火。用于肝热头痛，发热，肺热，咳嗽，黄疸等。

用法用量 中药：内服 1.5~3g，研末冲服。蒙药：多入丸、散剂。

资源状况 资源少。

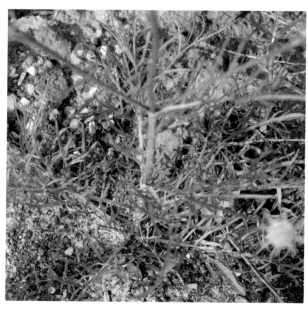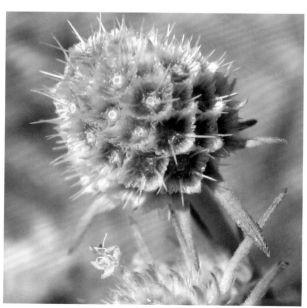

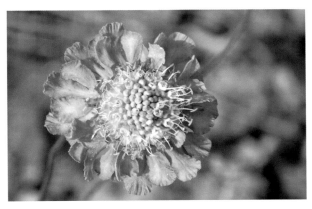 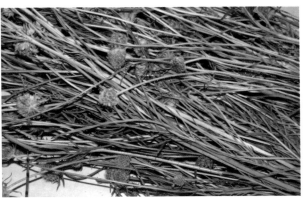

华北蓝盆花

河北山萝卜
Scabiosa tschiliensis Grun.

形态特征　多年生草本，高 30~80cm。不育叶丛生，叶片卵状披针形或窄卵形，有圆齿，或为圆齿状浅裂片，叶柄长 4~12cm，多较叶片稍长；茎生叶羽裂，下部叶中裂，宽或窄，上部叶裂片常较窄，呈条状披针形，柄渐短。花序扁圆头状，在茎顶呈三出聚伞状排列；总苞片、苞片均为窄披针形，较花稍短；边花较大；花萼 5 裂，刺毛状；花冠蓝紫色，筒状，先端 5 裂，裂片 3 大 2 小；雄蕊 4。果序椭圆形或近圆形，小总苞略呈四面方柱状，每面有一不甚显著的中棱，被白毛，顶端有干膜质冠檐，檐下在中棱与边棱间常有 8 浅穴，萼针由冠檐处外伸。花期 7~8 月，果期 8~9 月。

生境分布　生于山坡草地。分布于我国东北、华北及陕西、甘肃、宁夏。内蒙古大兴安岭各地均有分布。

药用部位　花序（山萝卜）入中药，又可入蒙药。

采收加工　夏、秋季采收花序，阴干。

应　　用　同蓝盆花。

资源状况　资源丰富。

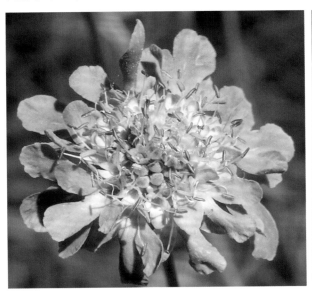 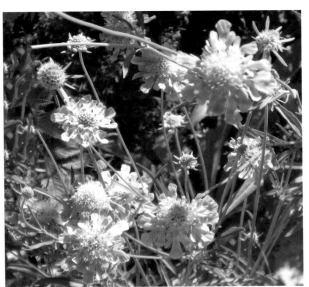

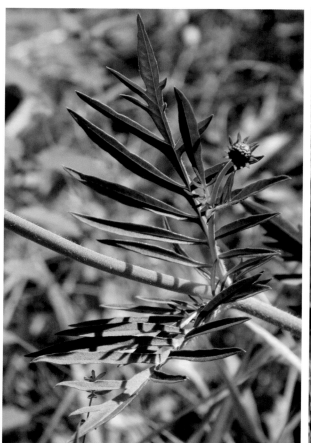
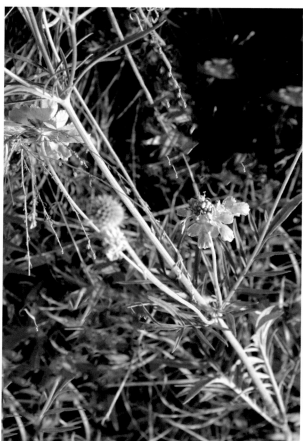

葫芦科 Cucurbitaceae

赤瓟　气包、赤包
Thladiantha dubia Bge.

形态特征　多年生蔓生草本。茎被长毛，少分枝；卷须单一。叶互生，广卵状心形，先端尖，边缘微锯齿，两面均被毛茸，有叶柄。花腋生，单一，雌雄异株；雄花的花梗短而细，雌花的花梗长而粗；萼短钟形，裂片5，线状披针形，反折；花冠黄色，钟形，5深裂；花瓣狭卵形，被短毛；雄花雄蕊5，不育雄蕊线形，花丝有毛；雌花有短的退化雄蕊，子房下位，长圆形，被长柔毛，具三叉状肾形柱头。瓟果长卵形或广椭圆形，红色。花期7~8月，果期8~9月。

生境分布　生于撂荒地、居民区附近，为逸生种。分布于我国东北、华北及陕西、宁夏、甘肃、山东和川西高原等地。内蒙古大兴安岭莫力达瓦旗、阿荣旗、扎兰屯市均有分布。

药用部位　果实（赤瓟）及根入药。

采收加工　秋季果实成熟后连柄摘下，防止果实破裂，用线串联果柄，挂于日光下或通风处，晒干为止。秋季挖根，切片，晒干。

化学成分　根含三萜皂苷，地上部分含香豆素。

性味归经　果实味酸、苦、甘，性平。归胃、肝、肺、肾经。根味苦，性寒。

功能主治　果实降逆，理湿，化瘀。用于黄疸，痢疾，反胃吐酸，咯血胸痛，腰部扭伤等。根清热解毒，活血，通乳汁。用于痈肿，跌打损伤，痛经，乳汁不下等。据国外文献记载，种子祛痰，止血，止吐，调经；根用于月经不调；花可用于流行性感冒；种子和果实可用于高血压和头痛。

用法用量　果实内服3~9g，水煎或研末。根内服5~15g，水煎。孕妇禁服。

资源状况　资源稀少。

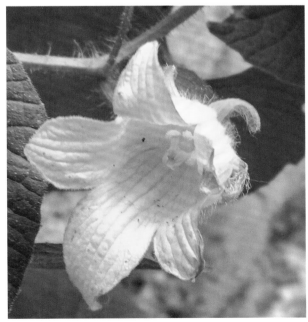
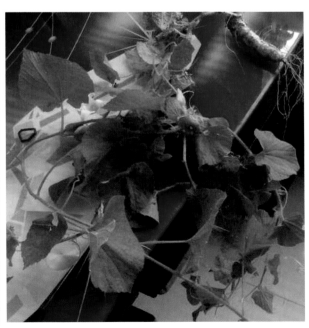

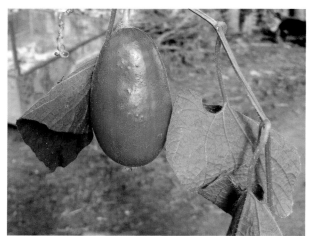
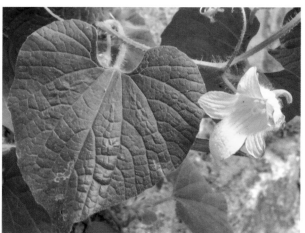

桔梗科 Campanulaceae

展枝沙参 | *Adenophora divaricata* Franch. et Sav.

形态特征　多年生草本，有白色乳汁。根胡萝卜形。茎不分枝，常无毛，有时被细长硬毛，高达1m。茎生叶 3~4 轮，稀个别叶稍错开，菱状卵形或菱状圆形，先端急尖或钝，稀短渐尖，边缘具锯齿，齿不内弯。花序常为宽金字塔状，分枝长而几乎平展，少见少花为窄金字塔状，分枝部分轮生或全部轮生，无毛或近无毛；花萼筒部圆锥状，基部急尖，最宽处在顶部，裂片椭圆状披针形；花冠钟状，蓝色或蓝紫色，稀白色；子房下位，花柱与花冠近等长。花、果期 7~8 月。

生境分布　生于林下、灌丛或草地。分布于我国东北、华北及山东。内蒙古大兴安岭额尔古纳市、根河市、鄂伦春旗、牙克石市、阿荣旗、扎兰屯市、阿尔山市均有分布。

药用部位　根（展枝沙参）入药。

采收加工　春、秋季采挖根，除去泥土，洗净，晒干。

化学成分　含 β- 谷甾醇、β- 谷甾醇 -β-D- 吡喃葡萄糖苷、蒲公英赛酮及二十八碳酸等。

性味归经　味甘、微苦，性微寒。归肺、胃经。

功能主治　养阴清热，润肺化痰，益胃生津。用于阴虚久咳，痨嗽痰血，燥咳痰少，虚热喉痹，津伤口渴等。

用法用量　内服 10~15g，鲜品 15~30g，水煎或入丸、散剂。

资源状况　资源一般。

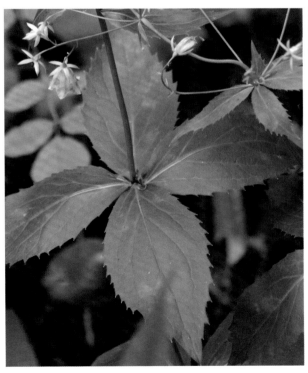
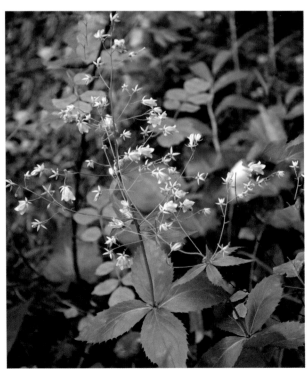

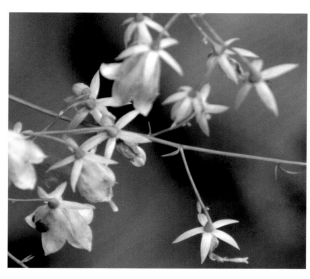 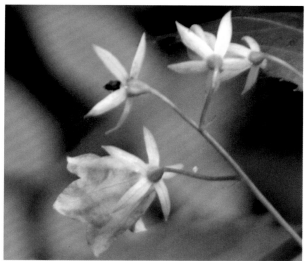

狭叶沙参 *Adenophora gmelinii* (Spreng.) Fisch.

形态特征 多年生草本,有白色乳汁。根胡萝卜状,皮灰黑色。茎单生或数枝发自同一茎基上,不分枝,通常无毛,有时有短硬毛,高达 80cm。基生叶形状多变,浅心形、三角形或菱状卵形,具粗圆齿;茎生叶多数为条形,少为披针形,无柄,全缘或具疏齿,无毛。聚伞花序全为单花,组成假总状花序,或下部的有几朵花,短而几乎垂直向上,组成很狭窄的圆锥花序;花萼完全无毛,仅少数有瘤状突起,筒部倒卵状矩圆形,裂片条状披针形;花冠宽钟状,蓝色或淡紫色,裂片长,多为卵状三角形;花盘筒状,被疏毛或无毛;花柱稍短于花冠,极少近等长的。蒴果椭圆状。花期 7~8 月,果期 8~9 月。

生境分布 生于山坡草地、灌丛。分布于我国东北、华北。内蒙古大兴安岭各地均有分布。

药用部位 根(狭叶沙参)入药。

采收加工 春、秋季采收根,除去泥土,洗净,晒干。

应　　用 同展枝沙参。

资源状况 资源一般。

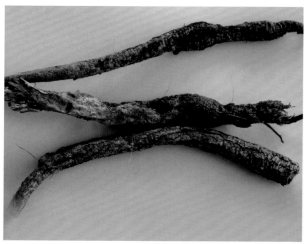 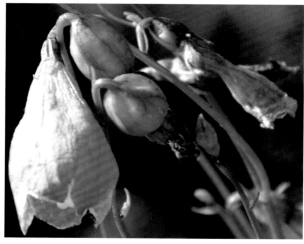

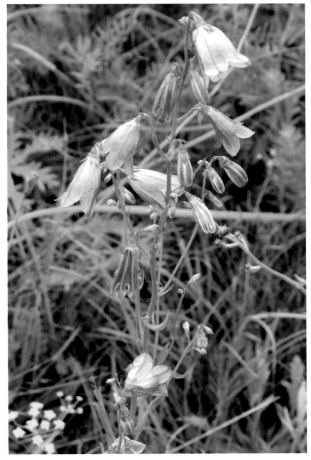 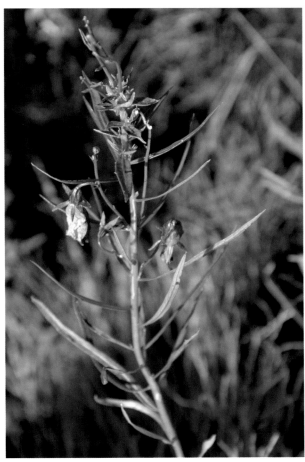

紫沙参
细叶沙参
Adenophora paniculata Nannf.

形态特征 茎高大，高可达 1.5m，直径可达 10mm，无毛或被长硬毛，绿色或紫色，不分枝。基生叶心形，边缘有不规则锯齿；茎生叶无柄或有长至 3cm 的柄，条形至卵状椭圆形，全缘或有锯齿，通常无毛，有时上表面疏生短硬毛，下表面疏生长毛。花序常为圆锥花序，由多个花序分枝组成，有时花序无分枝，仅数朵花集成假总状花序；花梗粗壮；花萼无毛，筒部球状，少为卵状矩圆形，裂片细长如发，全缘；花冠细小，近于筒状，浅蓝色、淡紫色或白色，5 浅裂，裂片反卷；花柱长约 2cm；花盘细筒状，无毛或上端有疏毛。蒴果卵状至卵状矩圆形。花期 7~8 月，果期 8~9 月。

生境分布 生于山坡草地。分布于我国东北、华北及山东、河南、陕西。内蒙古大兴安岭各地均有分布。

药用部位 根（紫沙参）入药。

采收加工 春、秋季采收根，除去泥土，洗净，晒干。

性味归经 味甘，性凉。

功能主治 清热养阴，润肺止咳。用于支气管炎，百日咳，肺热咳嗽，咳痰黄稠等。

用法用量 内服 6~12g，水煎。

资源状况 资源少。

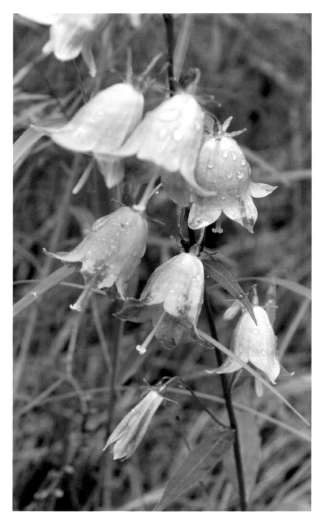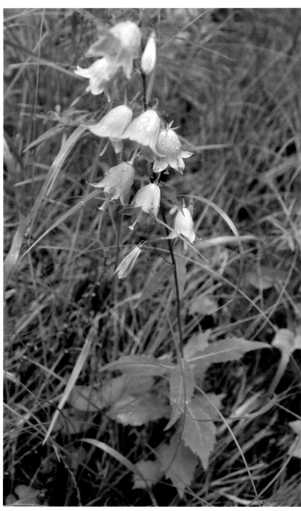

长白沙参　*Adenophora pereskiifolia* (Fisch. ex Roem. et Schult.) G. Don

形态特征　多年生草本植物。根胡萝卜状。茎高可达 1m，单生，不分枝，无毛。基生叶早枯萎，大部分叶互生，叶片多为椭圆形。花序狭金字塔状，其分枝呈聚伞花序，互生；花萼外面有或无乳头状突起，裂片披针形至条状披针形；花冠漏斗状钟形，蓝紫色或蓝色，裂片宽三角形；花盘环状至短筒状；花柱多少伸出花冠。蒴果卵状椭圆形。花期 7~8 月，果期 8~9 月。

生境分布　生于山坡林下、林缘。分布于我国东北及内蒙古、河北。内蒙古大兴安岭额尔古纳市、根河市、鄂伦春旗、牙克石市、阿荣旗、扎兰屯市、阿尔山市均有分布。

药用部位　根（长白沙参）入药。

采收加工　春、秋季采收根，除去泥土，洗净，晒干。

应　　用　同展枝沙参。

资源状况　资源丰富。

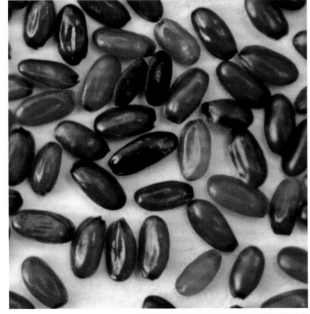

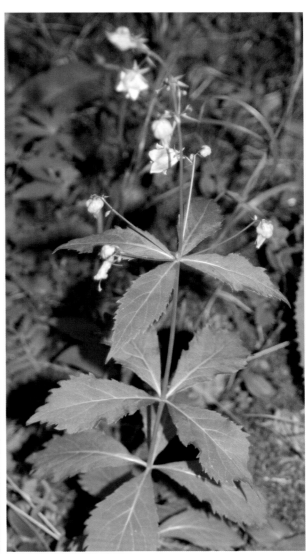

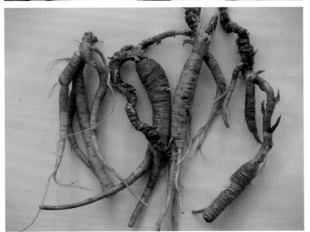

长柱沙参 | *Adenophora stenanthina* (Ledeb.) Kitagawa

形态特征 多年生草本，有白色乳汁。根胡萝卜状。茎常数枝丛生，高 40~120cm，有时上部有分枝，通常被倒生糙毛。基生叶心形，边缘有深刻而不规则的锯齿；茎生叶从丝条状到宽椭圆形或卵形，全缘或边缘有疏离的刺状尖齿，通常两面被糙毛。花序无分枝，呈假总状花序，或有分枝而集成圆锥花序；花萼无毛，裂片钻状三角形至钻形，全缘或偶有小齿；花冠细，近于筒状或筒状钟形，5浅裂，浅蓝色、蓝色、蓝紫色、紫色；雄蕊与花冠近等长；花盘细筒状，完全无毛或有柔毛；花柱长 20~22mm。蒴果椭圆状。花期 7~8 月，果期 8~9 月。

生境分布 生于山地、草甸、草原。分布于我国东北、华北及陕西、甘肃、江西、宁夏、青海。内蒙古大兴安岭各地均有分布。

药用部位 根（长柱沙参）入药。

采收加工 春、秋季采收根，除去泥土，洗净，晒干。

应　　用 同展枝沙参。

资源状况 资源一般。

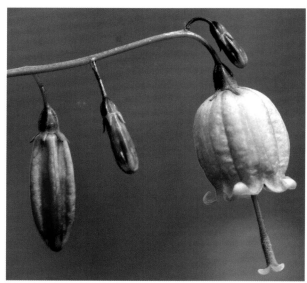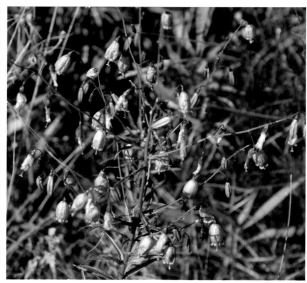

轮叶沙参 | 四叶沙参、南沙参
Adenophora tetraphylla (Thunb.) Fisch.

形态特征 多年生草本，有白色乳汁。根胡萝卜状，黄褐色，有横纹。茎高 60~90cm，无毛或近无毛，在花序之下不分枝。茎生叶 4~6，轮生，无柄或有不明显的柄，叶片卵形、椭圆状卵形、狭倒卵形或披针形，长达 6cm，宽达 2.5cm，边缘有锯齿，两面有疏短柔毛。花序圆锥状，无毛，分枝轮生；花下垂；花萼无毛，裂片 5，钻形；花冠蓝色，口部微缩成坛状，无毛，5 浅裂；雄蕊 5，常稍伸出，花丝下部变宽，边缘有密柔毛；花盘圆筒状；子房下位，花柱伸出。蒴果倒卵球形。花期 7~8 月，果期 9 月。

生境分布 生于草甸、沼泽化草甸。分布于我国东北、华北及山东、江苏、安徽、浙江、福建、江西、广东、香港、广西、贵州、四川和云南东南部。内蒙古大兴安岭各地均有分布。

药用部位 根（南沙参）入中药，又可入蒙药。

采收加工 秋季采收根，除去泥土，洗净，晒干。

性味归经 中药：味甘，性微寒。归肺、胃经。蒙药：味甘，性凉、锐、软。

功能主治 中药：养阴清肺，益胃生津，化痰，益气。用于肺热燥咳，阴虚劳嗽，干咳痰黏，胃阴不足，食少呕吐，气阴不足，烦热口干等。蒙药：消肿，燥"希日乌素"。用于红肿，"希日乌素"症，牛皮癣，关节炎，痛风，游痛症，青腿病，麻风病等。

用法用量 中药：内服 9~15g，水煎或入、丸散剂。蒙药：多入丸、散剂。不宜与藜芦同用。

资源状况 资源少。

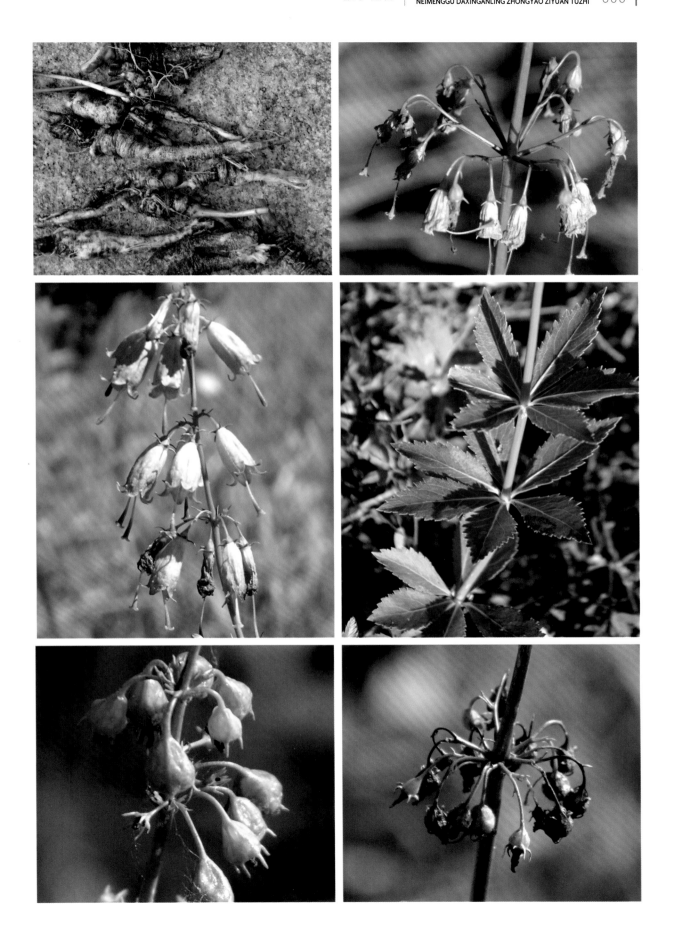

锯齿沙参 *Adenophora tricuspidata* (Fisch. ex Roem. et Schult.) A. DC.

形态特征 多年生草本，有白色乳汁。根胡萝卜状。茎单生，少两枝发自同一茎基上，不分枝，高70~100cm，无毛。茎生叶互生，无柄，亦无毛，长椭圆形至卵状椭圆形，顶端急尖，基部钝或楔形，边缘具齿尖向叶顶的锯齿。花序分枝极短，仅长 2~3cm，具 2 至数朵花，组成狭窄的圆锥花序；花梗很短；花萼无毛，筒部球状卵形或球状倒圆锥形，裂片卵状三角形，下部宽而重叠，常向侧后方反叠，顶端渐尖，有 2 对长齿；花冠宽钟状，蓝色、蓝紫色或紫蓝色，裂片卵圆状三角形，顶端钝，长为花冠全长的 1/3；花盘短筒状，无毛；花柱比花冠短。蒴果近于球状。花期 7~8 月，果期 9 月。

生境分布 生于湿草甸、阔叶林下或向阳草坡。分布于我国黑龙江、内蒙古。内蒙古大兴安岭各地均有分布。

药用部位 根（锯齿沙参）入药。

采收加工 春、秋季采收根，除去泥土，洗净，晒干。

应　　用 同展枝沙参。

资源状况 资源一般。

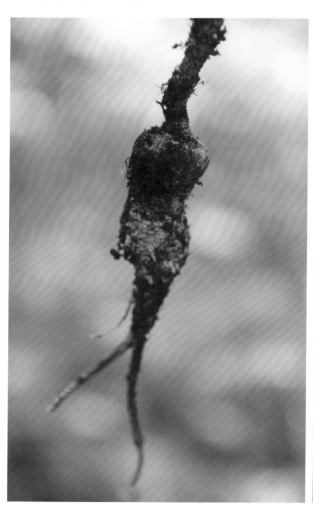 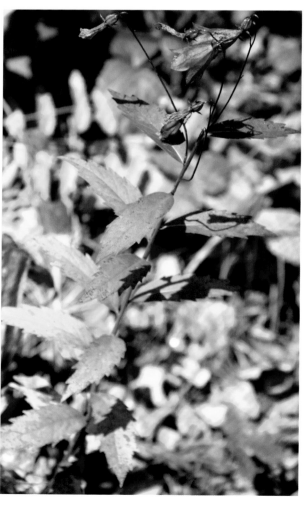

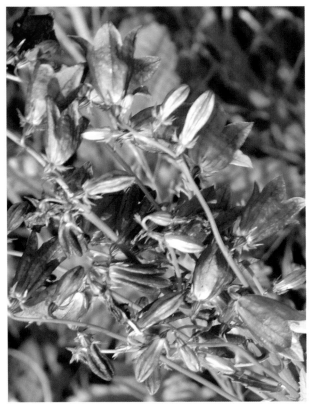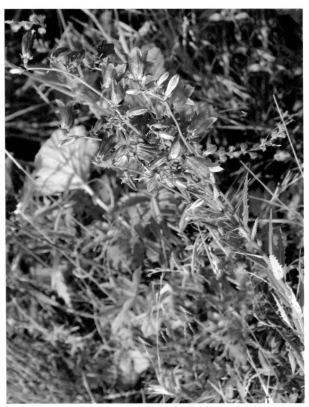

聚花风铃草

灯笼花
Campanula glomerata L.

形态特征　多年生草本。茎直立，高大。茎生下部叶具长柄，上部叶无柄，椭圆形、长卵形至卵状披针形。花数朵集成头状花序，生于茎中上部叶腋间，无总梗，亦无花梗。在茎顶端，由于节间缩短，多个头状花序集成复头状花序，叶越向茎顶，越来越短、宽，最后成为卵圆状三角形的总苞状，每朵花下有一大小不等的苞片。在头状花序中间的花先开，其苞片也最小。花萼裂片钻形；花冠紫色、蓝紫色或蓝色，管状钟形，分裂至中部。蒴果倒卵状圆锥形。花、果期 7~9 月。

生境分布　生于草甸、草地。分布于我国东北及内蒙古、新疆。内蒙古大兴安岭各地均有分布。

药用部位　全草（聚花风铃草）入药。

采收加工　夏、秋季采收全草，除去泥土，洗净，切碎，晒干。

性味归经　味苦，性凉。归肺经。

功能主治　清热解毒，止痛。用于咽喉炎，头痛等。

用法用量　内服 6~9g，水煎。

资源状况　资源一般。

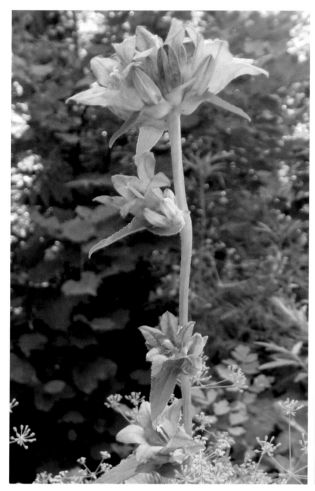
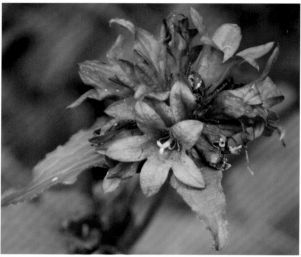
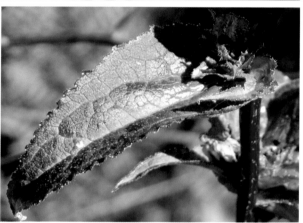

紫斑风铃草
灯笼花、吊钟花、山小菜
Campanula punctata Lam.

形态特征　多年生草本，全体被刚毛，具细长而横走的根茎。茎直立，粗壮。基生叶心状卵形，茎生叶三角状卵形至披针形。花生于主茎及分枝顶端，下垂；花萼裂片长三角形；花冠白色，带紫斑，筒状钟形。蒴果半球状倒锥形。花期 7~8 月，果期 8~9 月。

生境分布　生于山地林中、灌丛及草地。分布于我国东北、华北及河南、陕西、甘肃、四川、湖北。内蒙古大兴安岭各地均有分布。

药用部位　全草（紫斑风铃草）入药。

采收加工　7~8 月采割全草，除去泥土、杂质，晒干。

化学成分　根含风铃草素及菊糖。

性味归经　味苦，性凉。

功能主治　清热解毒，止痛。用于咽喉炎，头痛等。

用法用量　内服 5~10g，水煎。

资源状况　资源少。

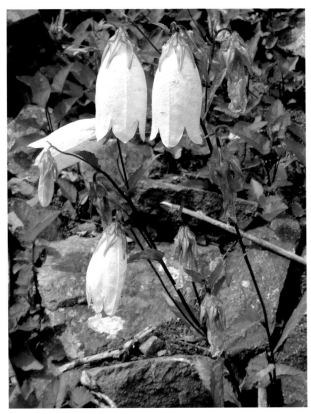
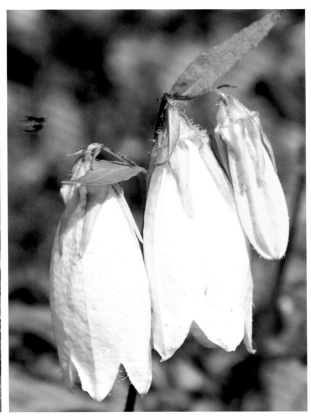

山梗菜

半边莲、水苋菜
Lobelia sessilifolia Lamb.

形态特征　多年生草本，高 60~120cm。根茎直立，生多数须根。茎圆柱状，通常不分枝，无毛。叶螺旋状排列，在茎的中上部较密集，无柄，叶片宽披针形至条状披针形，边缘有细锯齿，先端渐尖，基部近圆形至阔楔形，两面无毛。总状花序顶生，无毛；苞片叶状，窄披针形，比花瓣短；花萼筒杯状钟形，无毛，裂片三角状披针形，全缘，无毛；花冠蓝紫色，近二唇形，外面无毛，内面生长柔毛。蒴果倒卵状。花、果期 7~9 月。

生境分布　生于湿草地、水泡附近。分布于我国东北及内蒙古、山东、河北、云南、广西、浙江、台湾。内蒙古大兴安岭各地均有分布。

药用部位　全草（山梗菜）入药。

采收加工　7~8 月采收全草，晒干。

化学成分　含山梗菜碱等多种生物碱，另外还含山梗菜聚糖及熊果酸等。

性味归经　味辛，性平；有小毒。归肺、肾经。

功能主治　祛痰止咳，利尿消肿，清热解毒。用于感冒发热，咳嗽痰喘，肝硬腹水，痈疽疔毒，毒蛇咬伤，蜂蜇，跌打扭伤肿痛，大腹水肿，面足浮肿，晚期血吸虫病腹水等。

用法用量　内服 3~9g，水煎；外用适量，鲜品捣烂敷患处。

资源状况　资源少。

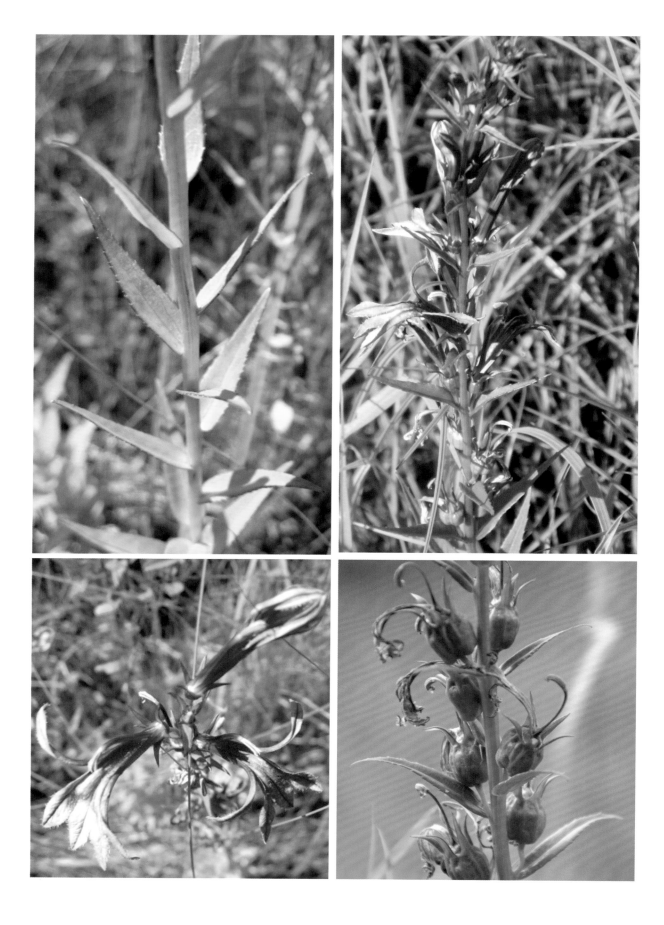

桔梗

铃铛花、包袱花

Platycodon grandiflorus (Jacq.) A. DC.

形态特征　多年生草本，有白色乳汁。根胡萝卜状，长达 20cm，皮黄褐色。茎高 40~120cm，无毛，通常不分枝或有时分枝。叶 3 枚轮生，对生或互生，无柄或有极短柄，无毛，叶片卵形至披针形，顶端尖锐，基部宽楔形，边缘有尖锯齿，下表面被白粉。花 1 至数朵，生茎顶或分枝顶端；花萼无毛，有白粉，裂片 5，三角形至狭三角形；花冠蓝紫色，稀白色，宽钟状，无毛，5 浅裂；雄蕊 5；花柱 5 裂。蒴果倒卵圆形，顶部 5 瓣裂。花期 7~8 月，果期 8~9 月。

生境分布　生于向阳坡草丛或灌丛中。我国华南和云南至东北广泛分布。内蒙古大兴安岭各地均有分布。

药用部位　根（桔梗）入药。

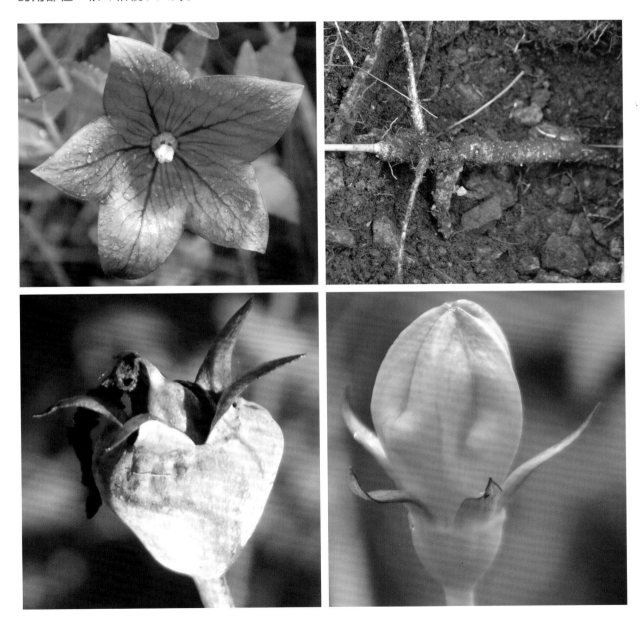

采收加工 秋季采挖根，除去泥土，洗净，晒干。

化学成分 含葡萄糖及皂苷，还含三萜烯类化合物等。

性味归经 味苦、辛，性平。归肺经。

功能主治 宣肺，利咽，祛痰，排脓。用于咳嗽痰多，胸闷不畅，咽痛，音哑，肺痈吐脓，疮疡脓肿不溃等。

用法用量 内服 3~10g，水煎或入丸、散剂；外用适量，烧灰研末敷患处。阴虚久嗽、气逆及咯血者忌服。

资源状况 资源一般。

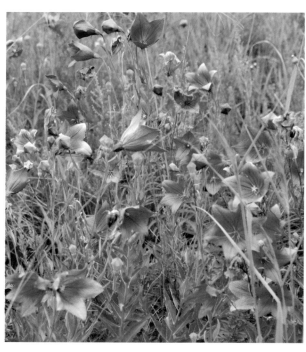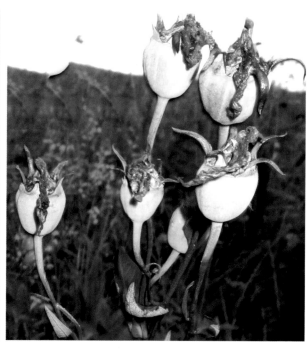

菊科 Compositae

齿叶蓍 单叶蓍
Achillea acuminata (Ledeb.) Sch.-Bip.

形态特征 多年生草本，高 30~100cm。茎单生或数个，直立，上部密生短柔毛。基部和下部叶在花期凋落；中部叶披针形或条状披针形，顶端渐尖，基部稍缩小，无叶柄，边缘有上弯的重小锯齿，齿端有软骨质小尖，无毛或仅下表面沿叶脉有短柔毛，有极疏腺点。头状花序较多数，密集成疏伞房状；总苞半球状，总苞片 3 层，覆瓦状，卵状矩圆形至矩圆形，有中肋，边缘和顶端膜质，具篦齿状小齿，被较密的长柔毛；托片与总苞片相似；舌状花 10~23，白色，卵形，顶端有 3 圆齿；筒状花白色。瘦果宽倒披针形，无冠毛。花、果期 7~8 月。

生境分布 生于湿地、草甸及林缘。分布于我国华北及黑龙江、吉林、河南、陕西、甘肃、宁夏、青海。内蒙古大兴安岭各地均有分布。

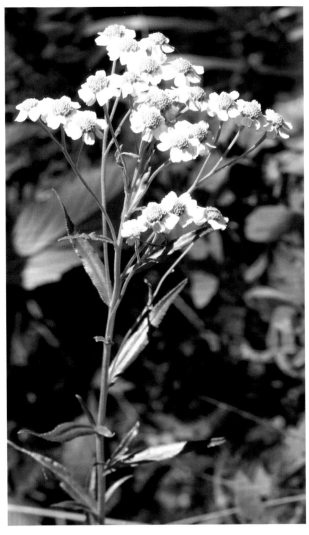
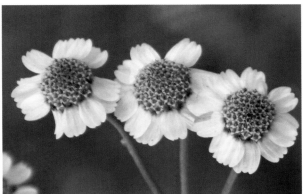
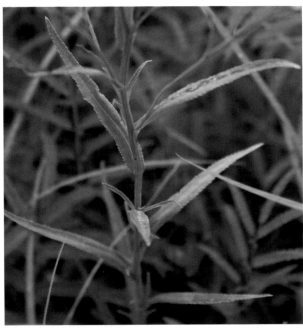

药用部位 全草（一枝蒿）入药。

采收加工 夏季采收全草，晒干。

应　　用 全草味辛、苦，性平；有小毒。活血祛风，止痛解毒，止血消肿。

资源状况 资源一般。

高山蓍 | 锯草、一支蒿
Achillea alpina L.

形态特征 多年生草本，高达 80cm。根茎短。茎直立，被疏贴生长柔毛。叶无叶柄，下部叶在花期凋落，中部叶条状披针形，羽状中深裂，基部裂片抱茎，裂片条形或条状披针形，有不等的锯齿状齿或浅裂，齿端和浅裂顶端有软骨质小尖，上表面疏生长柔毛或近无毛，有腺点或无腺点。头状花序多数，密集成伞房状；总苞半卵状，总苞片 3 层，覆瓦状，外层广卵形，长为内层的 1/2，绿色，背部具龙骨状突起，边缘膜质，褐色，疏生长柔毛，内层矩圆形；花通常具毛及腺毛；舌状花 7~8，舌片白色，卵形，顶端有 3 小齿；管状花白色，管部扁平，有翼。瘦果宽倒披针形，具翅，无冠毛。花、果期 7~9 月。

生境分布 生于河边湿地、林缘、山谷湿地、山坡草甸、山坡灌丛。分布于我国东北、华北及陕西、宁夏、甘肃、青海、四川、云南。内蒙古大兴安岭各地均有分布。

药用部位 全草（蓍草）入药。

采收加工 夏、秋季采收全草，洗净，鲜用或晒干。

化学成分 含琥珀酸、延胡索酸、α–呋喃甲酸、乌头酸等。

性味归经 味辛、苦，性平；有小毒。

功能主治 解毒利湿，活血止痛。用于乳蛾咽痛，泄泻痢疾，肠痈腹痛，热淋涩痛，湿热带下，蛇虫咬伤等。

用法用量 内服 15~45g，水煎；外用适量，鲜品捣烂敷患处。

资源状况 资源一般。

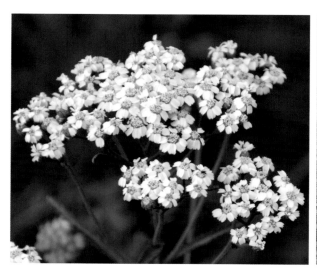
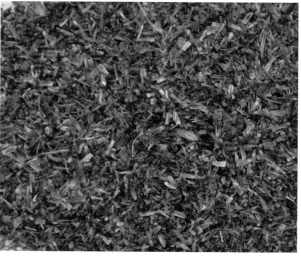

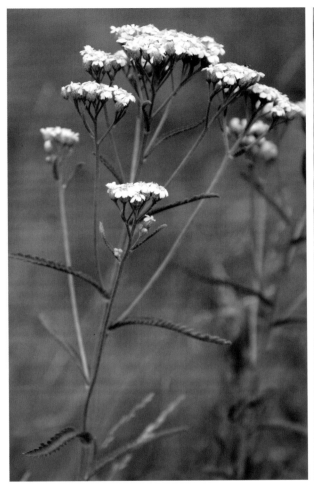
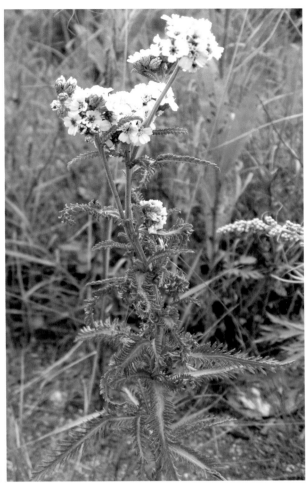

亚洲蓍 *Achillea asiatica* Serg.

形态特征 多年生草本。茎被棉状长柔毛。叶线状长圆形、线状披针形或线状倒披针形，二至三回羽状全裂，上表面疏生长柔毛，下表面被较密长柔毛，中上部叶无柄，一回裂片多数；中部叶一回羽状全裂，小裂片线形或披针形，先端渐窄成软骨质尖头；下部叶有柄或近无柄。头状花序组成伞房状；总苞长圆形，被疏柔毛，总苞片 3~4 层，卵形、长圆形或披针形，先端钝，有棕色或淡棕色膜质边缘，上部具疏伏毛，边缘棕色；舌状花具黄色腺点，舌片粉红色或淡紫红色，半椭圆形或近圆形，先端近平截，具 3 圆齿；管状花具腺点，5 裂，粉红色。瘦果长圆状楔形，具边肋。花期 7~8 月，果期 8~9 月。

生境分布 生于山坡草地、河边、草场或林缘湿地。分布于我国黑龙江、内蒙古、河北及新疆。内蒙古大兴安岭各地均有分布。

药用部位 全草（亚洲蓍）入药。

采收加工 夏、秋季采收全草，洗净，鲜用或晒干。

化学成分 含琥珀酸、延胡索酸、α- 呋喃甲酸、乌头酸等。

性味归经　味辛、苦，性平；有小毒。

功能主治　解毒消肿，止血，止痛。用于风湿疼痛，牙痛，经闭腹痛，胃痛，肠炎，痢疾等；外治毒蛇咬伤，痈疖肿毒，跌打损伤，外伤出血。

用法用量　内服 1~3g，研粉，或 3~9g，水煎；外用适量，鲜品捣烂敷患处。

资源状况　资源丰富。

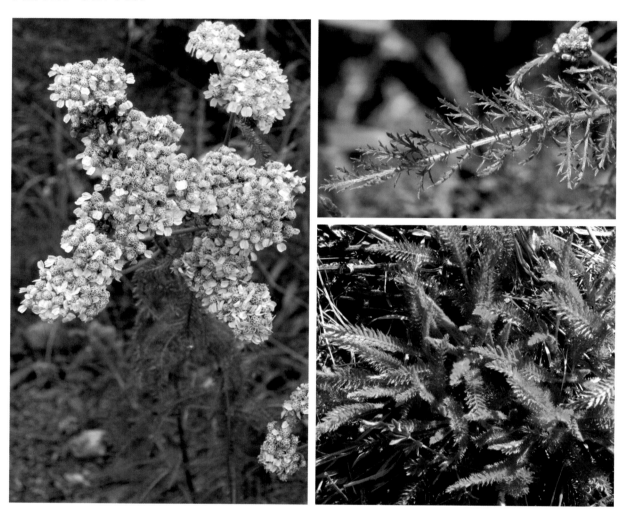

短瓣蓍　*Achillea ptarmicoides* Maxim.

形态特征　多年生草本，具短的根茎。茎直立，高 70~100cm，疏生白色柔毛及黄色的腺点。叶无柄，条形至条状披针形，篦齿状羽状深裂或近全裂，裂片条形，急尖，边缘有不整齐的锯齿，裂片顶端和齿端具白色软骨质尖头，裂片间距小于或大于裂片的宽度，上表面疏生柔毛，下表面较密，两面密生黄色腺点。头状花序矩圆形，多数头状花序集成伞房状；总苞钟状，淡黄绿色，被疏毛或近无毛，总苞片 3 层，呈覆瓦状排列，外层卵形，中层椭圆形，顶端钝，内层矩圆形，顶端圆形；托片与内层总苞片相似，向内渐小，边缘宽膜质；边花 6~8，舌片淡黄白色，广椭圆形，多少卷曲，顶端具深浅不一的 3 圆齿；管状花白色，顶端 5 齿，管部压扁，具腺点。瘦果矩圆形或宽倒披针形，具宽的淡白色边肋，无毛。花、果期 7~9 月。

生境分布　生于河谷、草甸、山坡路旁或灌丛。分布于我国东北及内蒙古、河北。内蒙古大兴安岭各地均有分布。

药用部位　全草（短瓣蓍）入药。

采收加工　夏季采收全草，晒干。

应　　用　全草解毒消肿，活血止痛，健胃。

资源状况　资源一般。

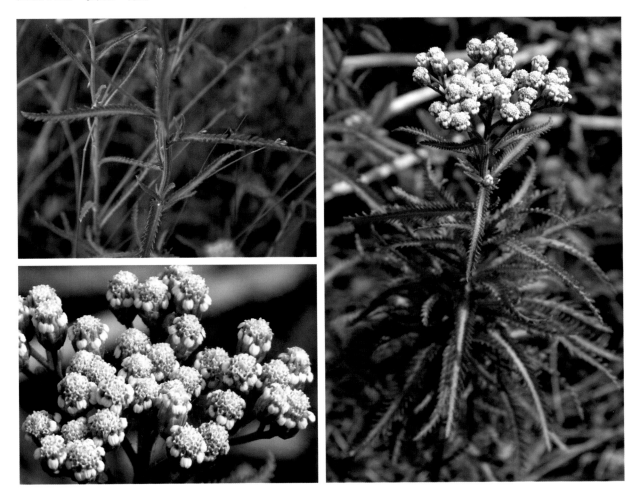

牛蒡

大力子、恶实
Arctium lappa L.

形态特征　二年生草本。根肉质。茎粗壮，高 1~2m，带紫色，有微毛，上部多分枝。基生叶丛生；茎生叶互生，宽卵形或心形，上表面绿色，无毛，下表面密被灰白色绒毛，叶缘全缘、波状或有细锯齿，顶端圆钝，基部心形，有柄。头状花序丛生或排成伞房状，有梗；总苞球形，总苞片披针形，顶端钩状内弯；花全部筒状，淡紫色，顶端 5 齿裂，裂片狭。瘦果椭圆形或倒卵形，灰黑色，冠毛短刚毛状。花、果期 7~9 月。

生境分布 生于林缘、灌丛、河边潮湿地、村庄路旁或荒地。我国除西藏、海南、台湾无分布外，其他各地均有分布。内蒙古大兴安岭鄂伦春旗、牙克石市、莫力达瓦旗、阿荣旗、扎兰屯市均有分布。

药用部位 果实（牛蒡子）、根、茎叶入药。

采收加工 秋季采收果实，晒干。秋季采挖根，除去泥土，洗净，晒干。夏季采收茎叶，晒干。

化学成分 果实含牛蒡苷、硫胺素、牛蒡酚及甾醇、脂肪油等，茎叶含挥发油、鞣质、黏液质及咖啡酸、绿原酸、异绿原酸等。

性味归经 果实味辛、苦，性寒。归肺、胃经。根味苦、微甘，性凉。归肺、心经。茎叶味苦、微甘，性凉。

功能主治 果实疏散风热，宣肺透疹，散结解毒，利咽化痰。用于风热感冒，咽喉不利，咳痰不爽，麻疹透发不畅，痈肿疮毒，便秘等。根清热解毒，疏风利咽。用于风热感冒，咳嗽咽肿，疮疖肿毒，脚癣，湿疹等。茎叶清热除烦，消炎止痛。用于风热头痛，烦闷，心烦口干，咽喉肿痛，小便涩少，痈肿疮疖，金疮，乳痈，皮肤风痒，白屑风。

用法用量 果实内服 5~15g，水煎或入散剂。根内服 6~15g，水煎、捣汁、研末或浸酒；外用适量，捣敷、熬膏涂或煎水洗。茎叶内服 10~15g，鲜品加倍，水煎或捣汁；外用适量，鲜品捣敷、绞汁或熬膏。脾虚便溏者禁服。

资源状况 资源少。

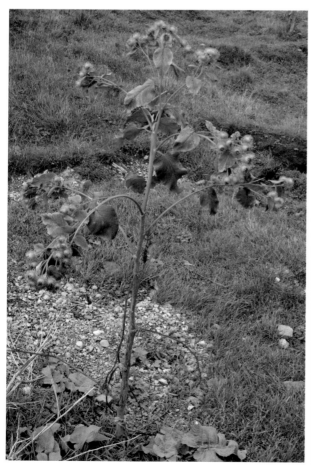

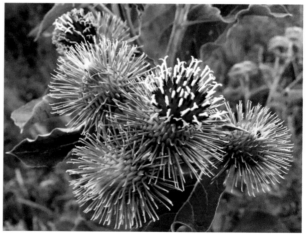

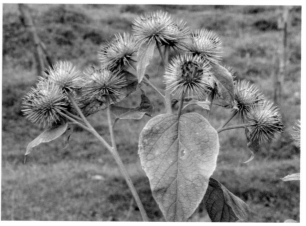

龙蒿　狭叶青蒿
Artemisia dracunculus L.

形态特征　亚灌木状草本。茎成丛，高达 1.5m，多分枝，茎、枝初微被柔毛。叶无柄，初两面微被柔毛，中部叶线状披针形或线形，长（1.5~）3~7（~10）cm，全缘；上部叶与苞片叶线形或线状披针形，长 0.5~3cm，宽 1~2mm。头状花序近球形，基部有线形小苞叶，排成复总状花序，在茎上组成开展或稍窄的圆锥花序；总苞片无毛；雌花 6~10；两性花 8~14，不孕育。瘦果倒卵形或椭圆状倒卵形。花、果期 8~9 月。

生境分布　生于干旱山坡、草原、森林草原、林缘或亚高山草甸。分布于我国东北、华北、西北及四川、湖北。内蒙古大兴安岭各地均有分布。

采收加工　夏、秋季采收全草，晒干。

化学成分　全草含挥发油，主要成分为醛类化合物，还含少量生物碱。

应　　用　在青海民间，以全草入药，用于暑湿发热，虚劳等。

资源状况　资源一般。

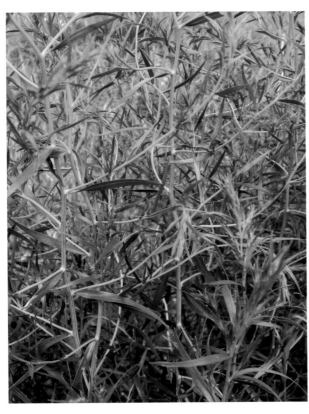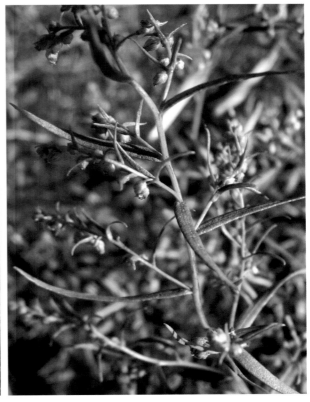

冷蒿　小白蒿
Artemisia frigida Willd.

形态特征　多年生草本，高 40~70cm。茎基部木质，丛生，基部以上少分枝，被短茸毛。叶二至三回羽状全裂，下部裂片常 2~3 裂，顶部裂片又常羽状或掌状全裂，小裂片又常 3~5 裂，裂片多少条形，顶端稍尖，基部的裂片抱茎，呈托叶状；上部叶小，3~5 裂。头状花序较少数，排列成狭长的总状花序或复总状花序，有短梗及数枚条形苞叶，下垂；总苞球形，总苞片约 3 层，卵形，被茸毛，有绿色中脉，边缘膜质；花序托有白色托毛；花筒状，黄色，内层两性，外层雌性。瘦果矩圆形，无毛。花、果期 7~9 月。

生境分布 生于山坡及草原。分布于我国东北、华北、西北及西藏。内蒙古大兴安岭各地均有分布。

药用部位 全草（小白蒿）入中药，地上部分入蒙药。

采收加工 中药：春、夏季采收全草，晒干，最佳采收时间为幼苗期。蒙药：夏季采收地上部分，晒干。

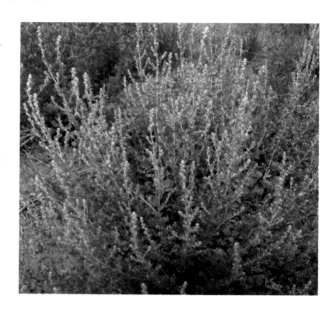

性味归经 中药：味苦、辛，性微寒。蒙药：味苦，性凉、燥、钝、糙。

功能主治 中药：清热燥湿，利胆退黄，止痛，消炎，镇咳，杀虫。用于胆囊炎，蛔虫病，蛲虫病等。蒙药：止血，消肿，消"奇哈"。用于鼻衄，月经过多，肾热尿血，肺热咯血，肝热，各种肿块，关节肿痛等。

用法用量 中药：内服 9~15g，水煎；外用适量，煎水洗患处。蒙药：多入丸、散剂或外用。

资源状况 资源一般。

柳叶蒿 解毒蒿、柳蒿
Artemisia integrifolia L.

形态特征 多年生草本。茎直立，高 60~120cm，多少紫褐色，被蛛丝状薄毛，中部以上有斜升的分枝。下部叶在花期枯萎；中部叶披针形，羽状浅裂或深裂，基部渐狭，无明显的柄，有狭小抱茎的假托叶，上表面无毛，下表面除叶脉外其余处被灰白色密茸毛；上部叶狭披针形，有齿或全缘。头状花序极多数，复总状花序，有披针形至条形的苞叶；总苞卵形，直立，后稍下倾，总苞片约 5 层，边缘宽膜质，多少被蛛丝状毛；花黄色，外层雌性，内层两性。瘦果无毛。花、果期 8~9 月。

生境分布 生于林缘、路旁、河边、草地、草甸、森林草原、灌丛或沼泽地边缘。分布于我国东北、华北及安徽。内蒙古大兴安岭各地均有分布。

药用部位 全草（柳叶蒿）入药。

采收加工 7~8 月采收全草，晒干。

性味归经 味苦，性寒。

功能主治 清热解毒。用于肺炎，扁桃体炎，丹毒，痈肿疔疮等。

用法用量 内服 3~15g，水煎。

资源状况 资源一般。

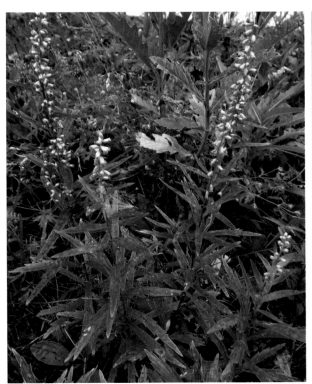
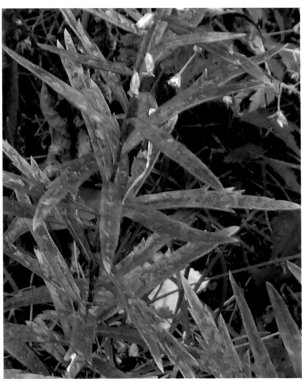

白山蒿

狭叶蒿、帕林（鄂温克语）
Artemisia lagocephala (Fisch. ex Bess.) DC.

形态特征　半灌木，高 40~60cm。根粗壮扭曲。茎下部多分枝，直立或斜升，被绢状密茸毛，后下部多少无毛，上部有短花序枝。下部叶在花期常枯萎；茎生叶长 2.5~5cm，宽 0.6~1.5cm，匙形，顶

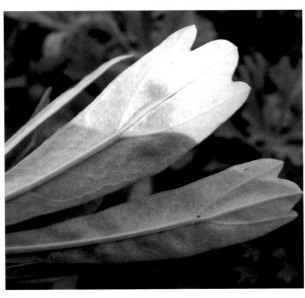
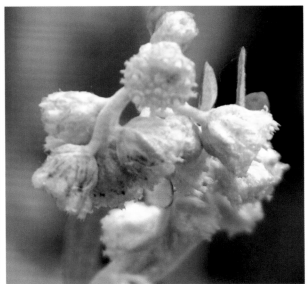

部有 3 浅裂片或近全缘，下部渐狭；上部叶不裂，质厚，下表面白色，两面被绢毛。头状花序较少数，有短梗或长梗，常下倾，在茎上部排列成疏生的复总状花序，有时具短小的苞叶；总苞扁球形，被白色密绢毛，总苞片 3 层，顶端微尖，边缘多少膜质；花多数，外层雌性，内层两性。瘦果无毛。花、果期 8~9 月。

生境分布　生于海拔 900m 以上的高山岩石缝、砾质坡地。分布于我国黑龙江、吉林、内蒙古。内蒙古大兴安岭额尔古纳市、根河市、鄂伦春旗、牙克石市、阿尔山市均有分布。

应　　用　在鄂温克族以全草（白山蒿）入药，其煎剂用于治疗咳嗽，哮喘，支气管炎等，疗效较好。

资源状况　资源少。

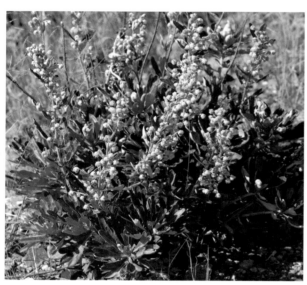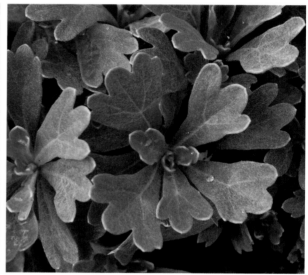

野艾蒿
野艾、小叶艾、狭叶艾
Artemisia lavandulaefolia DC.

形态特征　多年生草本，有时为半灌木状，有香气。主根稍明显，侧根多。茎少数，呈小丛，高 50~120cm，具纵棱，分枝多，茎、枝被灰白色蛛丝状短柔毛。叶纸质，上表面绿色，具密集白色腺点及小凹点，毛稀疏或近无毛，下表面除中脉外，其他部分密被灰白色密绵毛，基生叶与茎下部叶宽卵形或近圆形，二回羽状全裂或第一回全裂，在花期枯萎凋谢；中部叶卵形、长圆形或近圆形，一至二回羽状全裂或第二回深裂。头状花序极多数，椭圆形或长圆形，有短梗或近无梗，具小苞叶；总苞片 3~4 层，卵形或狭卵形，背面密被灰白色或灰黄色蛛丝状柔毛；雌花冠狭管状，紫红色；两性花 10~20，花冠管状，檐部紫红色，花柱与花冠等长或略长于花冠。瘦果长卵形或倒卵形。花、果期 8~9 月。

生境分布　生于路旁、林缘、山坡、草地、山谷、灌丛及河湖滨草地。分布于我国东北、华北及陕西、甘肃、山东、江苏、安徽、江西、河南、湖北、湖南、广东、广西、四川、贵州、云南。内蒙古大兴安岭各地均有分布。

药用部位　全草（野艾蒿）入药。

采收加工　夏季采收全草，晒干。

性味归经　味苦、辛，性温。归脾、肝、肾经。

功能主治　理气行血，逐寒调经，安胎，祛风除湿，消肿止血。用于感冒，头痛，疟疾，皮肤瘙痒，痈肿，跌打损伤，外伤出血等。可代"艾"入药。

用法用量　内服 3~9g，水煎、捣汁或入丸、散剂；外用捣绒，作艾炷或制成艾条熏灸，或捣敷、煎水熏洗，或炒热温熨患处。阴虚血热者慎用。

资源状况　资源一般。

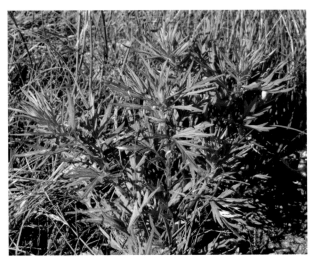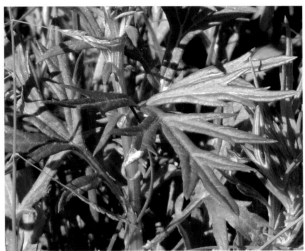

蒙古蒿　*Artemisia mongolica* (Fisch. ex Bess.) Nakai

形态特征　多年生草本。茎少数或单生，分枝多，茎、枝初密被灰白色蛛丝状柔毛。叶上表面初被蛛丝状柔毛，下表面密被灰白色蛛丝状绒毛；下部叶卵形或宽卵形，二回羽状全裂或深裂，第一回全裂，每侧裂片 2~3，羽状深裂或浅裂齿，叶柄长；中部叶卵形、近圆形或椭圆状卵形，一至二回羽状分裂，第一回全裂，每侧裂片 2~3，裂片椭圆形、椭圆状披针形或披针形，羽状全裂，稀深裂或 3 裂，小裂片披针形、线形或线状披针形，叶基部渐窄成短柄；上部叶与苞片叶卵形或长卵形，羽状全裂、3 全裂或 5 全裂，无柄。头状花序多数，椭圆形，具线形小苞叶，排成穗状花序，在茎上组成窄或中等开展的圆锥花序；总苞片背面密被灰白色蛛丝状毛；雌花 5~10；两性花 8~15，檐部紫红色。瘦果长圆状倒卵圆形。花、果期 8~9 月。

生境分布　生于荒地、居民区附近、耕地旁。分布于我国东北、华北、西北、华中及安徽、江苏、浙江、福建、江西、贵州、云南、四川。内蒙古大兴安岭各地均有分布。

药用部位　全草（蒙古蒿）入药。

采收加工　夏季采收全草，晒干。

化学成分　鲜叶和嫩枝含挥发油。

性味归经　味辛、苦，性温。归肺、心、肝经。

功能主治 温经，止血，散寒，祛湿。用于感冒咳嗽，皮肤湿疮，疥癣，痛经，胎动不安，功能失调性子宫出血，风寒外袭，表气郁闭，全身悉痛，发热恶寒，咳嗽咳痰，痰白清稀，苔薄白，脉浮紧，湿疮瘙痒，流产等。可代"艾"入药。

用法用量 内服 6~12g，水煎；外用灸患处。

资源状况 资源一般。

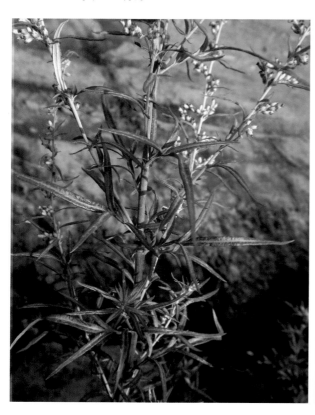 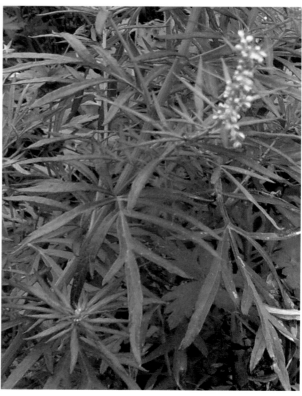

猪毛蒿
茵陈蒿
Artemisia scoparia Waldst. et Kit.

形态特征 多年生草本或一年生草本，有浓香。茎单生，高达 1.3m，中部以上分枝，茎、枝幼时被灰白色或灰黄色绢质柔毛。基生叶与营养枝叶两面被灰白色绢质柔毛，近圆形或长卵形，二至三回羽状全裂，具长柄；茎下部叶初时两面密被灰白色或灰黄色绢质柔毛，长卵形或椭圆形，二至三回羽状全裂，每侧裂片 3~4，裂片羽状全裂，每侧小裂片 1~2，小裂片线形；茎中部叶初时两面被柔毛，长圆形或长卵形，一至二回羽状全裂，每侧裂片 2~3，不裂或 3 全裂，小裂片丝线形或毛发状；茎上部叶、分枝叶及苞片叶 3~5 全裂或不裂。头状花序近球形，稀卵圆形，基部有线形小苞叶，排成复总状花序或复穗状花序，在茎上组成开展的圆锥花序；总苞片无毛。瘦果倒卵圆形或长圆形。花、果期 8~10 月。

生境分布 生于山坡、林缘、草原。我国除台湾、海南无分布外，其他各地均有分布。内蒙古大兴安岭各地均有分布。

药用部位　幼苗或嫩茎叶（茵陈蒿）入中药，又可入蒙药。

采收加工　春季采收，除去老茎及杂质，洗净，晒干。

化学成分　全草含有机酸、香豆素、异香豆素、脂肪油、胆碱及苷类化合物，还含水杨酸等；种子含黄蒿内酯及香豆素。

性味归经　中药：味苦、辛，性微寒。蒙药：味苦、辛，性凉。

功能主治　中药：清热利湿，利胆退黄。用于黄疸型肝炎，胆囊炎，小便色黄不利，湿疮瘙痒，湿温初起等。蒙药：清肺，止咳，排脓。用于肺热咳嗽，喘证，肺脓肿，感冒咳嗽，"搏热"，咽喉肿痛等。

用法用量　中药：内服 10~30g，水煎；外用适量，煎水洗患处。蒙药：多入丸、散剂。

资源状况　资源一般。

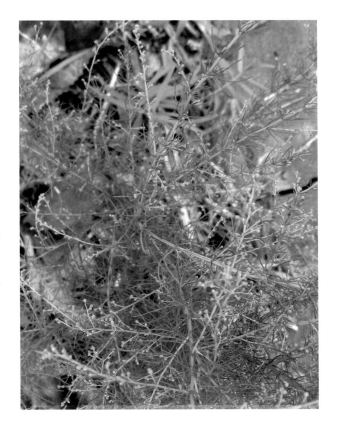

蒌蒿
水蒿、芦蒿
Artemisia selengensis Turcz. ex Bess.

形态特征　多年生草本，有地下茎。茎直立，高 60~150cm，无毛，常紫红色，上部有直立的花序枝。下部叶在花期枯萎；中部叶密集，羽状深裂，宽约长的 1/2，侧裂片 1 对或 2 对，条状披针形或条形，顶端渐尖，有疏浅锯齿，上表面无毛，下表面被白色薄茸毛，基部渐狭成楔形短柄，无假托叶；上部叶 3 裂或不裂，或条形而全缘。头状花序直立或稍下倾，有短梗，多数密集成狭长的复总状花序，有条形苞叶；总苞近钟状，总苞片约 4 层，外层卵形，黄褐色，被短绵毛，内层边缘宽膜质；花黄色，内层为两性花，外层为雌花。瘦果微小，无毛。花、果期 7~9 月。

生境分布　生于河边草地、沼泽地、湿润疏林中、山坡或荒地。分布于我国东北、华北及河南、山东、江苏、浙江、安徽、江西、湖北、湖南、广东、贵州、陕西、甘肃。内蒙古大兴安岭各地均有分布。

药用部位　全草（蒌蒿）入药。

采收加工　6~7 月采收全草，晒干。

性味归经　味苦、辛，性温。

功能主治　利膈开胃。用于食欲不振。

用法用量　内服 5~10g，水煎。

资源状况　资源一般。

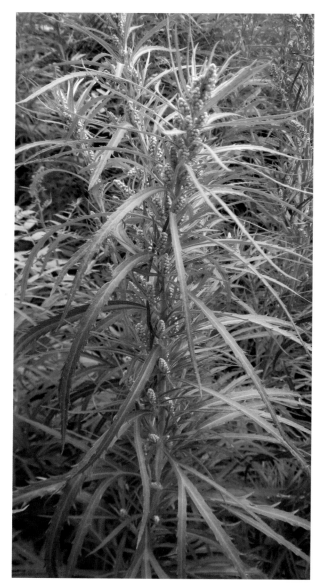

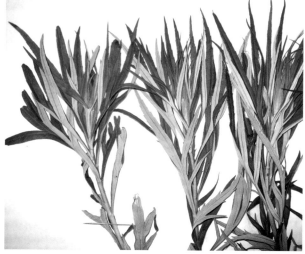

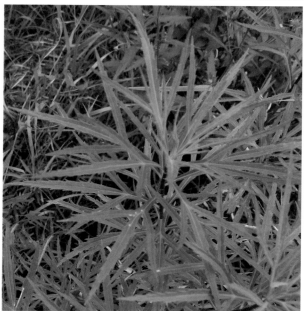

大籽蒿
白臭蒿
Artemisia sieversiana Ehrhart ex Willd.

形态特征　一年生至二年生草本，有直根，高 50~150cm。茎单生或从基部分枝，被灰色微柔毛。下部及中部叶有长柄，叶片宽卵形，二至三回羽状深裂，裂片宽或狭条形，先端钝或渐尖，下表面被较密的微柔毛，上表面被较疏的微柔毛，有腺点，叶柄长，基部有假托叶；上部叶浅裂或不裂，条形。头状花序多数，下垂，排列成复总状花序，有短梗及条形苞叶；总苞半球形，总苞片 4~5 层，外层矩圆形，有被微毛的绿色中脉，内层倒卵形，干膜质；花序托有白色托毛；花黄色，极多数，外层为雌花，内层为两性花。瘦果无冠毛。花、果期 8~10 月。

生境分布　生于路旁、荒地、河漫滩、草原、干旱山坡或林缘。我国除华南无分布外，其他各地广泛分布。内蒙古大兴安岭各地均有分布。

药用部位　花蕾（白蒿）、全草（大籽蒿）入药。

采收加工　8~9 月采收花蕾，阴干。夏季采收全草，晒干，搓碎。

性味归经　花蕾味苦，性凉；无毒。全草味苦、微甘，性凉。

功能主治　花蕾清热解毒，消炎止痛。用于痈肿疔毒，湿疮，黄疸，热病，疥癣，黄水疮，皮肤湿疹等。全草清热利湿，凉血止血。用于肺热咳嗽，咽喉肿痛，湿热黄疸，热淋，淋病，风湿痹痛，吐血，咯血，外伤出血，疥癞恶疮等。

用量用法　花蕾内服 10~15g，水煎；外用适量，煎水洗患处。全草内服 10~15g，鲜品加倍，水煎、捣汁或研末。

资源状况　资源丰富。

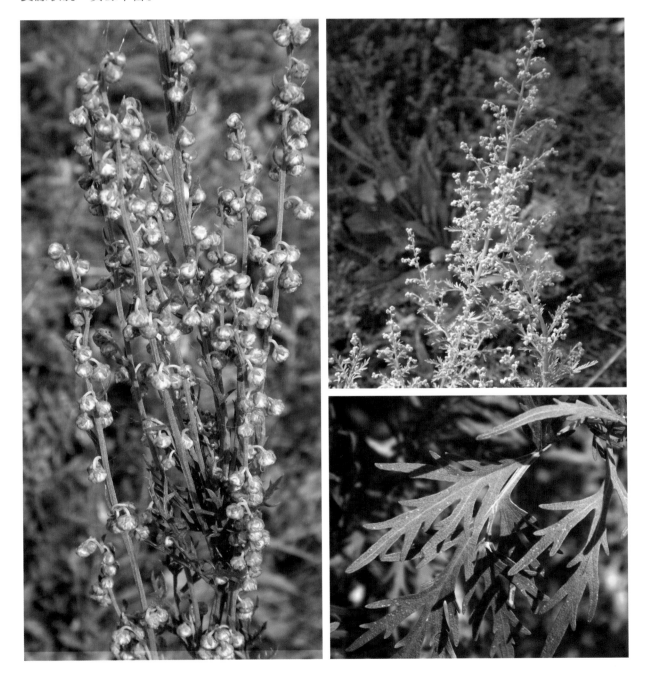

白莲蒿 | 万年蒿、香蒿、铁秆蒿
Artemisia sacrorum Ledeb.

形态特征 半灌木状草本。茎多数，常组成小丛，褐色或灰褐色，具纵棱。茎下部叶与中部叶长卵形、三角状卵形或长椭圆状卵形，二至三回栉齿状羽状分裂，第一回全裂，每侧有裂片 3~5，裂片椭圆形或长椭圆形，每裂片再次羽状全裂，小裂片栉齿状披针形或线状披针形；茎上部叶略小，一至二回栉齿状羽状分裂，具短柄或近无柄；苞片叶栉齿状羽状分裂或不分裂，为线形或线状披针形。头状花序近球形，下垂，具短梗或近无梗，在分枝上排成穗状花序式的总状花序，并在茎上组成密集或略开展的圆锥花序；总苞片 3~4 层；雌花花冠狭管状或狭圆锥状，外面具微小腺点；雄花花冠管状，外面有微小腺点，花药椭圆状披针形，花柱与花冠管近等长。瘦果狭椭圆状卵形或狭圆锥形。花、果期 8~10 月。

生境分布 生于干旱山坡、石砾地、碎石坡。我国除高寒地区无分布外，其他各地均有分布。内蒙古大兴安岭各地均有分布。

药用部位 全草（白莲蒿）入药。

采收加工 夏、秋季采收全草，阴干。

化学成分 含挥发油，主要为薁类化合物，另外还含有倍半萜内脂等。

应　　用 清热解毒，祛风利湿。在民间为茵陈代用品，又作止血药。

资源状况 资源一般。

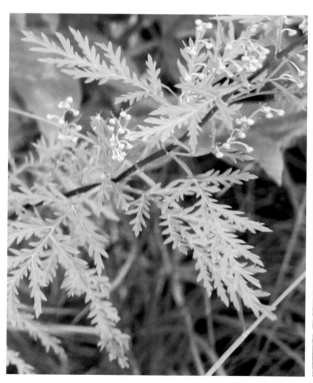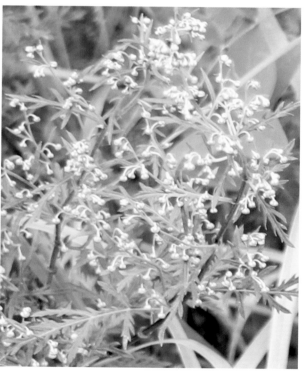

裂叶蒿 | 山白蒿
Artemisia tanacetifolia L.

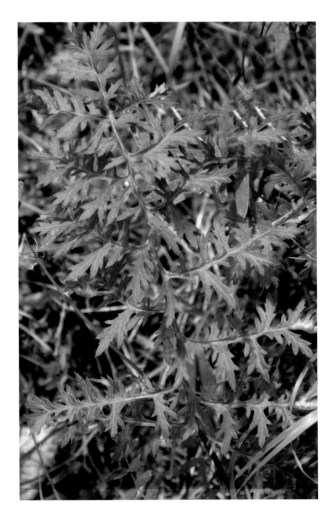

形态特征　多年生草本。茎少数或单生，高达70（~90）cm，茎上部与分枝通常被平贴柔毛。叶下表面初时密被白色绒毛，后稍稀疏；茎下部叶与中部叶椭圆状长圆形或长卵形，二至三回栉齿状羽状分裂，第一回全裂，每侧裂片6~8，裂片基部下延，在叶轴与叶柄上端呈窄翅状，小裂片椭圆状披针形或具线状披针形栉齿，不裂或具小锯齿；上部叶一至二回栉齿状羽状全裂；苞片叶栉齿状羽状分裂或不裂，线形或线状披针形。头状花序球形或半球形，下垂，排成密集或稍疏散的穗状花序，在茎上组成扫帚状圆锥花序；总苞片背面无毛或初时微被稀疏绒毛。瘦果椭圆状倒卵圆形。花、果期7~9月。

生境分布　生于林下、林缘、森林草原、草甸或灌丛。分布于我国东北、华北及宁夏、甘肃、青海、新疆。内蒙古大兴安岭各地均有分布。

药用部位　全草（裂叶蒿）入药。

采收加工　夏季采收全草，晒干。

应　　用　在大兴安岭民间用全草煎水洗患处，外治黄水疮，秃疮，斑秃，皮癣。

资源状况　资源丰富。

高山紫菀 | 高岭紫菀
Aster alpinus L.

形态特征　多年生草本，高10~35cm，有丛生的茎和莲座状叶丛。茎直立，不分枝，被密毛或疏毛。下部叶匙状或条状矩圆形，顶端圆形或稍尖，基部渐狭成具翅的叶柄，全缘；上部叶渐狭小，无叶柄；全部叶有柔毛。头状花序直径3~3.5（5）cm，在茎端单生；总苞半球形，总苞片2~3层，匙状披针形或条形，近等长，顶端钝或稍尖，被密柔毛或疏柔毛；舌状花35~40，紫色、蓝色或浅红色；管状花花冠黄色；冠毛白色，另有少数在外的极短或较短的糙毛。瘦果矩圆形，褐色，有密绢毛。花期6~7月，果期7~9月。

生境分布　生于山坡草地及干旱荒坡，分布于我国东北、华北及陕西、新疆。内蒙古大兴安岭各地均有分布。

药用部位　全草（高山紫菀）入药。

采收加工　6~8 月采收全草，晒干。

化学成分　含羁萜类化合物。

性味归经　味辛，性温。归肺经。

功能主治　散寒平喘。用于外感风寒之发热，恶寒，头痛，咳嗽，痰证。

用法用量　内服 9~12g，水煎。

资源状况　资源少。

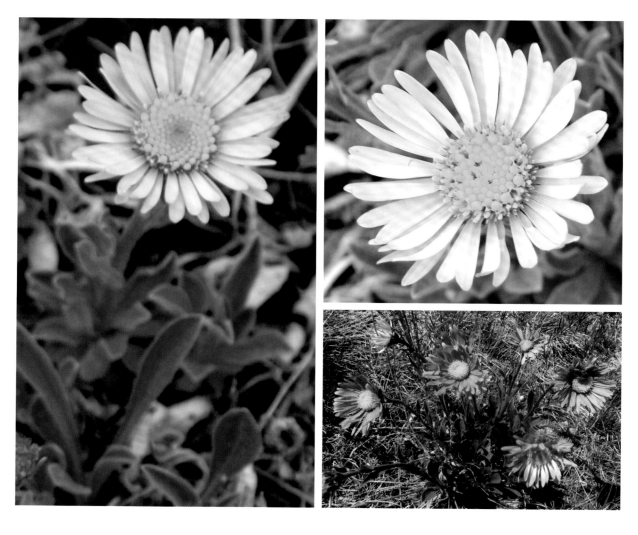

紫菀　青菀、驴耳朵菜、山白菜
Aster tataricus L. f.

形态特征　多年生草本，高 40~150cm。茎直立，粗壮，有疏粗毛，基部有纤维状残叶片和不定根。基部叶在花期枯萎，呈矩圆状或椭圆状匙形；上部叶狭小，厚纸质，两面有粗短毛，中脉粗壮，有 6~10 对羽状侧脉。头状花序直径 2.5~4.5cm，排列成复伞房状；总苞半球形，总苞片 3 层，外层渐短，全部或上部草质，顶端尖或圆形，边缘宽膜质，紫红色；舌状花 20 余朵，蓝紫色，中央有多数两性筒状花。瘦果倒卵状矩圆形，紫褐色，两面各有 1 条脉，少有 3 条脉，有疏粗毛；冠毛污白色或带红色。花期 7~8 月，果期 8~9 月。

生境分布　生于山坡草地、草甸、湿草地。分布于我国东北、华北及山东、河南、陕西、甘肃、宁夏。内蒙古大兴安岭各地均有分布。

药用部位　根（紫菀）入药。

采收加工　春、秋季采挖根，洗净，晒干，或将根编成辫形后晒干。

化学成分　含紫菀酮、槲皮素、无羁萜、表无羁萜、紫菀皂苷及挥发油等。

性味归经　味辛、苦，性温。归肺经。

功能主治　润肺下气，化痰止咳。用于咳嗽，肺虚劳嗽，肺痿肺痈，咳吐脓血，小便不利，痰多喘咳，新久咳嗽，劳嗽咯血等。

用法用量　内服 5~9g，水煎或入丸、散剂。有实热者忌服。

资源状况　资源丰富。

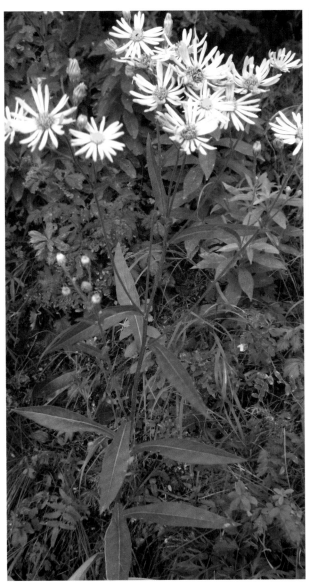
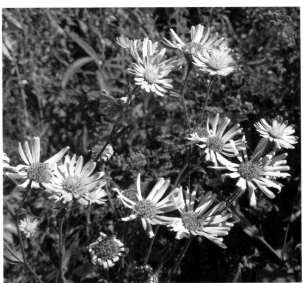
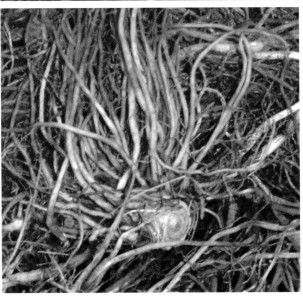

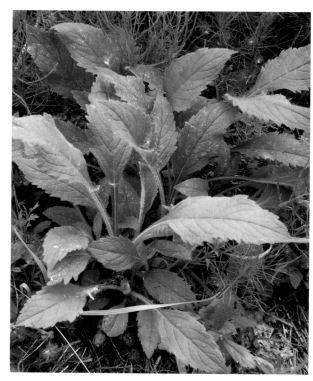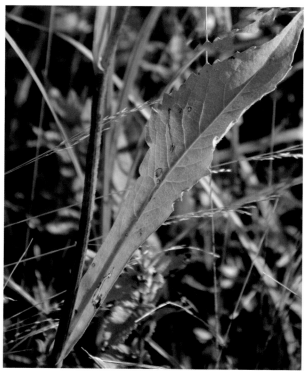

苍术

北苍术、枪头菜
Atractylodes lancea (Thunb.) DC.

形态特征　多年生草本。根茎平卧或斜升，粗长，或通常呈疙瘩状，生多数等粗等长或近等长的不定根。茎直立，高 15~20cm 或 30~100cm，单生或少数茎呈簇生，下部或中部以下常紫红色，全部茎枝被稀疏的蛛丝状毛或无毛。基部叶在花期脱落；中下部茎生叶圆形、倒卵形、偏斜卵形、卵形或椭圆形，3~5 或 7~9 羽状深裂或半裂，基部楔形或宽楔形，侧裂片 1~2 或 3~4 对，椭圆形、长椭圆形或倒卵状长椭圆形，几无柄；中部茎生叶倒卵形、长倒卵形、倒披针形或长倒披针形；中部以上茎生叶或上部茎生叶不裂，倒长卵形、倒卵状长椭圆形或长椭圆形；或全部茎生叶不裂，叶硬纸质，两面绿色，无毛。头状花序单生茎枝顶端；总苞钟状，直径 1~1.5cm，总苞片 5~7 层，最外层及外层卵形或卵状披针形，中层长卵形、长椭圆形或卵状长椭圆形，内层线状长椭圆形或线形；苞叶针刺状羽状全裂或深裂；小花白色，长 9mm。瘦果倒卵圆状，被稠密的顺向贴伏的白色长直毛，有时变稀毛；冠毛刚毛褐色或污白色，长 7~8mm，羽毛状，基部连合成环。花、果期 6~9 月。

生境分布　生于山坡林下、林缘、灌丛。分布于我国东北及内蒙古东部。内蒙古大兴安岭莫力达瓦旗有分布。

药用部位　根茎（苍术）入药。

采收加工　春、秋季采挖根茎，除去泥沙，晒干，撞去须根。

化学成分　含挥发油，其主要成分为苍术醇、苍术酮、茅术醇及桉叶醇等。

性味归经　味辛、苦，性温。归脾、胃经。

功能主治　健脾，燥湿，解郁，辟秽。用于湿盛困脾，倦怠嗜卧，脘痞腹胀，食欲不振，呕吐，泄泻，痢疾，疟疾，痰饮，水肿，感冒，风寒湿痹，足痿，夜盲等。

用法用量　内服 3~9g，水煎或入丸、散剂。阴虚内热，气虚多汗者忌服。

资源状况　资源一般。

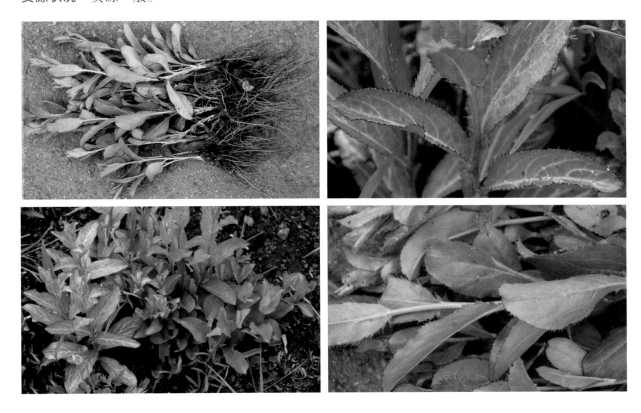

关苍术
北苍术、枪头菜
Atractylodes japonica Koidz. ex Kitam.

形态特征　多年生草本。根茎横走，肥大，呈结节状。茎单一，高 40~80cm，不分枝或分枝，全部茎枝无毛。基部茎生叶花期枯萎脱落；中下部茎生叶 3~5 羽状全裂，叶边缘或裂片边缘具针刺状缘毛或刺齿，上表面无毛，有光泽，下表面近无毛；上部茎生叶 3 全裂或不分裂。头状花序顶生；总苞钟状，总苞片 7~8 层，最外层及外层三角状卵形或椭圆形，中层椭圆形，内层长椭圆形，全部苞片顶端钝，边缘有蛛丝状毛，内层苞片顶端染紫红色；花冠管状，白色。瘦果倒卵形，被稠密的顺向贴伏的白色长直毛；冠毛刚毛褐色，羽毛状。花、果期 8~10 月。

生境分布　生于山坡林下、林缘、灌丛。分布于我国东北及内蒙古东部。内蒙古大兴安岭鄂伦春旗、牙克石市、莫力达瓦旗、阿荣旗、扎兰屯市均有分布。

药用部位　根茎（苍术）入药。

采收加工　春、秋季采挖根茎，除去残茎及须根、泥土，棒打苍术，除净夹在根茎结节中的杂质，再水洗，晒干。

化学成分　含挥发油及苍术烯内酯，挥发油中含芹烷二烯酮、二乙酰苍术二醇、苍术酮。

性味归经　味辛、苦，性温。归脾、胃、肝经。

功能主治 燥湿健脾，祛风散寒，明目。用于湿阻中焦，脘腹胀满，泄泻，水肿，脚气痿躄，风湿痹痛，风寒感冒，夜盲，眼目昏涩等。

用法用量 内服 3~9g，水煎。阴虚内热及气虚多汗者忌服。

资源状况 资源丰富。

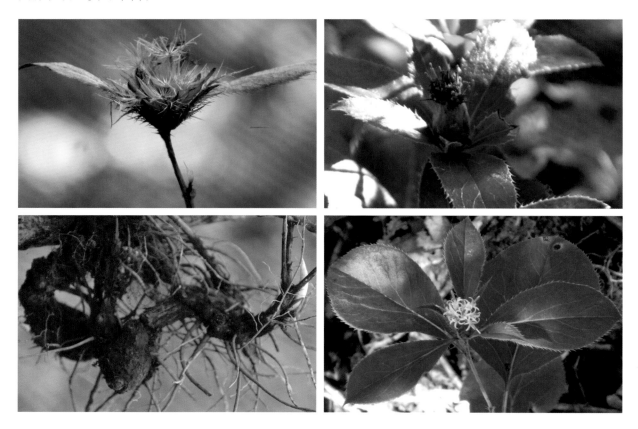

羽叶鬼针草 *Bidens maximowicziana* Oettingen

形态特征 一年生草本，高 50~80cm。叶对生，有叶柄，羽状分裂，裂片 2~3 对，条状披针形，顶端渐尖，边缘有内弯粗锯齿。头状花序直径约 1.5cm；总苞片 2 层，外层条形，叶质，有毛，内层矩圆状披针形，膜质；花黄色，全部为两性筒状花；花药稍超出于花冠。瘦果扁平，楔形，顶端具芒状冠毛 2。花期 7~8 月，果期 8~9 月。

生境分布 生于路旁及河边湿地。分布于我国东北及内蒙古。内蒙古大兴安岭各地均有分布。

药用部位 全草（羽叶鬼针草）入药。

采收加工 夏季采收全草，晒干。

性味归经 味辛、苦，性寒。

功能主治 解表退热，清热解毒。用于外感风热而发热，恶风，咳嗽，吐痰，腹泻痢疾等。近年研究发现，本品对血压具有良好的双向调节作用，高血压病人用药后可使血压降低，血压偏低者用药后可使血压升至正常，临床多用于降压。

用法用量　内服 9~15g，水煎。
资源状况　资源丰富。

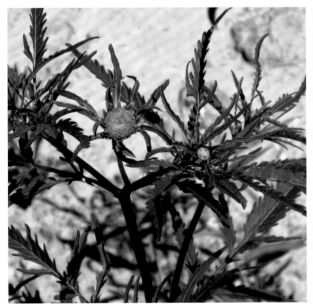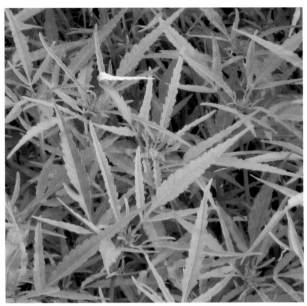

小花鬼针草 | 一包针、锅叉草、小鬼叉
Bidens parviflora Willd.

形态特征　一年生草本，高 20~70cm。叶对生，二至三回羽状全裂，裂片条形或条状披针形，全缘或有牙齿，疏生细毛或无毛，具细叶柄。头状花序直径 3~5mm；总苞片 2~3 层，条状披针形，外层短小，绿色，内层较长，膜质，黄褐色；花黄色，筒状；花冠顶端 4 裂。瘦果条形，有 4 棱，顶端具 2 枚刺状冠毛。花、果期 7~9 月。

生境分布　生于山坡湿地、多石质山坡、沟旁、耕地旁、荒地。分布于我国东北、华北及山东、江苏、安徽、河南、陕西、甘肃、宁夏、青海、四川。内蒙古大兴安岭鄂伦春旗、莫力达瓦旗、阿荣旗、扎兰屯市、阿尔山市均有分布。

药用部位　全草（小花鬼针草）入中药，又可入蒙药。

采收加工　秋季采收全草，晒干。

性味归经　中药：味苦、微甘，性凉。

功能主治　中药：清热解毒，活血散瘀。用于感冒发热，咽喉肿痛，肠炎，阑尾炎，痔疮，跌打损伤，冻疮，毒蛇咬伤等。蒙药：用于感冒发热，咽喉肿痛，泄泻，肠痛，痔疮，跌打损伤，冻疮，毒蛇咬伤，痈疽疔肿等。

用法用量　中药：内服 10~15g，鲜品加倍，水煎；外用适量，捣敷。蒙药：多入丸、散剂。

资源状况　资源少。

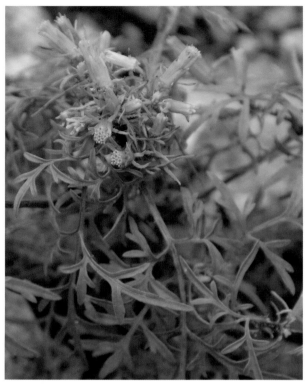
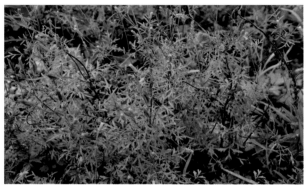
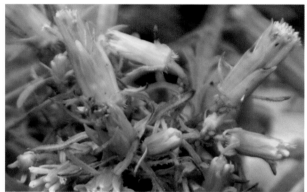

兴安鬼针草

大羽叶鬼针草
Bidens radiata Thuill.

形态特征　一年生草本。茎直立，高 30~70cm，近圆柱形或略具 4 棱，呈麦秆黄色，几乎无毛或上部被稀疏柔毛，上部分枝。叶对生或有时在茎上部互生；叶柄具狭翅，翅缘常有稀疏缘毛；叶片长，三出复叶状分裂或羽状分裂，裂片 3~5 枚，侧生裂片披针形或狭披针形，顶生裂片较大，两面无毛，边缘具近整齐的内弯锯齿，多少具紧贴边缘的短缘毛。头状花序生茎顶及枝端，稍密聚；花序梗长 0.5~3cm；总苞外层苞片（9）14~12（14）枚，条状披针形，叶状，边缘具疏齿，内层苞片披针形，膜质，褐色而具黄色边缘；托片条形，约与瘦果等长，具透明边缘；舌状花缺；盘花多数，黄色；花冠筒状，冠檐 4 齿裂。瘦果楔形，扁平，无中肋或具不明显的中肋，边缘具倒刺毛，顶端芒刺 2 枚，有倒刺毛。花、果期 8~9 月。

生境分布　生于沼泽及河边湿地。分布我国黑龙江、吉林、内蒙古。内蒙古大兴安岭额尔古纳市、根河市、牙克石市、阿尔山市均有分布。

药用部位　全草入药。

采收加工　夏季采收全草，洗净，晒干。

性味归经　味苦，性凉。归心、肺、大肠经。

功能主治　活血、利血、利尿。用于腹泻、痢疾、咽喉肿痛、跌打损伤、风湿痹痛、痈肿疮毒、小便淋沥涩痛等。

用法用量　内服 6~15g，水煎；外用适量，捣敷。

资源状况　资源丰富。

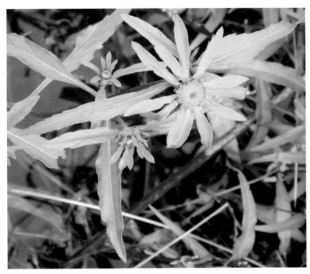
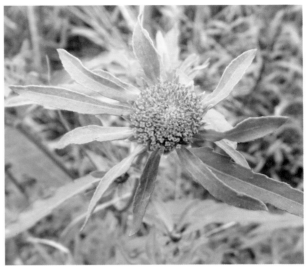

狼杷草
狼巴草
Bidens tripartita L.

形态特征　一年生草本，高 30~150cm。叶对生，无毛，叶柄有狭翅，中部叶通常 3~5 羽状裂，顶端裂片较大，椭圆形或矩椭圆状披针形，边缘有锯齿；上部叶 3 深裂或不裂。头状花序顶生或腋生，直径 1~3cm；总苞片多数，外层倒披针形，叶状，有睫毛；花黄色，全为两性筒状花。瘦果扁平，两侧边缘各有 1 列倒钩刺；冠毛 2，少有 3~4，芒状，具倒钩刺。花、果期 8~9 月。

生境分布　生于路边荒野、湿草地、水边湿地。分布于我国东北、华北、西北、华中及山东、江苏、安徽、浙江、福建、台湾、江西、贵州、云南、西藏、四川。内蒙古大兴安岭各地均有分布。

药用部位　全草（狼杷草）入药。

采收加工　秋季割取全草，切段，晒干。

化学成分　干草中含挥发油、鞣质；叶中含纤维素 C；果实含油，其含油率达 23.78%，还含有木犀草素 –7– 葡萄糖苷等黄酮类化合物。

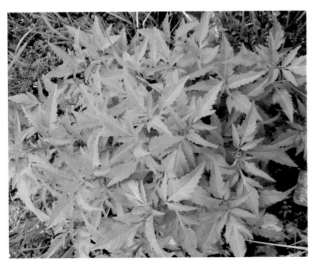
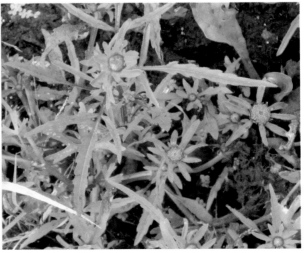

性味归经　味苦、甘，性平。

功能主治　清热解毒，养阴敛汗。用于感冒，扁桃体炎，咽喉炎，肠炎，痢疾，肝炎，尿路感染，肺结核，盗汗，闭经等；外治疖肿，湿疹，皮癣等。

用法用量　内服 9~15g，水煎、研末或捣汁；外用适量，捣汁涂。

资源状况　资源丰富。

翠菊　江西腊、五月菊
Callistephus chinensis (L.) Nees

形态特征　一年生或二年生草本，高 30~100cm。茎直立，有白色糙毛。中部茎叶卵形、匙形或近圆形，边缘有粗锯齿，两面被疏短硬毛，叶柄长 2~4cm，有狭翅；上部叶渐小。头状花序大，单生于枝端，直径 6~8cm；总苞半球形，总苞片 3 层，外层叶质，边缘有白色糙毛；外围雌花舌状，1 层或多层，红色、蓝色等多种颜色，中央有多数筒状两性花。瘦果有柔毛；冠毛 2 层，外层短，易脱落。花、果期 8~9 月。

生境分布　生于山坡撂荒地、山坡草丛。分布于我国东北、华北及山东、云南、四川。内蒙古大兴安岭莫力达瓦旗、阿荣旗、扎兰屯市、阿尔山市均有分布。

药用部位　花序（翠菊）入中药，又可入蒙药。

采收加工　夏、秋季花盛开时采摘花序，阴干。

性味归经　中药：味苦，性平。蒙药：味苦，性平、钝、柔。

功能主治　中药：清肝明目。用于目赤肿痛，视物昏花不明等。蒙药：杀"粘"，清热，解毒，燥脓，消肿。用于瘟疫，流行性感冒，头痛，"发症"，疔疮，毒热，猩红热，麻疹不透等。

用法用量　中药：内服 9~15g，水煎；外用适量，煎水洗眼。蒙药：多入丸、散剂。

资源状况　资源少。

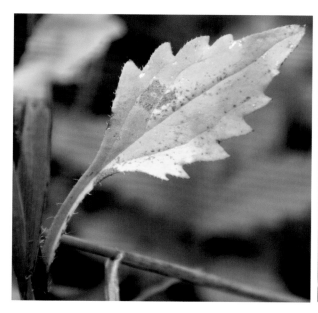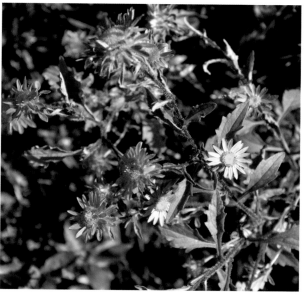

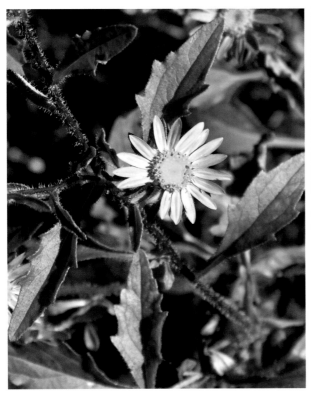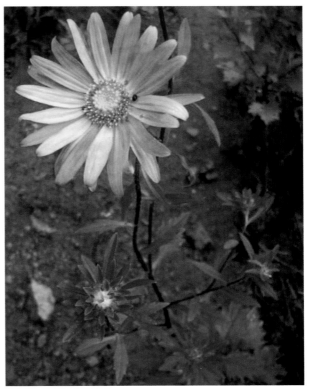

节毛飞廉
飞廉蒿、老牛错
Carduus acanthoides L.

形态特征　二年生或多年生植物，高（10）20~100cm。茎单生，有条棱，有长分枝或不分枝，全部茎枝被稀疏的多细胞长节毛，下部毛稍稠密，接头状花序下部的毛通常密厚。基部叶及下部茎叶长椭圆形或长倒披针形，羽状浅裂、半裂或深裂，侧裂片6~12对，半椭圆形、偏斜半椭圆形或三角形，边缘有大小不等的钝三角形刺齿，齿顶及齿缘有黄白色针刺，齿顶针刺较长，或叶边缘有大锯齿，不呈明显的羽状分裂；向上叶渐小，与基部叶及下部茎叶同形并等样分裂，接头状花序下部的叶宽线形或线形；全部茎叶两面同色，绿色，沿脉有稀疏的多细胞长节毛，基部渐狭，两侧沿茎下延成茎翼；茎翼齿裂，齿顶及齿缘有针刺，头状花序下部的茎翼有时为针刺状。头状花序几乎无花序梗，3~5个集生或疏松排列于茎顶或枝端；总苞卵形或卵圆形，总苞片多层，覆瓦状排列，向内层渐长，全部苞片无毛或被稀疏蛛丝状毛；小花红紫色。瘦果长椭圆形；冠毛多层，白色，或稍带褐色，不等长，向内层渐长，冠毛刚毛锯齿状，长达1.5cm，顶端稍扁平扩大。花、果期7~9月。

生境分布　生于山坡、草地、林缘、灌丛、山谷、山沟、水边或田间。我国广布种。内蒙古大兴安岭各地均有分布。

药用部位　全草（节毛飞廉）、根入药。

采收加工　夏、秋季采收全草，洗净，晒干。秋季采挖根，鲜用或阴干，或切段晒干。

化学成分　新鲜茎含去氢飞廉碱和去氢飞廉定等。

性味归经　味微苦，性凉。

功能主治　祛风，清热，利湿，凉血止血，活血消肿。用于感冒咳嗽，头痛眩晕，尿路感染，乳糜尿，带下，黄疸，风湿痹痛，吐血，衄血，尿血，月经过多，功能失调性子宫出血，跌打损伤，疔疮疖肿，痔疮肿痛，烧伤等。

用法用量　内服 9~30g，鲜品 30~60g，水煎、浸酒或入丸、散剂；外用适量，煎水洗、鲜品捣敷或烧存性研末掺。血虚及脾胃功能弱者慎服。

资源状况　资源一般。

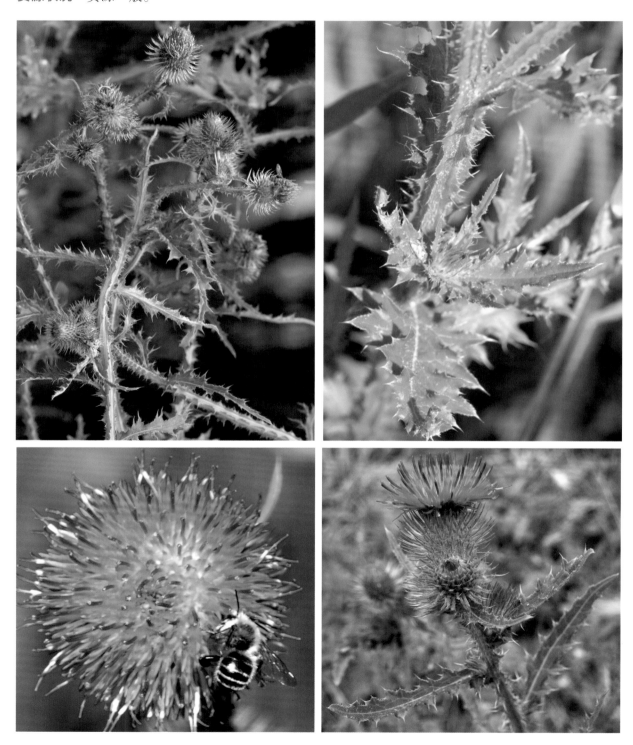

楔叶菊　*Chrysanthemum naktongense* Nakai

形态特征　多年生草本，高 10~50cm，有地下匍匐根茎。茎直立，自中部分枝，分枝斜升，或仅在茎顶有短花序分枝，极少不分枝的；全部茎枝有稀疏的柔毛，上部及花序轴下部被毛稍多，或几乎无毛而光滑。中部茎生叶长椭圆形、椭圆形或卵形，掌式羽状或 3~7 羽状浅裂、半裂或深裂，叶腋常有簇生较小的叶；基生叶和下部茎生叶与中部茎生叶同形，但较小；上部茎生叶倒卵形、倒披针形或长倒披针形，3~5 裂或不裂；全部茎生叶基部楔形或宽楔形，有长柄，柄基有或无叶耳，两面无毛或几无毛。头状花序直径 3.5~5cm，2~9 个在茎枝顶端排成疏松伞房花序，极少单生；总苞碟状，总苞片 5 层，外层线形或线状披针形，顶端圆形膜质扩大，中内层椭圆形或长椭圆形，边缘及顶端白色或褐色，膜质，中外层外面被稀疏柔毛或几无毛；舌状花白色、粉红色或淡紫色，顶端全缘或 2 齿。

生境分布　生于山坡林下、林缘、路旁。分布于我国东北及内蒙古、河北。内蒙古大兴安岭鄂温克族自治旗、阿尔山市均有分布。

应　　用　同紫花野菊。

资源状况　资源一般。

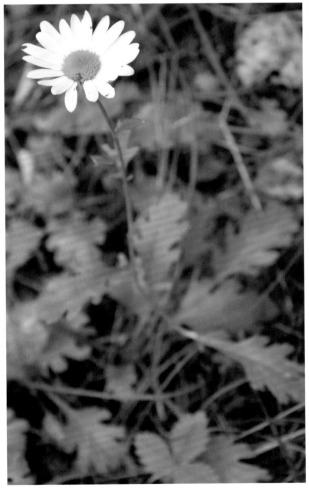
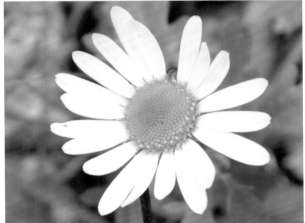
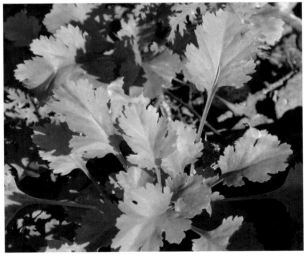

紫花野菊 | 山菊、西伯利亚菊
Chrysanthemum zawadskii Herbich

形态特征 多年生或二年生草本，高 10~30cm，全株被皱曲单毛或分叉柔毛。根茎横走，细而分枝；茎单生或少数丛生，直立，常带紫红色。基生叶及下部茎生叶宽卵形，二回羽状深裂，小裂片披针形或条形，两面有腺点和柔毛或无毛，叶片基部渐狭成具翅的长柄；中部及上部叶变小，矩圆形或倒披针形，羽状深裂，具短柄；最上部叶条形，全缘或羽状浅裂。头状花序单生或 2~5 个于茎顶排成伞房状，直径 3~5cm；总苞片 3 层，边缘膜质，褐色；舌状花花冠白色、粉红色或红紫色；管状花黄色。瘦果矩圆形。花、果期 7~9 月。

生境分布 生于路旁、石砾地、岩石缝、山顶、林缘。分布于我国东北、华北及陕西、浙江、安徽。内蒙古大兴安岭各地均有分布。

药用部位 头状花序（紫花野菊）入中药，又可入蒙药。

采收加工 夏、秋季花盛开时采摘花序，除去杂质，阴干。

性味归经 蒙药：味微苦，性平、钝、柔。

功能主治 中药：清热解表，止痛。用于红眼病，头痛，半边脸发热等温热病。蒙药：杀"粘"，清热解毒，燥脓消肿。用于温热，毒热，感冒发热，脓疮等。

用法用量 蒙药：入丸、散剂或汤剂。

资源状况 资源丰富。

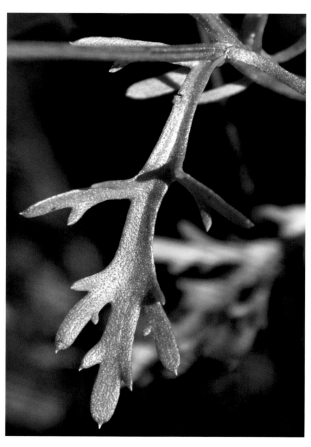
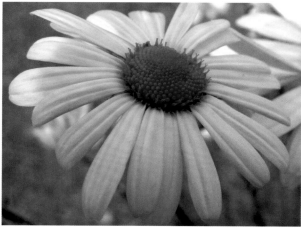
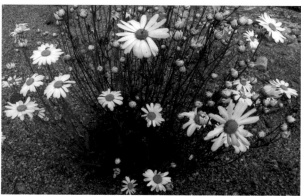

刺儿菜

小蓟
Cirsium integrifolium (Wimm.et Grab.) L. Q. Zhao et Y. Z. Zhao

形态特征　多年生草本。根茎长。茎直立，无毛或被蛛丝状毛，高 30~80cm。叶互生，基生叶在花期凋落；茎下部叶和中部叶椭圆形或椭圆状披针形，上表面绿色，下表面淡绿色，两面有疏密不等的白色蛛丝状毛，顶端钝尖，基部狭或钝圆，近全缘或疏具波状齿裂，边缘及齿端有刺，无柄。花雌雄异株，头状花序通常单生或数个生于茎顶或枝端；雄株头状花序小，雄花花冠紫红色；雌株头状花序较大，雌花花冠紫红色。瘦果椭圆形或长卵形，略扁平；冠毛羽状，先端稍肥厚而弯曲。花、果期 7~9 月。

生境分布　生于湿草地、撂荒地、居民区附近。我国除西藏、云南、广东、广西无分布外，其他各地均有分布。内蒙古大兴安岭各地均有分布。

药用部位　全草（刺儿菜）入药。

采收加工　夏季采收全草，晒干。

化学成分　带花全草含芸香苷、原儿茶酸、绿原酸、咖啡酸、氯化钾、蒙花苷等。

性味归经　味甘、苦，性凉。归心、肝经。

功能主治　凉血止血，祛瘀消肿，消痈解毒。用于衄血，吐血，尿血，血淋，便血，崩漏，外伤出血，痈肿疮毒。

用法用量　内服 5~12g，水煎；外用适量，鲜品捣烂敷患处。孕妇慎用。

资源状况　资源一般。

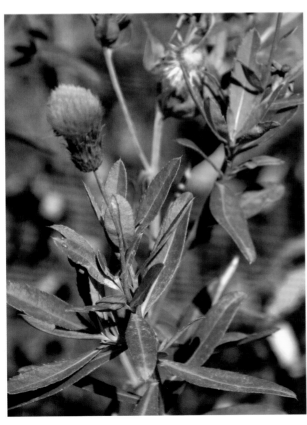
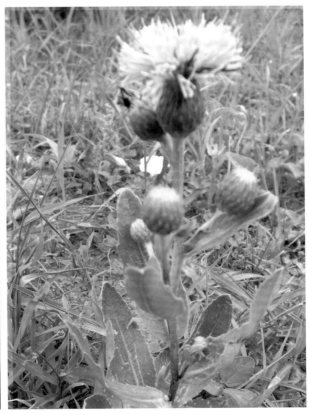

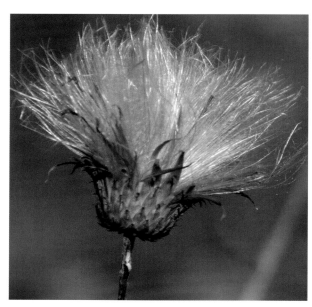
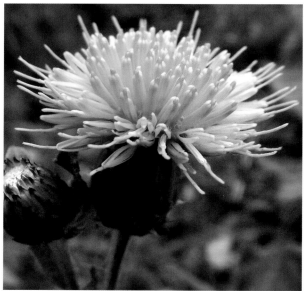

莲座蓟

食用蓟
Cirsium esculentum (Sievers) C. A. Mey.

形态特征 多年生草本。根茎短，有多数须根。无茎或有高约10cm的短茎。基生叶矩圆状倒披针形，顶端钝，有刺，基部渐狭成有翅的柄，羽状深裂，裂片卵状三角形，钝头，边缘有钝齿和针刺，两面有弯曲的毛，下表面沿脉毛较密。头状花序无梗或有短梗，长椭圆形，长3~4cm，宽2~3cm，数个密集于莲座状叶中间或茎端；总苞无毛，基部有小叶1~3，总苞片6层，外层条状披针形，刺尖头，略有睫毛，中层矩圆状披针形，顶端长锐尖，最内层长条形；花冠红紫色。瘦果；冠毛羽状，与花冠近等长。花、果期8~9月。

生境分布 生于湿草地、低湿草地、草甸。分布于我国东北及内蒙古、河北、新疆。内蒙古大兴安岭额尔古纳市、鄂温克族自治旗、牙克石市、阿尔山市均有分布。

药用部位 全草（莲座蓟）入药。

采收加工 夏、秋季花盛开时或结果时采收全草，阴干。

化学成分 含黄酮。

性味归经 味甘，性凉。

功能主治 散瘀消肿，排脓托毒，止血。用于肺脓肿，疮痈肿毒，皮肤病，肝热，各种出血证等。

用法用量 内服3~9g，水煎或研末入散剂。

资源状况 资源一般。

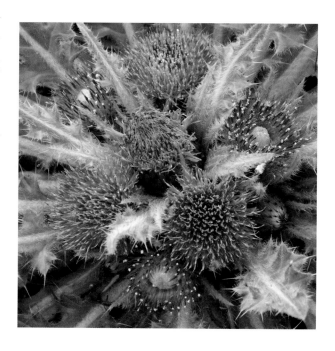

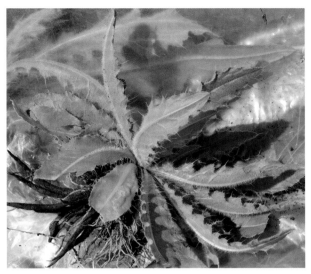
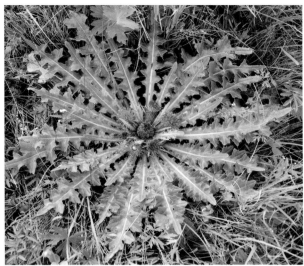

烟管蓟　*Cirsium pendulum* Fisch. ex DC.

形态特征　二年生或多年生草本，高 1~2m。茎直立，上部分枝，被蛛丝状毛。基生叶和茎下部叶在花期枯萎凋谢，宽椭圆形，顶端尾尖，基部渐狭成具翅的柄，羽状深裂，裂片上侧边缘具长尖齿，边缘有刺；茎中部叶狭椭圆形，无柄，稍抱茎或不抱茎；茎上部叶渐小。头状花序单生于枝端，有时近于双生，有长梗或短梗，下垂，直径 3~4cm；总苞卵形，基部凹形，总苞片约 8 层，条状披针形，外层短，顶端刺尖，外反，背部中肋带紫色；花冠紫色。瘦果矩圆形；冠毛灰白色，羽状，长 18mm。花、果期 7~9 月。

生境分布　生于草甸、沼泽化草甸、林缘、林下溪旁。分布于我国东北、华北及河南、陕西、甘肃、云南。内蒙古大兴安岭各地均有分布。

药用部位　地上部分（烟管蓟）或根入药。

采收加工　夏、秋季花开时采割地上部分,晒干。秋末挖根，除去杂质，洗净，晒干。

化学成分　全草含生物碱、挥发油，根含乙酸蒲公英甾醇、豆甾醇、α- 香树脂醇、β- 香树脂醇、β- 谷甾醇，鲜叶含柳穿鱼花苷。

性味归经　味甘、苦，性凉；无毒。

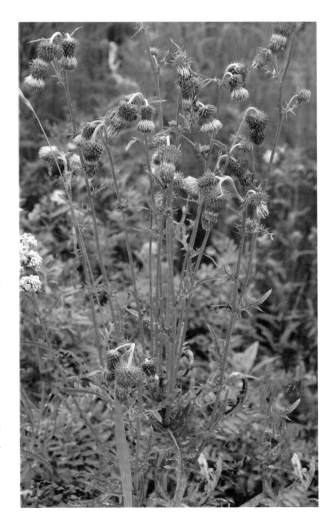

功能主治　解毒，止血，补虚。用于疮肿，疟疾，外伤出血，体虚等。

用法用量　内服 4.5~9g，鲜品 30~60g，水煎、捣汁或研末；外用适量，捣敷或捣汁涂患处。

资源状况　资源一般。

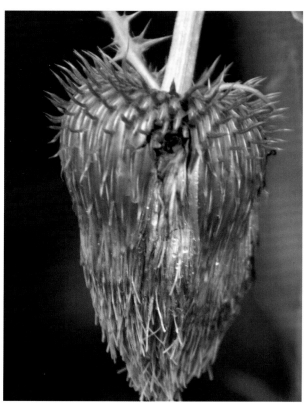 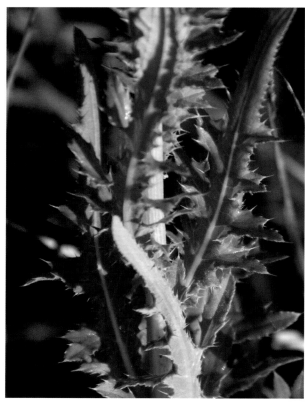

大刺儿菜 | 大蓟
Cirsium setosum (Willd.) MB.

形态特征　多年生草本，高 50~100cm。茎直立，上部分枝，被疏毛或绵毛。叶互生，基部叶具柄，上部叶基部抱茎，叶片羽状分裂，具刺。头状花序大，单生或数个聚生于枝端，密被绵毛；总苞片外层顶端具长刺；花紫红色。瘦果，冠毛羽状。花期 7~8 月，果期 8~9 月。

生境分布　生于农田旁、居民区附近、路旁或荒地。分布于我国华北、东北及陕西、河南等。内蒙古大兴安岭各地均有分布。

药用部位　地上部分（大蓟）入药。

采收加工　8~9 月采收地上部分，晒干。

性味归经　味甘、苦，性凉。归心、肝经。

功能主治　凉血止血，散瘀解毒，消痈。用于衄血，吐血，尿血，血淋，便血，崩漏，外伤出血，痈肿疮毒。

用法用量　内服 5~12g，水煎。

资源状况　资源丰富。

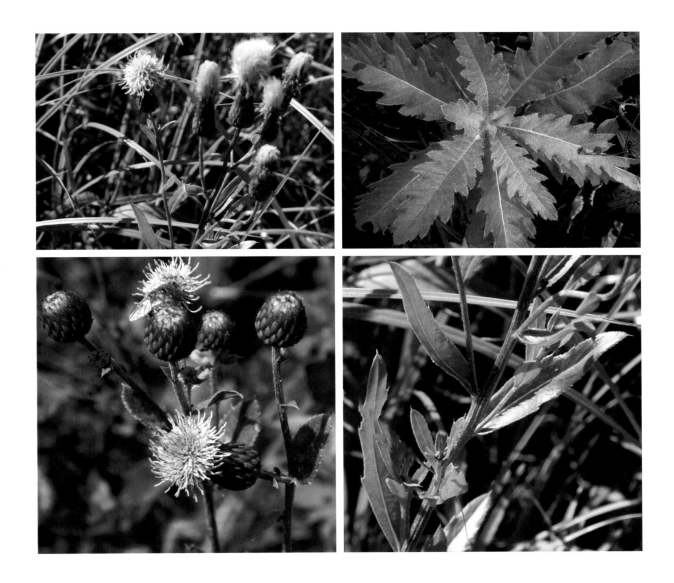

绒背蓟 猫腿姑
Cirsium vlassovianum Fisch. ex DC.

形态特征 多年生草本，具块状根。茎直立，高 50~100cm，被柔毛，上部分枝。叶矩圆状披针形或卵状披针形，不裂，顶端锐尖，基部无柄，稍抱茎；下部叶有短柄，边缘密生细刺或有刺尖齿，上表面绿色，被疏毛，下表面密被灰白色绒毛。头状花序单生枝端及上部叶腋，直立；总苞钟状球形，总苞片6层，披针状条形，顶端锐尖；花冠紫红色。瘦果矩圆形；冠毛羽状，淡褐色，长13~15mm。花期7~8月，果期9月。

生境分布 生于山坡林中、林缘、草甸、湿草地、河边草甸。分布于我国东北、华北。内蒙古大兴安岭各地均有分布。

药用部位 块根（绒背蓟）入药。

采收加工 春、秋季采挖块根，洗净，鲜用或晒干。

性味归经 味微辛，性温。

功能主治　祛风，除湿，止痛。用于风湿性关节炎，四肢麻木等。

用法用量　内服 3~6g，水煎。

资源状况　资源丰富。

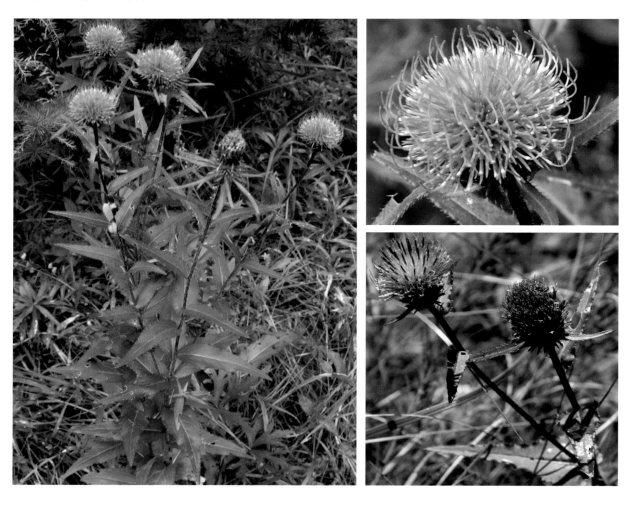

小蓬草　小飞蓬、加拿大飞蓬、小白酒草
Conyza canadensis (L.) Cronq.

形态特征　一年生草本。根纺锤形或纤维状。茎直立，高 50~100cm 或更高，圆柱状，多少具棱，有条纹，被疏长硬毛，上部多分枝。叶密集；基部叶在花期常枯萎；下部叶倒披针形，顶端尖或渐尖，基部渐狭成柄，边缘具疏锯齿或全缘；中部叶和上部叶较小，线状披针形或线形，近无柄或无柄，全缘或稀具齿 1~2，两面或仅上表面被疏短毛，边缘常被上弯的硬缘毛。头状花序多数，排列成顶生多分枝的大圆锥花序；花序梗细；总苞近圆柱状，总苞片 2~3 层，淡绿色，线状披针形或线形；雌花多数，舌状花淡紫色；管状花黄色。瘦果线状披针形，被贴微毛；冠毛污白色，糙毛状。花期 6~9 月。

生境分布　生于旷野、荒地、田边和路旁。为常见的杂草，我国广布种。内蒙古大兴安岭各地均有分布。

药用部位　全草（小蓬草）入药。

采收加工　夏、秋季采收全草，晒干。

化学成分　含挥发油、皂苷、苦味质、树脂及 γ- 内酯类化合物，还含高山黄芩苷、维生素 C 等。

性味归经　味微苦、辛，性凉。

功能主治　清热利湿，散瘀消肿。用于痢疾，肠炎，肝炎，胆囊炎，跌打损伤，风湿骨痛，疮疖肿痛，外伤出血，牛皮癣等。

用法用量　内服 15~30g，水煎；外用适量，鲜品捣烂敷患处。

资源状况　资源一般。

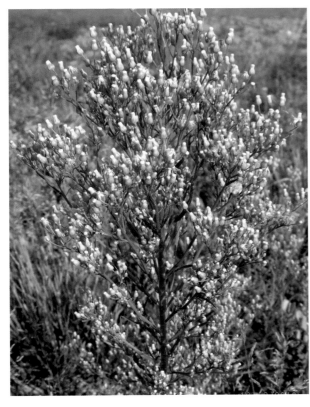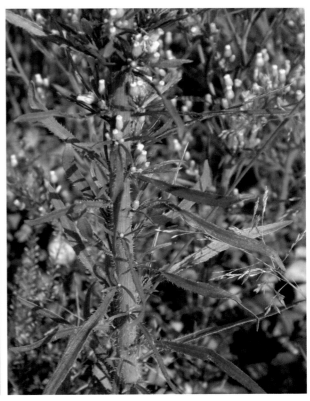

东风菜
山白菜
Doellingeria scaber (Thunb.) Nees

形态特征　多年生草本，高 1~1.5m。茎直立，圆形，基部光滑，上部渐被毛，嫩枝顶端毛较密，有时茎的中部略带红色。叶互生，基部叶心形，先端尖，边缘具锯齿或复锯齿，上表面绿色，下表面灰白色，两面有短毛，叶柄具窄翼，在花后凋落；茎上部叶卵状三角形，先端尖锐，基部心形或截形，柄较短。头状花序集成疏松的伞房状；总苞半圆形，苞片数列，长椭圆形，先端钝，背面绿色，边缘膜质；边缘为舌状花，白色，雌花，约 10 朵；中央为管状花，黄色，两性。瘦果长椭圆形；冠毛棕黄色，长短不等。花期 7~8 月，果期 8~9 月。

生境分布　生于山谷坡地、林下、林缘、路旁草地和灌丛中。分布于我国东北部、北部、中部、东部至南部各地。内蒙古大兴安岭除额尔古纳市、根河市无分布外，其他地方均有分布。

药用部位　根或全草（东风菜）入药。

采收加工　夏、秋季采挖根，洗净，晒干或鲜用。夏季采收全草，晒干。

化学成分　根含东风菜皂苷、α-菠菜甾醇、α-菠幽醇-3-氧-β-D-葡萄糖苷等。

性味归经　味辛、甘，性寒。

功能主治　清热解毒，活血消肿，镇痛。用于跌打损伤，毒蛇咬伤，头痛，咽痛，关节痛等。民间将其作为抗癌药物使用，并用于慢性支气管炎和毒蛇咬伤。α-菠幽醇-3-氧-β-D-葡萄糖苷有利尿作用，利尿强度为氢氯噻嗪的70%。

用法用量　内服6~30g，水煎；外用适量，鲜品捣烂敷患处。

资源状况　资源一般。

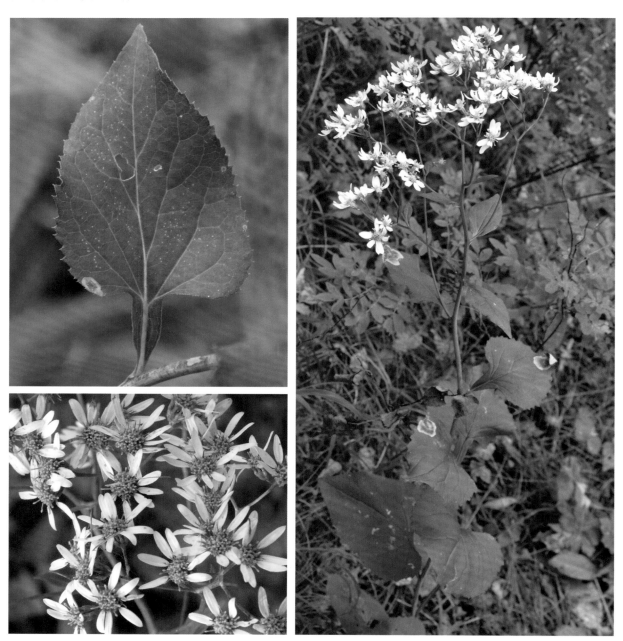

驴欺口 | 蓝刺头
Echinops davuricus Fischer ex Hornemann

形态特征　多年生草本。茎直立，下部被褐色柔毛及丝状毛，上部密被蛛丝状毛。基生叶叶柄基部扩展抱茎，边缘具篦齿状刺，叶片长圆形，羽状深裂，裂片长卵形至长圆状披针形，羽状半裂或具锐齿状缺刻，边缘具睫毛状小刺，上表面绿色，疏被蛛丝状绵毛或无毛，下表面密被白绵毛；茎中部叶羽状深裂，无柄；茎上部叶渐小，无柄，披针形，羽状浅裂或具刺状缺刻。复头状花序生于茎顶或分枝顶端，蓝色；总苞外被刚毛，总苞片多层，覆瓦状排列；花冠管状，蓝色，先端5裂。瘦果圆柱形，密被毛；冠毛冠毛状，下部连合。花、果期7~9月。

生境分布　生于山坡草地、山坡林缘、多石的向阳山坡、湿草地。分布于我国东北、华北。内蒙古大兴安岭除根河市无分布外，其他地方均有分布。

药用部位　根（禹州漏芦）入药。

采收加工　春、秋季采挖根，除去须根及泥沙，洗净，晒干。

性味归经　味苦，性寒。归胃经。

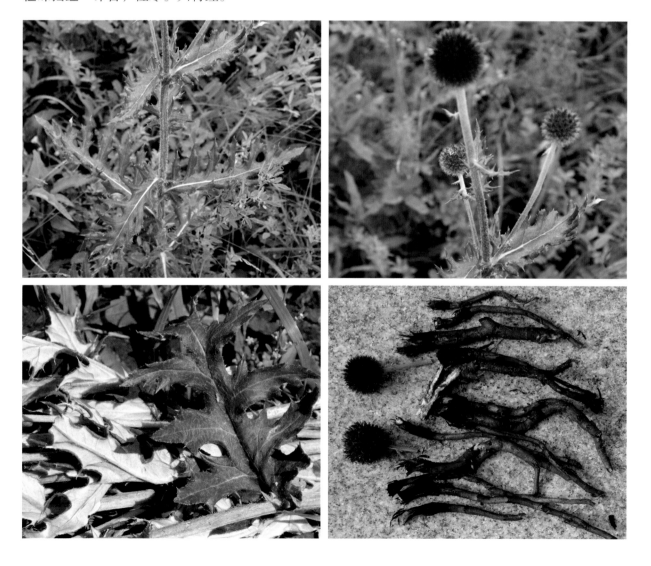

功能主治　清热解毒，消痈，下乳，舒筋通脉。用于乳痈肿痛，痈疽发背，瘰疬，疮毒，乳汁不通，湿痹拘挛等。

用法用量　内服 5~10g，水煎。

资源状况　资源少。

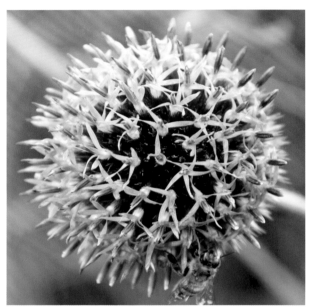 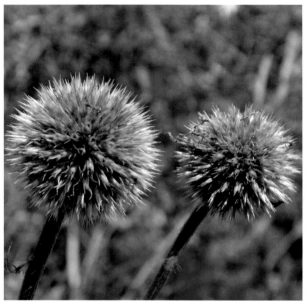

长茎飞蓬 _{紫苞飞蓬}
紫苞飞蓬
Erigeron acris L. subps. *politus* (Fries) H. Lindberg

形态特征　二年生或多年生草本，有分枝。茎数个，高 10~50cm，直立，上部有分枝，密被贴短毛，杂有疏开展的长硬毛。叶全缘，质较硬，绿色，或叶柄紫色，边缘常有睫毛状的长节毛，两面无毛；基部叶密集，莲座状，在花期常枯萎，基部叶及下部叶倒披针形或长圆形，顶端钝，基部狭成长叶柄；中部叶和上部叶无柄，长圆形或披针形，顶端尖或稍钝。头状花序较少数，生于伸长的小枝顶端，排列成伞房状或伞房状圆锥花序；总苞半球形，总苞片 3 层，线状披针形，背面密被具柄的腺毛；雌花外层舌状，淡红色或淡紫色，顶端全缘，上部被微毛；两性花管状，黄色，上部被疏微毛。瘦果长圆状披针形，扁压，密被多少贴生的短毛；冠毛白色，2 层，刚毛状。花、果期 7~9 月。

生境分布　生于山坡草地、沟边及林缘。分布于我国东北、华北及甘肃、四川、新疆、西藏。内蒙古大兴安岭各地均有分布。

药用部位　全草（红蓝地花）入药。

采收加工　夏、秋季采收全草，晒干。

性味归经　味甘、微苦，性平。

功能主治　解毒，消肿，活血。用于结核型麻风，瘤型麻风，视物模糊等。在民间根入药，用于眼雾。

用法用量　内服 9~15g，水煎。

资源状况　资源一般。

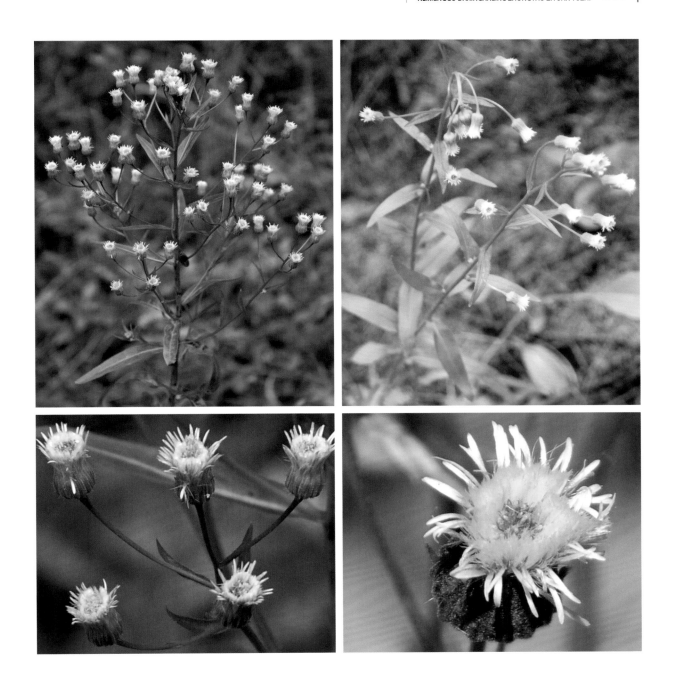

飞蓬　*Erigeron acris* L.

形态特征　二年生草本。茎单生，稀数个，高5~60cm，直立，具明显的条纹，被较密而开展的硬长毛。基部叶较密集，在花期常留存，倒披针形，顶端钝或尖，基部渐狭成长柄，全缘或极少具1至数枚小尖齿，具不明显的3脉；中部叶和上部叶披针形，无柄，顶端急尖；最上部的叶和枝上的叶极小，线形，具1脉；全部叶两面被较密或疏开展的硬长毛。头状花序多数，在茎枝端排列成密而窄的圆锥花序，或少有疏而宽的圆锥花序；总苞半球形，总苞片3层，线状披针形，背面被密或较密且开展的长硬毛；雌花外层舌状，舌片淡红紫色；中央的两性花管状，黄色，上部被疏贴微毛。瘦果长圆状披针形，扁压，被疏贴短毛；冠毛 2 层，白色，刚毛状。花、果期 7~9 月。

生境分布　生于山坡草地及林缘。分布于我国华北、西北及吉林、辽宁、四川、西藏。内蒙古大兴安岭各地均有分布。

药用部位　花入中药，全草（飞蓬）入蒙药。

采收加工　7~8 月采收花，晒干。夏、秋季采收全草，晒干。

化学成分　全草含挥发油。

性味归经　中药：味辛，性凉。

功能主治　中药：发汗解表。用于温热病。蒙药：用于外感发热，泄泻，胃炎，皮疹，疥疮。

用法用量　中药：内服 3~9g，水煎。

资源状况　资源一般。

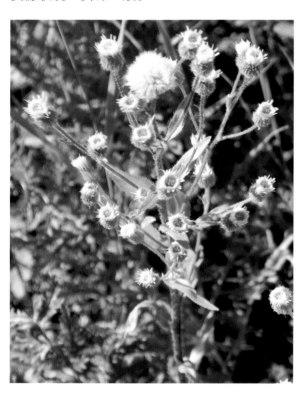
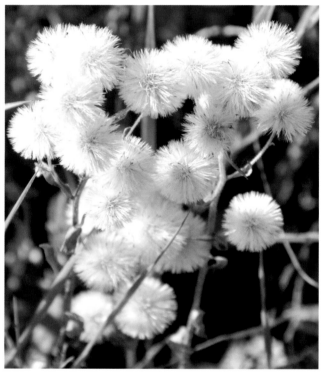

林泽兰 | 尖佩兰、白鼓钉、毛泽兰
Eupatorium lindleyanum DC.

形态特征　多年生草本。茎枝密被白色柔毛，下部及中部红色或淡紫红色。中部茎生叶长椭圆状披针形或线状披针形，不裂或 3 全裂，基部楔形，两面粗糙，被白色粗毛及黄色腺点；全部茎叶边缘有犬齿，几乎无柄。花序分枝及花梗密被白色柔毛；总苞钟状，总苞片约 3 层，外层苞片披针形或宽披针形，中层及内层苞片长椭圆形或长椭圆状披针形，苞片绿色或紫红色，先端尖；花白色、粉红色或淡紫红色，花冠外面散生黄色腺点。瘦果黑褐色，椭圆状，散生黄色腺点；冠毛白色。花、果期 7~10 月。

生境分布　生于山谷阴处水湿地、林下湿地、草甸。我国除新疆、青海、西藏及宁夏无分布外，其他各省区均有分布。内蒙古大兴安岭除根河市、额尔古纳市无分布外，其他地方均有分布。

药用部位　全草（林泽兰）入药。

采收加工　8~9 月采收全草，晒干。

性味归经　味苦，性平。

功能主治　清肺，止咳，平喘，降血压，发表祛湿，和中化湿。用于支气管炎，高血压，伤暑寒热头痛等。

用法用量　内服 10~30g，水煎。

资源状况　资源一般。

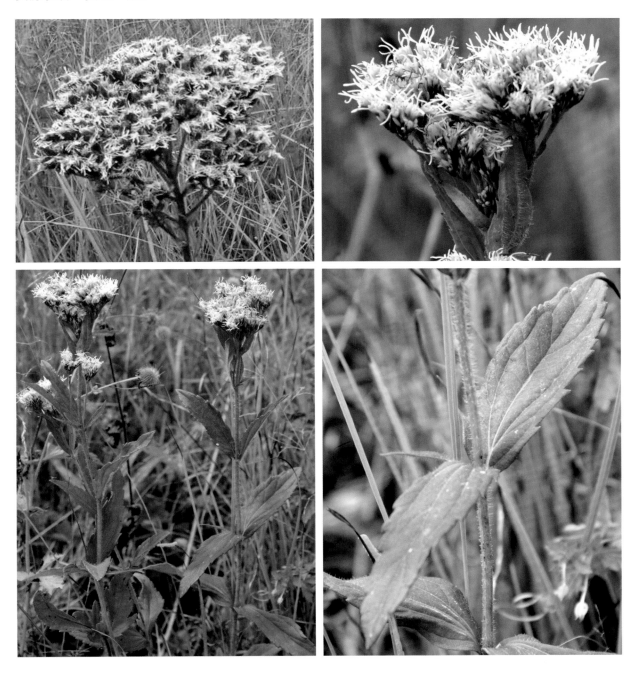

线叶菊 | 西伯利亚艾菊、兔毛蒿
Filifolium sibiricum (L.) Kitam.

形态特征 多年生草本。茎无毛，丛生，基部密被纤维鞘。基生叶莲座状，有长柄，倒卵形或长圆形；茎生叶互生，二至三回羽状全裂，小裂片丝形，无毛，有白色乳凸。头状花序盘状，在茎枝顶端组成伞房花序；总苞球形或半球形，无毛，总苞片3层，卵形或宽卵形，边缘膜质，先端圆，背面厚硬，黄褐色；边花为雌花，1层，能育，花冠筒状，扁，有腺点；盘花多数，两性，不育，花冠管状，黄色。瘦果倒卵圆形或椭圆形，稍扁，黑色，无毛，腹面有条纹2，无冠状冠毛。花、果期7~9月。

生境分布 生于山坡草地、干旱山坡。分布于我国东北、华北。内蒙古大兴安岭各地均有分布。

药用部位 全草（线叶菊）入药。

采收加工 夏、秋季采收全草，阴干。

性味归经 味苦，性寒。

功能主治 清热解毒，抗菌消炎，安神镇惊，调经止血。用于传染病高热，对治疗心悸、失眠、神经衰弱效果显著，对月经不调也有一定疗效；外治肿痈，臁疮，中耳炎及其他外科化脓性感染。

用法用量 内服9~15g，水煎；外用适量，熬膏敷患处。

资源状况 资源丰富。

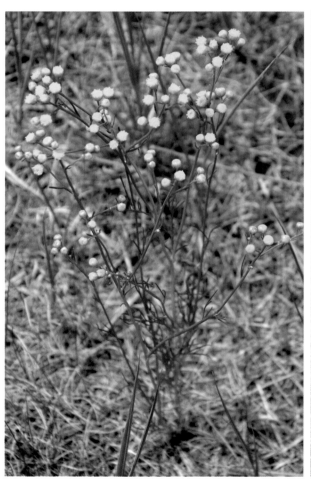 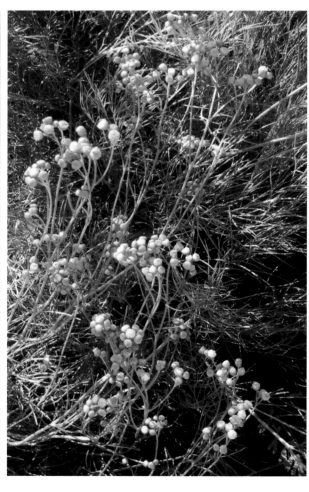

兴安乳菀 | 乳菀
Galatella dahurica DC.

形态特征　多年生草本，高 30~80（100）cm，全株密被乳头状短毛和刺毛。中部茎生叶条状披针形或条形，稀矩圆状披针形，无柄，顶端长渐尖，两面或仅上表面有腺点，有 3 脉。头状花序较大，少数，在上端排成疏伞房状，具花 30~60；总苞近半球形，总苞片 3~4 层，黄绿色，背面被短毛，或少有近无毛；舌状花 10~20，舌片淡紫红色或紫蓝色；中央的两性花多数，花冠管状，黄色。瘦果长圆形，被白色长柔毛；冠毛污黄色，糙毛状。花、果期 7~9 月。

生境分布　生于山坡草地、草甸、草原。分布于我国东北及内蒙古。内蒙古大兴安岭各地均有分布。

药用部位　全草（兴安乳菀）入药。

采收加工　夏、秋季采收全草，洗净，鲜用或晒干。

应　　用　全草解毒，消肿，活血。用于结核型麻风，瘤型麻风，视物模糊等。

资源状况　资源一般。

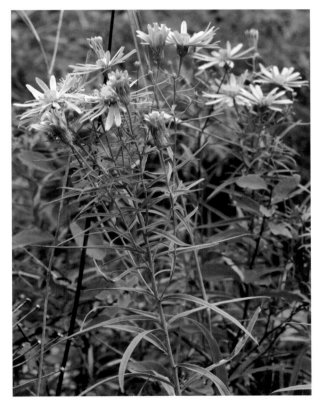
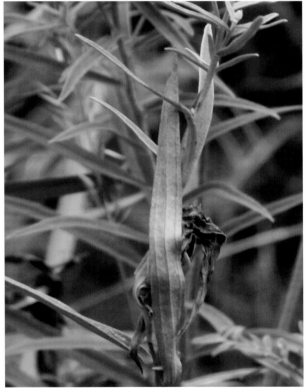

阿尔泰狗娃花 | 阿尔泰紫菀
Heteropappus altaicus (Willd.) Novopokr.

形态特征　基部叶在花期枯萎；下部叶条形、矩圆状披针形、倒披针形或近匙形，全缘或有疏浅齿；上部叶渐狭小，条形；全部叶两面或下表面被粗毛或细毛，常有腺点，中脉在下表面稍凸起。头状花序直径 2~3.5cm，单生枝端或排成伞房状；总苞半球形，总苞片 2~3 层，近等长或外层稍短，矩圆状披针形或条形，顶端渐尖，背面或外层全部草质，被毛，常有腺，边缘膜质；舌状花约 20，有微毛，舌片浅蓝紫色，矩圆状条形；管状花裂片不等大，有疏毛。瘦果扁，倒卵状矩圆形，灰绿色或浅褐色，被绢毛，上部有腺；冠毛污白色或红褐色，有不等长的微糙毛。花、果期 7~9 月。

生境分布　生于山坡草地、干旱草坡或路旁草地等。分布于我国东北、华北、西北。内蒙古大兴安岭各地均有分布。

药用部位　全草（阿尔泰狗娃花）及根入药。

采收加工　夏、秋季开花时采挖全草，晒干或阴干。

性味归经　味微苦，性寒。

功能主治　清热降火，排脓消肿。用于疫疬温热，肝胆火盛，疮疖等。根润肺止咳。用于虚咳，咯血等。

用法用量　内服 5~10g，水煎；外用适量，捣烂敷患处。

资源状况　资源丰富。

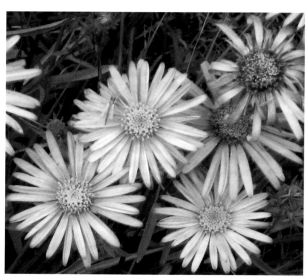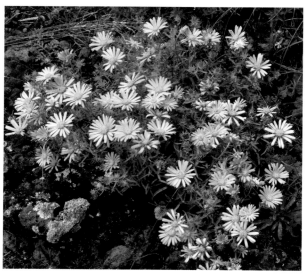

狗娃花
狗哇花、斩龙戟
Heteropappus hispidus (Thunb.) Less.

形态特征　二年生草本，稀为多年生草本，高 30~60cm，全株被毛或近无毛。茎上部分枝。茎下部叶倒披针形、线形或线状披针形，基部狭窄，先端钝或突尖，全缘或具疏齿；茎上部叶渐小。头状花序直径 3~5cm；总苞片 2 层，近等长，线状披针形或披针形，先端长渐尖，外层草质，内层边缘膜质，被毛；舌状花淡紫色；管状花先端 5 裂。瘦果扁倒卵形，被伏毛；舌状花冠毛为膜片状冠环，白色或稍淡褐红色，管状花冠毛为糙毛状，褐红色。花期 8~9 月，果期 9~10 月。

生境分布　生于山坡草地、林缘、草地、路旁、河岸草地、山谷草甸、林下等处。分布于我国东北、华北、西北及福建、台湾。内蒙古大兴安岭各地均有分布。

药用部位　根（狗娃花）入药。

采收加工　春、秋季采挖根，除去泥土，洗净，晒干。

性味归经　味苦，性凉。归心经。

功能主治　解毒消肿。用于疮痈肿毒，蛇咬伤等。

用法用量　内服 6~9g，水煎，外用适量，捣敷患处。

资源状况　资源一般。

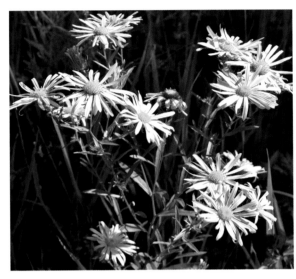
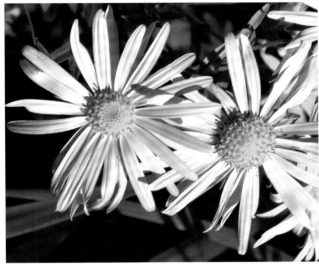

山柳菊
伞花山柳菊
Hieracium umbellatum L.

形态特征　多年生草本。茎被极稀疏小刺毛，稀被长单毛，茎上部及花梗被较多星状毛。基生叶及下部茎生叶在花期脱落；中上部茎生叶互生，无柄，披针形或窄线形，基部窄楔形，全缘或疏生尖齿，上表面疏被蛛丝状柔毛，下表面沿脉及边缘被硬毛；向上的叶渐小，与中上部叶同形并被毛。头状花序排成伞房花序或伞房状圆锥花序，稀单生茎端；花序梗被星状毛及单毛；总苞黑绿色，钟状，总苞片 3~4 层，背面先端无毛，有时基部被星状毛，外层披针形，内层线状长椭圆形；舌状小花黄色。瘦果黑紫色，圆柱形，无毛；冠毛淡黄色，糙毛状。花、果期 7~9 月。

生境分布　生于林下、林缘、草丛、路旁采伐迹地或河滩。分布于我国东北、华北及山东、河南、陕西、甘肃、新疆、西藏、云南、贵州、四川、湖北、湖南、广西、江西。内蒙古大兴安岭各地均有分布。

药用部位　根及全草（山柳菊）入药。

采收加工　夏季采收全草，秋季挖根，除去杂质及泥土，晒干。

性味归经　味苦，性凉。

功能主治　清热解毒，利湿消积。用于痈肿疮疖，尿路感染，腹痛积块，痢疾等。

用法用量　内服 9~15g，水煎；外用适量，捣烂敷患处。

资源状况　资源丰富。

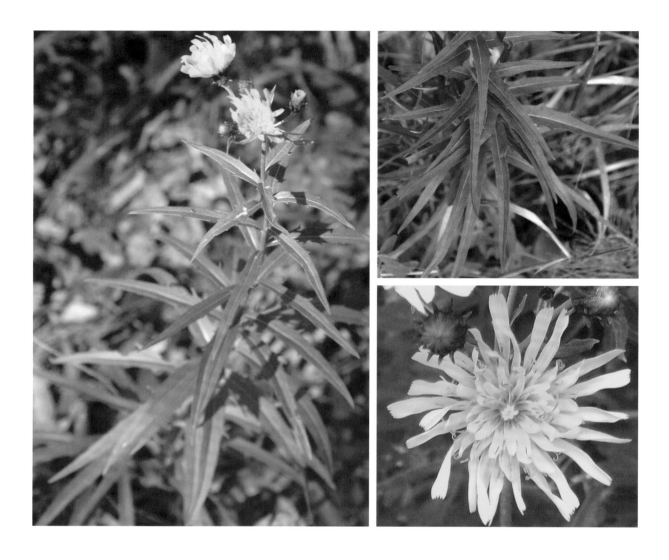

全光菊

全缘山柳菊、全缘叶山柳菊
Hololeion maximowiczii Kitam.

形态特征 多年生草本，有根茎。茎直立，单生，高 60~100cm，上部为伞房状或伞房圆锥状花序分枝，全部茎枝光滑无毛。基生叶在花期留存或枯萎凋谢，线形、线状长椭圆形或宽线形，基部狭楔形，收窄成长或短的翼柄，顶端急尖或渐尖，柄基稍扩大；中、下部茎叶与基生叶同形，柄基不扩大；花序分叉处的叶最小，线钻形；全部叶两面光滑无毛，边缘全缘。头状花序 12~25，在茎枝顶端排成疏松的伞房状或伞房圆锥花序；总苞宽圆柱状，总苞片约 4 层，向内层渐长，外层及最外层卵形、椭圆状披针形，向中内层椭圆形或长椭圆形；舌状小花淡黄色。瘦果圆柱状，褐色；冠毛污黄色，微粗糙。花、果期 7~9 月。

生境分布 生于草甸、沼泽草甸及近溪流低湿地。分布于我国东北、华北。内蒙古大兴安岭各地均有分布。

药用部位 全草（全光菊）及根入药。

采收加工 夏季采收全草，秋季采挖根，除去泥土，洗净，晒干。

性味归经　味甘，性寒。归肝经。

功能主治　利尿除湿，凉血止血。用于湿热内蕴，面身俱黄，小便短赤，腹胀满诸症，产后血热妄行之出血不止等。

用法用量　内服 9~15g，水煎。

资源状况　资源一般。

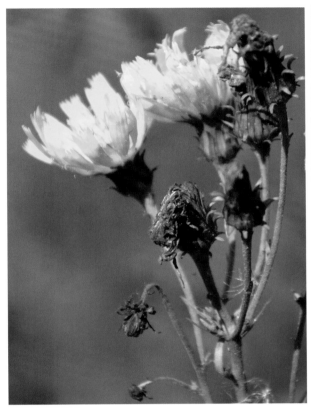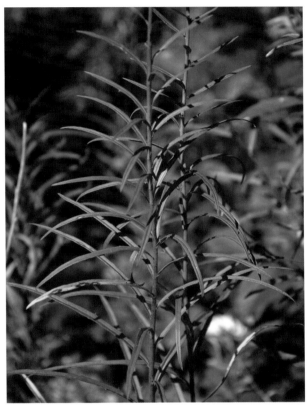

猫儿菊大黄菊

黄金菊、大黄菊
Hypochaeris ciliata (Thunb.) Makino

形态特征　多年生草本，高达 60cm。茎被硬刺毛或无毛，基部被枯萎叶柄。基生叶椭圆形、长椭圆形或倒披针形，基部渐窄成翼柄，边缘有尖锯齿或微尖齿；中部茎生叶基部平截或圆，无柄，半抱茎；下部茎生叶与基生叶同形，宽达 5cm；上部茎生叶椭圆形或卵形，叶两面密被硬刺毛。头状花序单生茎端；总苞宽钟形或半球形，总苞片 3~4 层，外层卵形或长椭圆状卵形，有缘毛，中内层披针形，无缘毛，总苞片背面沿中脉被白色卷毛；舌状小花多数，金黄色。瘦果圆柱状，浅褐色；冠毛浅褐色。花、果期 7~9 月。

生境分布　生于向阳山坡的草地、林缘或灌丛中。分布于我国东北、华北及新疆、山东、河南。内蒙古大兴安岭各地均有分布。

药用部位　根（猫儿菊）入药。

采收加工　春、秋季采挖根，除去泥土，晒干。

性味归经　味淡，性平。归肝、脾、肾经。

功能主治　利水消肿。用于水肿，腹水等。

用法用量　内服 10~15g，水煎。

资源状况　资源少。

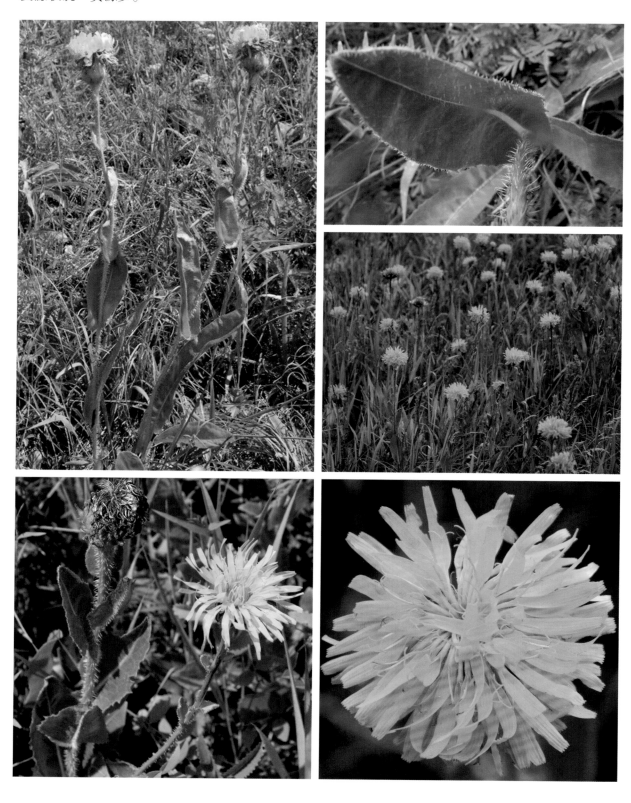

欧亚旋覆花 | 大花旋覆花
Inula britannica Linnaeus

形态特征　多年生草本，高（15）20~70cm。茎直立，单生或2~3簇生，上部有伞房状分枝，稀不分枝，被长柔毛，全部有叶。基部叶在花期常枯萎，长椭圆形或披针形，下部渐狭成长柄；中部叶长椭圆形，基部宽大，无柄，心形或有耳，半抱茎，顶端尖或稍尖，有浅齿或疏齿，稀近全缘，上表面无毛或被疏伏毛，下表面被密伏柔毛，有腺点，中脉和侧脉被较密的长柔毛。头状花序1~5，生于茎端或枝端，直径2.5~5cm；总苞半球形，总苞片4~5层，外层线状披针形，上部草质，被长柔毛，有腺点和缘毛，但最外层全部草质，且常较长，常反折，内层披针状线形，除中脉外其余为干膜质；舌状花舌片线形，黄色；管状花花冠上部稍宽大，有三角状披针形裂片；冠毛1层，白色，与管状花花冠约等长。瘦果圆柱形，被短毛。花期7~9月，果期9~10月。

生境分布　生于河流沿岸、湿润坡地、湿草地和路旁。分布于我国东北、华北及新疆。内蒙古大兴安岭各地均有分布。

药用部位　头状花序、全草及根入药。

采收加工　夏、秋季在花开放时采收花序，除去杂质，阴干或晒干。夏季采收全草，晒干。秋季采挖根，洗净，晒干。

化学成分　含蒲公英甾醇、槲皮素、异槲皮素、氯原酸、咖啡酸。

性味归经　花序味苦、辛、咸，性微温。归肺、脾、胃、大肠经。全草味咸，性温。归肺、大肠经。根味咸，性温。

功能主治　花序降气，消痰，行水，止呕。用于风寒咳嗽，痰饮蓄结，胸膈痞闷，喘咳痰多，呕吐

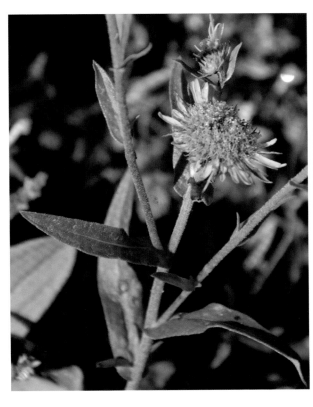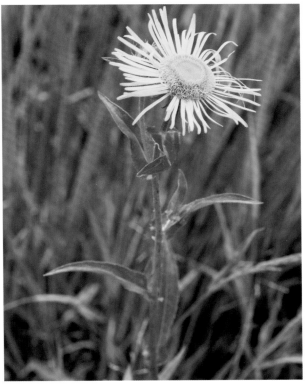

噫气，心下痞硬等。全草散风寒，化痰饮，消肿毒，祛风湿。用于风寒咳嗽，伏饮痰喘，胁下胀痛，疔疮肿毒，风湿疼痛。根祛风湿，平喘止咳，解毒生肌。用于风湿痹痛、喘咳、疔疮等。

用法用量 花序内服 3~9g，水煎（包煎）。全草内服 3~9g，水煎或鲜用捣汁；外用适量，捣敷或煎水洗患处。根内服 9~15g，水煎；外用适量，捣敷患处。

资源状况 资源少。

线叶旋覆花 蚂蚱膀子、驴耳朵、窄叶旋覆花
Inula linariifolia Turczaninow

形态特征 多年生草本，高 50~80cm。茎直立，少分枝或顶端多分枝，常带紫红色，分枝直立开展或上升，被短伏毛。基生叶及茎下部叶线状披针形，基部渐狭成柄，半抱茎，先端长渐尖，边缘反卷，具小锯齿，上表面无毛，下表面疏被或密被蛛丝状毛及腺点；茎中部叶线状披针形或线形，基部渐狭，无柄，半抱茎。头状花序小，直径 1~2.5cm，5 至多数，排列成伞房状聚伞花序；花序梗被毛及腺点；总苞半球形，总苞片 4 层，覆瓦状排列；边花舌状，为雌花，先端具 3 齿，外面散生黄色腺点；中央花管状，为两性花，黄色，先端 5 齿裂。瘦果圆筒形，具 10 条纵肋；冠毛长约 3mm，1 层，白色，糙毛状。花期 7~8 月，果期 8~9 月。

生境分布 生于低湿草甸、草地。分布于我国东北、华北及陕西、山东、江苏、安徽、浙江、江西、河南、湖北、贵州和上海。内蒙古大兴安岭各地均有分布。

药用部位 根（旋覆花）入药。

采收加工 秋季采挖根，洗净，晒干。

化学成分 地上部分含泽兰黄醇素、菠叶素、刚毛黄酮、胡萝卜苷、β- 谷甾醇等。

应　　用 根入药同欧亚旋覆花。

资源状况 资源少。

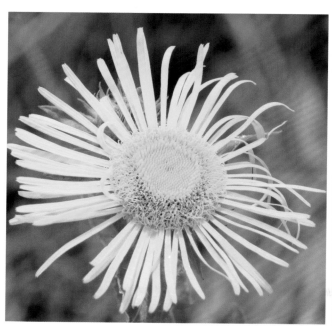 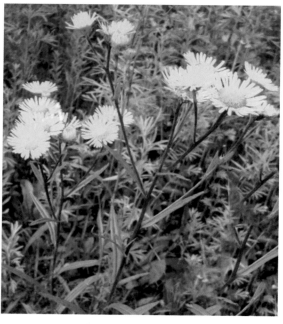

中华苦荬菜
山苦荬、苦菜
Ixeris chinensis (Thunb.) Kitagawa

形态特征　多年生草本，高 10~40cm，无毛。基生叶莲座状，条状披针形或倒披针形，顶端钝或急尖，基部下延成窄叶柄，全缘或具疏小齿或不规则羽裂；茎生叶 1~2，无叶柄，稍抱茎。头状花序排成疏伞房状聚伞花序；外层总苞片卵形，内层总苞片条状披针形；舌状花黄色或白色、粉白色，顶端 5 齿裂。瘦果狭披针形，稍扁平，红棕色；冠毛白色。花、果期 5~7 月。

生境分布　生于山地及荒野，为田间杂草。分布于我国北部、东部、南部。内蒙古大兴安岭各地均有分布。

药用部位　全草（中华苦荬菜）入药。

采收加工　早春采收全草，洗净，鲜用或晒干。

性味归经　味辛、苦，性微寒。归肝、胃、大肠经。

功能主治　清热解毒，凉血，消痈排脓，祛瘀止痛。用于肠痈，肺痈高热，咳吐脓血，热毒疔疮，疮疖痈肿，胸腹疼痛，阑尾炎，肠炎，痢疾，产后腹痛，痛经等。

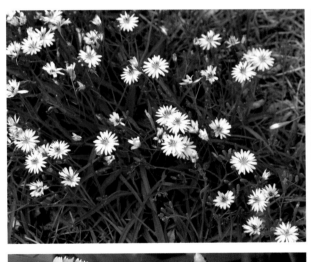
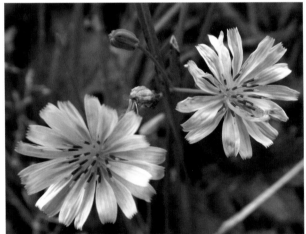
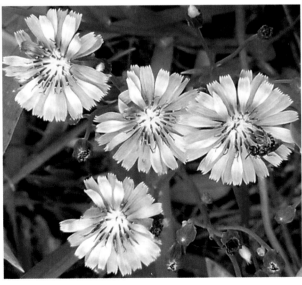
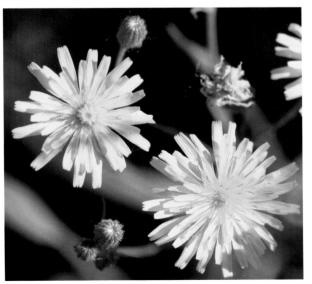

用法用量　内服 9~15g，鲜品 60~120g，水煎；外用适量，捣烂敷患处。脾胃虚弱者慎用。

资源状况　资源丰富。

抱茎苦荬菜 | 苦荬菜
Ixeris sonchifolia (Maxim.) Hance

形态特征　多年生草本，株高 30~80cm，无毛。茎直立，上部有分枝。基生叶多数，顶端锐尖或圆钝，基部下延成柄，边缘具锯齿或不整齐的羽状深裂；茎生叶较小，卵状矩圆形或卵状披针形，先端锐尖，基部常呈耳形或戟状抱茎，全缘或羽状分裂。头状花序密集成伞房状，有细梗；总苞长 5~6mm，圆筒状；头状花序只含舌状花，黄色，先端截形，具 5 齿。瘦果喙长不足 1mm，常为白色；冠毛白色。花、果期 6~8 月。

生境分布　生于干旱荒山坡、荒野、路边。分布于我国东北、华北、华东和华南等。内蒙古大兴安岭各地均有分布。

药用部位　全草（苦蝶子）入中药，又可入蒙药。

采收加工　夏、秋季采收全草，晒干，切段。

化学成分　全草含黄酮、有机酸及香豆素内脂类、氨基酸醇类、酚类化合物等。

性味归经　中药：味苦、辛，性寒。蒙药：味苦、甘，性热。

功能主治　中药：清热解毒，消肿止痛。用于头痛，牙痛，吐血，衄血，痢疾，泄泻，肠痈，胸腹痛，痈疮肿毒，外伤肿痛等。蒙药：杀虫，开音。用于虫积，音哑等。

用法用量　中药：内服 9~15g，水煎或研末；外用适量，煎水熏洗、研末调敷或捣敷患处。蒙药：多入丸、散剂。

资源状况　资源一般。

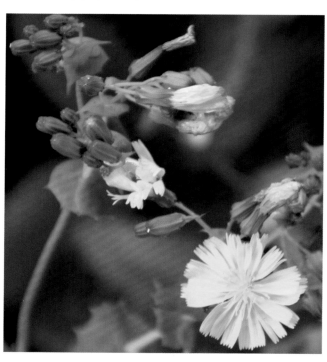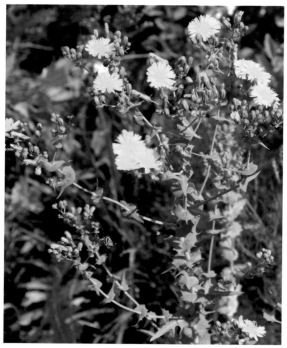

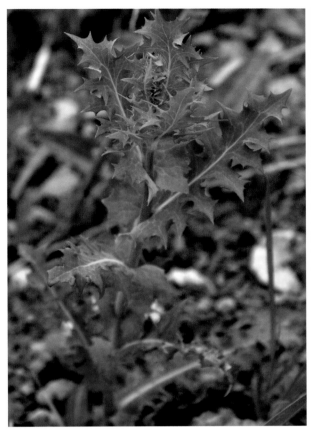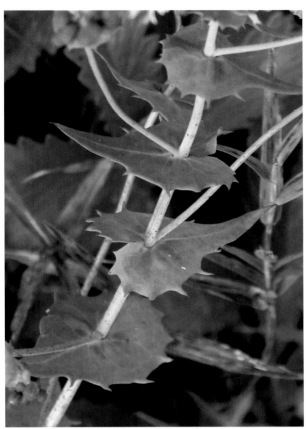

裂叶马兰

北鸡肠儿
Kalimeris incisa (Fisch.) DC.

形态特征　多年生草本，有根茎。茎直立，高 60~120cm，有沟棱，无毛或疏生向上的白色短毛，上部分枝。叶纸质；下部叶在花期枯萎；中部叶长椭圆状披针形或披针形，顶端渐尖，基部渐狭，无柄，边缘疏生缺刻状锯齿或间有羽状披针形尖裂片，上表面无毛，边缘粗糙或有向上弯的短刚毛，下表面近光滑，脉在下表面凸起；上部分枝上的叶小，条状披针形，全缘。头状花序直径 2.5~3.5cm，单生枝端且排成伞房状；总苞半球形，总苞片 3 层，覆瓦状排列，有微毛，外层较短，长椭圆状披针形，急尖，内层长，顶端钝尖，边缘膜质；舌状花淡蓝紫色；管状花黄色。瘦果倒卵形，淡绿褐色，扁，有浅色边肋，或偶有 3 肋，呈三棱形，被白色短毛；冠毛长 0.5~1.2mm。花、果期 7~9 月。

生境分布　生于山坡草地、灌丛、林间空地及湿草地。分布于我国东北及内蒙古。内蒙古大兴安岭各地均有分布。

应　　用　全草（裂叶马兰）消食，除湿热，利小便。

资源状况　资源一般。

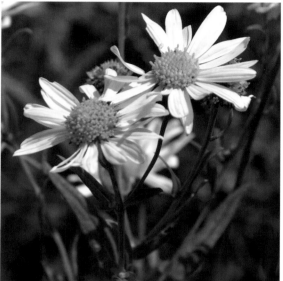

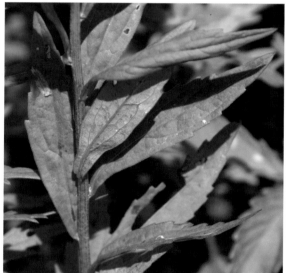

蒙古马兰

北方马兰、蒙古鸡儿肠
Kalimeris mongolica (Franch.) Kitam.

形态特征　多年生草本。茎直立，高 60~100cm，有沟纹，被向上的糙伏毛，上部分枝。叶纸质或近膜质；最下部叶在花期枯萎；中部及下部叶倒披针形或狭矩圆形，羽状中裂，两面疏生短硬毛或近无毛，边缘具较密的短硬毛，裂片条状矩圆形，顶端钝，全缘；上部分枝上的叶条状披针形。头状花序单生于长短不等的分枝顶端，直径 2.5~3.5cm；总苞半球形，总苞片 3 层，无毛，椭圆形至倒卵形；舌状花淡蓝紫色、淡蓝色或白色；管状花黄色。瘦果倒卵形，黄褐色，有黄绿色边肋，扁，或有时有 3 肋，呈三棱形，边缘及表面疏生细短毛；冠毛淡红色，不等长。花、果期 7~9 月。

生境分布　生于山坡草地、灌丛、林间空地及湿草地。分布于我国东北及内蒙古、山东、河南、陕西、宁夏、甘肃、四川。内蒙古大兴安岭各地均有分布。

药用部位　根及全草（蒙古马兰）入药。

采收加工　秋季采挖根，除去泥土，洗净，晒干。夏季采收全草，晒干。

性味归经　味苦，性凉。归心、肺、膀胱经。

功能主治　清热解毒，利湿，凉血止血。用于感冒发热，咳嗽，咽喉肿痛，肠炎，痢疾，水肿，痈疗肿毒，痈疽疮疖，疼痛瘙痒，风热外束肺卫，肺气失宣，头痛身痛，外伤出血等。

用法用量　内服 15~30g，水煎或泡酒；外用适量，捣烂敷患处。

资源状况　资源一般。

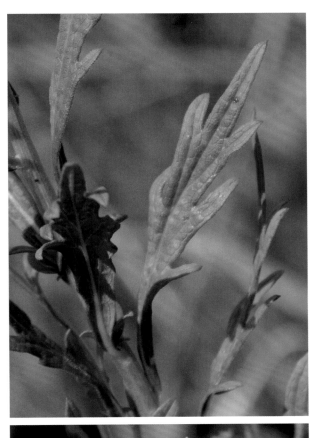

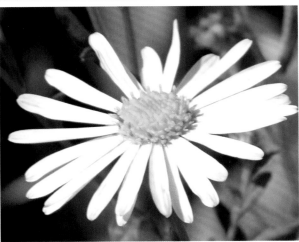

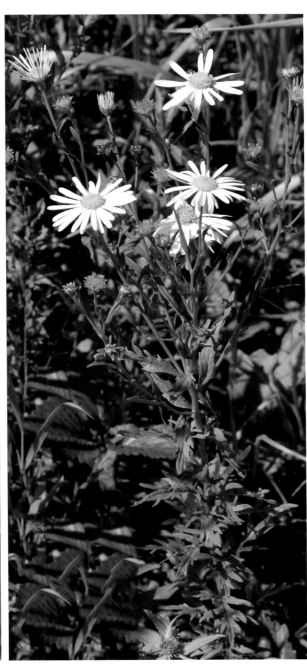

全叶马兰 | 全叶鸡儿肠、野粉团花
Kalimeris integrifolia Turcz. ex DC.

形态特征　多年生草本，高 30~70cm。根呈长纺锤形。茎直立，单生或数个丛生，中部以上有近直立的帚状分枝，被细硬毛。叶互生，中部叶多而密，无柄，叶片条状披针形、倒披针形或长圆形，先端钝或渐尖，常有小尖头，基部渐狭，边缘稍反卷，下表面灰绿色，两面密被粉状短绒毛，中脉在下表面突起；上部叶较小，条形。头状花序单生枝端，排成疏伞房状；总苞半球形，总苞片 3 层，外层近条形，内层长圆状披针形，上部草质，具粗短毛及腺点；舌状花 1 层，管部具毛，舌片淡紫色；管状花管部被毛。瘦果倒卵形，浅褐色，扁平，有浅色边肋，或一面有肋，呈三棱形，上部有短毛及腺点；冠毛带褐色，不等长，易脱落。花期 7~8 月，果期 8~9 月。

生境分布　生于山坡、林缘、灌丛、路旁。分布于我国西部、中部、东部、北部及东北部。内蒙古大兴安岭各地均有分布。

药用部位　全草（全叶马兰）入药。

采收加工　8~9 月采收全草，洗净，晒干或鲜用。

性味归经　味苦、微辛，性平。

功能主治　健脾利湿，解毒止血。用于小儿疳疾，腹泻，痢疾，蛇咬伤，十二指肠溃疡，肠炎，吐血，衄血，疮疖肿毒，乳腺炎，外伤出血等。

用法用量　内服 6~9g，水煎；外用适量，捣敷、研末擦或煎水洗患处。

资源状况　资源一般。

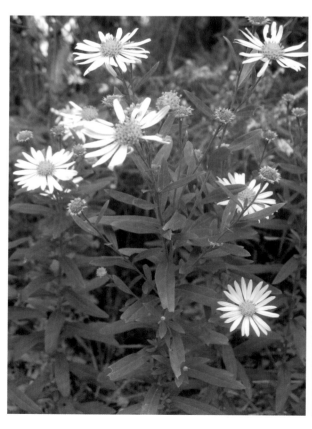
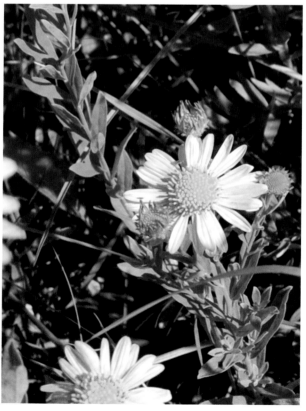

麻花头

苦郎头
Klasea centauroides (L.) Cass.

形态特征　多年生草本，高 40~100cm。茎直立，上部少分枝或不分枝。基生叶及下部茎叶长椭圆形，羽状深裂，有长柄，侧裂片 5~8 对，全部裂片长椭圆形至宽线形，全缘或有锯齿或少锯齿，顶端急尖；中部茎叶与基生叶及下部茎叶同形，羽状深裂。头状花序少数，单生茎枝顶端；花序梗或花序枝伸长，

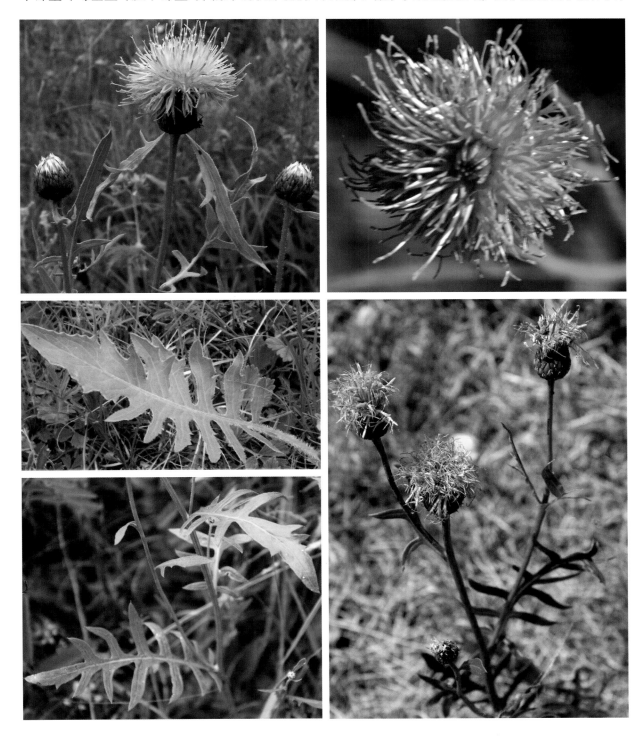

几乎裸露，无叶；总苞卵形或长卵形，总苞片 10~12 层，覆瓦状排列，外层与中层三角形、三角状卵形至卵状披针形，顶端急尖，有短针刺或刺尖；内层及最内层椭圆形、披针形或长椭圆形至线形；全部小花红色、红紫色或白色，花冠长 2.1cm；冠毛刚毛糙毛状，分散脱落。花、果期 6~9 月。

生境分布 生于山坡林缘、草甸、草原。分布于我国东北、华北及陕西。内蒙古大兴安岭各地均有分布。

应　　用 全草清热解毒，止血，止泻。用于痈肿，疔疮。

资源状况 资源一般。

山莴苣 北山莴苣、鸭子食
Lactuca sibirica (L.) Benth. ex Maxim.

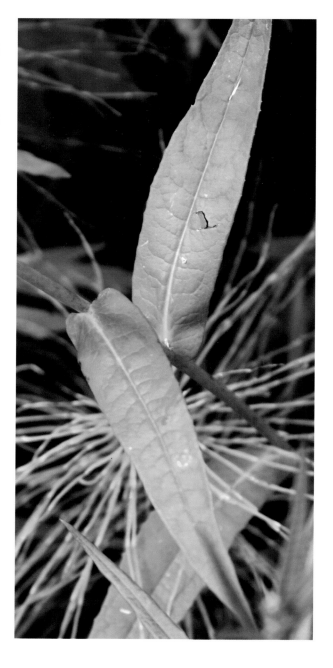

形态特征 多年生草本，高 30~70cm。茎单生，无毛，浅红色，上部伞房状分枝。叶披针形或长椭圆状披针形；茎下部叶长 16（~20）cm，宽 2~3cm，无柄，基部心形或扩大成耳状抱茎，全缘或有时有锯齿或浅裂；全部叶无毛。头状花序有多数小花，在茎顶枝端排成疏伞房花序或伞房状圆锥花序；舌状花紫色或淡紫色。瘦果长椭圆状条形，压扁，肉褐色，有宽的边缘，有粗细相等的纵肋 5，喙部短或近无喙；冠毛污白色，全部同形。花、果期 7~9 月。

生境分布 生于林下、林缘、路旁、村旁、田间及沼泽地。分布于我国东北、华北及陕西、甘肃、青海、新疆。内蒙古大兴安岭各地均有分布。

药用部位 全草（山莴苣）入药。

采收加工 夏、秋季采收全草，晒干。

化学成分 含 α- 香树脂醇、β- 香树脂醇、羽扇豆醇、伪蒲公英甾醇、蒲公英甾醇、计曼尼醇、β- 谷甾醇、菜油甾醇、豆甾醇等。

性味归经 味苦，性寒。

功能主治 清热解毒，活血祛瘀，健胃。用于阑尾炎，扁桃体炎，疮疖肿毒，宿食不消，产后瘀血等。

用法用量 内服 9~15g，水煎；外用适量，鲜品捣烂敷患处。

资源状况 资源一般。

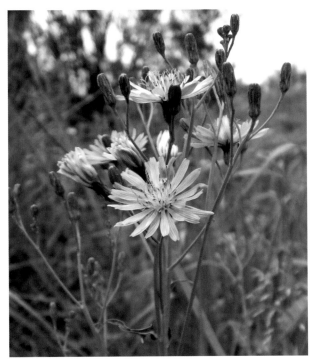
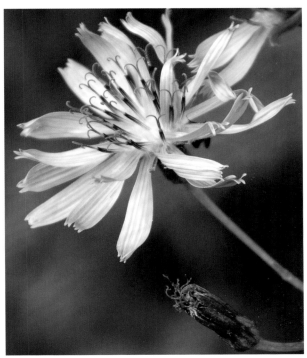

大丁草
地丁、小火草
Leibnitzia anandria (Linnaeus) Turczaninow

形态特征 多年生草本，有春、秋二型，春型株高 5~10cm，秋型株高达 30cm。叶基生，莲座状，宽卵形或倒披针状长椭圆形，春型的叶较小，秋型的叶较大，长 2~15cm，宽 1.5~5cm，顶端圆钝，基部心形或渐狭成叶柄，提琴状羽状分裂，顶端裂片宽卵形，有不规则的圆齿，齿端有凸尖头，下表面及叶柄密生白色绵毛。花茎直立，密生白色蛛丝状绵毛，后渐脱毛；苞片条形；头状花序单生，直径约 2cm；春型有舌状花和筒状花，秋型仅有筒状花；总苞筒状钟形，总苞片约 3 层，外层较短，条形，内层条状披针形；雌花 1 层，舌状；筒状花两性。瘦果两端收缩，冠毛污白色。春型花期 5~6 月，秋型花、果期 8~9 月。

生境分布 生于山坡草地、林下、林缘、路旁。我国广布种。内蒙古大兴安岭各地均有分布。

药用部位 全草（大丁草）入药。

采收加工 夏、秋季采收全草，洗净，鲜用或晒干。

化学成分 地上部分含苯并吡喃类化合物及野樱苷等。

性味归经 味苦，性温；无毒。归肺、脾经。

功能主治 清热利湿，解毒消肿。用于肺热咳嗽，湿热泻痢，热淋，风湿关节痛，痈疖肿毒，臁疮，蛇咬伤，烧烫伤，外伤出血等。

用法用量 内服 15~50g，水煎或泡酒；外用适量，捣烂敷患处。

资源状况 资源一般。

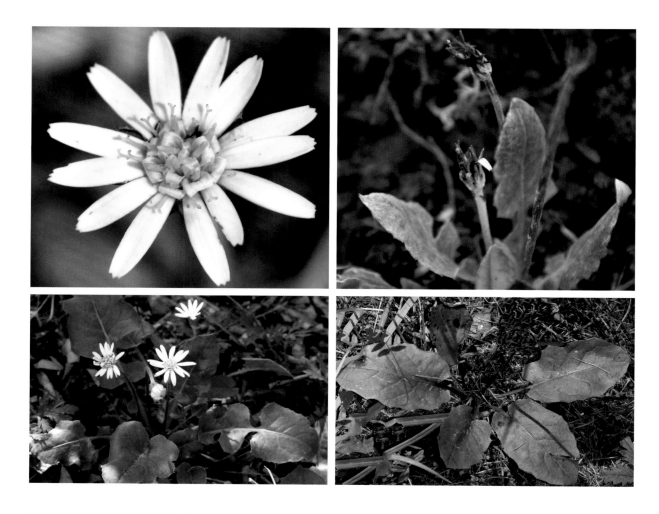

团球火绒草

剪花火绒草
Leontopodium conglobatum (Turcz.) Hand.-Mazz.

形态特征　多年生草本。茎直立，高 10~47cm，不分枝，草质，被灰白色或白色蛛丝状茸毛，全部或除上部外有等距而密生或疏生的叶。莲座状叶狭倒披针状线形，下部渐狭成长柄状；茎部叶稍直立或开展，披针形或披针状线形，顶端尖、稍钝或圆形，有短小的尖头，边缘平，基部急狭，有短狭的鞘部，上部叶较小，无柄；全部叶草质，两面被较密的灰白色蛛丝状茸毛。苞叶多数，与茎上部叶同长或较短，两面被白色厚茸毛，或下表面被较薄的蛛丝状茸毛，较花序长 2~3 倍。头状花序 5~30 个密集成团球状伞房花序；总苞长约 5mm，被白色绵毛，总苞片约 3 层；小花异型，或中央的头状花序雄性，外围的雌性；雄花花冠上部漏斗形，有尖卵圆形裂片，冠毛上部棒状粗厚；雌花花冠丝状，冠毛白色，有细锯齿，基部稍黄色，不育的子房无毛或稍有乳头状毛。瘦果有乳头状粗毛。花、果期 7~8 月。

生境分布　生于干旱草原、向阳坡地、石砾地。分布于我国内蒙古、黑龙江。内蒙古大兴安岭各地均有分布。

应　　用　全草（团球火绒草）清热凉血，益肾利水。

资源状况　资源少。

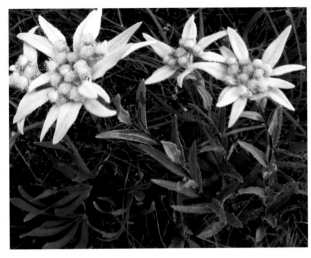
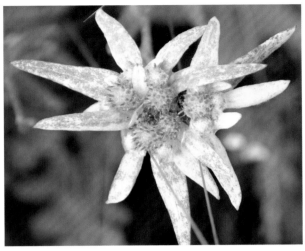

火绒草

绢绒火绒草、老头艾、老头草
Leontopodium leontopodioides (Willd.) Beauv.

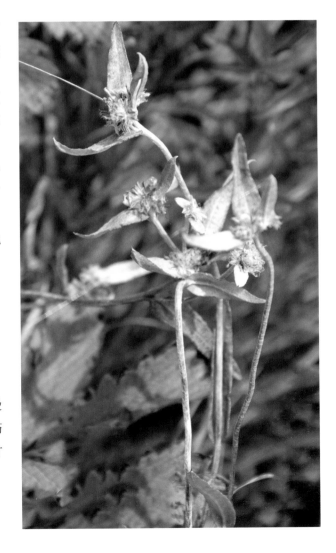

形态特征　多年生草本，无莲座状叶丛。茎高5~45cm，被长柔毛或绢状毛。叶直立，条形或条状披针形，无柄，上表面灰绿色，被柔毛，下表面被白色或灰白色密绵毛；苞叶少数，矩圆形或条形，两面或下表面被白色或灰白色厚茸毛。头状花序大，3~7个，密集，稀1个，或较多，或有总花梗而排列成伞房状；总苞半球形，被白色绵毛；冠毛基部稍黄色。瘦果有乳突或密绵毛。花、果期7~9月。

生境分布　生于干旱山坡、山坡草地、石砾地或草原。分布于我国东北、华北、西北及河南、山东、江苏。内蒙古大兴安岭各地均有分布。

药用部位　地上部分（火绒草）入药。

采收加工　夏季采收地上部分，晒干。

化学成分　全草含3,4-二羟基桂皮酸和香草酸。

性味归经　味微苦，性寒。

功能主治　疏风清热，利尿止血。用于急、慢性肾炎，流行性感冒，尿路感染，尿血，创伤出血等。对蛋白尿和血尿有疗效，在民间单方用于肾炎水肿，其效果比较显著。

用法用量　内服9~15g，水煎。

资源状况　资源一般。

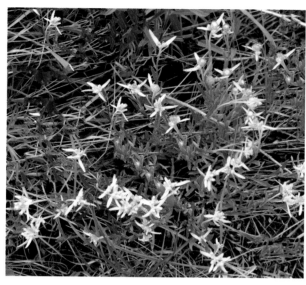
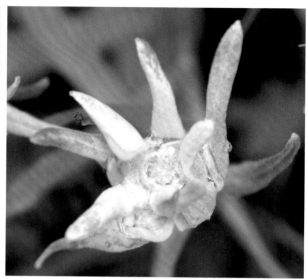

蹄叶橐吾

马蹄叶、肾叶橐吾、肾叶囊吾
Ligularia fischeri (Ledeb.) Turcz.

形态特征　多年生草本。茎上部被黄褐色柔毛。丛生叶与茎下部叶肾形，基部心形，边缘具锯齿，两面光滑，叶脉掌状，叶柄基部具鞘；茎中上部叶较小，具短柄，鞘膨大，全缘。总状花序长

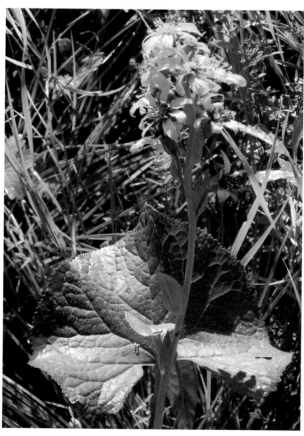
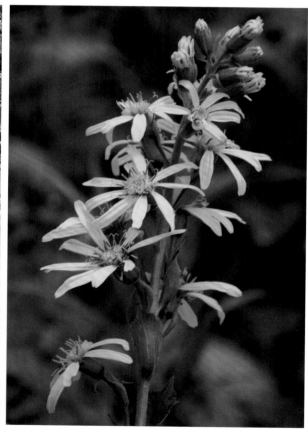

25~75cm；头状花序辐射状；苞片卵形或卵状披针形，边缘有齿；小苞片窄披针形或线形丝状；总苞钟形，总苞片 8~9，2 层，长圆形，先端尖，背部光滑，内层具膜质边缘；舌状花 5~6（~9），黄色，舌片长圆形；管状花多数，黄色；冠毛红褐色，短于花冠管部。花、果期 7~9 月。

生境分布　生于水边、草甸子、山坡、灌丛、林缘或林下。分布于我国东北、华北及陕西、甘肃、四川、西藏、贵州、湖南、湖北、河南、安徽、浙江。内蒙古大兴安岭各地均有分布。

药用部位　根（葫芦七）入药。

采收加工　春、秋季采挖根，洗净，晒干。

性味归经　味甘、辛，性温。

功能主治　理气活血，止痛，止咳，祛痰。用于跌打损伤，劳伤，腰腿痛，咳嗽痰喘，顿咳，肺痨咯血等。

用法用量　内服 6~9g，水煎或研末。

资源状况　资源丰富。

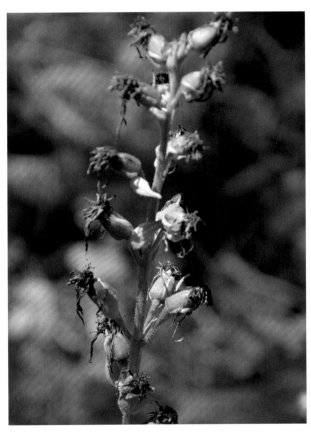
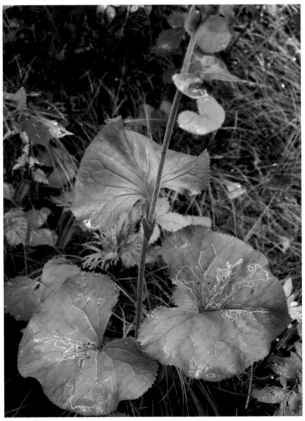

全缘橐吾 | 蒙古橐吾
Ligularia mongolica (Turcz.) DC.

形态特征　多年生灰绿色或蓝灰色草本，全株光滑。丛生叶直立，与茎下部叶卵形、长圆形或椭圆形，全缘，基部下延，叶脉羽状，叶柄长达 35cm，基部有窄鞘；茎中上部叶长圆形或卵状披针形，稀哑铃形，近直立，无柄，基部半抱茎。总状花序密集，长 2~4cm，或下部疏离，长达 16cm；头状花序多数，辐射状；苞片和小苞片线状钻形；总苞窄钟形或筒形，总苞片 5~6，2 层，长圆形，内层边缘膜质；舌状花 1~4，黄色，舌片长圆形；管状花 5~10；冠毛红褐色，与花冠管部等长。花、果期 7~9 月。

生境分布　生于草甸、山坡草地、林间或灌丛。分布于我国东北、华北。内蒙古大兴安岭除根河市、额尔古纳市无分布外，其他地方均有分布。

药用部位　根（全缘橐吾）入药。

采收加工　秋季采挖根，洗净，晒干。

性味归经　味甘、辛，性温。

功能主治　理气活血，止痛，止咳，祛痰。用于跌打损伤，腰腿痛，咳嗽痰多，顿咳，肺痨咯血等。

用法用量　内服 6~9g，水煎或研末。

资源状况　资源丰富。

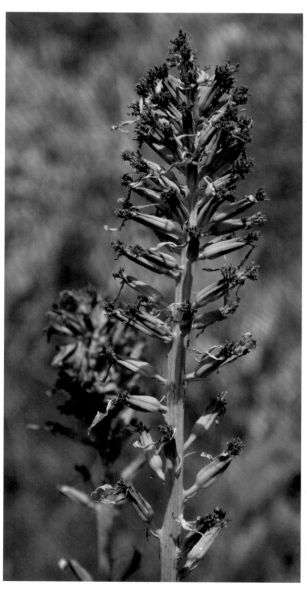
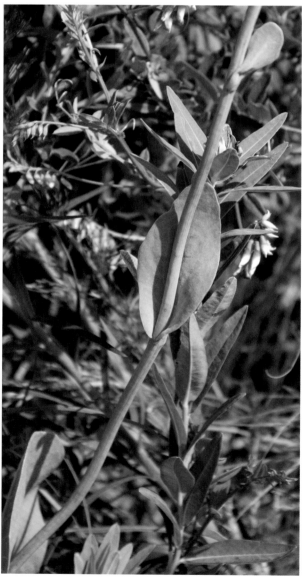

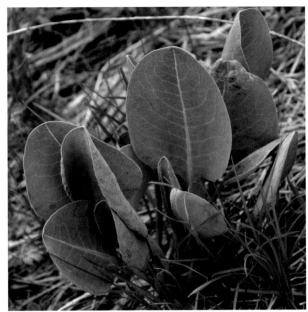
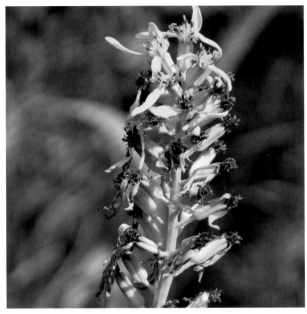

箭叶橐吾

戟叶兔儿伞、山尖菜
Ligularia sagitta (Maxim.) Maettf.

形态特征　多年生草本。根肉质，细而多。茎直立，高25~70cm，光滑或上部及花序被白色蛛丝状毛，后脱毛，基部被枯叶柄纤维包围。丛生叶与茎下部叶具柄，具狭翅，翅全缘或有齿，被白色蛛丝状毛，

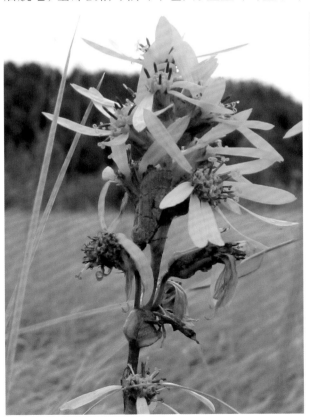
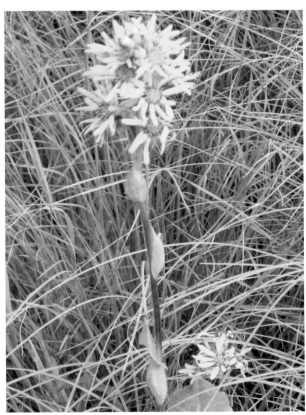

基部鞘状，叶片箭形、戟形或长圆状箭形，先端钝或急尖，边缘具小齿，基部弯缺宽，长为叶片的
1/3~1/4，两侧裂片开展或不开展，外缘常有大齿，上表面光滑，下表面有白色蛛丝状毛或脱毛，叶
脉羽状；茎中部叶具短柄，鞘状抱茎，叶片箭形或卵形，较小；最上部叶披针形至狭披针形，苞叶
状。总状花序；苞片狭披针形或卵状披针形，先端尾状渐尖；头状花序多数，辐射状；小苞片线形；
总苞钟形或狭钟形，总苞片 7~10，2 层，长圆形或披针形，先端急尖或渐尖，背部光滑，内层边缘
膜质；舌状花 5~9，黄色，舌片长圆形；冠毛白色与花冠等长。瘦果长圆形，光滑。花、果期 7~9 月。

生境分布　生于沼泽、草甸、林缘、林下及灌丛。分布于我国内蒙古、山西、河北、西藏、四川、
青海、甘肃、宁夏、陕西。内蒙古大兴安岭牙克石市、阿尔山市均有分布。

药用部位　根、幼叶、花序入药。

采收加工　秋季采挖根，洗净，晒干。夏季采收幼叶及花序，晒干。

应　　用　根润肺化痰，止咳。幼叶催吐。花序清热利湿，利胆退黄。

资源状况　资源少。

山尖子　戟叶兔儿伞、山尖菜
Parasenecio hastatus (L.) H. Koyama

形态特征　多年生草本。茎下部近无毛，上部密被腺状柔毛。中部茎生叶三角状戟形，长
7~10cm，宽 13~19cm，基部戟形或微心形，沿叶柄下延成具窄翅叶柄，边缘具不规则细尖齿，基部

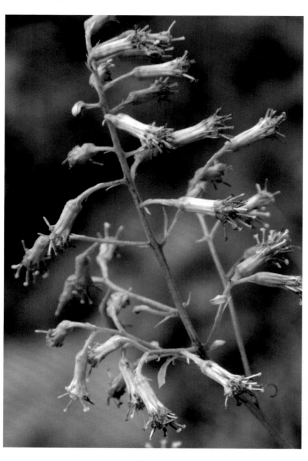
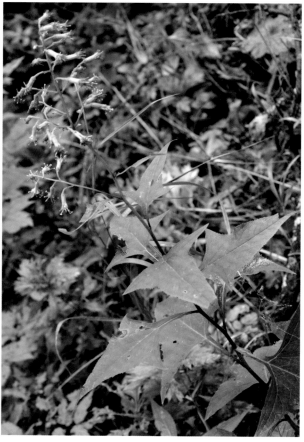

侧裂片有时具缺刻小裂片，上表面无毛或疏被短毛，下表面被较密柔毛，叶柄长 4~5cm；上部叶基部裂片角形或近菱形；最上部叶和苞片披针形或线形。头状花序下垂，在茎端和上部叶腋排成塔状窄圆锥花序，花序梗被密腺状柔毛；总苞圆柱形，总苞片 7~8，线形或披针形，背面密被腺毛，基部有钻形小苞片 2~4；小花 8~15（20）；花冠淡白色。瘦果圆柱形，淡褐色，无毛，具肋；冠毛白色，约与瘦果等长或短于瘦果。花期 7~8 月，果期 9 月。

生境分布　生于林下、林缘或草丛中。分布于我国东北、华北及山东、河南、陕西、宁夏、甘肃。内蒙古大兴安岭各地均有分布。

药用部位　全草（山尖子）入药。

采收加工　秋季采挖全草，除去杂质，晒干。

化学成分　全草、根茎、叶、果中均含生物碱，根、茎、叶中均含矛蟹甲草裂碱等，根及根茎中含菊糖和酒石酸钾，鲜叶中含有维生素 C、胡萝卜素。

应　用　矛蟹甲草裂碱可解痉，加速创伤愈合。据文献记载，临床上用新鲜叶片入药，其煎剂具有消炎和强烈的泻下作用，用于化脓性创口冲洗和小便不利等。

资源状况　资源丰富。

无毛山尖子 | 戟叶兔儿伞、山尖菜
Parasenecio hastatus (L.) H. Koyama var. *glaber* (Ledeb.) Y. L. Chen

形态特征　多年生草本，高 40~150cm。茎直立，较粗壮，具细棱，上部常分枝，并密生腺状短柔毛。下部叶在花期枯萎；中部叶三角状戟形，先端渐尖，基部截形或近心形，在叶柄处下延成翼，边缘具不整齐的尖齿，上表面绿色，疏被短毛，下表面淡绿色，无毛或仅沿脉被疏短柔毛；上部叶渐小，三角形或矩圆状菱形。头状花序多数，下垂，于茎顶排列成狭金字塔形；总苞片外面无毛或仅基部被微毛；两性花 6~19，白色，皆为管状。瘦果黄褐色；冠毛白色，约与瘦果等长或短于瘦果。花期 7~8 月，果期 9 月。

生境分布　生于林下、林缘或草丛中。分布于我国东北、华北及山东、河南、陕西、宁夏、甘肃。内蒙古大兴安岭各地均有分布。

药用部位　全草（山尖子）入药。

采收加工　秋季采挖全草，除去杂质，晒干。

化学成分　全草、根茎、叶、果中均含生物碱，根、茎、叶中含矛蟹甲草裂碱等，根及根茎中含菊糖和酒石酸钾，鲜叶中含有维生素 C、胡萝卜素。

性味归经　味苦，性凉。

功能主治　解毒，利尿。用于伤口化脓，小便不利等。

用法用量　内服 5~10g，水煎；外用适量，煎水洗或捣敷患处。矛蟹甲草裂碱具有解痉，加速创伤愈合的作用。据文献记载，临床上用新鲜叶入药，其煎剂有消炎作用，用于冲洗化脓性创口。

资源状况　资源丰富。

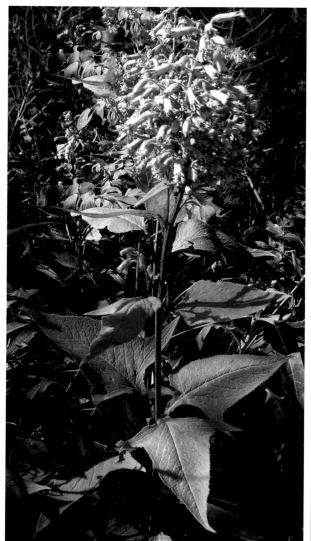
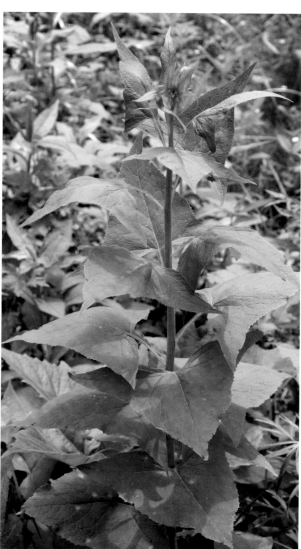

日本毛连菜

兴安毛连菜、枪刀菜
Picris japonica Thunb.

形态特征 多年生草本。茎枝被黑色或黑绿色钩状硬毛。基生叶在花期枯萎；下部莲生叶倒披针形、椭圆状披针形或椭圆状倒披针形，基部渐窄成翼柄，边缘浅波状或有细尖齿、钝齿，两面被硬毛；中部叶披针形，无柄，基部稍抱茎，两面被硬毛；上部叶线状披针形，被硬毛。头状花序排成伞房花序或伞房圆锥花序，有线形苞叶；总苞圆柱状钟形，总苞片3层，黑绿色，背面被近黑色硬毛；舌状小花黄色，舌片基部疏被柔毛。瘦果椭圆状，棕褐色；冠毛污白色。花、果期7~9月。

生境分布 生于林缘、灌丛中、田边、河边、沟边或草甸。分布于我国东北、华北、西北及山东、河南、湖北、安徽、浙江、西藏、云南、四川、贵州。内蒙古大兴安岭各地均有分布。

药用部位 花入中药，全草（毛连菜）入蒙药。

采收加工 7~8月采收花，阴干。夏季采收全草，晒干。

性味归经　中药：味苦、咸，性微温。蒙药：味苦，性凉、糙。

功能主治　中药：理肺止咳，化痰平喘，宽胸。用于咳嗽痰多，咳喘，嗳气，胸腹闷胀。蒙药：清热，消肿，杀"粘"，止痛。用于瘟疫，流行性感冒，阵刺痛，"发症"，乳痈等。

用法用量　中药：内服 3~9g，水煎。蒙药：多入丸、散剂。

资源状况　资源一般。

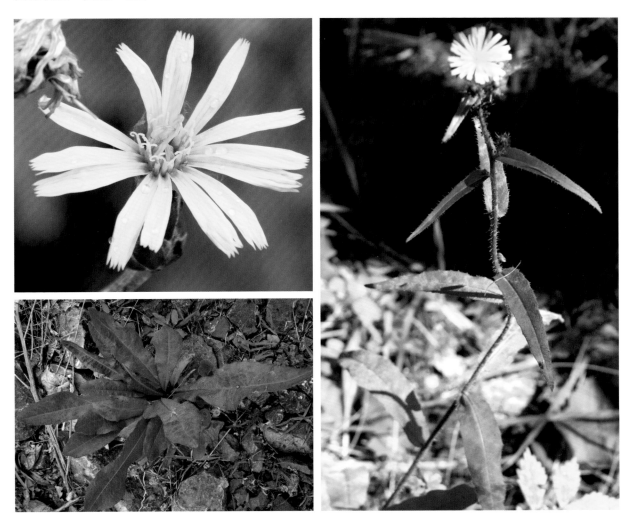

翅果菊　山莴苣、苦莴苣
Pterocypsela indica (L.) Shih

形态特征　二年生草本。茎高 90~120cm 或更高，无毛，上部有分枝。叶无柄，全部叶有狭窄膜片状长毛，叶形多变化，条形、长椭圆状条形或条状披针形，不分裂，基部扩大成戟形半抱茎到羽状或倒向羽状全裂或深裂，裂片边缘缺刻状或锯齿状针刺等；下部叶在花期枯萎；最上部叶变小，条状披针形或条形。头状花序，在茎枝顶端排成宽或窄的圆锥花序；舌状花淡黄色或白色。瘦果黑色，压扁，边缘不明显，内弯，每面仅有 1 条纵肋；喙短而明显；冠毛 2 层，白色，几单毛状。花、果期 7~9 月。

生境分布　生于荒地、耕地旁、水沟边、山坡草地。分布于我国东北、华北及陕西、山东、江苏、安徽、浙江、江西、湖北、湖南、广东、海南、四川、贵州、云南、西藏。内蒙古大兴安岭各地均有分布。

药用部位　全草或根入药。

采收加工　夏、秋季开花时采收全草，晒干。开花前采挖根，除去杂质，晒干。

化学成分　全草含 β- 香树脂醇、蒲公英醇、计曼尼醇、豆甾醇、β- 谷甾醇及脂族醇等。

性味归经　全草味苦，性寒。根味苦，性寒。

功能主治　全草健胃，缓胃，缓泻，清热解毒，活血祛瘀。用于阑尾炎，扁桃体炎，宫颈炎，产后瘀血作痛，崩漏，痔疮下血等；外治疮疖肿痛，疣瘤。根清热解毒，消炎止血。用于扁桃体炎，子宫出血，宫颈炎，疖肿，乳痈等。

用法用量　全草内服 15~25g，水煎；外用适量，鲜品捣烂敷患处或研末调涂，也可用鲜草的乳汁涂患处。根内服 25~50g，水煎；外用适量，捣敷患处。

资源状况　资源一般。

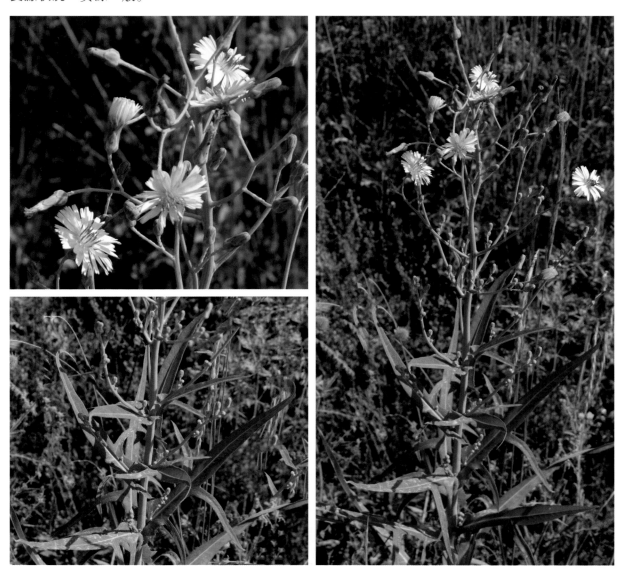

翼柄翅果菊
翼柄山莴苣
Pterocypsela triangulata (Maxim.) Shih

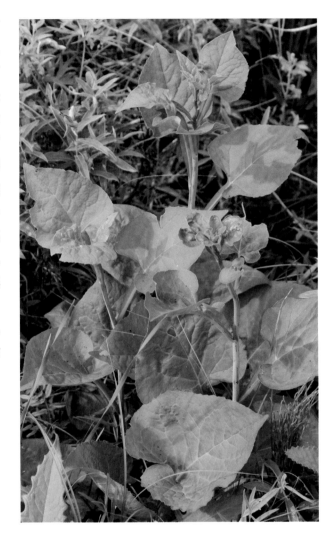

形态特征　二年生草本或多年生草本。根有粗壮分枝。茎直立，单生，通常紫红色，上部圆锥花序状分枝，全部茎枝无毛。中、下部茎叶三角状戟形、宽卵形、宽卵状心形，长9~16cm，宽8.5~13cm，边缘有大小不等的三角形锯齿，叶柄有狭或宽的翼，柄基扩大或稍扩大，耳状半抱茎；上部茎叶渐小，与中、下部茎叶同形，或椭圆形、菱形，基部楔形或宽楔形渐狭成短翼柄，柄基耳状或箭头状扩大，半抱茎；全部叶两面无毛。头状花序多数，沿茎枝顶端排列成圆锥花序；总苞果期卵球形，总苞片4层；舌状小花16，黄色。瘦果黑色或黑棕色，椭圆形，压扁，边缘有宽翅；冠毛2层，几乎为单毛状，白色，长7mm。花、果期7~9月。

生境分布　生于山坡草地、林缘、路边。分布于我国黑龙江、吉林、内蒙古、河北、山西。内蒙古大兴安岭阿尔山市有分布。

药用部位　全草（翼柄翅果菊）或根入药。

采收加工　夏、秋季开花时采收全草，晒干。开花前采挖根，洗净，晒干。

应　　用　同翅果菊。

资源状况　资源少。

漏芦
祁州漏芦、和尚头、大脑头花
Rhaponticum uniflorum (L.) DC.

形态特征　多年生草本。主根圆柱形，上部密被残存叶柄。茎直立，高30~80cm，不分枝，单生或数个同生一根上，有条纹，具白色绵毛或短毛。叶羽状浅裂至深裂，裂片矩圆形，具不规则齿，两面被软毛；叶柄被厚绵毛。头状花序单生茎顶，直径约5cm；总苞宽钟状，基部凹，总苞片多层，具干膜质的附片；花冠淡紫色，下部条形，上部稍扩张成圆筒形。瘦果倒圆锥形，棕褐色，具4棱；冠毛刚毛状，具羽状短毛。花、果期5~8月。

生境分布　生于山坡草地、干旱山坡、草地。分布于我国东北、华北。内蒙古大兴安岭各地均有分布。

药用部位　根及根茎（漏芦）入中药，花序入蒙药。

采收加工　春、秋季采挖根及根茎，除去泥土，洗净，晒干。6~7月采收花序，阴干。

化学成分　地上部分含黄酮、皂苷及酚类化合物，还含 γ– 内酯素等；根含挥发油。

性味归经　中药：味苦，性寒。归胃、大肠、肝经。蒙药：味苦，性凉、糙、稀、钝、柔。

功能主治　中药：清热解毒，消痈，下乳，舒筋通脉。用于乳痈肿痛，痈疽发背，瘰疬疮毒，乳汁不通，湿痹拘挛。蒙药：清热解毒，止痛，杀"粘"。用于流行性感冒，瘟疫，猩红热，麻疹，"发症"，结喉，痢疾，心热，搏热，实热，久热，伤热，"协日"热，血热，肠刺痛，阵刺痛。

用法用量　中药：内服 5~9g，水煎或入丸、散剂；外用煎水洗或研末调敷患处。蒙药：多入丸、散剂。气虚、疮疡平塌不起者及孕妇忌服。

资源状况　资源丰富。

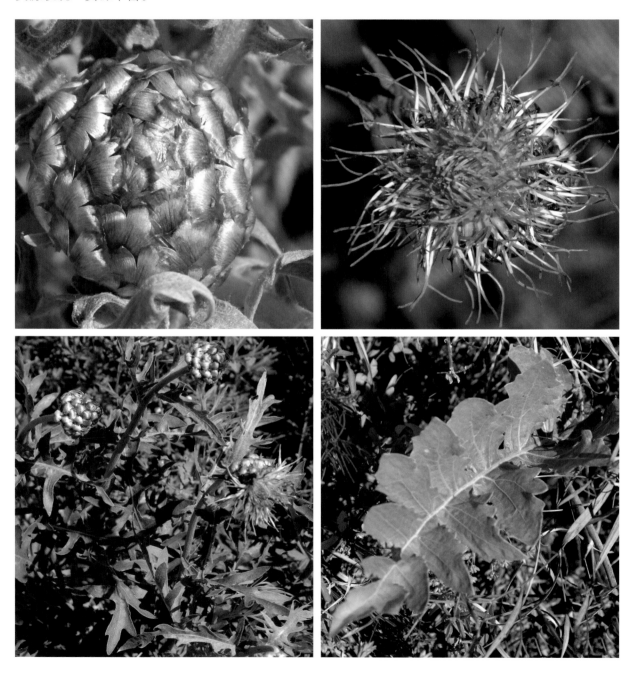

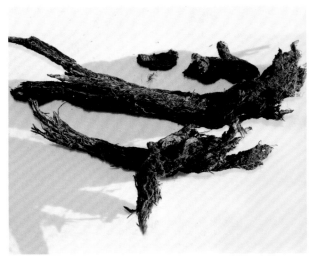
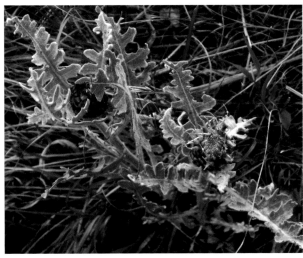

草地风毛菊

驴耳风毛菊
Saussurea amara (L.) DC.

形态特征 多年生草本。茎直立，高（9）15~60cm，无翼，被白色稀疏的短柔毛或通常无毛，上部或仅在顶端有短伞房花序状分枝或自中下部有长伞房花序状分枝。基生叶与下部茎叶有长或短的柄，叶片披针状长椭圆形、椭圆形、长圆状椭圆形或长披针形，顶端钝或急尖，基部楔形渐狭，边缘通常全缘或有极少的钝而大的锯齿或波状浅齿而锯齿不等大；中上部茎叶渐小，有短柄或无柄，椭圆形或披针形，基部有时有小耳；全部叶两面绿色，下表面色淡，有腺点。头状花序较多数，在茎和枝端排成伞房状；总苞钟状，总苞片4层，有疏蛛丝状毛和短微毛；花冠粉红色，有腺点。瘦果矩圆形；冠毛白色，外层短糙毛状，内层羽毛状。花、果期7~9月。

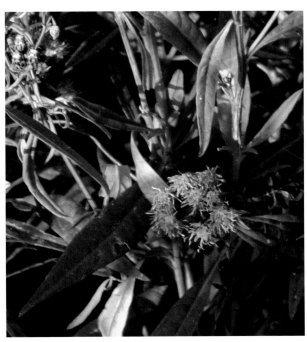
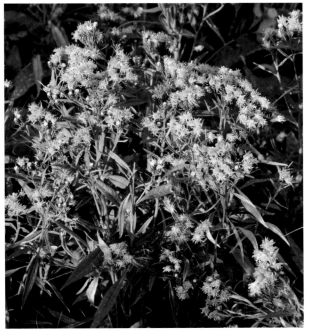

生境分布 生于荒地、山坡草地、草原、盐碱地、水边。分布于我国东北、华北及河南、陕西、甘肃、青海、新疆。内蒙古大兴安岭阿尔山市、额尔古纳市均有分布。

药用部位 全草（驴耳风毛菊）入中药，又可入蒙药。

采收加工 夏、秋季采收全草，除去杂质，洗净，切段，鲜用或晒干。

化学成分 地上部分含倍半萜烯内酯及双氧内酯等。

性味归经 中药：味苦，性寒。蒙药：味苦，性凉、糙、稀、钝、柔。

功能主治 中药：清热解毒，消肿。用于瘰疬，疔腮，疖肿等。蒙药：清热解毒，止痛，杀"粘"，消肿。用于流行性感冒、瘟疫、麻疹、猩红热、"发症"、结喉、痢疾、心热、搏热、实热、久热、伤热、"协日"热、血热、阵刺痛等。

用法用量 中药：外用适量，鲜品捣烂敷患处或研末调敷患处。蒙药：多入丸、散剂。

资源状况 资源一般。

龙江风毛菊 *Saussurea amurensis* Turcz.

形态特征 多年生草本，高 50~100cm。根茎细短。茎直立，被蛛丝状卷毛或近无毛。基生叶大，宽披针形或卵形，顶端尖，基部楔形，有长柄；茎中部叶披针形或条状披针形，顶端渐尖，基部渐狭，有短柄，边缘有细齿，上表面无毛，下表面被白色绒毛或蛛丝状绵毛；上部叶条状披针形或条形，无柄，全缘；全部叶沿茎下延成明显的狭翅。头状花序多数，在茎和枝顶端排成伞房状；总苞筒状，

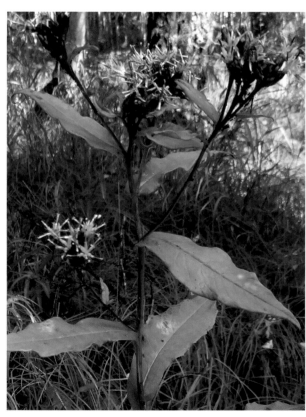
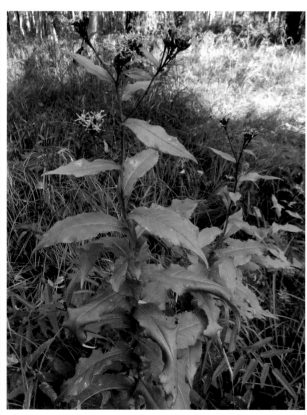

总苞片 4~5 层，顶端尖或稍钝，暗紫色，被绵状长柔毛；花粉紫色。瘦果无毛；冠毛污白色，外层糙毛状，内层羽毛状。花、果期 8~9 月。

生境分布　生于沼泽化草甸或草甸。分布于我国黑龙江、吉林及内蒙古。内蒙古大兴安岭各地均有分布。

药用部位　根茎及花序（龙江风毛菊）入药。

采收加工　春、夏、秋季均可采挖根茎，晒干。7~8 月采收花序，阴干。

化学成分　地上部分含阿古林、洋蓟苦素、盐地毛菊内酯。

性味归经　味苦，性寒。归肺、肾、大肠经。

功能主治　清热燥湿，泻火解毒。用于湿热滞下，白带黄稠多泡，口舌生疮，牙龈肿痛等。

用法用量　内服 6~15g，水煎；外用适量，煎水含漱或坐浴。

资源状况　资源丰富。

齿叶风毛菊

燕子尾、燕尾菜
Saussurea neoserrata Nakai

形态特征　多年生草本，高 30~100cm。茎直立，有棱，具狭翼，下部被稀疏长柔毛，单生，上部有伞房花序分枝。基生叶在花期凋落；中、下部茎生叶椭圆形或椭圆状披针形，顶端渐尖，基部渐狭成翼柄，边缘有锯齿，齿顶有小尖头，上表面绿色，无毛，下表面浅绿色，被稀疏乳头状柔毛，边缘有糙硬毛。头状花序多数，在茎枝顶端密集排列成伞房花序，有短花序梗；总苞钟状，总苞片 4~5 层，绿色或顶端稍带黑紫色，无毛或被微毛；小花紫色或淡紫色。瘦果圆柱形，有棱；冠毛 2 层，淡褐色，外层短，糙毛状，内层长，羽毛状，长 6~7mm。花、果期 7~8 月。

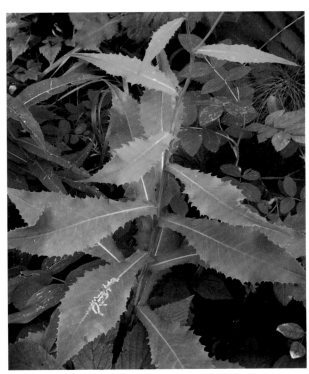
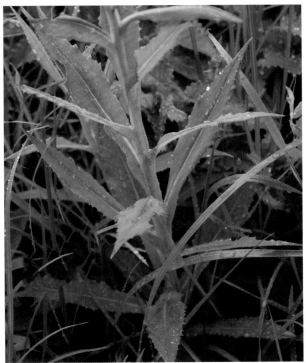

生境分布 生于落叶松林下、林缘及林间草甸。分布于我国东北及内蒙古。内蒙古大兴安岭各地均有分布。

应　　用 全草（齿叶风毛菊）杀虫。地上部分的酊剂有很强的抗毛滴虫作用。根消炎解毒，止血。

资源状况 资源丰富。

美花风毛菊

球花风毛菊
Saussurea pulchella (Fisch.) Fisch.

形态特征 多年生草本，高 25~100cm。根茎纺锤形。茎直立，上部分枝，被短毛和腺点或近无毛。叶片矩圆形或椭圆形，羽状深裂或全裂，裂片条形或披针状条形，长渐尖，又分裂或有齿，基生叶和下部叶有长叶柄；上部叶披针形或条形，羽状浅裂或全缘，有短柄或几无柄，两面有短糙毛和腺点。头状花序直径 10~15mm，多数在茎枝顶端排成密伞房状或圆锥状，有长梗；总苞球形或球状钟形，总苞片多层，被疏短毛；花淡紫色。瘦果；冠毛白色，外层短，糙毛状，内层羽毛状。花、果期 8~9 月。

生境分布 生于林缘、灌丛或沟谷草甸。分布于我国东北、华北。内蒙古大兴安岭各地均有分布。

药用部位 全草（美花风毛菊）入药。

采收加工 夏、秋季采收全草，晒干。

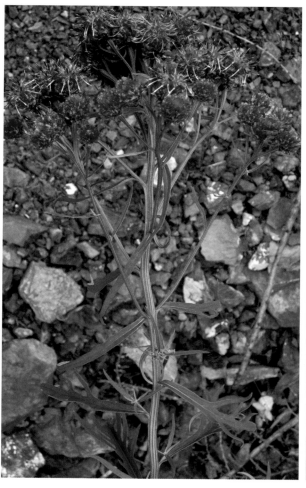
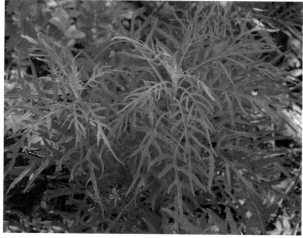
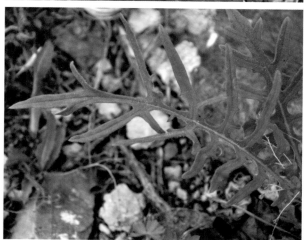

化学成分 地上部分含生物碱、黄酮。

性味归经 味辛、苦，性寒。

功能主治 祛风除湿，理气止痛。用于风湿痹证，肝郁气滞，腹痛，腹泻等。

用法用量 内服 5~10g，水煎。

资源状况 资源一般。

华北鸦葱 笔管草、白茎雅葱
Scorzonera albicaulis Bunge

形态特征 多年生草本。根基部有少数上年残叶。茎直立，高达 1m，中空，有沟纹，密被蛛丝状毛，后脱落几乎无毛。叶条形或宽条形，有 5~7 条脉，无毛或微被蛛丝状毛，基生叶长达 40cm，宽 0.7~1.8（2）cm；茎生叶与基生叶类似，基部微扩大，抱茎；上部叶渐小。头状花序在茎顶和侧生花梗顶端排成伞房状花序；总苞圆柱状，总苞片多层，有霉状蛛丝状毛或几乎无毛；全部花舌状，黄色。瘦果上部狭窄成喙，有多数纵肋；冠毛污黄色，羽状，基部连合成环状。花、果期 6~9 月。

生境分布 生于山坡林下、灌丛或干燥草坡。分布于我国东北、华北、华中及甘肃、陕西、山东、江苏、浙江、安徽、贵州。内蒙古大兴安岭各地均有分布。

药用部位 根（华北鸦葱）入药。

采收加工 秋季采挖根，除去泥土，洗净，晒干。

性味归经 味甘、苦，微凉。

功能主治 清热解毒，祛风除湿，平喘，通乳。用于感冒发热，哮喘，乳腺炎，疔疮疖肿，关节痛，带状疱疹等。本种汁液外用可治带状疱疹。

用法用量 内服 3~9g，水煎；外用鲜品适量，捣烂敷患处。

资源状况 资源少。

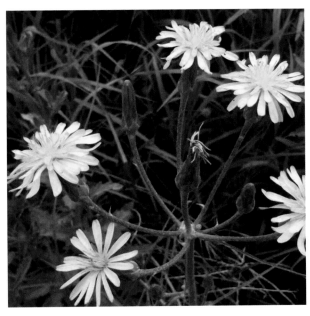
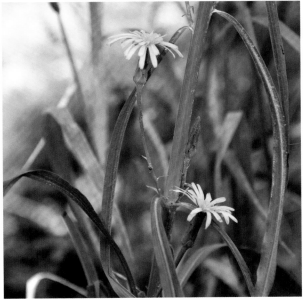

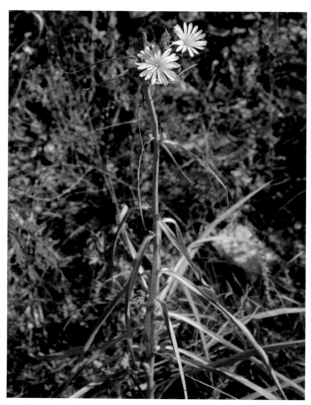 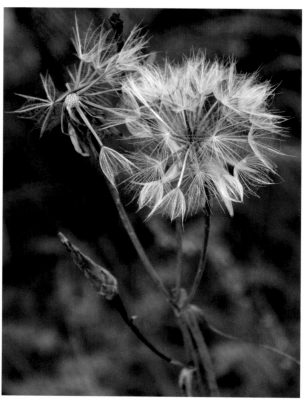

鸦葱
罗罗葱、谷罗葱、兔儿奶
Scorzonera austriaca Willd.

形态特征 多年生草本，高达 40cm。茎簇生，无毛，基部密被棕褐色纤维状的撕裂鞘状残遗物。基生叶线形、窄线形、线状披针形、线状长椭圆形或长椭圆形，长 3~35cm，向下部渐窄成具翼长柄，柄基鞘状，边缘平或稍皱波状，两面无毛或沿基部边缘被蛛丝状柔毛；茎生叶鳞片状，披针形或钻状披针形，基部心形，半抱茎。头状花序单生于茎端；总苞圆柱状，总苞片约 5 层，背面无毛；舌状小花黄色。瘦果圆柱状；冠毛淡黄色，长 1.7cm，大部分为羽毛状。花、果期 5~7 月。

生境分布 生于山坡草地、草滩或河滩地。分布于我国东北、华北及宁夏、新疆、青海、甘肃、陕西、河南、山东。内蒙古大兴安岭各地均有分布。

药用部位 根（鸦葱）入药。

采收加工 春、夏、秋季均可采挖根，除去茎叶，洗净，鲜用或切片晒干。

化学成分 根含橡胶、菊糖、胆碱，叶含镍、铬、钴、钙、镁、铁等元素。

性味归经 味苦，性寒。归心经。

功能主治 清热解毒，活血消肿。外治疔疮，痈疽，毒蛇咬伤，蚊虫叮咬，乳腺炎等。

用法用量 内服 9~15g，水煎；外用鲜品适量，捣烂敷患处或取汁涂患处。

资源状况 资源一般。

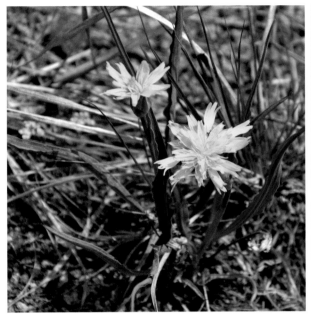
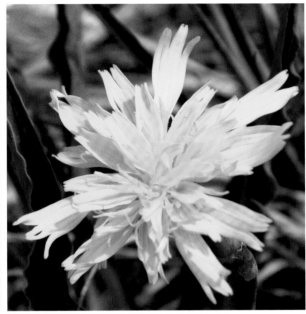

毛梗鸦葱

狭叶鸦葱
Scorzonera radiata Fisch.

形态特征 多年生近莛状草本。茎不分枝，被污白色蛛丝状柔毛，基部被鞘状残迹。基生叶线形、线状披针形或线状长椭圆形，长 8~18cm，向下渐窄成具翼的柄，柄基半抱茎；茎生叶线形或线状披针形，无柄；最上部茎生叶披针形，有时鳞片状，叶全缘，两面无毛。头状花序单生于茎端；总苞圆柱状，总苞片约 5 层，背面疏被蛛丝状柔毛至无毛；舌状小花黄色。瘦果圆柱状，有多数椭圆状纵肋，无毛，无脊瘤；冠毛污黄色，中下部羽毛状，羽枝蛛丝毛状。花、果期 5~7 月。

生境分布 生于山坡林缘、林下、草地或河滩砾石地。分布于我国东北及内蒙古、新疆。内蒙古大

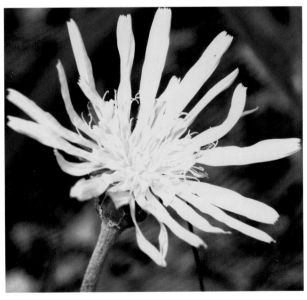
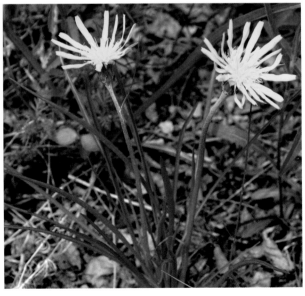

兴安岭各地均有分布。

药用部位 根（毛根鸦葱）入药。

采收加工 秋季采挖根，除去泥土，洗净，晒干。

性味归经 味苦，性凉。归肝、肺、肾经。

功能主治 发表散寒，祛风除湿。用于风湿或感冒引起的发热，筋骨疼痛等。

用法用量 内服 6~12g，水煎。

资源状况 资源一般。

桃叶鸦葱 老虎嘴
Scorzonera sinensis Lipsch. et Krasch. ex Lipsch.

形态特征 多年生草本。根圆柱状，外皮稠密而厚实，纤维状，褐色。茎单生或 3~4 个聚生，高 5~6cm 或 10~13cm，无毛，被白粉。基生叶披针形或宽披针形，长 5~20cm，无毛，被白粉，边缘深皱状弯曲，叶柄长达 8cm，宽鞘状抱茎；茎生叶鳞片状，长椭圆形或长椭圆状披针形。头状花序单生于茎端，有同型结实的两性舌状花；总苞卵形或矩圆形；舌状花黄色。瘦果圆柱状，有纵沟，无毛，无喙；冠毛白色，羽状。花、果期 6~8 月。

生境分布 生于山坡、丘陵地、沙丘、荒地或灌木林下。分布于我国东北、华北及宁夏、甘肃、陕西、河南、山东、江苏、安徽。内蒙古大兴安岭扎兰屯市有分布。

药用部位 根（桃叶鸦葱）入药。

采收加工 春、秋季采挖根，除去泥土，洗净，晒干。

性味归经 味辛，性凉。归肺、肝经。

功能主治 祛风除湿，理气活血，清热解毒，通乳消肿。用于外感风热，疔毒恶疮，乳痈等。

用法用量 内服 9~15g，水煎。

资源状况 资源少。

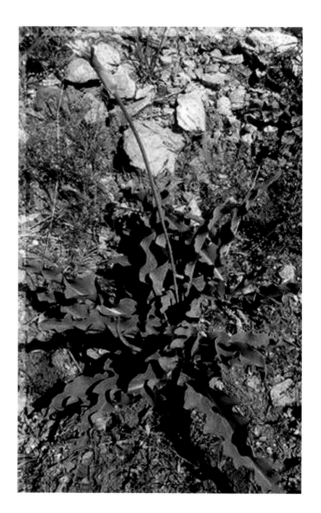

额河千里光 羽叶千里光
Senecio argunensis Turcz.

形态特征 多年生草本，有歪斜的地下茎。茎直立，高 50~150cm，初被蛛丝状毛，上部有分枝。

下部叶在花期枯萎；中部叶密集，叶片椭圆形，无柄，羽状深裂，裂片约 6 对，条形，全缘或有 1~2 枚小裂片或齿，上表面近无毛，下表面色浅而被疏蛛丝状毛；上部叶小，有少数裂片或全缘。头状花序多数，复伞房状排列；梗细长，有细条形苞叶；总苞近钟状，外面有条形苞片，总苞片 1 层，约 13 枚，条形，顶端尖，边缘膜质，背面被蛛丝状毛；舌状花 10 余朵，黄色，舌片条形；筒状花多数。瘦果圆柱形，有纵沟；冠毛白色，长约 5mm。花、果期 7~9 月。

生境分布　生于草坡、山地草甸、湿草地。分布于我国东北、华北及陕西、甘肃、青海、四川、湖北、河南、安徽。内蒙古大兴安岭各地均有分布。

药用部位　全草（额河千里光）入中药，地上部分入蒙药。

采收加工　夏、秋季采收全草，洗净，鲜用或晒干。

化学成分　地上部分含生物碱，主要为千里光碱、千里光菲林；地下部分含生物碱，主要为夹可宾、夹可定、夹可宁，此外还有菊糖及挥发油、黄酮、树脂等。

性味归经　中药：味微苦，性寒。蒙药：味苦，性寒、糙、轻、钝。

功能主治　中药：清热解毒。用于毒蛇咬伤，蝎、蜂蜇伤，疮疖肿毒，湿疹，皮炎，急性结膜炎，咽炎等。蒙药：清热解毒，疗伤，接骨，止痛，燥"希日乌素"。用于脉瘟，疮痈肿毒，肠刺痛，外伤骨折等。

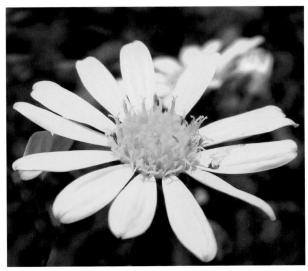

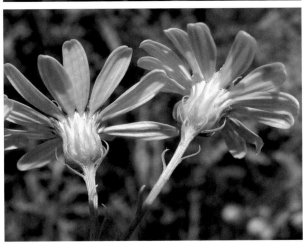

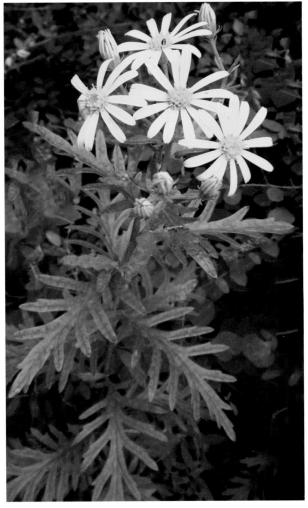

用法用量 中药：内服 9~15g，水煎；外用适量，鲜品捣烂敷患处或煎水熏洗患处。蒙药：多入丸、散剂。

资源状况 资源少。

麻叶千里光

返魂草、宽叶还魂草、单麻叶千里光
Senecio cannabifolius Less.

形态特征 多年生草本，有歪斜的根茎。茎直立，高 60~150cm，无毛，上部常多分枝。下部叶在花期枯萎；中部叶较大，两面无毛或下表面沿脉被微毛，羽状或近掌状深裂，裂片披针形或条状披针形，渐尖，有密锯齿，侧裂片 1 对或 2 对，稀 3 对，较小，叶柄短，基部有 2 小耳；上部叶小，常不裂，条形。头状花序多数，在茎端和枝端排列成复伞房状；总苞筒状，外有细

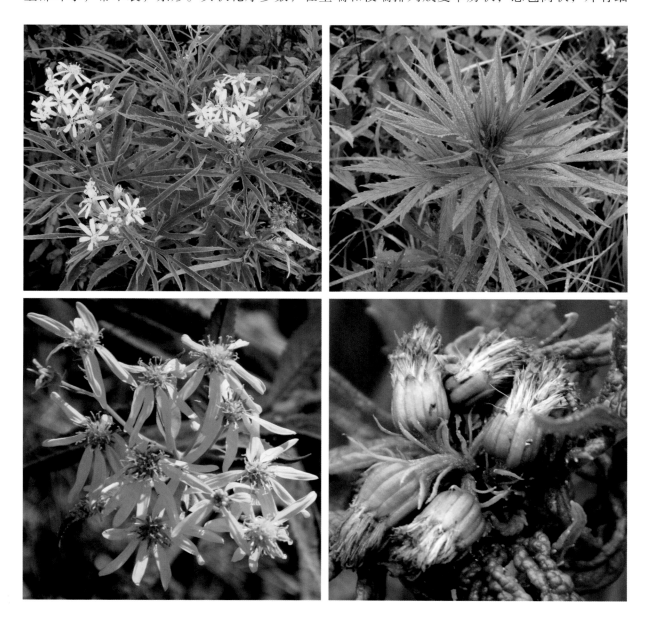

条形苞叶，总苞片 1 层，约 9 枚，条状矩圆形，背面有疏毛或无毛；舌状花 8~10，黄色，舌片矩圆状条形；筒状花较多数。瘦果圆柱形，有纵沟；冠毛污黄白色，有多数不等长的毛。花、果期 7~9 月。

生境分布　生于草甸、沼泽化草甸、林下或林缘草甸。分布于我国黑龙江、吉林、内蒙古。内蒙古大兴安岭各地均有分布。

药用部位　全草（麻叶千里光）入药。

采收加工　7~8 月采挖全草，鲜用或晒干。

化学成分　地上部分含生物碱，如千里光菲林、吡咯里西啶。

应　　用　清热祛痰，镇咳平喘。用于肺内感染，慢性支气管炎，喘息性支气管炎，急性呼吸道感染等。在民间被用于心脏病。此外，本品具有止血、镇痛的作用，可作外用止血药、肿瘤和分娩前的镇痛药。吡咯里西啶具肝毒性，少量摄入即可导致静脉闭塞性疾病，进而导致肝功能衰竭，甚至死亡。

资源状况　资源丰富。

林荫千里光
黄菀、林地千里光
Senecio nemorensis L.

形态特征　多年生草本。茎疏被柔毛或近无毛。基生叶和下部茎生叶在花期枯萎凋谢；中部茎生叶披针形或长圆状披针形，基部楔状渐窄或稍半抱茎，边缘具密锯齿，两面疏被柔毛或近无毛，侧脉 7~9 对，近无柄；上部叶渐小，线状披针形或线形，无柄。头状花序具舌状花，排成复伞房花序；花序梗细，具小苞片 3~4；小苞片线形，疏被柔毛；总苞近圆柱形，外层苞片 4~5，线形，短于总苞，总苞片 12~18，长圆形，先端三角状渐尖，被褐色柔毛，边缘宽，干膜质，背面被柔毛；舌状花 8~10，舌片黄色，线状长圆形；管状花 15~16，花冠黄色。瘦果圆柱形，无毛；冠毛白色。花、果期 7~9 月。

生境分布　生于林下阴湿地、林缘、河岸及草甸上。分布于我国东北、华北、华中及山东、安徽、浙江、福建、台湾、江西、广西、贵州、四川、陕西、甘肃、新疆。内蒙古大兴安岭各地均有分布。

药用部位　全草（黄菀）入药。

采收加工　7~8 月采收全草，晒干。

化学成分　含大叶千里光碱、瓶千里光碱、洋蓟素、绿原酸等。

性味归经　味苦、辛，性寒。归肝、脾经。

功能主治　清热解毒。用于热痢，眼肿，痈疖疔毒等。

用法用量　内服 6~12g，水煎；外用适量，鲜品捣烂敷患处。

资源状况　资源一般。

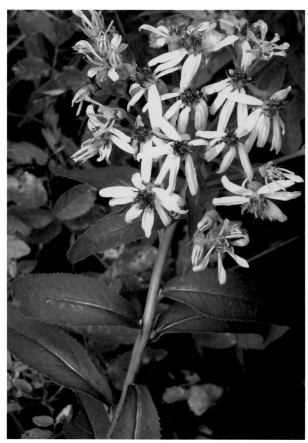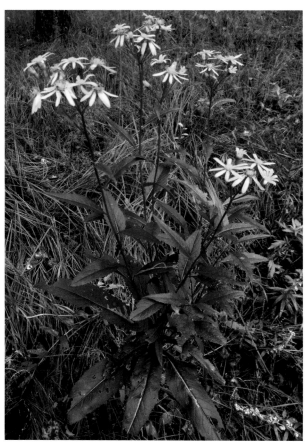

欧洲千里光 | *Senecio vulgaris* L.

形态特征　一年生草本。茎直立，高 20~40cm，多分枝，被微柔毛或近无毛。叶互生，基生叶倒卵状匙形，有浅齿；茎生叶矩圆形，羽状浅裂或深裂，边缘有浅齿，顶端钝或圆形，基部常扩大而抱茎，近无毛；上部叶有齿或全缘，条形。头状花序多数，在茎端和枝端排列成伞房状；总花梗细长，基部有少数条形苞叶；总苞近钟状，总苞片达 20 枚，条形，顶端细尖，边缘膜质，外有数枚条形苞叶；花筒状，多数，黄色。瘦果圆柱形，有纵沟，被微短毛；冠毛白色，长约 5mm。花、果期 7~9 月。

生境分布　生于居民区附近、耕地旁、草地、撂荒地及路旁。分布于我国北部、东北部及东部。内蒙古大兴安岭各地均有分布。

药用部位　全草（欧洲千里光）入药。

采收加工　7~8 月采收全草，晒干。

化学成分　含千里光碱、千里光宁碱、倒千里光碱。

性味归经　味甘，性平。归心、脾经。

功能主治　清热解毒。用于小儿口疮，疔疮等。

用法用量　外用捣烂敷患处。

资源状况　资源一般。

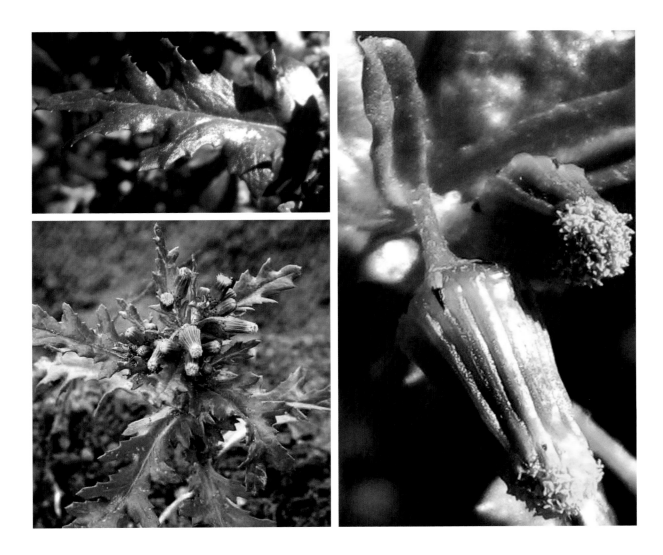

伪泥胡菜

假升麻
Serratula coronata L.

形态特征　多年生草本。茎枝无毛。基生叶与下部茎生叶长圆形或长椭圆形，羽状全裂，侧裂片8对，裂片长椭圆形，叶柄长5~16cm；茎生叶与基生叶同形并等样分裂，无柄，裂片倒披针形、披针形或椭圆形，叶裂片边缘有锯齿或大锯齿，两面绿色，有短糙毛或脱落。头状花序异型，在茎枝顶端排成伞房花序，或单生茎顶；总苞碗状或钟状，无毛，总苞片约7层，背面紫红色，外层三角形或卵形，中层及内层椭圆形、长椭圆形或披针形，最内层线形；小花均紫色，边花雌性，中央盘花两性，有发育雌蕊和雄蕊。瘦果倒披针状长椭圆形；冠毛黄褐色，糙毛状。花、果期8~9月。

生境分布　生于山坡林下、林缘、草原、草甸或河岸。分布于我国东北、华北及河南、山东、江苏、安徽、湖北、贵州、陕西、甘肃、新疆。内蒙古大兴安岭各地均有分布。

药用部位　根（伪泥胡菜）入药。

采收加工　秋季采挖根，除去泥土，洗净，晒干。

性味归经　味辛，性凉。

功能主治　解毒透疹。用于麻疹初期透发不畅，风疹瘙痒。

用法用量　内服 9~15g，水煎。

资源状况　资源丰富。

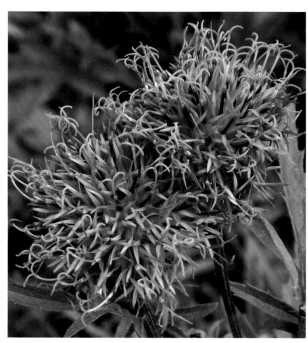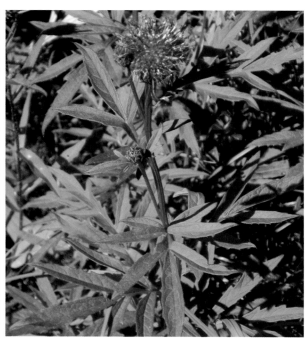

兴安一枝黄花 | *Solidago dahurica* (Kitagawa) Kitagawa ex Juzepczuk

形态特征　茎直立，不分枝，基部被残叶柄，下部常带暗紫色，中下部无毛。茎下部叶有长柄，椭圆状披针形或卵状披针形，基部楔形，下延至柄成翼，先端长渐尖，基部边缘全缘，近无柄，中下部以上具尖锯齿，两面无毛。头状花序多数，排列成圆锥花序，花序较密，被短柔毛；花序梗短，具苞片 2~3，狭披针形或卵形；总苞片 3 层，覆瓦状排列；边花 1 层，雌性，花冠舌状，黄色；中央花两性，花冠管状，先端 5 齿裂。瘦果长圆形，下部较狭，有纵棱，上部或仅顶端疏被短毛；冠毛 1 层，白色，羽毛状。花期 8~9 月，果期 9~10 月。

生境分布　生于山坡、林下林缘、路旁。分布于我国黑龙江、吉林、内蒙古、河北、山西、新疆。内蒙古大兴安岭额尔古纳市、根河市、鄂伦春旗、牙克石市、阿尔山市均有分布。

药用部位　全草（兴安一枝黄花）入药。

采收加工　夏、秋季采收全草，洗净，鲜用或晒干。

性味归经　味微苦、辛，性平。

功能主治　疏风解热，健胃，利尿，解毒消肿。用于风热感冒，咽喉肿痛，扁桃体炎，肾炎，膀胱炎等。

用法用量　内服 9~15g，水煎；外用适量，鲜品捣烂敷或煎水取浓汁外洗患处。孕妇忌服。

资源状况　资源少。

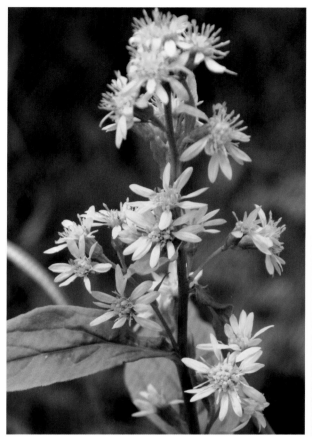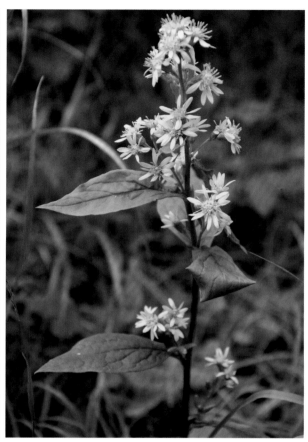

苦苣菜
滇苦荬菜
Sonchus oleraceus L.

形态特征　一年生草本，高 30~100cm。根纺锤形。茎不分枝或上部分枝，无毛或上部有腺毛。叶柔软无毛，羽状深裂、大头状羽状全裂或羽状半裂，顶裂片大或与侧生裂片等大，少有叶不分裂的，边缘有刺状尖齿，下部的叶柄有翅，基部扩大抱茎；中上部的叶无柄，基部呈宽大戟耳形。头状花序在茎端排成伞房状；梗或总苞下部初期有蛛丝状毛，有时有疏腺毛；总苞钟状，暗绿色，总苞片 2~3 列；舌状花黄色，两性，结实。瘦果长椭圆状倒卵形，压扁，亮褐色，两面各有 3 条高起的纵肋，肋间有细皱纹；冠毛毛状，白色。花、果期 7~9 月。

生境分布　生于山谷林缘、林下、田间、居民区附近、空旷处或近水处。我国广布种。内蒙古大兴安岭各地均有分布。

药用部位　全草（苦苣菜）入中药，又可入蒙药。

采收加工　夏、秋季采收全草，晒干。

性味归经　中药：味苦，性寒。

功能主治　中药：清热解毒，凉血止血。用于咽喉肿痛，肠炎，痢疾，黄疸，吐血，衄血，便血，崩漏，血淋，痈肿疔疮，肠痛，乳痛，痔瘘，毒蛇咬伤等。蒙药：用于"协日"热，口苦，口渴，发热，不思饮食，泛酸，胃痛，嗳气，"巴达干宝日"病等。

用法用量 中药：内服 10~30g，鲜品加倍，水煎；外用适量，鲜品捣汁涂或煎水熏洗患处。蒙药：多入丸、散剂。

资源状况 资源丰富。

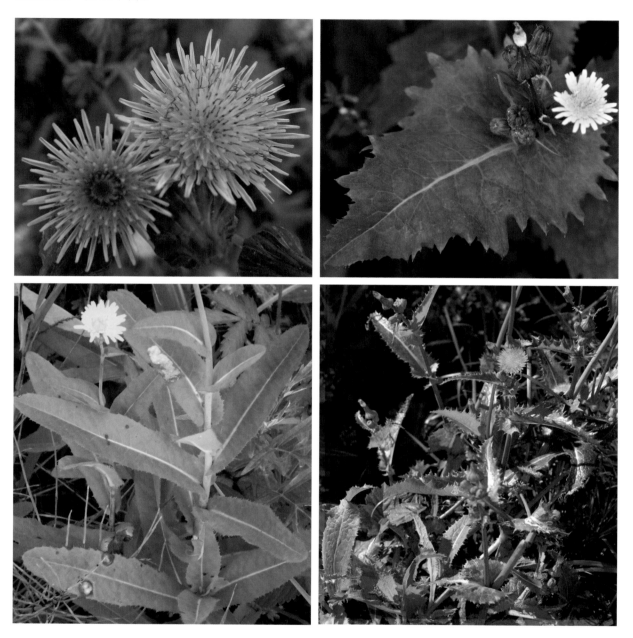

苣荬菜

苦菜、败酱草
Sonchus wightianus DC.

形态特征 多年生草本，有乳汁。茎直立，高 30~80cm。地下根茎匍匐，着生多数须根。地上茎少分枝，直立，平滑。多数叶互生，披针形或长圆状披针形，先端钝，基部耳状抱茎，边缘有疏缺刻或浅裂，缺刻及裂片都具尖齿，基生叶具短柄，茎生叶无柄。头状花序顶生，单一或呈伞房状；

总苞钟形；花全为舌状花，鲜黄色；雄蕊 5，花药合生；雌蕊 1，柱头 2 裂，花柱与柱头都有白色腺毛。瘦果有棱，侧扁，具纵肋，先端具多层白色冠毛；冠毛细软。花期 7~9 月，果期 9~10 月。

生境分布　生于路边、耕地旁。分布于我国东北、华北、西北。内蒙古大兴安岭各地均有分布。

药用部位　全草（苣荬菜）入中药，又可入蒙药。

采收加工　春季开花前连根拔起，洗净，晒干。

性味归经　中药：味苦，性寒。蒙药：味苦，性凉。

功能主治　中药：消热解毒，凉血，利湿，消肿排脓，祛瘀止痛，补虚止咳。用于咽喉肿痛，疮疖肿毒，痔疮，急性细菌性痢疾，肠炎，肺脓肿，急性阑尾炎，吐血，衄血，咯血，尿血，便血，崩漏。蒙药：抑"协日"，清热，解毒，开胃。用于"协日"热引起的口苦，发热，胃痛，胸胁刺痛，食欲不振，"巴达干"包如病，胸口灼热，泛酸，作呕，胃腹不适等。

用法用量　中药：内服 9~15g，鲜品 30~60g，水煎或鲜品绞汁；外用适量，煎水熏洗患处或鲜品捣烂敷患处。蒙药：3~5g，煮散剂或入丸、散剂。

资源状况　资源一般。

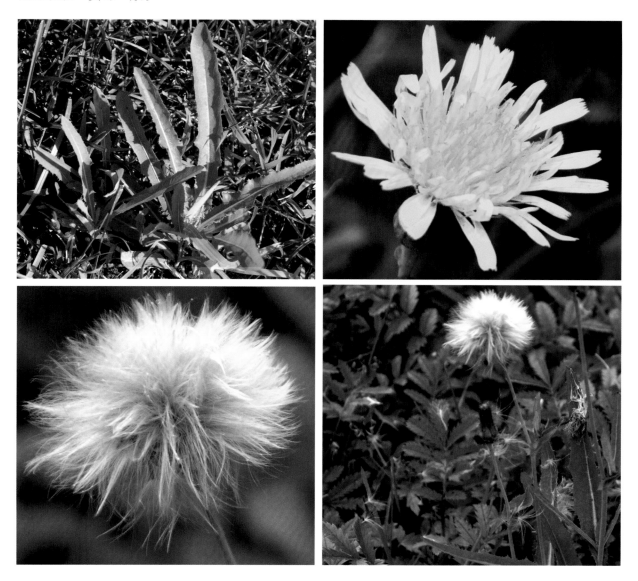

兔儿伞
一把伞
Syneilesis aconitifolia (Bunge) Maxim.

形态特征 多年生草本。根茎匍匐。茎高 70~120cm，无毛。基生叶 1，在花期枯萎；茎生叶 2，互生，圆盾形，掌状深裂，裂片 7~9，作二至三回叉状分裂，边缘有不规则的锐齿，无毛，中部茎生叶较小，通常有裂片 4~5。头状花序多数，在顶端密集成复伞房状；花梗基部有条形苞片；总苞圆筒状，总苞片 1 层，5 枚，矩圆状披针形，无毛；花筒状，淡红色，上部狭钟状，5 裂。瘦果圆柱形，有纵条纹；冠毛灰白色或淡红褐色。花期 6~7 月，果期 8~9 月。

生境分布 生于山坡草地、林缘草地。分布于我国东北、华北及陕西、甘肃、河南、山东、安徽、浙江、福建、江西、广西、贵州、湖南。内蒙古大兴安岭鄂伦春旗、莫力达瓦旗、阿荣旗、扎兰屯市均有分布。

药用部位 根或全草（兔儿伞）入药。

采收加工 秋季采挖根，除净泥土，洗净，晒干。夏季采收全草，晒干。

化学成分 根、叶含 D-α- 松油醇及 β-D- 吡喃葡萄糖苷 -3,4- 二当归酸酯等。

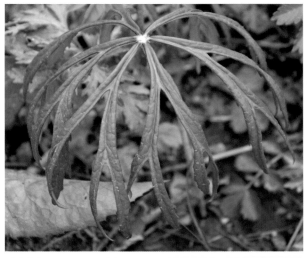

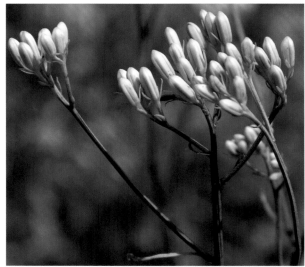

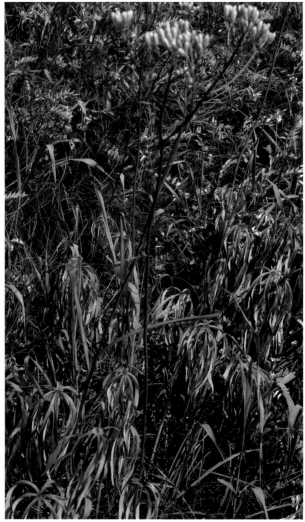

性味归经 味苦、辛，性温；有毒。

功能主治 祛风除湿，解毒活血，消肿止痛。用于风湿麻木，肢体疼痛，跌打损伤，月经不调，痛经，痈疽肿毒，瘰疬，痔疮等。

用法用量 内服 6~15g，水煎或浸酒；外用适量，捣烂敷患处。孕妇忌服。

资源状况 资源一般。

山牛蒡 裂叶山牛蒡
Synurus deltoides (Ait.) Nakai

形态特征 多年生草本。茎枝有条棱，灰白色，密被绒毛。基生叶与下部茎生叶心形、卵形、宽卵形、

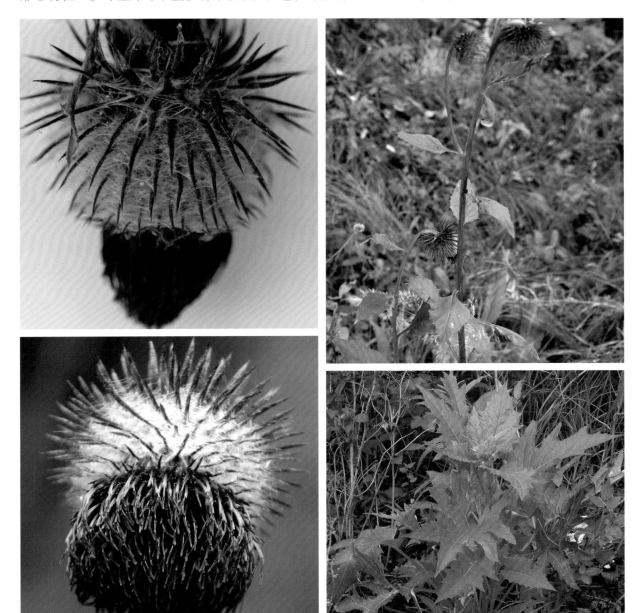

卵状三角形或戟形，基部心形、戟形或平截，边缘有三角形或斜三角形粗齿，常半裂或深裂，上表面绿色，粗糙，有长毛，下表面灰白色，密被绒毛；叶柄有窄翼。头状花序同型，下垂，单生茎顶；总苞球形，密被蛛丝状毛或渐稀，总苞片 13~15 层；小花均两性，管状，花冠紫红色。瘦果长椭圆形，稍扁，光滑，顶端果缘有细齿，着生面侧生；冠毛多层，刚毛糙毛状。花、果期 7~9 月。

生境分布　生于山坡林缘、林下或草甸。分布于我国东北、华北、华中及山东、安徽、浙江、江苏、云南、四川、陕西、甘肃。内蒙古大兴安岭各地均有分布。

药用部位　根（山牛蒡）入药。

采收加工　春、秋季采挖根，洗净，晒干。

化学成分　根茎含皂苷。

性味归经　味辛，性温。

功能主治　祛风散寒，止痛。用于头痛感冒，风寒湿痹，咽喉肿痛，劳伤疼痛等。

用法用量　内服 6~15g，水煎或浸酒。

资源状况　资源丰富。

菊蒿 ｜ 艾菊
Tanacetum vulgare L.

形态特征　多年生草本，高 30~150cm。茎直立，上部常分枝。叶矩椭圆形或矩椭圆状卵形，二回羽状分裂或深裂，裂片卵形至卵状披针形，羽轴有栉齿状裂片，叶两面无毛或有疏单毛或叉状分枝的毛；下部叶有长叶柄，叶柄基部扩大，上部叶无叶柄。头状花序异型，多数在茎与分枝顶端排成复伞房状；总苞片草质，无毛或有疏毛，边缘狭膜质；边花黄色，雌性，筒状或舌状；盘花两性，筒状，黄色。瘦果 5 棱；冠毛冠状，顶端齿裂。花、果期 7~9 月。

生境分布　生于山坡、山谷、林缘及河滩地。分布于我国黑龙江、内蒙古、新疆。内蒙古大兴安岭各地均有分布。

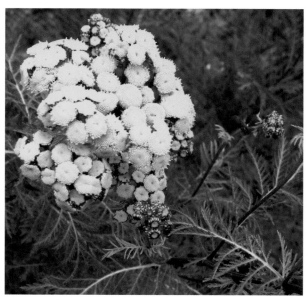
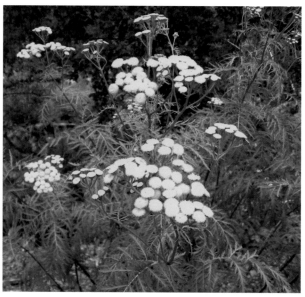

化学成分　全草含菊蒿素、菊蒿醇及挥发油，挥发油中含侧柏酮。

应　　用　茎及头状花序可用于制作杀虫剂。

资源状况　资源一般。

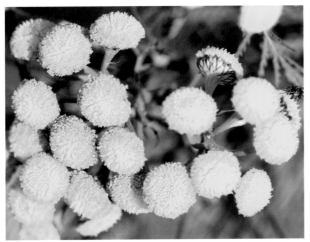
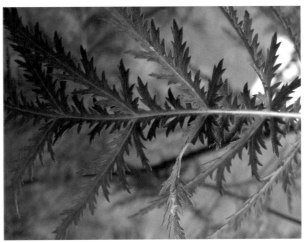

芥叶蒲公英

婆婆丁

Taraxacum brassicaefolium Kitag.

形态特征　多年生草本。叶宽倒披针形或宽线形，羽状深裂或大头羽状半裂，基部渐窄成短柄，具翅，侧裂片正三角形或线形，常上倾，稀倒向，全缘或有小齿，裂片间无或有锐尖小齿，顶端裂片正三角形，宽，全缘。花葶数个，高 30~50cm，初时疏被蛛丝状柔毛，常紫褐色；头状花序；总苞宽钟状，基部圆形或截圆，先端具短角状突起；花序托有小卵形膜质托片；舌状花黄色，边花舌片背面具紫色条纹。瘦果倒卵状长圆形，淡绿褐色；冠毛白色，长 7~9mm。花、果期 5~6 月。

生境分布　生于河边、林缘或路旁。分布于我国东北及内蒙古、河北。内蒙古大兴安岭各地均有分布。

药用部位　全草（蒲公英）入药。

采收加工　夏、秋季采收全草，晒干。

性味归经　味甘、苦，性寒。归肝、胃经。

功能主治　清热解毒，除湿利尿。用于咽喉痛，痈肿，疔毒，乳痈，肺痈，肠痈，大头瘟等热毒壅盛，湿热黄疸，小便淋涩痛等。

用法用量　内服 3~10g，水煎；外用适量，捣敷患处，鲜品尤宜。

资源状况　资源丰富。

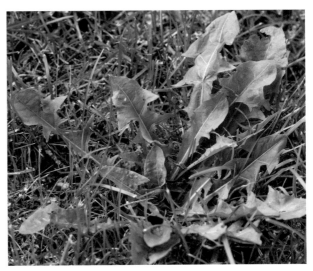

兴安蒲公英 *Taraxacum falcilobum* Kitag.

形态特征 多年生草本植物。叶绿色，倒向羽状深裂，顶裂片小，三角形，先端渐尖，叶裂片间不夹生小裂片或齿。总苞片先端无角状突起，外层总苞片无宽膜质边缘；花黄色。瘦果中部以下具小瘤状突起。花期 5~6 月。果期 6~7 月。

生境分布 生于山野、路边草地、稍干燥的沙质地。分布于我国东北及内蒙古。内蒙古大兴安岭额尔古纳市、根河市、鄂伦春旗、牙克石市、阿尔山市有分布。

药用部位 全草（蒲公英）入药。

采收加工 夏、秋季采收全草。

应　　用 同蒲公英。

资源状况 资源丰富。

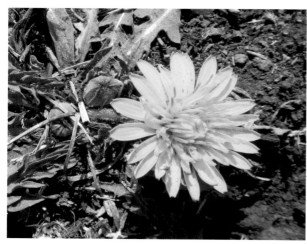 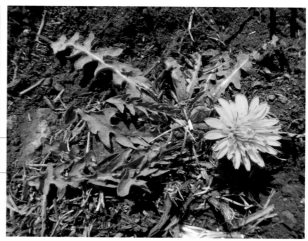

蒲公英
蒙古蒲公英、黄花地丁、婆婆丁
Taraxacum mongolicum Hand.-Mazz.

形态特征 多年生草本。根垂直。叶莲座状平展，矩圆状倒披针形或倒披针形，羽状深裂，侧裂片 4~5 对，矩圆状披针形或三角形，具齿，顶裂片较大，戟状矩圆形，羽状浅裂或仅具波状齿，基部狭成短叶柄，被疏蛛丝状毛或几乎无毛。花葶数个，与叶多少等长，上端密被蛛丝状毛；总苞淡绿色，外层总苞片卵状披针形至披针形，边缘膜质，被白色长柔毛，顶端有或无小角，内层总苞片条状披针形，为外层的 1.5~2 倍，顶端有小角；舌状花黄色。瘦果褐色，

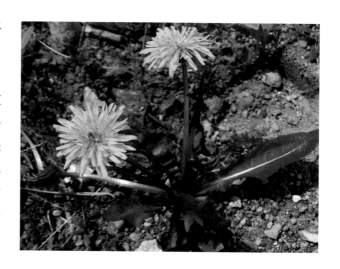

冠毛白色。花期 5~9 月，果期 6~10 月。

生境分布　生于山坡草地、田野或河滩。分布于我国东北、华北、华东、华中、西北、西南。内蒙古大兴安岭各地均有分布。

药用部位　全草（蒲公英）入药。

采收加工　夏、秋季采收全草，晒干。

化学成分　全草含蒲公英甾醇、菊糖及胆碱、果胶、酸类化合物等，叶含叶黄素、堇黄质、叶绿酯、维生素 C、维生素 D 等。

性味归经　味苦、甘，性寒。归肝、胃经。

功能主治　清热解毒，消肿散结，利尿通淋。用于疔疮肿毒，乳痈，瘰疬，目赤，咽痛，肺痈，肠痈，湿热黄疸，热淋涩痛等。

用法用量　内服 10~15g，水煎；外用鲜品适量，捣烂敷或煎水熏洗患处。

资源状况　资源丰富。

东北蒲公英

婆婆丁
Taraxacum ohwianum Kitam.

形态特征　多年生草本。根粗长。叶倒披针形，两面被疏柔毛，羽状深裂或羽状浅裂，侧裂片 4~5 对，稍下倾，具疏齿，稀全缘，裂片之间有缺刻或齿，顶端的裂片大，扁菱形或三角形，全缘。花葶多数；头状花序下面有疏绒毛；外层总苞片宽卵形或披针状卵形，被疏长柔毛，顶端尖或稍钝，淡粉色，无或有不明显的小角，内层总苞片矩圆状条形，为外层的 2~2.5 倍，无小角；舌状花黄色。瘦果淡褐色，冠毛污白色。花、果期 5~6 月。

生境分布　生于湿草地、山坡路旁、草地、溪流边。分布于我国东北及内蒙古。内蒙古大兴安岭各地均有分布。

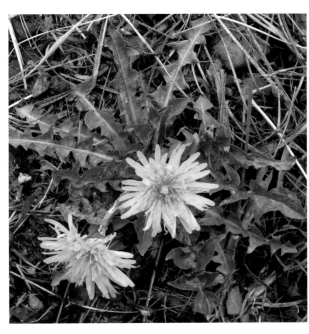
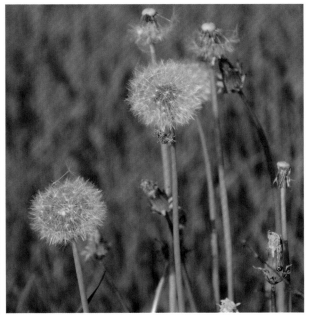

药用部位 全草（蒲公英）入药。

采收加工 夏、秋季采收全草，晒干。

性味归经 味苦、甘，性寒。归肝、胃经。

功能主治 清热解毒，清利湿热。用于乳痈，瘰疬，疔毒疮肿，风眼赤肿，咽喉肿痛，湿热及小便淋沥涩痛等。

用法用量 内服 6~9g，水煎；外用鲜品适量，捣敷或煎水熏洗患处。

资源状况 资源丰富。

亚洲蒲公英 | 婆婆丁
Taraxacum asiaticum Dahlst.

形态特征 多年生草本。根茎部有暗褐色残存叶基。叶线形或狭披针形，具波状齿，羽状浅裂至羽状深裂，顶裂片较大，戟形或狭戟形，两侧小裂片狭尖，侧裂片三角状披针形至线形，裂片间常有缺刻或小裂片，无毛或被疏柔毛。花葶数个，高 10~30cm，与叶等长或长于叶，顶端光滑或被蛛丝状柔毛；头状花序；总苞基部卵形，外层总苞片宽卵形、卵形或卵状披针形，有明显的宽膜质边缘，先端有紫红色突起或较短的小角，内层总苞片线形或披针形，长为外层总苞片的 2~2.5 倍，先端有紫色略钝突起或不明显的小角；舌状花黄色，稀白色，边缘花舌片背面有暗紫色条纹。瘦果倒卵状披针形，麦秆黄色或褐色，上部有短刺状小瘤；冠毛污白色。花、果期 5~9 月。

生境分布 生于草甸、河滩或林地边缘。分布于我国东北、华北及甘肃、青海、湖北、四川等。内蒙古大兴安岭各地均有分布。

药用部位 全草（蒲公英）入药。

采收加工 夏、秋季采收全草，除去泥土，晒干。

性味归经 味甘、苦，性寒。归肝、脾、肾经。

功能主治 清热解毒，通利小便，凉血散结。用于流行性腮腺炎，扁桃体炎，咽喉炎，支气管炎，淋巴腺炎，乳腺炎，淋病，尿路感染，恶疮疔毒等。

用法用量 内服 6~12g，水煎。

资源状况 资源丰富。

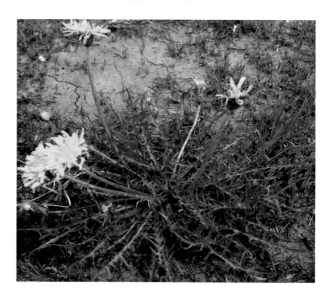

红轮狗舌草 | 红轮千里光、橙舌千里光
Tephroseris flammea (Turcz. ex DC.) Holub

形态特征 多年生草本。茎初被白色蛛丝状绒毛及柔毛。基生叶在花期凋落，椭圆状长圆形，基部楔状，具长柄；下部茎生叶倒披针状长圆形，基部窄成翅，稍下延成叶柄，半抱茎，边缘中部以上具尖齿，两面疏被蛛丝状绒毛及柔毛，或变无毛。头状花序排成近伞形伞房花序；花序梗被黄褐色

柔毛及疏白色蛛丝状绒毛，基部有苞片，上部具小苞片 2~3；总苞钟状，总苞片约 25，披针形或线状披针形，草质，深紫色，背面疏被蛛丝状毛或近无毛；舌状花 13~15，舌片深橙色或橙红色，线形；管状花多数，花冠黄色或紫黄色。瘦果圆柱形，被柔毛；冠毛淡白色。花、果期 7~9 月。

生境分布　生于山地草原、湿草地或林缘。分布于我国东北及内蒙古、山西、陕西、宁夏、甘肃。内蒙古大兴安岭各地均有分布。

药用部位　全草（红轮狗舌草）及花入药。

采收加工　夏、秋季采收全草，阴干。8 月采收花，阴干。

化学成分　含矢车菊素葡萄糖苷。

性味归经　全草味苦，性寒。

功能主治　全草清热解毒，清肝明目。用于疔毒痈肿，咽喉肿痛，蛇咬伤，蝎蜂蜇伤，目赤肿痛，湿疹，皮炎等。花活血调经，止痛。用于疔毒，痈肿，经血不调等。

用法用量　全草内服 15~30g，水煎；外用适量，捣烂敷患处。花内服 2~3g，水煎。

资源状况　资源一般。

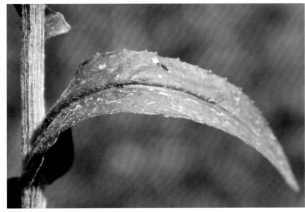
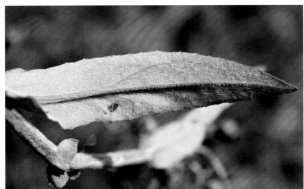
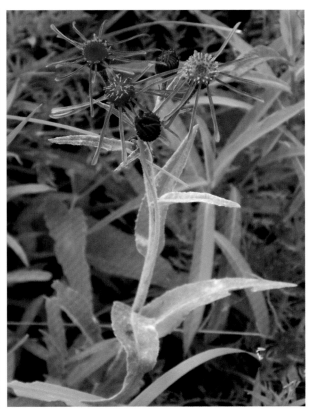

狗舌草

狗舌头草
Tephroseris kirilowii (Turcz. ex DC.) Holub

形态特征　多年生草本。根茎斜升，常覆盖褐色宿存的叶柄。茎高 20~60cm，密被白色蛛丝状毛，有时脱毛。基生叶莲座状，长圆形或倒卵状长圆形，基部楔状，渐窄成具翅叶柄，两面被白色蛛丝状绒毛；茎生叶少数，下部叶倒披针形或倒披针状长圆形，无柄，基部半抱茎。头状花序排成伞形伞房花序；花序梗密被蛛丝状绒毛和黄褐色腺毛，基部具苞片，上部无小苞片；总苞近圆柱状钟形，总苞片 18~20，披针形或线状披针形，背面被蛛丝状毛，或脱毛；舌状花 13~15，舌片黄色，长圆形；管状花多数，花冠黄色。瘦果圆柱形，密被硬毛；冠毛白色。花、果期 5~7 月。

生境分布　生于山坡草地、路旁或山顶向阳处。分布于我国东北、华北、华中及山东、江苏、安徽、浙江、福建、台湾、江西、广西、贵州、四川、陕西、甘肃、青海。内蒙古大兴安岭各地均有分布。

药用部位　全草（狗舌草）入药。

采收加工　夏、秋季采收全草，洗净，晒干。

性味归经　味苦、微甘，性寒。

功能主治　清热解毒，利尿。用于肺脓肿，尿路感染，小便不利，白血病，口腔炎，疖肿等。

用法用量　内服 9~15g，水煎。

资源状况　资源丰富。

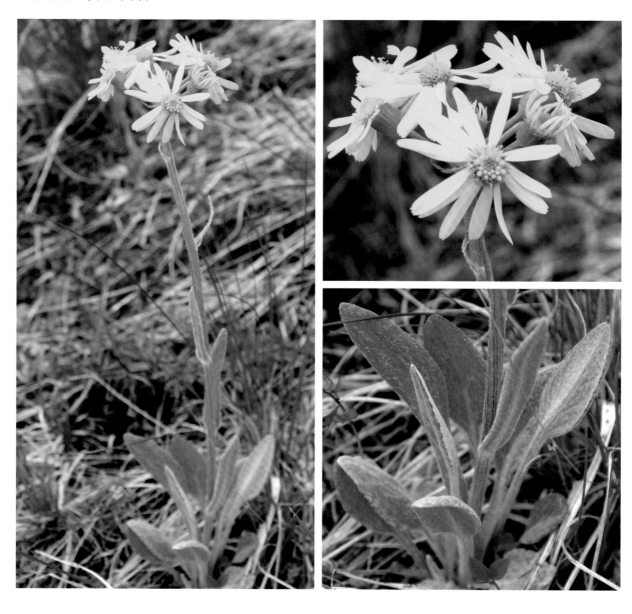

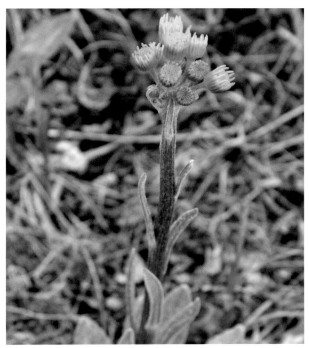
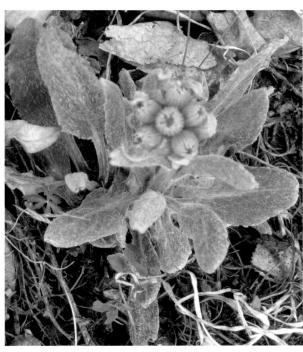

尖齿狗舌草 | *Tephroseris subdentata* (Bunge) Holub

形态特征　多年多草本。茎单生，直立，高 20~60cm，不分枝，初时被疏蛛丝状毛，后毛或多或少脱落。基生叶数枚，莲座状，具长柄，通常在花期常存，匙形、线状匙形或倒披针形，顶端钝至稍

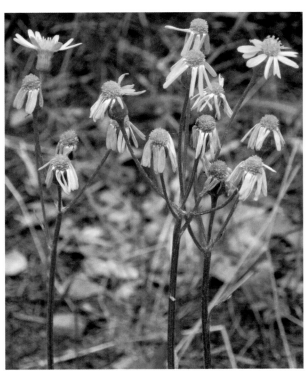
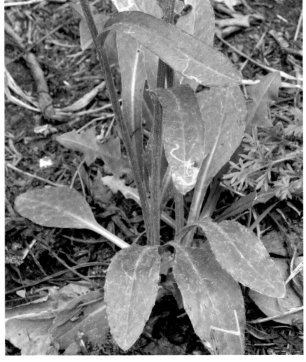

尖，基部渐狭成柄，边缘全缘、近全缘或有不规则具尖头的齿，纸质，两面被疏蛛丝状毛或无毛，羽状脉，叶柄长 2~13cm，具狭翅，被蛛丝状毛或无毛，基部扩大；下部茎生叶与基生叶同形；中部茎生叶无柄，披针形至线形。头状花序 7~30，排列成顶生近伞形状伞房花序或复伞房花序，疏被蛛丝状毛及黄褐色短柔毛，基部具苞片，苞片线状钻形；总苞钟状，无外苞，总苞片 18~20，1 层，披针形或线状披针形；舌状花 13~15，无毛，舌片黄色，长圆形，顶端钝，具 3 细齿，4 条脉；管状花多数，花冠黄色。瘦果圆柱形，无毛；冠毛白色。花、果期 6~7 月。

生境分布 生于山坡草地。分布于我国东北及内蒙古、河北、青海。内蒙古大兴安岭各地均有分布。

药用部位 全草（狗舌草）入药。

采收加工 夏、秋季采收全草，洗净，晒干。

应　　用 同狗舌草。

资源状况 资源一般。

黄花婆罗门参 | 东方婆罗门参
Tragopogon orientalis L.

形态特征 根圆柱状，垂直直伸。根茎有残存的基生叶柄。茎直立，不分枝或分枝，有纵条纹，无毛。基生叶及下部茎生叶线形或线状披针形，灰绿色，先端渐尖，全缘或皱波状，基部宽，半抱茎；中部及上部茎生叶披针形或线形。头状花序单生茎顶，或少数头状花序生枝端；总苞圆柱状，总苞片 8~10，披针形或线状披针形，先端渐尖，边缘狭膜质，基部棕褐色；舌状小花黄色。瘦果长纺锤形，褐色；冠毛淡黄色。花、果期 6~9 月。

生境分布 生于山坡草地、草甸。分布于我国内蒙古及新疆。内蒙古大兴安岭除根河市无分布外，其他地方均有分布。

药用部位 叶及根（黄花婆罗门参）入药。

采收加工 夏季采收叶，晒干。秋季挖根，除去泥土，洗净，晒干。

性味归经 味甘、淡，性平。

功能主治 健脾益气。用于病后体虚，小儿疳积，头癣等。

用法用量 叶内服 3~12g，水煎；外用适量，捣汁搽。根内服 15~30g，水煎；外用适量，捣汁搽。

资源状况 资源一般。

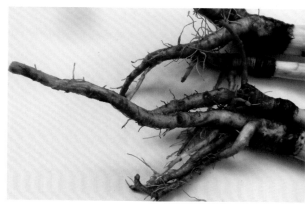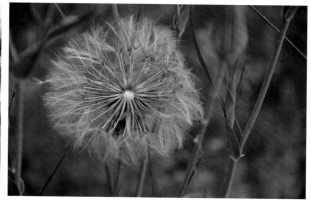

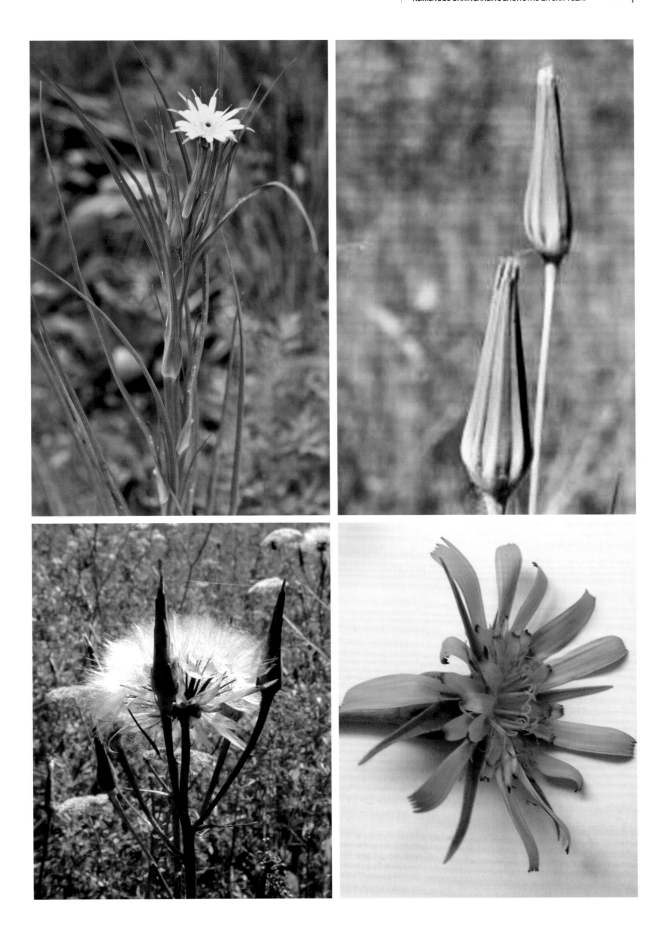

女菀 | 白菀
Turczaninowia fastigiata (Fischer) DC.

形态特征 根茎粗壮。茎直立，高 30~100cm，被短柔毛，下部常脱毛，上部有伞房状细枝。下部叶在花期枯萎，条状披针形，基部渐狭成短柄，顶端渐尖，全缘；中部以上叶渐小，披针形或条形，下表面灰绿色，被密短毛及腺点，上表面无毛，边缘有糙毛，稍反卷，中脉及三出脉在下表面凸起。头状花序直径 5~7mm，多数在枝端密集；花序梗纤细，有长 1~2mm 的苞叶；总苞片被密短毛，顶端钝；花 10 余朵，舌状花白色；冠毛约与管状花花冠等长。瘦果矩圆形，基部尖，被密柔毛或后稍脱毛。花、果期 8~9 月。

生境分布 生于荒地、山坡、路旁。分布于我国东北、华北、华中及山东、陕西、江西、安徽、江苏、浙江。内蒙古大兴安岭扎兰屯市、阿荣旗、莫力达瓦旗、鄂伦春旗均有分布。

药用部位 全草（女菀）入药。

采收加工 8~9 月采收全草，晒干。

化学成分 全草含槲皮素；根含挥发油，其主要化学成分为酚类化合物。

性味归经 味辛，性温；无毒。

功能主治 温肺化痰，和中，健脾利湿。用于咳嗽气喘，泻痢，小便短涩等。

用法用量 内服 9~15g，水煎。畏卤碱。

资源状况 资源一般。

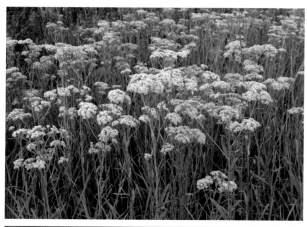

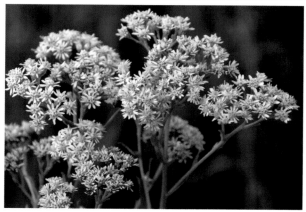

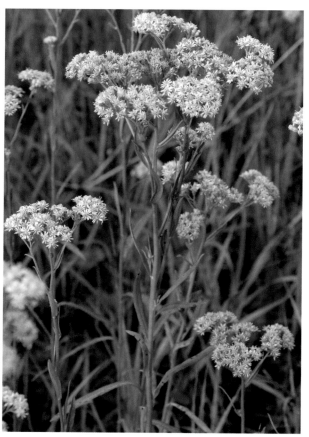

苍耳

苍耳子、老苍子
Xanthium sibiricum Patrin ex Widder

形态特征　一年生草本，高 20~90cm。茎直立，不分枝或少有分枝，被灰白色糙伏毛。叶互生，有长柄，三角状卵形或心形，近全缘，或有 3~5 不明显浅裂，先端尖或钝，基出三脉，上表面绿色，下表面苍白色，被糙伏毛。头状花序近于无柄，聚生，单性同株；雄花序球形，总苞片小，1 列，被短柔毛，雄蕊 5，花药长圆状线形；雌花序卵形，总苞在果实成熟时变坚硬，总苞片 2~3 列，小花 2，无花冠，卵形或椭圆形，绿色、淡黄色或红褐色，外面疏生具钩状的刺，刺极细而直，基部微增粗或几乎不增粗，被柔毛，常有腺点，或全部无毛；喙坚硬，锥形，上端略呈镰刀状，不等长，少有结合而成 1 个喙。瘦果 2，倒卵形。花期 7~8 月，果期 9~10 月。

生境分布　生于荒坡草地或路旁。分布于我国东北、华北、华东、华南、西北、西南。内蒙古大兴安岭各地均有分布。

药用部位　全草、果实（苍耳）、花入药。

采收加工　夏季采收全草，切段，晒干或鲜用。9~10 月割取地上部分，打下果实，脱粒，扬净，晒干。8 月采收花，鲜用或阴干。

化学成分　含苍耳苷、维生素 C 及脂肪油、树脂、生物碱等。

性味归经　全草味苦、辛，性微寒；有小毒。归肺、脾、肝经。果实味苦、甘、辛，性温；有小毒。归肺、肝经。

功能主治　全草祛风，散热，除湿，解毒。用于感冒，头风，头晕，鼻渊，目赤，目翳，风湿痹痛，拘挛麻木，风癞，疔疮，疥癣，皮肤瘙痒，痔疮，痢疾等。果实散风寒，通鼻窍，祛风湿，止痛。用于鼻渊，风寒头痛，风湿痹痛，风疹，湿疹，疥癣等。花祛风，除湿，止痒。用于白癜顽痒，白痢等。

用法用量　全草内服 6~12g，大剂量 30~60g，水煎、捣汁或入丸、散剂；外用适量，捣敷、烧存性研末调敷、煎水洗或熬膏敷患处。果实内服 3~10g，水煎或入丸、散剂；外用适量，捣敷或煎水洗患处。花内服 6~15g，水煎；外用适量，捣敷。血虚之头痛、痹痛者忌服。

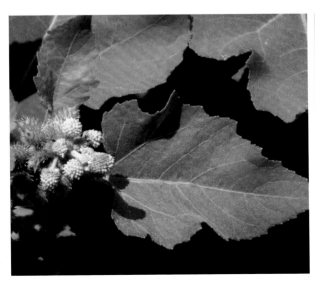 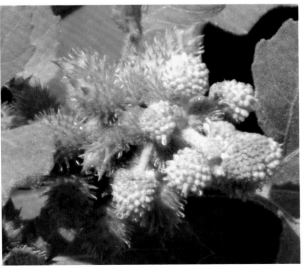

蒙古苍耳 | 苍耳子、老苍子
Xanthium mongolicum Kitag.

形态特征 一年生草本，高达 0.6~1m。根粗壮，纺锤形，具多数纤维状根。茎直立，坚硬，圆柱形，分枝，有纵沟，被短糙伏毛。叶互生，具长柄，宽卵状三角形或心形，3~5 浅裂，顶端钝或尖，基部心形，与叶柄连接处呈相等的楔形，边缘有不规则的粗锯齿，基出三脉，叶脉两面微凸，密被糙伏毛，侧脉弧形而直达叶缘，上表面绿色，下表面苍白色。总苞在瘦果成熟时变坚硬，椭圆形，绿色或黄褐色，两端稍缩小成宽楔形，顶端具 1 或 2 个锥状的喙，喙直而粗，锐尖，外面具较疏的总苞刺，直立，向上部渐狭，基部增粗，顶端具细倒钩，中部以下被柔毛，上端无毛。瘦果 2，倒卵形。

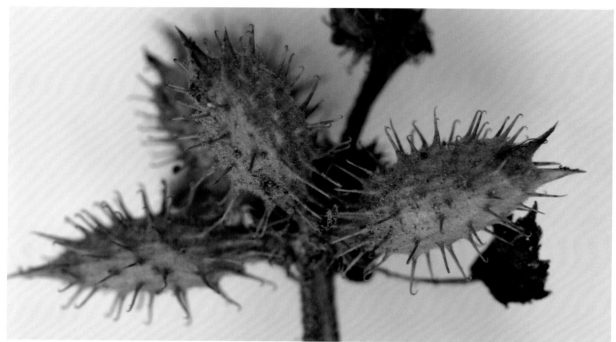

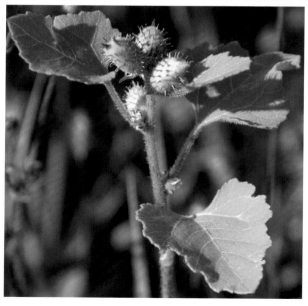

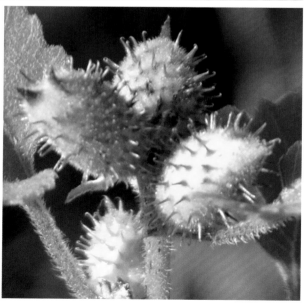

花期 7~8 月，果期 9~10 月。

生境分布　生于沙质荒地、居民区附近。分布于我国黑龙江、辽宁、内蒙古、河北。内蒙古大兴安岭牙克石市有分布。

药用部位　全草、果实（苍耳）、花及根入药。

采收加工　夏季采收全草，切段，晒干或鲜用。9~10 月割取地上部分，打下果实，脱粒，扬净，晒干。8 月采收花，鲜用或阴干。秋季采挖根，洗净，晒干。

化学成分　含苍耳苷、维生素 C 及脂肪油、树脂、生物碱等。

应　　用　同苍耳。

资源状况　资源少。

细叶黄鹌菜
蒲公幌
Youngia tenuifolia (Willd.) Babcock et Stebbins

形态特征　多年生草本。茎直立，单生，或少数茎簇生，自下部或基部花序伞房状或伞房圆锥状分枝，分枝斜升，全部茎枝无毛。基生叶多数或极多数，羽状全裂或深裂，侧裂片 6~12 对，对生、偏斜对生或互生，长椭圆形、披针形、线形或线状披针形，顶端渐尖，边缘全缘或有稀疏的锯齿或线形的尖裂片，两面无毛；叶柄基部稍扩大，内面有棕色或浅褐色的长绒毛。头状花序直立，下倾或下垂，多数或少数在茎枝顶端排成伞房花序或伞房圆锥花序；总苞圆柱状，近顶端有角状附属物；舌状小花黄色。瘦果黑色或黑褐色，纺锤形；冠毛白色。花、果期 7~9 月。

生境分布　生于山坡草地、干旱山坡。分布于我国东北及内蒙古、河北、新疆、西藏。内蒙古大兴安岭各地均有分布。

药用部位　全草（细叶黄鹌菜）及根入药。

采收加工　夏季采收全草，晒干。春、秋季采挖根，洗净，晒干。

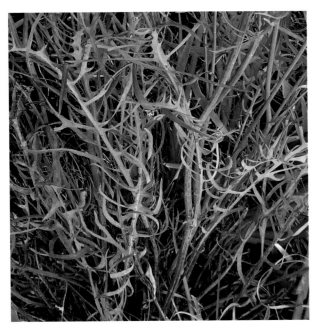
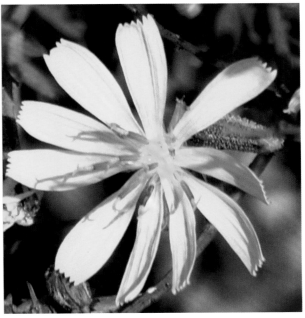

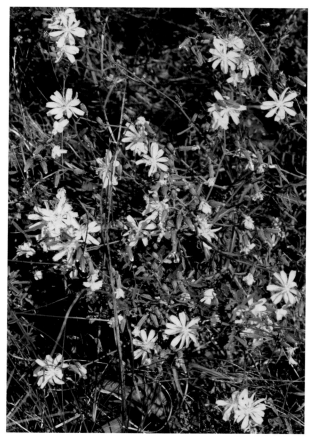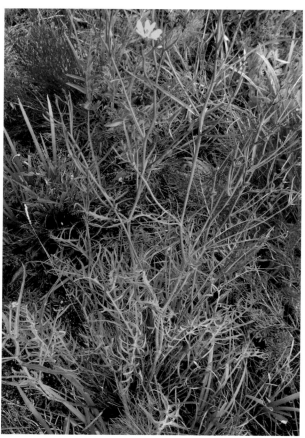

功能主治　清热，解毒，消肿，止痛。用于感冒，咽痛，乳腺炎，结膜炎，疮疖，尿路感染，带下，风湿性关节炎等。

用法用量　内服 9~15g，鲜品 50~100g，水煎；外用鲜品适量，捣敷或捣汁含漱。

资源状况　资源一般。

泽泻科 Alismataceae

草泽泻
水型草泽泻、水车轮菜
Alisma gramineum Lej.

形态特征　多年生沼生草本。块茎较小，或不明显。叶多数，丛生；叶柄长 2~31cm，粗壮，基部膨大成鞘状；叶片披针形，先端渐尖，基部楔形，叶脉 3~5，基出。花葶高 13~80cm；花序具 2~5 轮分枝，每轮分枝 3~9，或更多，分枝粗壮；花两性；花梗长 1.5~4.5cm；外轮花被片 3，广卵形，内轮花被片 3，白色，大于外轮，近圆形；雄蕊 6，花药椭圆形；心皮轮生，排列整齐，花柱向背部反卷。瘦果两侧压扁，倒卵形，背部有 1~2 条浅沟。花、果期 6~9 月。

生境分布　生于沼泽地、水泡。分布于我国东北及内蒙古、山西、河北、甘肃、新疆。内蒙古大兴安岭额尔古纳市、鄂温克族自治旗、牙克石市均有分布。

药用部位　块茎（草泽泻）入药。

采收加工　秋季采挖块茎，洗净，晒干。

性味归经　味甘、淡，性寒。

功能主治　利水渗湿，泄热通淋。用于小便淋沥涩痛，水肿，泄泻等。

用法用量　内服 3~15g，水煎。

资源状况　资源少。

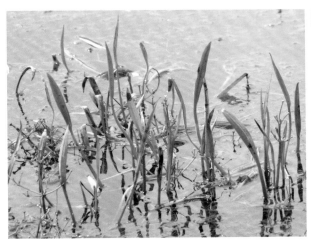 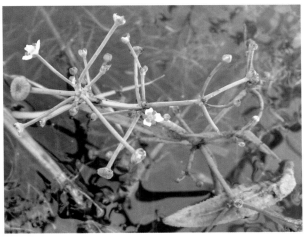

泽泻
水车前
Alisma plantago-aquatica L.

形态特征　多年生沼生植物，高 50~100cm。地下块茎，球形，外皮褐色，密生多数须根。叶根生；叶柄长达 50cm，基部扩延成中鞘状；叶片宽椭圆形至卵形，先端急尖或短尖，基部广楔形、圆形或稍心形，全缘，两面光滑，叶脉 5~7。花序通常有 3~5 轮分枝，分枝下有披针形或线形苞片，轮

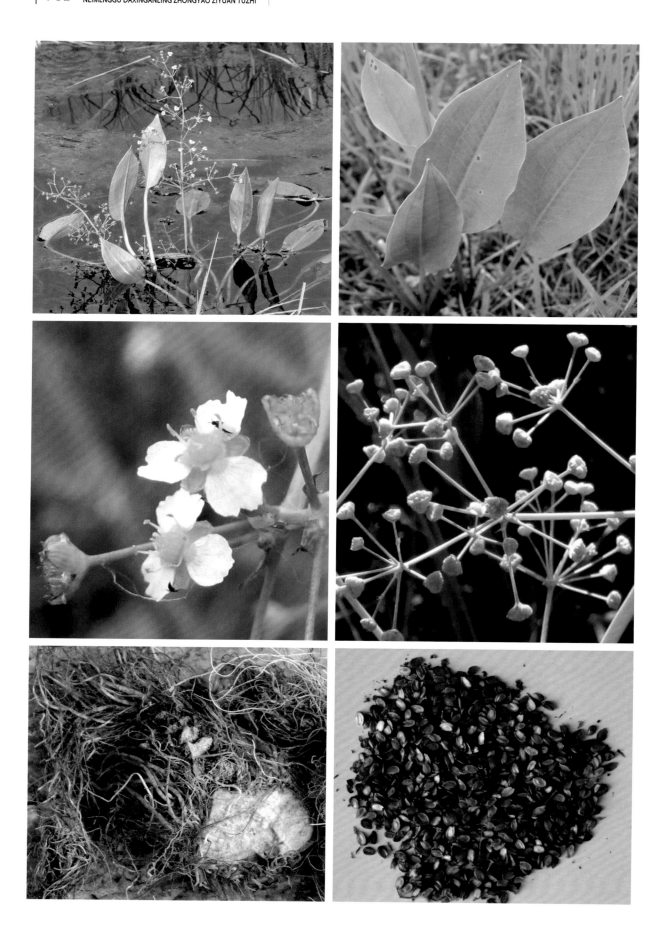

生的分枝常再分枝，组成圆锥状复伞形花序，小花梗长短不等；小苞片披针形至线形，尖锐；萼片3，广卵形；花瓣倒卵形，膜质，较萼片小，白色，脱落；雄蕊6。瘦果多数，扁平，倒卵形，背部有2浅沟，褐色，花柱宿存。花期6~7月，果期7~9月。

生境分布　生于水泡边、沼泽地浅水处。分布于我国东北、华北及陕西、新疆、云南。内蒙古大兴安岭各地均有分布。

药用部位　块茎（泽泻）及叶入药。

采收加工　秋季采挖块茎，除去茎叶及须根，洗净，用微火烘干，再撞去须根及粗皮。夏季采收叶，晒干或鲜用。

化学成分　含醇类、苷类化合物及胆碱、糖，还含钾、钙、镁等元素。

性味归经　块茎味甘、淡，性寒。归肾、膀胱经。叶味微咸，性平。

功能主治　块茎利水渗湿，泄热，化浊降脂。用于小便不利，水肿胀满，泄泻，痰饮眩晕，热淋涩痛，遗精等。另外，还具有降血脂、保护肝脏、降压、利尿、降血糖的作用。叶益肾，止咳，通脉，下乳。用于虚劳，咳嗽，乳汁不下，疮肿等。

用法用量　块茎内服6~10g，水煎。叶内服15~30g，水煎；外用适量，捣烂敷患处。肾虚精滑者忌服。

资源状况　资源一般。

浮叶慈姑 <small>小慈菇</small>
Sagittaria natans Pall.

形态特征　多年生或一年生水生浮叶草本。叶基生；沉水叶叶柄状；浮水叶线形、披针形、心形或箭形，箭形叶顶端裂片长4.5~12cm，叶脉3~7，基部裂片耳状，短于顶端裂片，叶脉3。花单性，稀两性；花序总状，2~6轮，下部1~2轮为雌花，其余为雄花；苞片3，披针形，离生；雄花萼片卵形，通常反折；花瓣白色，倒卵形，长约为萼片的2倍；雌花萼片及花瓣与雄花相似。瘦果两侧扁，窄倒卵圆形，喙顶生，直立。花期7~8月，果期9月。

生境分布　生于池塘、水泡等静水处或水流缓慢处。分布于我国东北及内蒙古、新疆。内蒙古大兴安岭除根河市无分布外，其他地方均有分布。

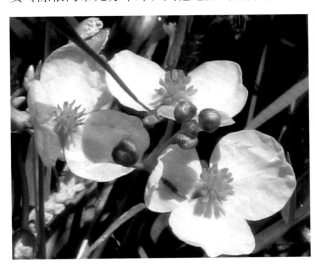
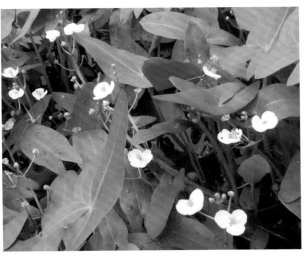

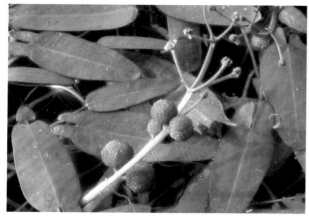
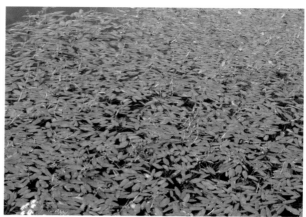

药用部位 根茎（慈姑）及全草入药。

采收加工 秋季采挖根茎，洗净，切片，晒干。夏季采收全草，晒干。

功能主治 根茎用于狂犬咬伤，外治疮疡肿痛。全草清热解毒，凉血消肿。用于黄疸，瘰疬，蛇咬伤等。

用法用量 根茎外用适量，捣烂敷患处。全草内服 25~30g，水煎。

资源状况 资源一般。

野慈姑
三裂慈姑
Sagittaria trifolia L.

形态特征 多年生沼生草本。具匍匐茎或球茎，球茎小。叶基生，挺水；叶片箭形，大小变异很大，顶端裂片与基部裂片间不缢缩，顶端裂片比基部裂片短，是基部裂片的 2/3~5/6，基部裂片尾端线尖；叶柄基部鞘状。花序圆锥状或总状；总花梗长 20~70cm；花多轮，最下方一轮常具 1~2 分枝；苞片 3，基部多少合生；花单性，下部 1~3 轮为雌花，上部多轮为雄花；萼片椭圆形或宽卵形，反折；花瓣白色，约为萼片 2倍。瘦果两侧扁，倒卵圆形，具翅，背翅宽于腹翅，具微齿，喙顶生，直立。花期 8 月，果期 9 月。

生境分布 生于湖泊、沼泽、泡沼。分布于我国东北、华北、西北、华东、华南、西南。内蒙古大兴安岭鄂伦春旗、莫力达瓦旗、阿荣旗、扎兰屯市均有分布。

药用部位 块茎（野慈姑）及全草入药。

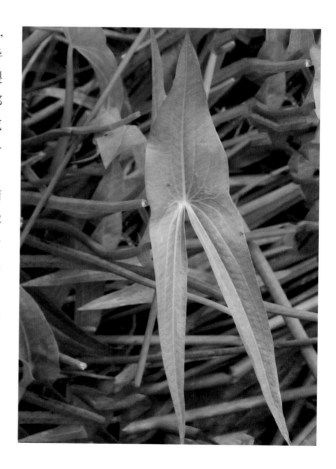

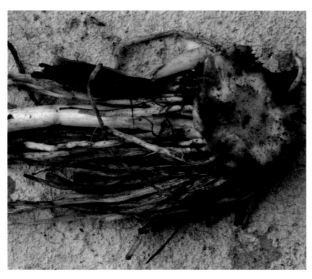
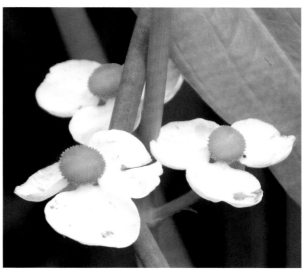

采收加工　秋季采挖块茎，洗净，切片，晒干。夏季采收全草，晒干。

性味归经　味甘、苦，性凉；有毒。

功能主治　解毒消肿，散结，止血。用于毒蛇咬伤，痈疖肿毒，血管瘤，淋巴结结核，跌打损伤，外伤出血。

用法用量　内服 15~30g，水煎；外用适量，捣烂敷患处。

资源状况　资源少。

附　注

狭叶慈姑　*Sagittaria trifolia* L. var. *longitoba* (Turcz.) Kitag.

本种与原种的区别在于本种叶裂片狭细，狭线状披针形，中央片具主脉 5，脚片具主脉 3。

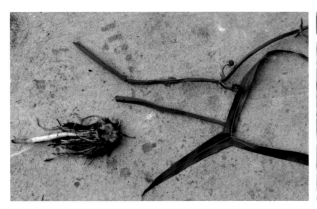
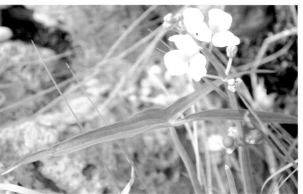

花蔺科 Butomaceae

花蔺
花蔺草、猪尾巴菜
Butomus umbellatus L.

形态特征　多年生水生草本，丛生。根茎横走或斜生，节生多数须根。叶基生，上部伸出水面，三棱状、条形，先端渐尖，基部鞘状，鞘缘膜质。花葶圆柱形，长 0.7~1.5m；伞形花序顶生，具多花；苞片 3，卵形，先端渐尖；花两性；花梗长 4~10cm；花被片 6，宿存，外轮花被片 3，较小，萼片状，带紫色，宿存，内轮花被片 3，较大，花瓣状，粉红色；雄蕊 9，花丝扁，基部稍宽；心皮 6，1 轮。蓇葖果顶端具长喙。花、果期 7~8 月。

生境分布　生于湖泊、水泡边沼泽地。分布于我国东北及内蒙古、河北、山东、山西、河南、陕西、新疆、江苏、安徽。内蒙古大兴安岭各地均有分布。

药用部位　茎叶（花蔺）入药。

采收加工　夏季采收茎叶，洗净，晒干。

应　　用　清热解毒，止咳平喘。

资源状况　资源少。

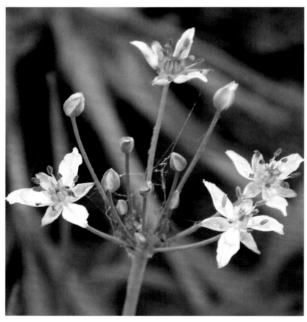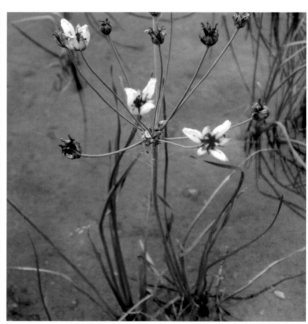

水麦冬科 Juncaginaceae

水麦冬
小麦冬
Triglochin palustris Linnaeus

形态特征 多年生草本。根茎长，须根密而细。叶全部基生，半圆柱形，长不超过花序，宽 1.5~2mm；叶鞘宿存，分裂成纤维状；叶舌膜质。花葶直立，高 20~60cm；总状花序顶生，长 10~30cm，有多数疏生的花；花梗长 3~5mm，无苞片；花被片 6，鳞片状，绿紫色，具狭的膜质边缘；雄蕊 6，几乎无花丝，花药 2 室；心皮 3，柱头毛笔状。蒴果近圆柱形，成熟时开裂为 3 瓣。花期 7~8 月，果期 9 月。

生境分布 生于河岸湿地、沼泽地或盐碱湿草地上。分布于我国东北、华北、西南、西北。内蒙古大兴安岭各地均有分布。

药用部位 全草（水麦冬）及果实入药。

采收加工 夏季采收全草，秋季采收果实，晒干。

功能主治 清热利湿，消肿止泻。用于腹泻，眼疾等。

用法用量 研成粉末与其他药配用。

资源状况 资源少。

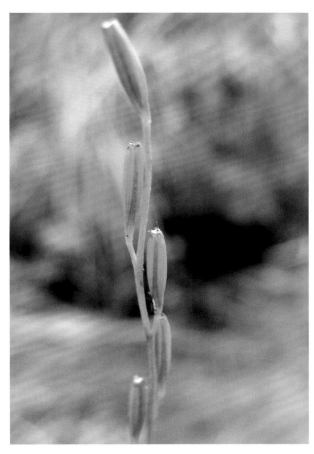
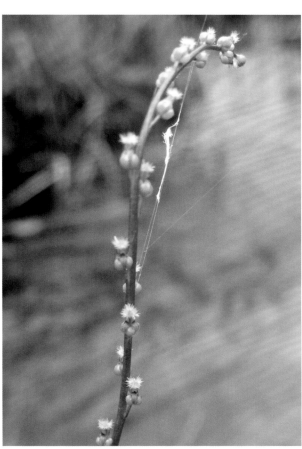

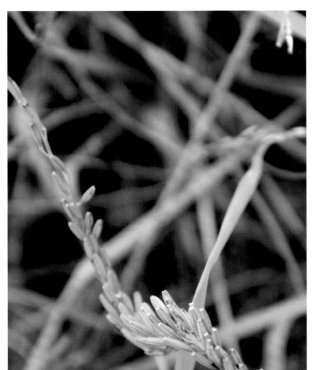
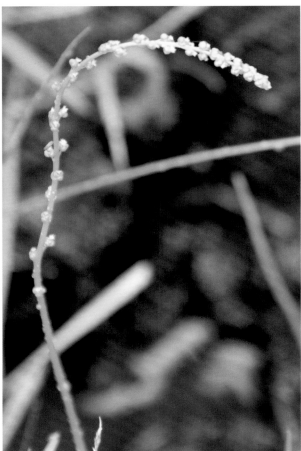

眼子菜科 Potamogetonaceae

浮叶眼子菜

厚叶眼子菜
Potamogeton natans L.

形态特征 多年生草本。根茎匍匐。茎少分枝。叶二型；沉水叶常为叶柄状，条形，很少有发育不全的；浮水叶有长柄，卵状矩圆形至椭圆形，顶端急尖或钝圆，基部心形或下延于叶柄，全缘，脉多条，托叶条状披针形，膜质而多脉。穗状花序于茎端腋生，有较密的花。小坚果倒卵形，背部有脊，侧脊不明显，顶端有短喙。花期 8 月，果期 9 月。

生境分布 生于水泡、浅水中。分布于我国南北各地。内蒙古大兴安岭额尔古纳市、牙克石市均有分布。

药用部位 全草（浮叶眼子菜）入药。

采收加工 夏、秋季采收全草，晒干。

化学成分 地上部分含维生素 C，叶中含紫杉红素，种子含生物碱。

性味归经 味甘、微苦，性凉。

功能主治 解热，利水，止血，补虚，健脾。用于目赤红肿，牙痛，水肿，痔疮，蛔虫病，干血痨，小儿疳积等。

资源状况 资源少。

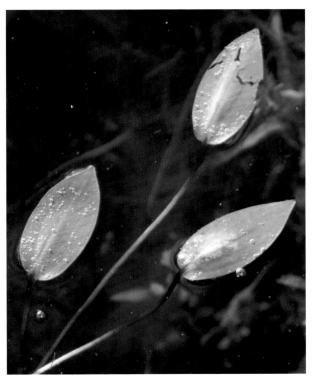
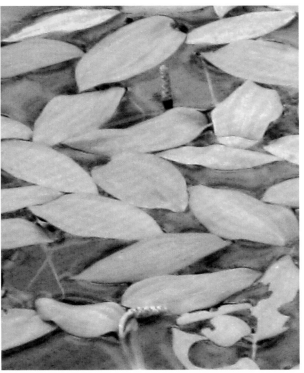

篦齿眼子菜　龙须眼子菜、线叶眼子菜
Stuckenia pectinata (Linnaeus) Borner

形态特征　沉水草本。根茎发达，白色，具分枝，常于春末夏初至秋季之间在根茎及其分枝的顶端形成长 0.7~1cm 的小块茎状的卵形休眠芽体。茎长 50~200cm，近圆柱形，纤细，直径 0.5~1mm，下部分枝稀疏，上部分枝稍密集。叶线形，长 2~10cm，宽 0.3~1mm，先端渐尖或急尖，基部与托叶贴生成鞘，叶脉 3，平行，顶端连接，中脉显著，有与之近于垂直的次级叶脉，边缘脉细弱而不明显。穗状花序顶生，具花 4~7 轮，间断排列；花序梗细长，与茎近等粗；花被片 4，圆形或宽卵形；

雌蕊 4。果实倒卵形，顶端具喙，背部钝圆。花、果期 7~9 月。

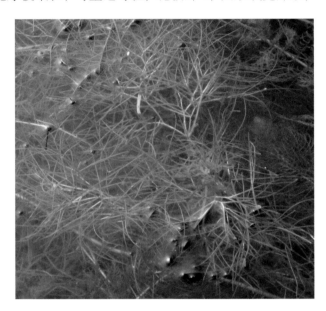

生境分布　生于湖泊、浅水水泡中。我国广布种。内蒙古大兴安岭各地均有分布。

药用部位　全草（篦齿眼子菜）入药。

采收加工　8~9 月采收全草，洗净，切段，晒干。

性味归经　味微苦，性凉。

功能主治　清热解毒。用于肺炎，疮疖，小阴茎，阳痿，月经不调，早泄等。在民间全草被藏医用于治疗肺炎，疔疮。

用法用量　内服 3~6g，水煎；外用煎汁熬膏敷患处。

资源状况　资源一般。

穿叶眼子菜　抱茎眼子菜
Potamogeton perfoliatus L.

形态特征　多年生沉水草本。根茎白色。茎长约 60cm，分枝。叶互生，花梗下的叶对生，宽卵形或卵状披针形，长 2~5cm，宽 1~2.5cm，顶端钝至急尖，基部心形，抱茎，全缘而常有波状，脉 11~15；托叶薄膜质，白色，鞘状，不久即枯萎或脱落。花序穗状，生于茎顶或叶腋，穗长 1.5~3cm，密生小花；梗长 2~4cm，与茎等粗。小坚果宽倒卵形，有短喙，背部有一全缘的隆脊。花期 7~8 月，果期 8~9 月。

生境分布　生于淡水湖沼、水泡等处。分布于我国东北、华北、西北及山东、河南、湖南、贵州、云南。内蒙古大兴安岭各地均有分布。

药用部位　全草（穿叶眼子菜）入药。

采收加工　夏、秋季采集全草，从水中捞出，洗净，晒干。

化学成分　全草中含粗蛋白、粗脂肪、无氮浸出物、粗纤维、胡萝卜素，以及钙、磷，另外还含类胡萝卜素，其中有叶黄素、蝴蝶梅黄素、新黄质等。

性味归经　味淡，性凉。

功能主治　渗湿解表。用于湿疹，皮肤瘙痒等。

用法用量　鲜品 60g，煎水外洗。

资源状况　资源一般。

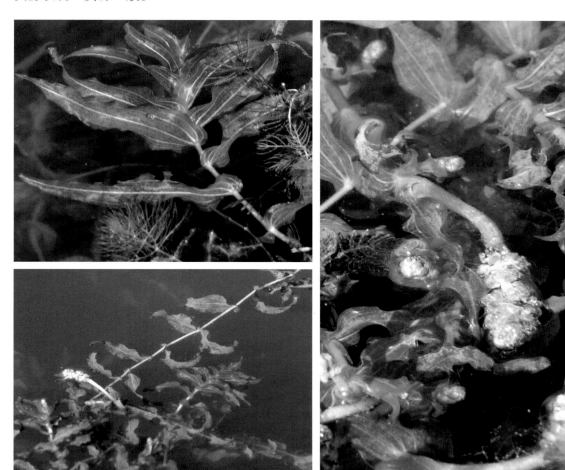

百合科 Liliaceae

知母 地参、羊胡子根
Anemarrhena asphodeloides Bunge

形态特征　多年生草本。根茎横生，粗壮，被黄褐色纤维。叶基生，条形，向先端渐尖而成近丝状，基部渐宽而成鞘状，具多条平行脉，没有明显的中脉。花葶比叶长得多；总状花序通常较长，可达 20~50cm；苞片小，卵形或卵圆形，先端长渐尖；花粉红色、淡紫色至白色；花被片条形，长 5~10mm，中央具 3 条脉，宿存。蒴果狭椭圆形，顶端有短喙。花期 7 月，果期 8~9 月。

生境分布　生于干旱草地、荒山坡和沙地上。分布于我国东北、华北及陕西、甘肃。内蒙古大兴安岭鄂伦春旗、莫力达瓦旗、阿荣旗、扎兰屯市均有分布。

药用部位　根茎（知母）入药。

采收加工　春、秋季均可采挖根茎，除去须根及泥沙，晒干，习称"毛知母"；或除去外皮，晒干。置通风干燥处，防潮，以备切片入药，生用或盐水炙用。

化学成分　根含知母皂苷、芒果苷、异芒果苷、尼克酰胺及胆碱、鞣酸、烟酸、黏液质、还原糖等，另外还含铁、锌、锰、铜、铬、镍等多种金属元素。

性味归经　味苦、甘，性寒。归肺、胃、肾经。

功能主治　清热泻火，滋阴润燥。用于外感热病，高热烦渴，肺热燥咳，骨蒸潮热，内热消渴，肠燥便秘等。

用法用量　内服 6~12g，水煎或入丸、散剂。脾胃虚寒，大便溏泄者忌服。

资源状况　资源少。

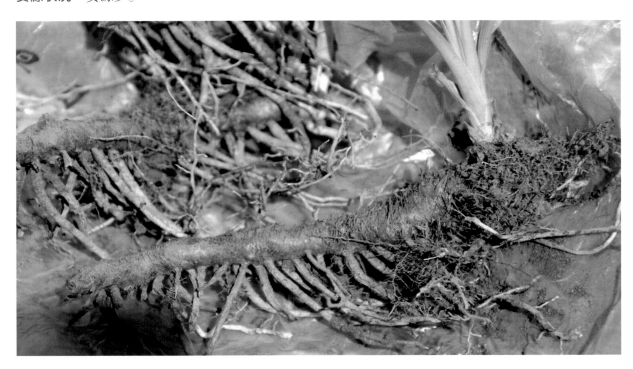

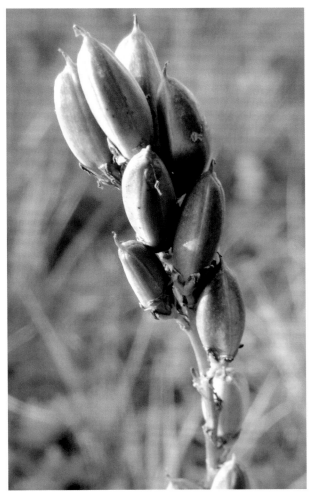
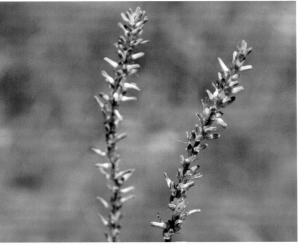
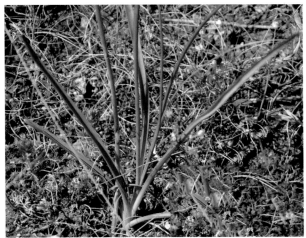

阿尔泰葱 *Allium altaicum* Pall.

形态特征　鳞茎单生，卵状圆柱形，外皮红褐色，薄革质，不裂。叶圆柱状，中空，长为花葶的 1/3~1/2，宽 0.5~2mm。花葶圆柱状，中空，高达 1m，其 1/4~1/2 被叶鞘；总苞 2 裂，宿存；伞形花序球状，花多而密集；花梗近等长，粗壮，稍比花被片短或长为其 1.5（~2）倍，无小苞片；花白色带黄色，花被片内轮卵状长圆形，外轮卵形，等长或较内轮短，常具小尖头；花丝等长，锥形，长为花被片 1.5~2 倍，基部合生并与花被片贴生；子房倒卵圆形，腹缝基部具窄蜜穴，花柱伸出花被。花期 7 月，果期 8~9 月。

生境分布　生于干旱岩石缝中。分布于我国黑龙江、内蒙古及新疆。内蒙古大兴安岭额尔古纳市有分布。

药用部位　鳞茎（阿尔泰葱）入药。

采收加工　夏季采挖鳞茎，除去泥土，剪去须根，洗净，用沸水煮透，晒干或烘干。

应　　用　用于维生素 C 缺乏症，消化不良。

资源状况　资源稀少。

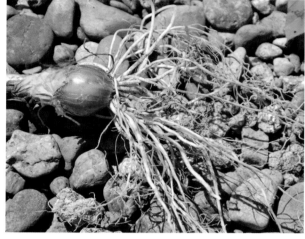

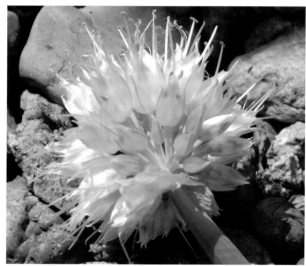

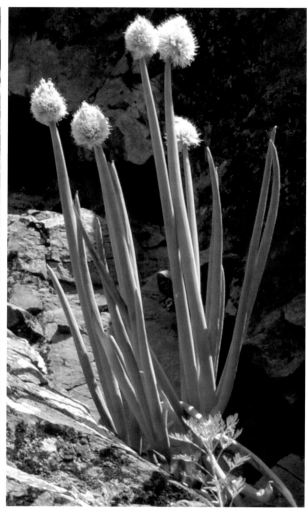

矮韭 | *Allium anisopodium* Ledeb.

形态特征 鳞茎数个聚生,近圆柱状,外皮紫褐色、黑褐色或灰褐色,膜质,不规则开裂,有时顶端几乎为纤维状。叶半圆柱状,有时为三棱状窄条形,稀线形,近与花葶等长,宽1~2(~4)mm,光滑,稀沿纵棱具细糙齿。花葶圆柱状,高(20~)30~50(~65)cm,具细纵棱,光滑,下部被叶鞘;总苞单侧开裂,宿存;伞形花序近帚状,疏散;小花梗不等长,果期更明显,长1.5~3.5cm,基部无小苞片;花淡紫色或紫红色,内轮花被片倒卵状长圆形,先端平截或钝圆状平截,外轮花被片卵状长圆形或宽卵状长圆形,先端钝圆,略比内轮的短;花丝长约为花被片的2/3;子房卵球状,基部无凹陷的蜜穴,花柱不伸出花被。花、果期7~9月。

生境分布 生于山坡、草地或沙地。分布于我国东北、西北及内蒙古、河北、山东、河南。内蒙古大兴安岭额尔古纳市、鄂温克族自治旗、牙克石市、阿尔山市均有分布。

应　　用 同山韭。

资源状况 资源少。

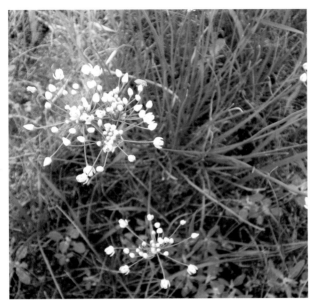
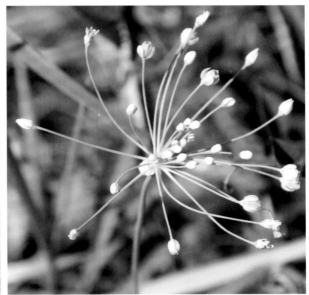

天蓝韭　*Allium cyaneum* Regel

形态特征　草本，具根茎。鳞茎狭柱形，簇生，外皮黑褐色，老时纤维质近网状。叶基生，狭条形。花葶纤细，圆柱形，长 10~30cm；总苞单侧开裂，比花序短，宿存；伞形花序半球形，多花；花梗长 4~12mm，无苞片；花被钟状，天蓝色或紫蓝色，花被片 6，内轮的卵状矩圆形，钝头，外轮的椭圆状矩圆形，有时顶端微凹，常较短；花丝伸出花被；子房球形，基部具 3 凹穴，花柱伸出花被。花期 8 月，果期 9 月。

生境分布　生于山坡草地、草甸。分布于我国东北、华北、西北及西藏、四川、湖北、河南。内蒙古大兴安岭阿尔山市有分布。

药用部位　全草（天蓝韭）入药。

采收加工　秋季可采收全草,洗净,鲜用或晒干。

性味归经　味辛，性温。归肺、胃、肝经。

功能主治　散寒解表，温中益胃，散瘀止痛。用于风寒感冒，恶寒重，发热轻，无汗，头痛，身痛，口渴，舌苔薄白，脉浮紧，瘀血肿胀，跌打损伤，扭伤肿痛，闪挫伤等。

用法用量　内服 3~10g，水煎或研末冲水服；外用适量，捣烂敷患处。

资源状况　资源特别稀少。

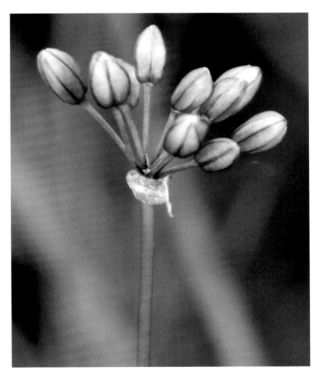

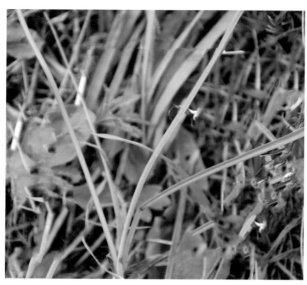 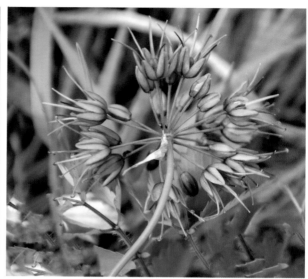

硬皮葱 *Allium ledebourianum* Roem. et Schult.

形态特征 鳞茎数个聚生，窄卵状圆柱形，外皮灰色或灰褐色，薄革质或革质，片状开裂。叶1~2，圆柱状，中空，短于花葶，宽 0.5~0.7（~1）cm。花葶圆柱状，中空，高达 70~80cm，中部以下被叶鞘；总苞 2 裂，宿存；伞形花序半球状或近球状，花多而密集；花梗近等长，长为花被片 1.5~3 倍，无小苞片；花淡紫色，花被片卵状披针形或披针形，等长，有时内轮稍长，中脉紫色，具短尖头；花丝等长，与花被片等长或稍短；子房卵圆形，腹缝基部具凹陷小蜜穴，花柱伸出花被。花、果期 7~9 月。

生境分布 生于湿润草地、沟边、河谷。分布于我国黑龙江、内蒙古及吉林东部、河北东北部。内蒙古大兴安岭各地均有分布。

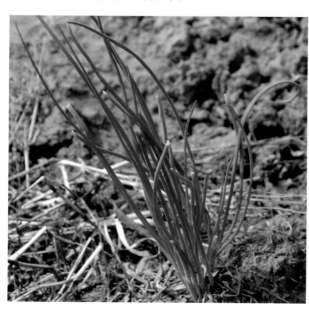 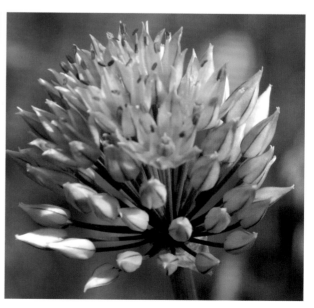

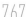

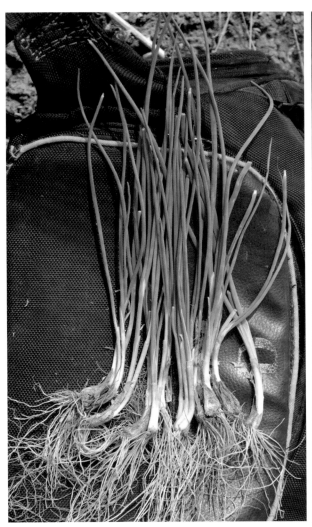
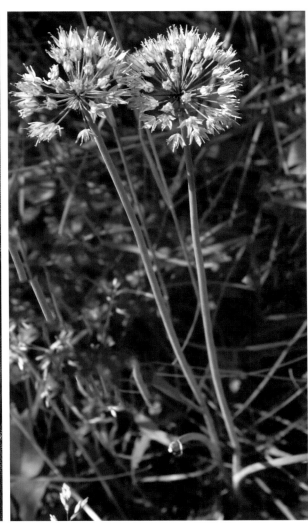

药用部位　全草（硬皮葱）入药。

采收加工　夏季采收全草，洗净，晒干。

性味归经　味辛，性温。

功能主治　发散风寒，止痢。用于感冒头痛，发热无汗，胸胁疼痛，肠炎痢疾。

用法用量　内服 6~9g，水煎。

资源状况　资源一般。

长梗韭　野蒜、长梗葱
Allium neriniflorum (Herb.) G. Don

形态特征　鳞茎单生，卵球状或近球状，外皮灰黑色，膜质，不裂。叶圆柱状或近半圆柱状，中空，等长或比花葶长，宽 1~3mm，沿脉具细糙齿。花葶圆柱状，高达 52cm，下部被叶鞘；总苞单侧开裂，宿存；伞形花序疏散，少花；花梗不等长，长（4.5~）7~11cm，具小苞片；花红色或紫红色，稀白色，花被片长 0.7~1cm，宽 2~3.2mm，基部 2~3mm 靠合成管状，分离部分呈星芒状开展，卵状长圆形、窄卵形或倒卵状长圆形，先端钝或具短尖头，内轮常较长而宽；花丝长约为花被片的 1/2，锥形；子房圆锥状球形，基部无凹陷蜜穴，柱头 3 裂。花、果期 7~9 月。

生境分布 生于山坡、湿地、草地。分布于我国东北及内蒙古、河北。内蒙古大兴安岭鄂伦春旗、鄂温克族自治旗、莫力达瓦旗、阿荣旗、扎兰屯市均有分布。

药用部位 鳞茎（长梗韭）入中药，又可入蒙药。

采收加工 夏季采挖鳞茎，去净茎叶及须根，洗净，用开水稍煮至内部无生心时取出，晒干。

化学成分 含维生素 C。

性味归经 中药：味辛，性温。归肝经。

功能主治 中药：消肿散瘀。用于胸闷刺痛，心绞痛，泻痢后重，慢性支气管炎，咳嗽痰多，跌打损伤，瘀血疼痛，肿胀，闪伤，扭伤，金刀伤等。蒙药：用于胸胁刺痛，心绞痛，咳喘痰多，痢疾，解河豚毒。民间用于贫血及胃癌。

用法用量 中药：内服 3~10g，鲜品 50~100g，水煎；外用适量，捣烂敷患处。蒙药：多用散剂。

资源状况 资源稀少。

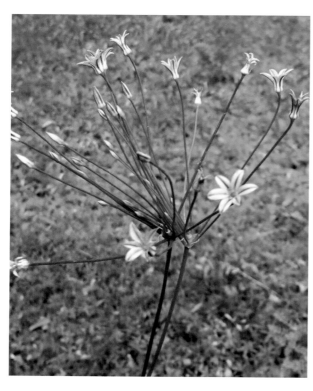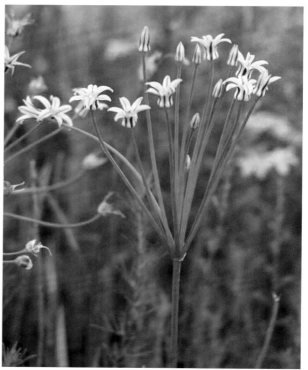

野韭 *Allium ramosum* L.

形态特征 根茎横生，粗壮，略倾斜。鳞茎近圆柱形，外皮暗黄色至黄褐色，破裂成纤维状、网状或近网状。叶三棱状条形，背面具龙骨状隆起的纵棱，中空，比花序短，宽 1.5~8mm，沿叶缘和纵棱具细糙齿或光滑。花葶圆柱状，具纵棱，有时棱不明显，高 25~60cm，下部被叶鞘；总苞单侧开裂至 2 裂，宿存；伞形花序半球状或近球状，多花；小花梗近等长，比花被片长 2~4 倍；花白色，稀淡红色，花被片具红色中脉，内轮的矩圆状倒卵形，先端具短尖头或钝圆，外轮的常与内轮的等长，但较窄，矩圆状卵形至矩圆状披针形，先端具短尖头；花丝等长，为花被片长度的 1/2~3/4；子房倒圆锥状球形，具 3 圆棱，外壁具细的疣状突起。花期 7 月，果期 8~9 月。

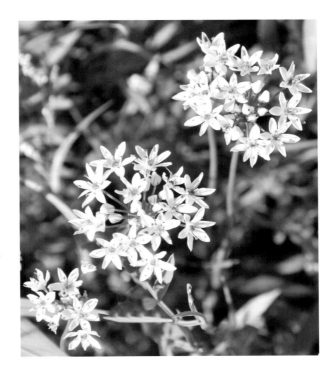

生境分布　生于阳坡草地。分布于我国东北、华北、西北及山东。内蒙古大兴安岭除根河市无分布外，其他地方均有分布。

药用部位　种子（野韭）入药。

采收加工　秋季采集种子，晒干。

应　　用　兴奋强壮，补肾益阳。

资源状况　资源少。

山韭

山葱
Allium senescens L.

形态特征　根茎横生，粗壮。鳞茎单生或数个聚生，近狭卵状圆柱形或近圆锥状，直径 0.5~2（~2.5）cm，外皮灰黑色至黑色，膜质。叶狭条形至宽条形，肥厚，基部近半圆柱状，上部扁平，有时略呈镰状弯曲，短于或稍长于花葶，宽 2~10mm，先端钝圆，叶缘和纵脉有时具极细的糙齿。花葶圆柱状，常具 2 纵棱，下部被叶鞘；总苞 2 裂，宿存；伞形花序半球状至近球状，具多而稍密集的花；小花梗近等长，比花被片长 2~4 倍，稀更短，基部具小苞片，稀无小苞片；花紫红色至淡紫色，花被片内轮的矩圆状卵形至卵形，先端钝圆并常具不规则的小齿，外轮的卵形，舟状，略短；花丝等长，从比花被片略长直至为其长的 1.5 倍；子房倒如状球形至近球状，基部无凹陷的蜜穴，

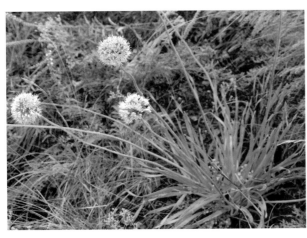
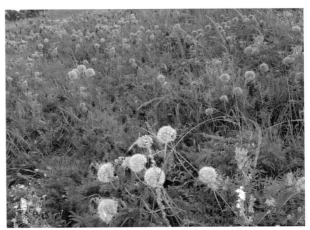

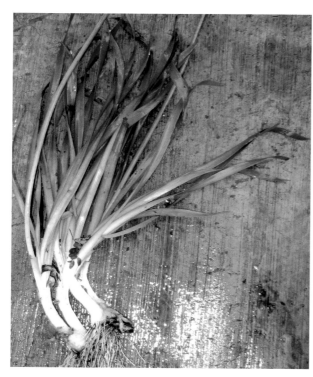
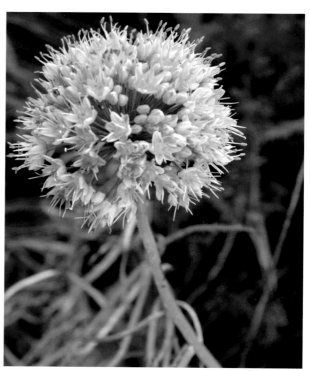

花柱伸出花被外。花、果期 7~9 月。

生境分布 生于干旱向阳荒山坡。分布于我国东北、华北及甘肃、新疆、河南。内蒙古大兴安岭各地均有分布。

药用部位 种子（山韭）入药。

采收加工 秋季采收种子，晒干。

应　　用 健胃，止泻痢。

资源状况 资源一般。

兴安天门冬
兴安天冬
Asparagus dauricus Fisch. ex Link

形态特征 直立草本，高 30~70cm。根稍肉质，直径约 2mm。茎与分枝均具条纹，有时幼枝具软骨质齿。叶状枝每 1~6 成簇，通常全部斜立，与分枝交错成锐角，少有平展的，近扁圆柱形，略具 4 棱，有时具软骨质齿；叶状鳞片，基部无刺。花每 2 朵腋生，单性，雌雄异株，黄绿色；雄花花梗长 3~5mm，与花被近等长，关节位于近中部，花丝大部分贴生于花被片上，花药矩圆形；雌花极小，花被长约 1.5mm，短于花梗，花梗关节位于上部，退化雄蕊 6。浆果球形，红色。花期 6~7 月，果期 8~9 月。

生境分布 生于干旱荒山坡。分布于我国东北、华北及陕西、山东、江苏。内蒙古大兴安岭各地均有分布。

药用部位 根（兴安天门冬）及全草入药。

采收加工 秋季采挖根，洗净，晒干。夏、秋季采收全草，洗净，晒干。

性味归经 味甘、苦，性凉。

功能主治 根清热利尿，止咳化痰。全草舒筋活血。用于月经不调。

资源状况 资源少。

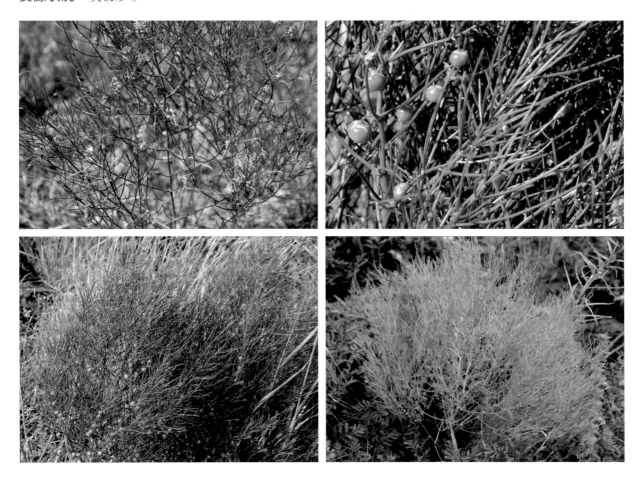

南玉带

光叶茑尾、平时茑尾
Asparagus oligoclonos Maxim.

形态特征 直立草本，高达 80cm。根直径 2~3mm。茎平滑或稍具条纹，坚挺，上部不俯垂，分枝具条纹，稍坚挺，有时嫩枝疏生软骨质齿。叶状枝常 5~12 成簇，近扁圆柱形，微有钝棱，直伸或稍弧曲；鳞叶基部距常不明显或有短距，稀具短刺。花 1~2，腋生，黄绿色；花梗长 1.5~2cm，稀较短，关节生于近中部或上部；雄花花被长 7~9mm，花丝全长的 3/4 贴生于花被片；雌花较小，花被长约 3mm。浆果红色。花期 6 月，果期 7~8 月。

生境分布 生于山坡草地。分布于我国东北及内蒙古、河北、山东、江苏、河南。内蒙古大兴安岭鄂伦春旗、阿尔山市均有分布。

采收加工 秋季采挖根，洗净，晒干。

应　　用 根清热解毒，止咳平喘，利尿。

资源状况 资源少。

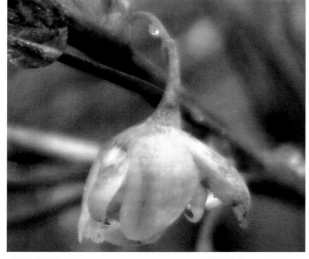

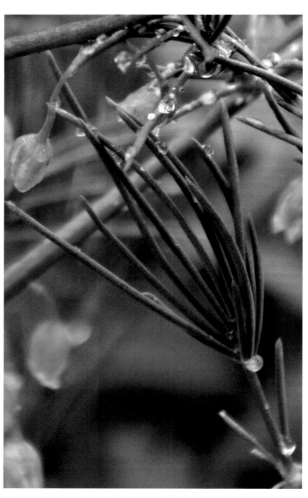

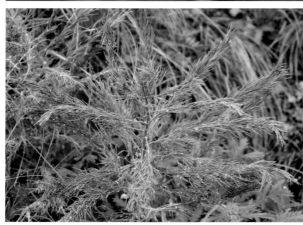

龙须菜 雉隐天冬
Asparagus schoberioides Kunth

形态特征 　直立草本，高达 1m。根细长，直径 2~3mm。茎上部和分枝具纵棱，分枝有时有极窄的翅。叶状枝常 3~4 成簇，窄线形，镰状，基部近锐三棱形，上部扁平；鳞叶近披针形，基部无刺。花 2~4，腋生，黄绿色；花梗长 0.5~1mm；雄花花被长 2~2.5mm，花丝不贴生花被片；雌花和雄花近等大。浆果红色。花期 6~7 月，果期 8~9 月。

生境分布 　生于山地草地、林下。分布于我国东北、华北及山东、河南、陕西、甘肃。内蒙古大兴安岭鄂伦春旗、莫力达瓦旗、阿荣旗、扎兰屯市、阿尔山市均有分布。

药用部位 　根及根茎、全草（龙须菜）入药。

采收加工 　秋季采挖根及根茎，洗净，晒干。夏、秋季采挖全草，洗净，晒干。

化学成分 　根含皂苷及天门冬酰胺，地上部分含皂苷和黄酮。

应　　用 　根及根茎润肺降气，下痰止咳。用于肺实喘满，咳嗽多痰，胃脘疼痛等。全草止血利尿。用于止血，作利尿剂。

资源状况 　资源少。

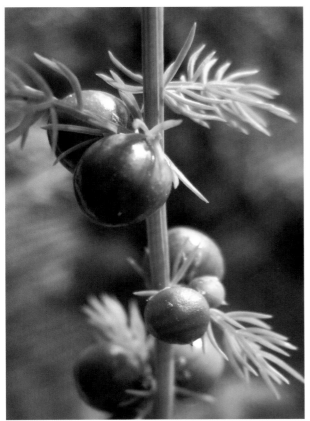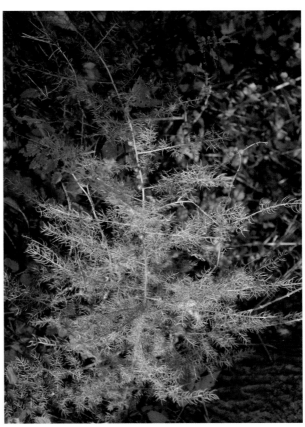

绵枣儿
天蒜、地兰、地枣
Barnardia japonica (Thunberg) Schultes & J. H. Schultes

形态特征　多年生草本，高 10~30cm。地下鳞茎呈卵圆形，下部有易脱的根茎，并生多数须根，鳞片内具绵毛，外皮黑褐色或淡棕黄色。叶基生 2~5，窄条形，长 15~20cm，宽 5~8mm，质柔软。总状花序；小苞片小，线形；花被 6 裂，粉红色；雄蕊 6。蒴果倒卵形。种子多数，黑色。花期 7 月，果期 8~9 月。

生境分布　生于向阳荒山坡。分布于我国东北、华北、华中及四川、云南、广东、江西、江苏、浙江、台湾。内蒙古大兴安岭鄂伦春旗、莫力达瓦旗、阿荣旗、扎兰屯市、阿尔山市均有分布。

药用部位　鳞茎或全草（绵枣儿）入药。

采收加工　秋季采挖鳞茎，洗净，晒干。夏、秋季采收全草，晒干。

化学成分　鳞茎含果糖、蔗糖、淀粉、类似支链淀粉及菊糖的多糖，还含有海葱原苷甲及有毒糖苷。

性味归经　味甘、苦，性寒；有小毒。

功能主治　活血止痛，强心利尿，解毒消肿。用于跌打损伤，腰腿疼痛，筋骨疼痛，心脏病水肿，牙痛等；外治痈疽，乳腺炎，毒蛇咬伤等。

用法用量　内服 3~9g，水煎；外用适量，捣烂敷患处。孕妇忌服。

资源状况　资源少。

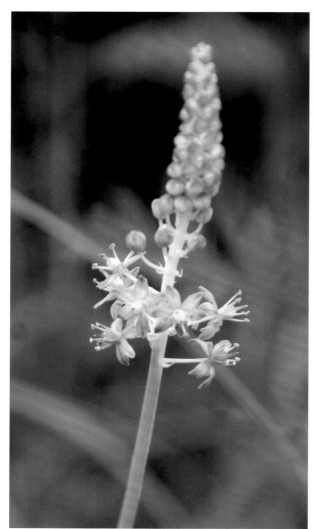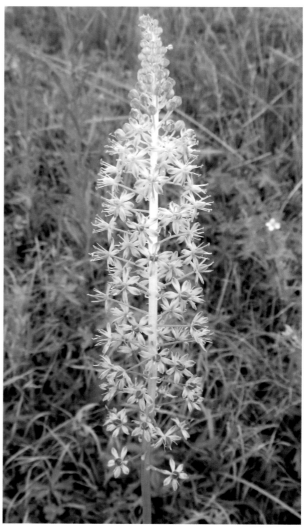

铃兰 | 香水花、铃铛花
Convallaria majalis Linn.

形态特征 多年生草本。根茎长，匍匐。叶通常 2，极少 3，椭圆形或椭圆状披针形，顶端近急尖，基部楔形；叶柄长 8~20cm，呈鞘状互相抱着。花葶高 15~30cm，稍外弯；总状花序偏向一侧，花约 10 朵；苞片膜质，短于花梗；花芳香，下垂，白色，钟状，顶端 6 浅裂，裂片卵状三角形，顶端锐尖；雄蕊 6，花药基着；子房卵球形，花柱柱状。浆果球形，熟时红色。

生境分布 生于山地林下或林缘灌丛间。分布于我国东北、华北及山东、河南、陕西、甘肃、宁夏、湖南、浙江。内蒙古大兴安岭各地均有分布。

药用部位 全草（铃兰）入药。

采收加工 夏季采收全草，除去泥土，晒干。

化学成分 全草含铃兰毒苷、铃兰毒醇苷、铃兰毒原苷、去葡萄糖墙花毒苷、铃兰苦苷、铃兰灵苷等，叶中含铃兰毒苷。

性味归经　味苦，性温；有毒。

功能主治　强心，利尿。用于充血性心力衰竭，心房纤颤，心脏病引起的浮肿，高血压病及肾炎引起的左心衰竭、浮肿，劳伤，崩漏，带下，跌打损伤等。

用法用量　内服 3~6g，水煎，或每次 0.3~0.6g，研末；或制成酊剂、注射剂使用；外用适量，煎水洗或烧灰研粉调敷患处。本品有毒，内服应慎重。

资源状况　资源丰富。

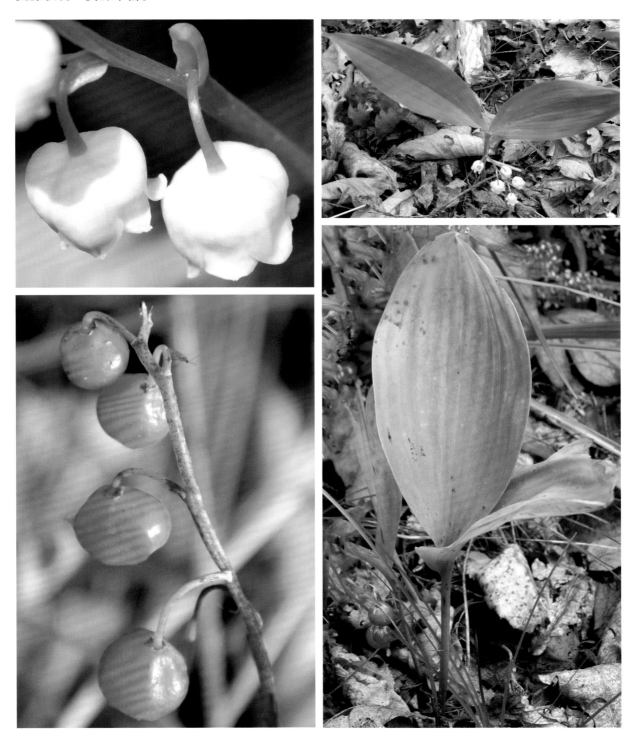

轮叶贝母 | 贝母
Fritillaria maximowiczii Freyn

形态特征　草本。鳞茎直径约 1cm，由多数肥厚的鳞瓣组成。茎光滑，高 20~40cm，上部近 1/3 处具叶（3~）4~5（~6）枚，呈轮生状，稀有 2 轮者，最上部具叶状苞片 1。叶条形至条状披针形，钝头；

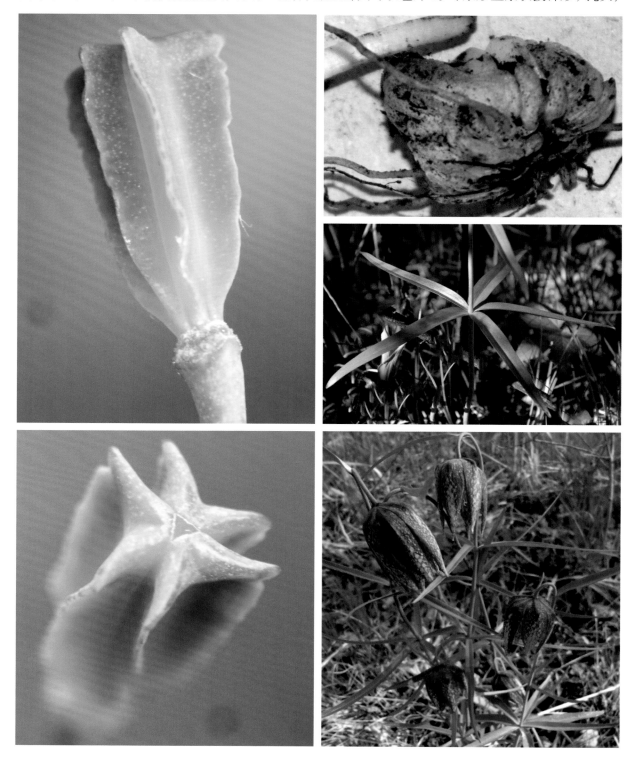

苞片常较短和窄。单花顶生，俯垂；花被宽钟状，长 3.5~4cm，花被片 6，矩圆状椭圆形，两端渐狭，外面紫红色，内面红色，具黄色方格斑纹，基部的上方具椭圆形的蜜腺；雄蕊长约为花被片的 3/5。蒴果椭圆状，具宽翅。花期 5~6 月，果期 7 月。

生境分布　生于山坡林下、林间草地。分布于我国内蒙古、黑龙江、吉林、河北。内蒙古大兴安岭各地均有分布。

药用部位　鳞茎（平贝）入药。

采收加工　初夏采挖鳞茎，除去残茎及须根，晒干或烘干。

化学成分　含生物碱。

性味归经　味微苦，性微寒。归肺、心经。

功能主治　清热，润肺，止咳化痰。用于肺热咳嗽，久咳痰喘，痰多胸闷，咳嗽咯血，肺炎，肺痈，急、慢性支气管炎，瘿瘤，瘰疬，喉痹，乳痈等。

用法用量　内服 5~15g，水煎或入丸、散剂；外用研末撒或调敷患处。

资源状况　资源少。

少花顶冰花　黄花韭、毒蒜丁、报春蒜丁
Gagea pauciflora Turcz.

形态特征　草本，具鳞茎，高 10~25 厘米。鳞茎椭圆形，皮薄革质，黄灰色。基生叶条形，长约等于株高，宽 1~1.5mm，同花葶下部一样密生短柔毛；花葶上的叶互生，较短。花 1~3，似总状；花被片 6，矩圆状披针形，黄色而外面中部带绿色；雄蕊 6；子房矩圆形，柱头 3。蒴果短椭圆形至椭圆形，具直立、宿存的花被片。花期 5~6 月，果期 6~7 月。

生境分布　生于草地、灌丛中和山坡草地。分布于我国黑龙江、河北、内蒙古、陕西、甘肃。内蒙古大兴安岭额尔古纳市、根河市、牙克石市均有分布。

药用部位　鳞茎（小顶冰花）入药。

采收加工　春季花期采挖鳞茎，洗净，晒干。

性味归经　味甘，性平；有小毒。归心经。

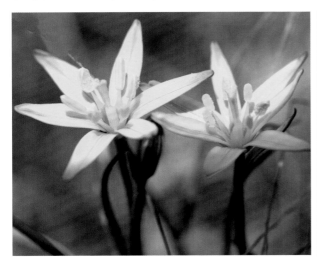
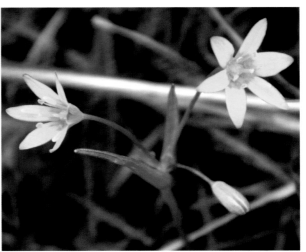

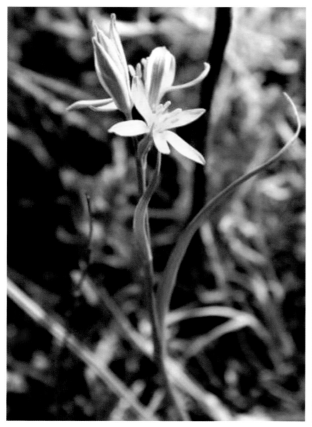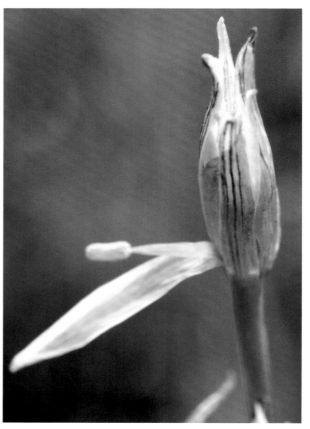

功能主治 养心安神。用于虚烦不眠，惊悸怔忡等。长白山民间用鳞茎治疗心脏病。

用法用量 内服 1~3g，水煎。

资源状况 资源少。

小黄花菜 黄花菜、金针菜
Hemerocallis minor Mill.

形态特征 草本，具短的根茎和绳索状须根。根的末端稍膨大成纺锤状。叶基生，条形。花葶纤细，长 40~60cm，具花 2~3，有时为单花；花黄色，芳香，具短花梗或几乎无梗；花被长 7~9cm，下部 1~2cm 合生成花被筒，裂片 6，具平行脉，外轮的长矩圆形，内轮的矩圆形，盛开时裂片反曲；雄蕊伸出，上弯；花柱伸出，上弯，比雄蕊长而略比花被裂片短。蒴果椭圆形。花期 6~7 月，果期 8 月。

生境分布 生于山坡草地、湿草甸。分布于我国东北、华北及甘肃、陕西。内蒙古大兴安岭各地均有分布。

药用部位 根及根茎（萱草根）、嫩苗、叶、花入药。

采收加工 夏末秋初采挖根及根茎，除去泥土，割除残茎，晒干。6 月采收嫩苗，鲜用。6~7 月采收叶、花，晒干。

化学成分 根茎含大黄酚、小萱草根素、萱草根素、大黄酸、萱草酮、β- 谷甾醇、γ- 谷甾醇、天门冬素及氨基酸、糖类等，花含维生素 A、维生素 B、维生素 C 及蛋白质、脂肪。

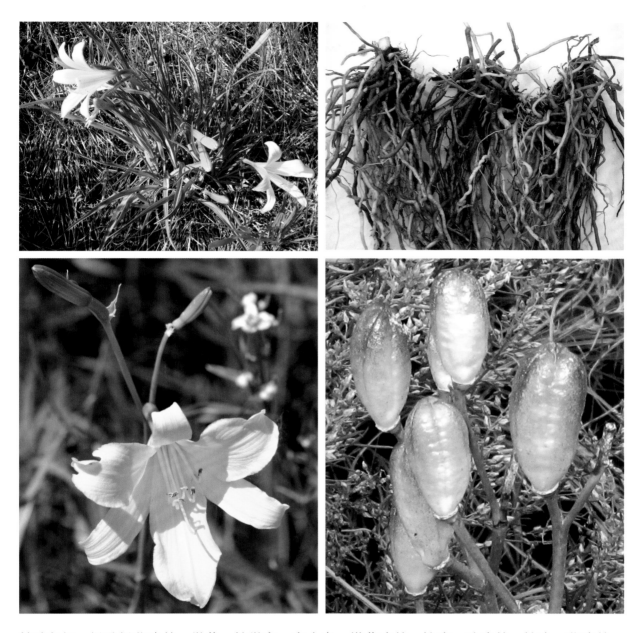

性味归经　根及根茎味甘、微苦，性微寒；有小毒。嫩苗味甘，性凉。叶味甘，性凉。花味甘，性凉。

功能主治　根及根茎清热，利尿，消肿，凉血，止血。用于小便不利，浮肿，淋病，腮腺炎，膀胱炎，黄疸，尿血，乳汁缺乏，月经不调，带下崩漏，便血，衄血等；外治乳痈肿痛等。根的煎剂可治疗多种疾病的水肿，其中对肾炎的引起的小便不利疗效较为突出。嫩苗利湿热，宽胸，消食。用于胸膈烦热，黄疸，小便赤涩。叶安神。用于神经衰弱，心烦失眠，体虚浮肿，小便赤涩等。花健胃，通乳，补血。用于小便赤涩，黄疸，胸膈烦热，夜少安寐，痔疮便血等。

用法用量　根及根茎内服 6~12g，水煎；外用适量，捣烂敷患处。嫩苗鲜品内服 15~25g，水煎。叶内服 5~10g，水煎。花内服 15~30g，水煎。

资源状况　资源丰富。

有斑百合
百合
Lilium concolor Salisb. var. *pulchellum* (Fisch.) Regel

形态特征　多年生草本。鳞茎卵状球形，白色，其上方的茎上簇生不定根，多数。茎直立，高30~70cm，光滑无毛，有时近基部带紫色。叶互生，条形或条状披针形，先端渐尖，基部楔形，无柄，两面均无毛，叶脉3~7。花单生或数朵，呈总状花序，生于茎顶端；花直立，开展，深红色，有褐色斑点；花被片6，椭圆形或卵状披针形，蜜腺两边具乳头状突起；雄蕊6枚，花药长矩圆形，橙黄色，花粉橘红色。蒴果矩圆形。花期6~7月，果期8~9月。

生境分布　生于阳坡草地。分布于我国东北、华北及山东。内蒙古大兴安岭各地均有分布。

药用部位　鳞茎（百合）入中药，又可入蒙药。

采收加工　春、秋季采挖鳞茎，除去泥土，沸水捞过或蒸后，焙干或晒干。

性味归经　中药：味甘，性平。蒙药：味甘、微苦，性凉、轻、钝、燥、糙。

功能主治　中药：润肺止咳，补中，除烦热，宁心安神。用于肺虚久咳，痰中带血，神经衰弱，惊悸，失眠等。蒙药：清热，解毒，清"希日乌素"，接骨，愈伤，止咳。用于毒热，筋骨损伤，创伤出血，肺热咳嗽，肺"宝日"，月经过多，虚热证等。

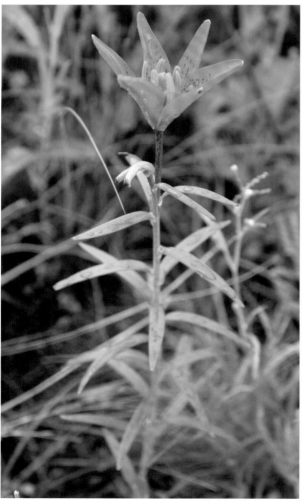
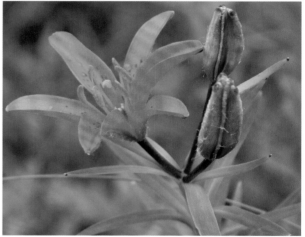
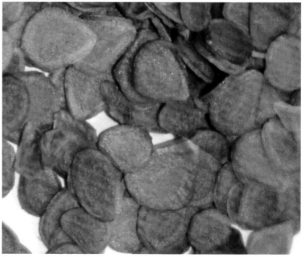

用法用量　中药：内服 6~15g，水煎、蒸或煮粥食；外用适量，捣烂，敷患处。蒙药：多入丸、散剂。

资源状况　资源一般。

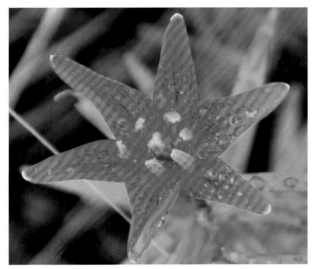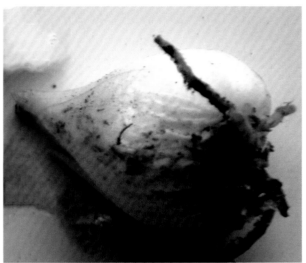

山丹
细叶百合、山丹花
Lilium pumilum DC.

形态特征　鳞茎圆锥形或长卵形，具薄膜，鳞片长圆形或长卵形，白色。茎高 40~60cm。叶条形，无毛，有 1 条明显的脉。花单生或数朵，排成总状花序，下垂，鲜红色或紫红色；花被片长 3~4.5cm，宽 5~7mm，内花被片稍宽，反卷，无斑点或有少数斑点，蜜腺两边密被毛，无或有不明显的乳头状突起；花丝无毛，花药长椭圆形，黄色，具红色花粉粒；子房圆柱形，花柱比子房长 1.5~2 倍。蒴果近球形。花期 6~7 月，果期 8~9 月。

生境分布　生于干旱荒山坡。分布于我国东北、华北及山东、河南、宁夏、陕西、甘肃、青海。内蒙古大兴安岭各地均有分布。

药用部位　鳞茎（百合）入中药，花入蒙药。

采收加工　春、秋季采挖鳞茎，除去泥土，沸水捞过或蒸后，焙干或晒干。6~7 月采收花，阴干。

化学成分　鳞茎含大量淀粉，地上部分含黄酮。

性味归经　中药：味甘，性寒。归心、肺经。蒙药：味甘、微苦，性凉、轻、钝、燥、糙。

功能主治　中药：养阴润肺，清心安神。用于阴虚燥咳，劳嗽咯血，虚烦惊悸，失眠多梦，精神恍惚等。蒙药：清热，解毒，清"希日乌素"，接骨，愈伤，止咳。用于毒热，筋骨损伤，创伤出血，肺热咳嗽，肺"宝日"，月经过多，虚热证。

用法用量　中药：内服 6~12g，水煎、蒸或煮粥食；外用适量，捣烂敷患处。蒙药：多入丸、散剂。风寒咳嗽或中寒便溏者忌用。

资源状况　资源一般。

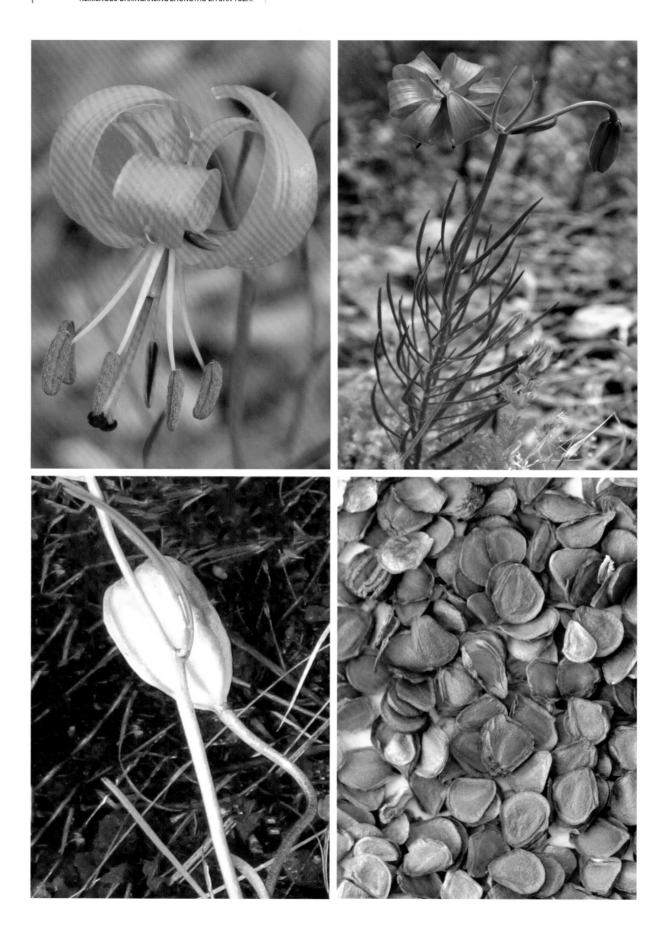

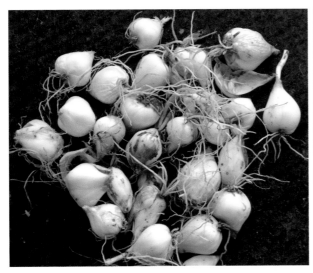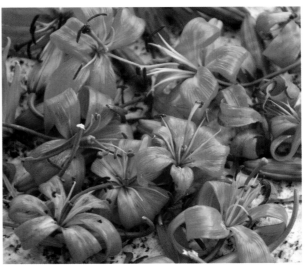

毛百合

卷莲百合、百合
Lilium dauricum Ker-Gawl.

形态特征 多年生草本。鳞茎卵状球形，鳞片宽披针形，白色，有节或有的无节。茎高 50~70cm，有棱。叶散生，在茎顶端有 4~5 枚叶片轮生。花 1~2，顶生，橙红色或红色，有紫红色斑点，外轮花被片倒披针形，内轮花被片稍窄，蜜腺两边有深紫色的乳头状突起。蒴果矩圆形。花期 6~7 月，果期 8~9 月。

生境分布 生于山坡灌丛间、疏林下、路边及湿润的草甸。分布于我国东北及内蒙古、河北。内蒙古大兴安岭各地均有分布。

药用部位 鳞茎（毛百合）入药。

采收加工 秋季采挖鳞茎，除去泥土，沸水捞过或蒸后，焙干或晒干。

化学成分 含皂苷。

性味归经 味甘，性平。

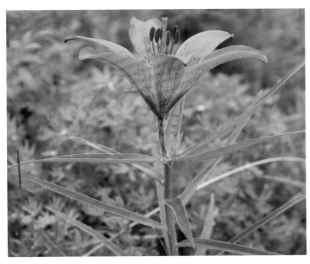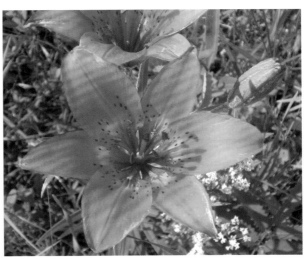

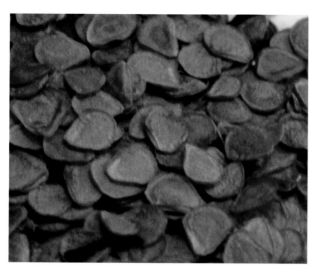
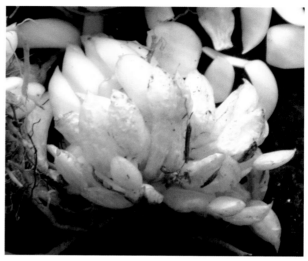

功能主治 润肺止咳，宁心安神。用于肺痨咳嗽，咯血，神志恍惚，热病余热未退，虚烦惊悸，失眠等。据国外报道，鳞茎被用于治疗脓肿、骨折、烧伤及冻伤；地上部分有收敛的作用，可促进外伤愈合。花用于肺结核。

用法用量 内服 10~30g，水煎。

资源状况 资源一般。

舞鹤草
二叶舞鹤草
Maianthemum bifolium (L.) F. W. Schmidt

形态特征 多年生矮小草本。根茎细长匍匐。茎直立，高 8~25cm，不分枝。基生叶 1，早落；茎生叶 2，互生于茎的上部，叶柄有柔毛，叶片厚纸质，三角状卵形，宽边缘生柔毛或有锯齿状乳头突起，基部心形，湾缺张开，顶端尖至渐尖。总状花序顶生，有 29 朵花左右，白色；总花轴有柔毛或乳突状毛；花梗细，基部有宿存苞片，顶端有关节；花被片 4，矩圆形，有脉 1，广展或下弯；雄蕊 4。浆果球形，红色至紫黑色。花期 6~7 月，果期 7~8 月。

生境分布 生于山坡林下。分布于我国东北、华北及青海、甘肃、陕西、四川。内蒙古大兴安岭各地均有分布。

药用部位 全草（舞鹤草）入药。

采收加工 夏、秋季采收全草，洗净，晒干。

化学成分 全草含皂苷及吲哚 –2– 羧酸、高丝氨酸内脂，叶含维生素 C。

性味归经 味酸、涩，性微寒。归肝经。

功能主治 凉血，止血，清热解毒。用于吐血，尿血，月经过多等；外治外伤出血，瘰疬脓肿，疥癣，结膜炎等。据俄罗斯文献报道，本种地上部分制成的酊剂，用于治疗感冒及流行性感冒；鲜汁外敷可抗肿瘤，对脓肿、疥癣和瘰疬亦有治疗作用；浸剂洗眼，用于治疗眼炎。

用法用量 内服 15~30g，水煎；外用研末撒或捣烂敷患处。

资源状况 资源丰富。

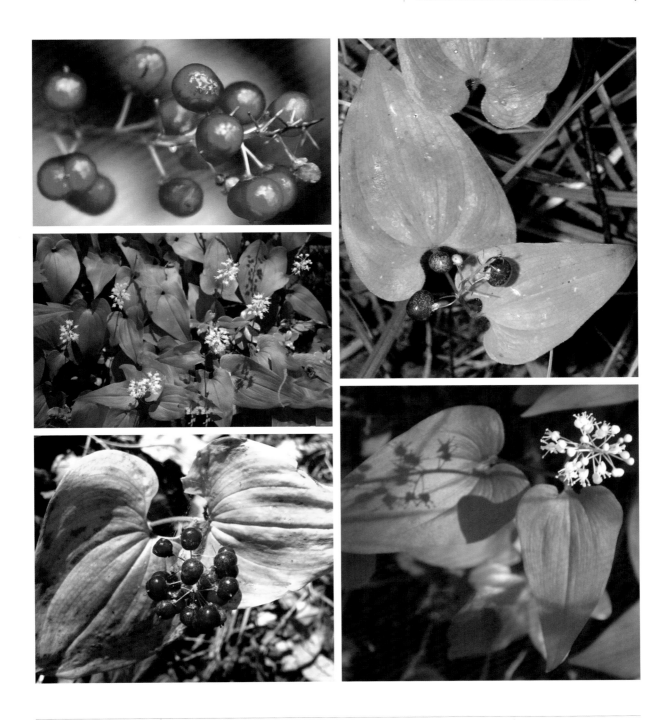

兴安鹿药

达乌里鹿药、鹿药

Maianthemum dahuricum (Turczaninow ex Fischer & C. A. Meyer) La Frankie

形态特征　植株高 30~60cm。根茎细长。茎近无毛或上部被短毛，具叶 6~12。叶互生，矩圆状卵形或矩圆形，顶端急尖或短尖，下表面密被短毛，无柄。总状花序顶生，被短毛；花常 2~4，簇生，稀单生，白色；花被片 6，基部稍合生，倒卵状矩圆形或矩圆形；雄蕊 6，花丝基部贴生于花被片，花药小，近球形；花柱与子房近等长或稍短，柱头稍 3 裂。浆果近球形，红色或紫红色。花期 6~7 月，果期 8 月。

生境分布　生于林下。分布于我国黑龙江、吉林、内蒙古。内蒙古大兴安岭各地均有分布。

药用部位　根及根茎、全草（兴安鹿药）入药。

采收加工　秋季采挖根及根茎，洗净，晒干。夏季采收全草，晒干。

性味归经　根及根茎味甘、苦，性温。归肝、肾经。

功能主治　根及根茎祛风除湿，活血调经。用于风湿疼痛，肾气不足，月经不调。在民间全草入药，作强壮剂。

用法用量　内服 15~30g，水煎；外用适量，捣烂敷患处。

资源状况　资源一般。

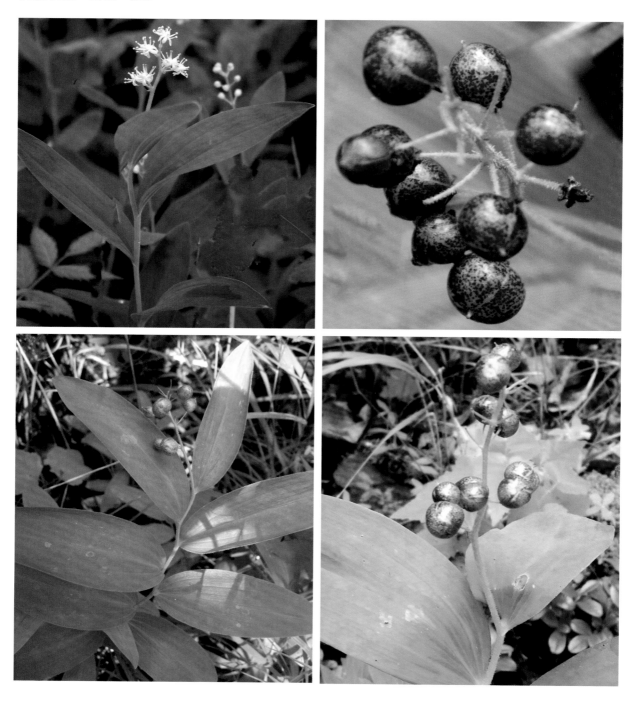

三叶鹿药 *Maianthemum trifolium* (Linnaeus) Sloboda

形态特征　植株高 10~20cm。根茎细长。茎无毛，具叶 3。叶纸质，矩圆形或狭椭圆形，先端具短尖头，两面无毛，基部多少抱茎。总状花序无毛，具花 4~7；花单生，白色；花梗长 4~6mm，果期伸长；花被片基部稍合生，矩圆形；雄蕊基部贴生于花被片上，稍短于花被片，花药小，矩圆形；花柱与子房近等长，柱头略 3 裂。花期 6~7 月，果期 8 月。

生境分布　生于苔藓、灌丛、沼泽中。分布于我国黑龙江、吉林、内蒙古。内蒙古大兴安岭额尔古纳市、根河市、鄂伦春旗、牙克石市、扎兰屯市、阿尔山市均有分布。

药用部位　全草（鹿药）入药。

采收加工　夏季采集全草，晒干。

应　　用　在民间全草入药，作强壮剂。

资源状况　资源一般。

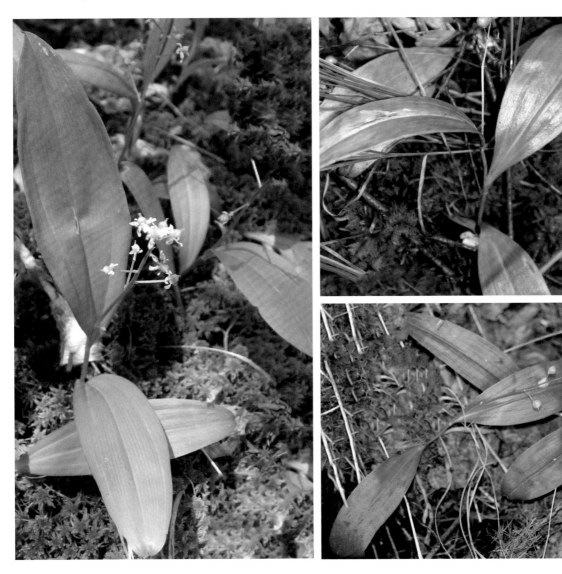

四叶重楼 七叶一枝花
Paris quadrifolia L.

形态特征 植株高 25~40cm。根茎细长，匍匐状，直径达 5mm。叶通常 4，轮生，最多可达 8，极少为 3，卵形或宽倒卵形，先端短尖头，近无柄。内、外轮花被片与叶同数，外轮花被片狭披针形，先端渐尖头或锐尖头，内轮花被片线形，黄绿色，与外轮近等长；雄蕊 8，花药与花丝近等长。浆果状蒴果不开裂，具多数种子。花期 5~6 月，果期 7~8 月。

生境分布 生于山坡林下。分布于我国东北及新疆。内蒙古大兴安岭鄂伦春旗、阿尔山市均有分布。

药用部位 根茎入药。

采收加工 夏季可采挖根茎，洗净，鲜用或晒干。

性味归经 味苦，性寒。归心经。

功能主治 消炎止痛，清热解毒。用于疔痈疔毒，咽喉肿痛，高热抽搐，小儿惊风，毒蛇、毒虫咬伤等。

用法用量 内服 15~18g，水煎。

资源状况 资源特别稀少。

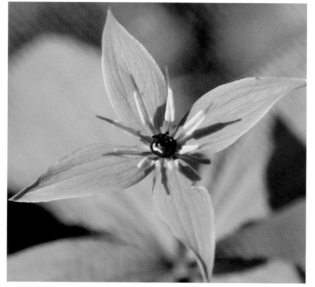

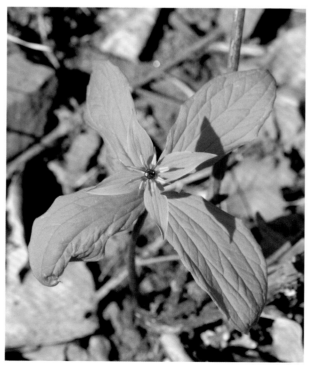

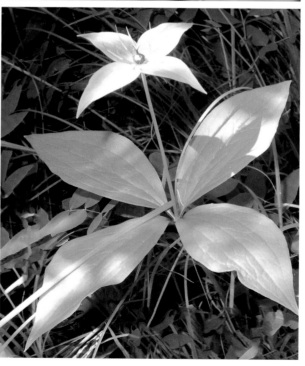

北重楼

七叶一枝花
Paris verticillata M.-Bieb.

形态特征　多年生直立草本，高25~60cm。根茎细长。茎单一。叶6~8，轮生茎顶，披针形、狭矩圆形、倒披针形或倒卵状披针形，先端渐尖，全缘，基部楔形，主脉3，基出，具短叶柄或几无柄。花梗单一，自叶轮中心抽出，顶生一花；外轮花被片绿色，叶状，通常4（5），内轮花被片条形；雄蕊8。蒴果浆果状，不开裂。花期7月，果期8月。

生境分布　生于山坡林下。分布于我国东北、华北及陕西、甘肃、安徽、浙江。内蒙古大兴安岭额尔古纳市、根河市、鄂伦春旗、牙克石市、阿荣旗、扎兰屯市、阿尔山市均有分布。

药用部位　根茎（轮叶王孙）入药。

采收加工　秋季采挖根茎，洗净，晒干。

化学成分　根含 β-谷甾醇、豆甾醇、胡萝卜苷、β-蜕皮激素等。

性味归经　味苦，性寒；有小毒。归心经。

功能主治　清热解毒，散瘀消肿。用于高热抽搐，咽喉肿痛，痈疖肿毒，毒蛇咬伤等。

用法用量　内服3~6g，水煎。

资源状况　资源一般。

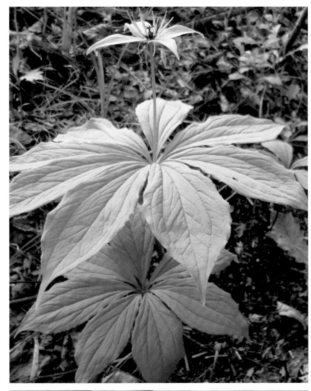

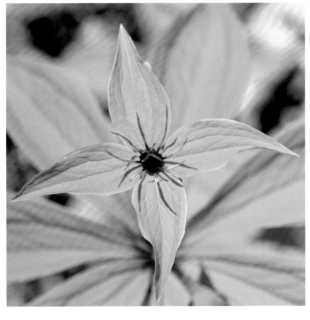

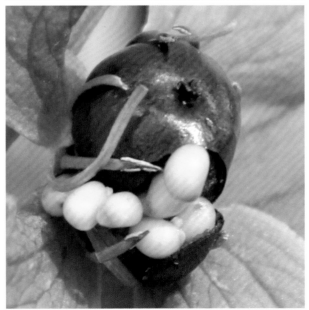

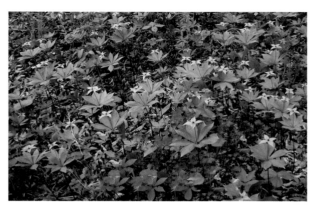 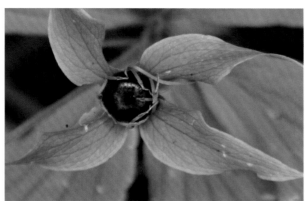

小玉竹 *Polygonatum humile* Fisch. ex Maxim.

形态特征 根茎细圆柱形。茎高达 50cm，具叶 7~9（~11）。叶互生，椭圆形、长椭圆形或卵状椭圆形，先端尖或微钝，下表面被短糙毛。花序具花 1；花梗长 0.8~1.3cm，向下弯曲；花被白色，顶端带绿色。浆果成熟时蓝黑色。花期 6~7 月，果期 8~9 月。

生境分布 生于山坡林下或山坡草地。分布于我国东北、华北及河南。内蒙古大兴安岭各地均有分布。

药用部位 根茎（小玉竹）入药。

采收加工 春、秋季采挖根茎，洗净，晒干。

应　　用 同玉竹。

资源状况 资源一般。

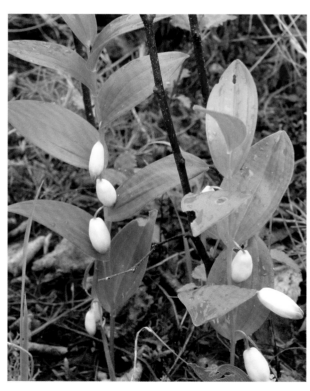 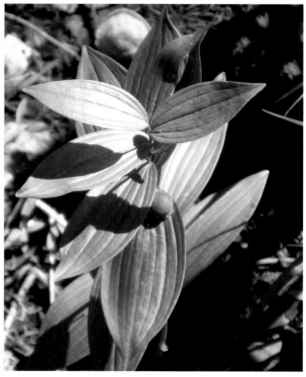

玉竹

萎蕤、铃铛菜、山苞米
Polygonatum odoratum (Mill.) Druce

形态特征 根茎圆柱形，结节不粗大。茎高 20~50cm。叶互生，椭圆形至卵状矩圆形，顶端尖，下表面带灰白色，下表面脉上平滑至粗糙，呈乳头状。花序腋生，具花 1~3；总花梗长 1~1.5cm；花被白色或顶端黄绿色，合生成筒状；雄蕊 6。浆果蓝黑色。花期 6 月，果期 7~8 月。

生境分布 生于向阳荒山坡、向阳山坡林下。分布于我国东北、华北、华中及甘肃、青海、四川、安徽、江苏、江西。内蒙古大兴安岭各地均有分布。

药用部位 根茎（玉竹）入药。

采收加工 春、秋季采挖根茎，除去茎、须根，晒至外表有黏液渗出，轻撞去皮及毛后，晒干，揉搓至柔润光亮，内质无硬心，再晒干。

化学成分 根茎含黏液质和微量皂苷，还含白屈菜酸、环氮丁烷 –2– 羧酸、山奈酚阿拉伯糖苷、天冬酰胺、鞣质、甾体皂苷等。

性味归经 味甘，性微寒。归肺、胃经。

功能主治 养阴润燥，生津止渴。用于肺胃阴伤，燥热咳嗽，咽干口渴，内热消渴等；外治跌打扑伤。也为滋养强壮剂。

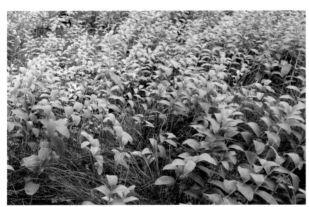
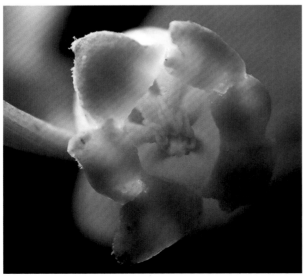
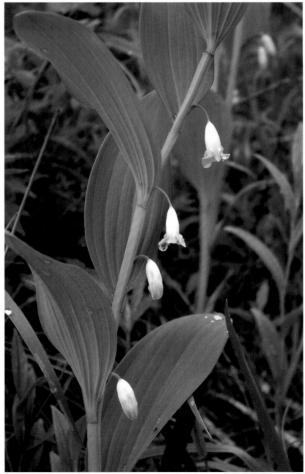

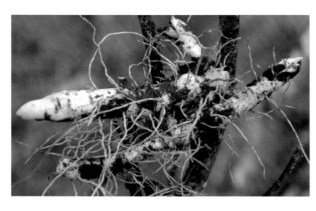 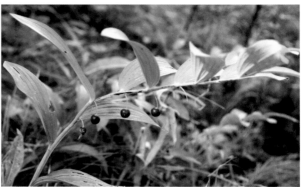

用法用量 内服 6~12g，熬膏、浸酒或入丸、散剂；外用适量，鲜品捣烂敷或熬膏涂患处。阴虚有热者宜生用，热不甚者宜制用。

资源状况 资源丰富。

黄精 | 鸡头黄精、鸡爪参、黄鸡菜
Polygonatum sibiricum Delar. ex Redoute

形态特征 根茎圆柱形。茎高 50~90cm，有时呈攀缘状。叶轮生，每轮 4~6，条状披针形，顶端拳卷或弯曲成钩。花序常具花 2~4，呈伞形状，俯垂；苞片膜质，位于花梗基部；花被乳白色至淡黄色，合生成筒状，裂片 6；雄蕊 6。浆果熟时黑色。花期 6~7 月，果期 8~9 月。

生境分布 生于干旱荒山坡、灌丛下或石砾质干山坡。分布于我国东北、华北及陕西、宁夏、甘肃、河南、山东、安徽、浙江。内蒙古大兴安岭各地均有分布。

药用部位 根茎（黄精）入中药，又可入蒙药。

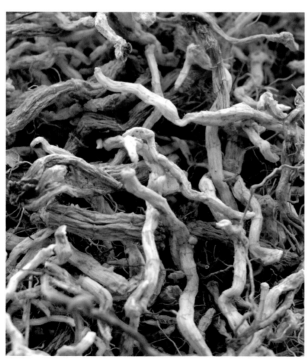 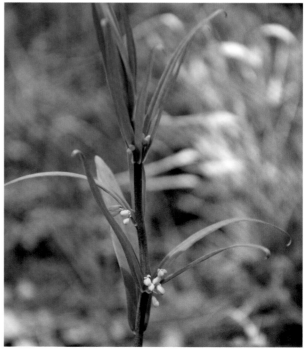

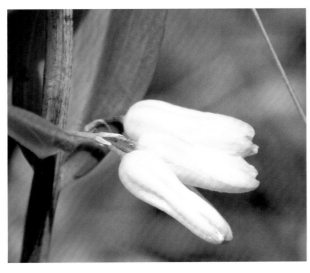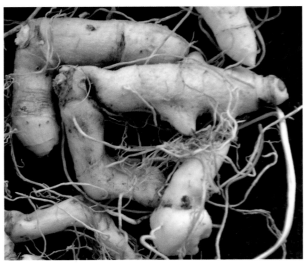

采收加工　春、秋季采挖根茎，除去须根，洗净，蒸 10~20min，晒干，边晒边揉至全干。

化学成分　根茎含烟酸、黏液质、淀粉及糖类等。

性味归经　中药：味甘，性平。归脾、肺、肾经。

功能主治　中药：补气养阴，健脾，润肺，益肾。用于脾胃气虚，体倦乏力，胃阴不足，口干食少，肺虚燥咳，劳嗽咯血，精血不足，腰膝酸软，须发早白，内热消渴等；外用黄精流浸膏治脚癣。蒙药：补肾，强壮，温胃，排脓，去黄水。用于肾寒，腰腿酸痛，滑精，阳痿，体虚乏力，寒性黄水病，头晕目眩，食积，食泻等。

用法用量　中药：内服 9~15g，水煎、熬膏或入丸、散剂。蒙药：内服 3~5g，煮散剂或入丸、散剂。

资源状况　资源少。

兴安藜芦 _Veratrum dahuricum_ (Turcz.) Loes. f.

形态特征　植株高达 1.5m，基部具淡褐色或灰色且无网眼的纤维束。叶椭圆形或卵状椭圆形，先端渐尖，基部无柄，抱茎，下表面密被银白色短柔毛。圆锥花序近纺锤形，具多数近等长的侧生总状花序，生于最下面的侧枝常再次短分枝，顶端总状花序与侧生花序近等长；花序轴密被白色短绵状毛；花密集；花被片淡黄绿色带苍白色边缘，近直立或稍开展，椭圆形或卵状椭圆形，先端锐尖或稍钝，基部具爪，边缘啮蚀状，背面被短毛；小苞片长于花梗，背面被毛；雄蕊长约为花被片的 1/2；子房密被短柔毛。花、果期 7~8 月。

生境分布　生于草甸及山坡湿草地。分布于我国东北及内蒙古东北部。内蒙古大兴安岭各地均有分布。

药用部位　根及根茎（藜芦）入药。

采收加工　夏季抽花轴时采挖根及根茎，洗净，晒干。

应　　用　同藜芦。

资源状况　资源一般。

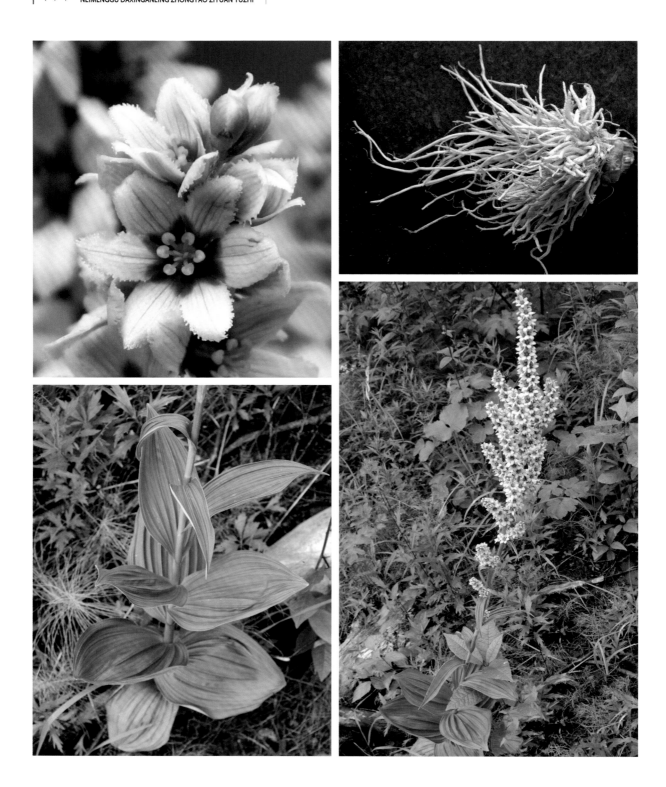

毛穗藜芦 *Veratrum maackii* Regel

形态特征 植株高达 1.6m。茎较纤细，基部稍粗，被棕褐色且有网眼的纤维网。叶折扇状、长圆状披针形或窄长圆形，两面无毛，先端渐尖，基部渐窄成柄。圆锥花序通常疏生较短的侧生花序，最下面的侧生花序偶尔再次分枝；花序轴密被绵状毛；花多数，疏生；花被片黑紫色，近倒卵状长圆形，先端钝，基部无爪，全缘；花梗长约为花被片的 2 倍，侧生花序上的花梗短于顶生花序上的花梗；苞片背面和边缘生毛；雄蕊长约为花被片的 1/2；子房无毛。蒴果直立。花、果期 7~9 月。

生境分布　生于草甸、山地草甸、林下。分布于我国东北及内蒙古东北部、河北东北部、山东东部。内蒙古大兴安岭鄂伦春旗、莫力达瓦旗、阿荣旗、扎兰屯市均有分布。

药用部位　根及根茎（藜芦）入药。

采收加工　夏季抽花轴时采挖根及根茎，洗净，晒干。

应　　用　同藜芦。

资源状况　资源少。

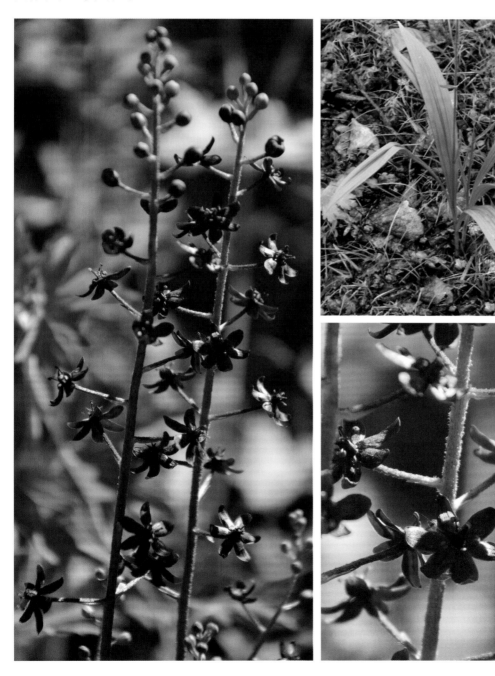

藜芦 黑藜芦、阿勒泰藜芦
Veratrum nigrum L.

形态特征 多年生草本，鳞茎不明显膨大，植株连同花序高 60~100cm，基部残存叶鞘撕裂成黑褐色网状纤维。叶 4~5，椭圆形至矩圆状披针形。圆锥花序，下部苞片甚小，主轴至花梗密生丛卷毛；花梗长 3~5mm，生于主轴上的花常为两性，其余则为雄性；花被片 6，黑紫色，椭圆形至倒卵状椭圆形，开展或稍下反折；雄蕊 6，花药肾形，背着，合成 1 室；子房的长宽约相等，花柱 3。蒴果。花、果期 7~9 月。

生境分布 生于山坡草地、林缘草地、向阳山坡林下。分布于我国东北、华北及山东、河南、陕西、甘肃、湖北、四川、贵州。内蒙古大兴安岭各地均有分布。

药用部位 根及根茎（藜芦）入药。

采收加工 夏季抽花轴时挖采根及根茎，洗净，晒干。

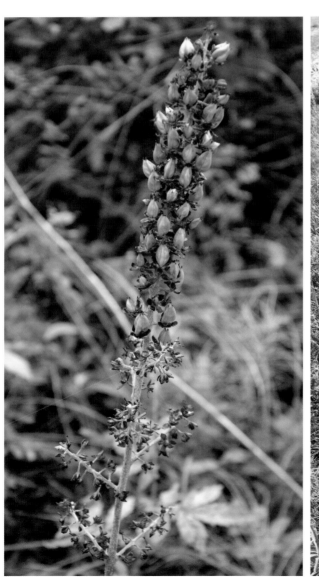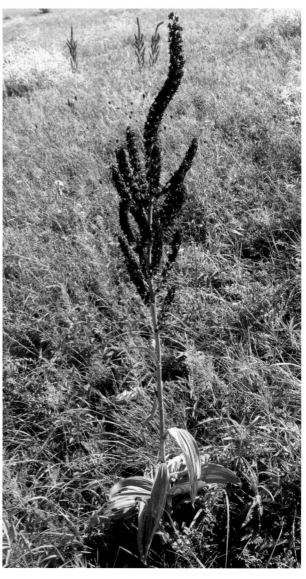

化学成分 根及根茎含多种甾体生物碱，以根含量较高。

性味归经 味苦、辛，性寒；有剧毒。归肝经。

功能主治 祛痰，催吐，降压，杀虫。用于中风痰壅，癫狂，胸闷痰多，黄疸，疟疾，泻痢，头痛，喉痹，骨折等；外治疥癣，恶疮，鼻息肉，灭蝇蛆。

用法用量 根及根茎内服 0.3~0.6g，水煎；外用适量，研末撒布敷或用温水浸润后捣敷。体虚气弱者及孕妇忌服。

资源状况 资源一般。

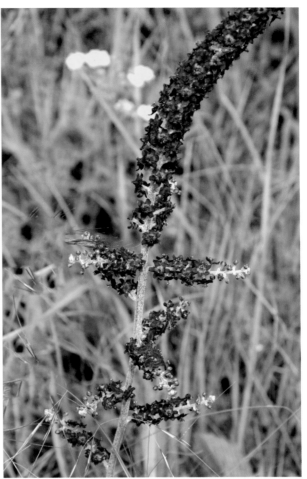

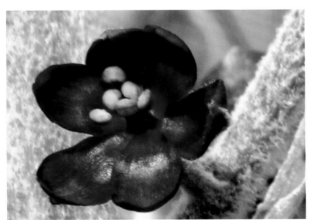

薯蓣科 Dioscoreaceae

穿龙薯蓣 山常山、穿山龙、穿地龙
Dioscorea nipponica Makino

形态特征　草质缠绕藤本。根茎横生，栓皮显著片状剥离。茎左旋，近无毛。单叶互生，掌状心脏形，边缘作不等大的三角状浅裂、中裂或深裂，顶端叶片近于全缘。花雌雄异株；雄花无梗，茎部花常 2~4，簇生，顶端通常单一，花被碟形，顶端 6 裂，雄蕊 6；雌花序穗状，常单生。蒴果翅长 1.5~2cm，宽 0.6~1.0cm。花期 6~8 月，果期 8~9 月。

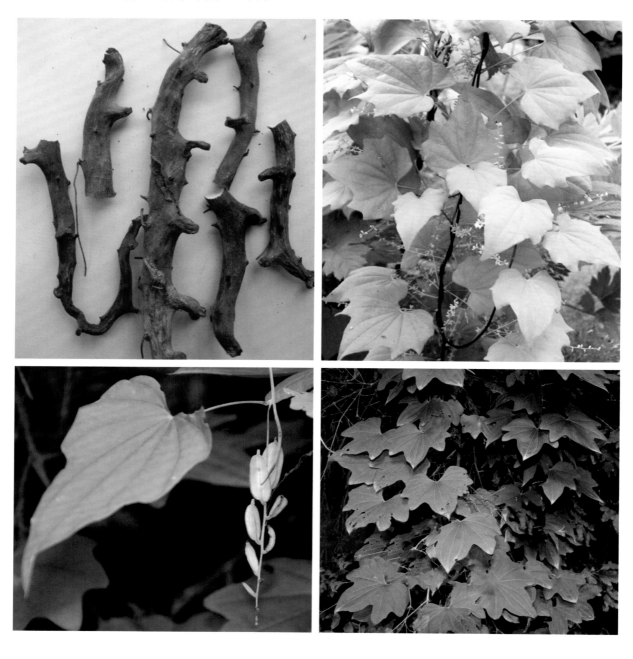

生境分布　生于山坡灌丛中、疏林内及林缘。分布于我国东北、华北及山东、河南、安徽、浙江、江西、湖北、四川、青海、甘肃、宁夏、陕西。内蒙古大兴安岭莫力达瓦旗有分布。

药用部位　根茎（穿山龙）入药。

采收加工　春、秋季采挖根茎，除去须根、栓皮，晒干。

化学成分　主要含薯蓣皂苷等多种甾体皂苷。

性味归经　味苦，性平。归肝、肺经。

功能主治　舒筋活血，止咳化痰，祛风止痛。用于腰腿疼痛，风湿痛，风湿关节痛，筋骨麻木，大骨节病，跌打损伤，闪腰，咳嗽喘息，支气管炎等。

用法用量　内服 6~9g，鲜品 30~45g，水煎或浸酒；外用鲜品适量，捣烂敷患处。

资源状况　资源稀少。

雨久花科 Pontederiaceae

雨久花
雨韭
Monochoria korsakowii Regel et Maack

形态特征　水生草本，全株光滑无毛。根茎粗壮，下生纤维根。茎高 20~40cm。基生叶纸质，卵形至卵状心形，顶端急尖或渐尖，基部心形，全缘，具弧状脉，叶柄长达 30cm，有时膨胀成囊状；茎生叶基部抱茎，呈宽鞘状，叶柄较短。总状花序顶生，有花 10 余朵；花被裂片 6，蓝色，椭圆形，顶端圆钝。蒴果卵形。花期 7~8 月，果期 8~9 月。

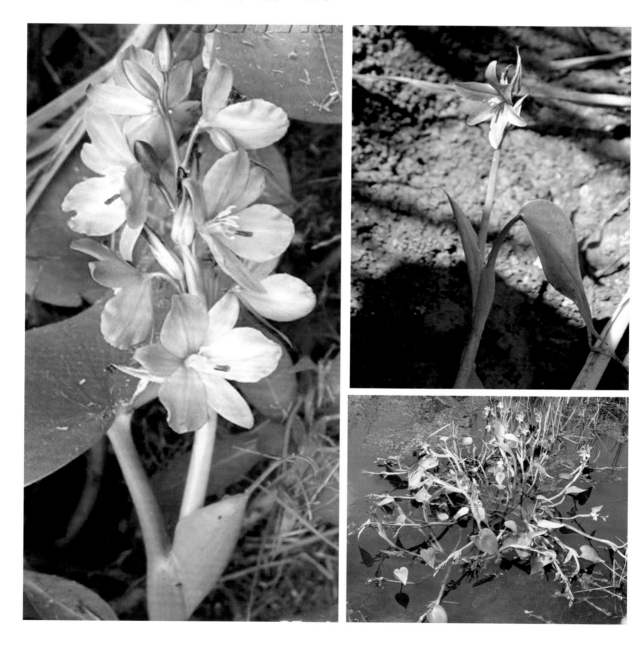

生境分布　生于沼泽浅水湿地、河叉死水泡、水稻田附近。分布于我国东北、华北及陕西、河南、山东、安徽、江苏。内蒙古大兴安岭扎兰屯市、扎赉特旗、科尔沁右翼前旗均有分布。

药用部位　地上部分（水白菜）入药。

采收加工　夏、秋季割取地上部分，晒干。

性味归经　味甘，性凉。

功能主治　清热解毒，止咳平喘，祛湿消肿。用于高热咳喘，小儿丹毒等。

用法用量　内服 3~6g，水煎。

资源状况　资源少。

鸢尾科 Iridaceae

野鸢尾

射干鸢尾、二歧鸢尾、白射干
Iris dichotoma Pall.

形态特征 多年生草本。根茎较粗壮，常呈不规则结节状，须根多数，细长。叶剑形，套折状，蓝绿色，边缘绿白色，平行脉多数。花葶直立，高达75cm，多二歧分枝；苞片干膜质，宽卵形；花3~5，簇生，白色，有紫褐色斑点，直径2~2.5cm，外轮花被裂片3，近方形，平展，基部渐狭成爪，有黄褐色条纹，内轮花被裂片3，较小，倒椭圆状披针形，直立；花柱分枝3，花瓣状，顶端2裂。蒴果狭矩圆形。花期7月，果期7~8月。

生境分布 生于向阳荒山坡。分布于我国东北、华北及山东、陕西、甘肃。内蒙古大兴安岭各地均有分布。

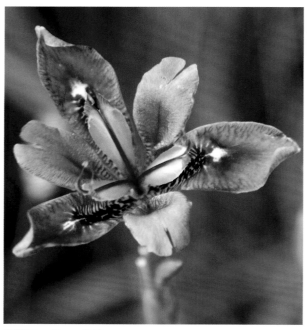

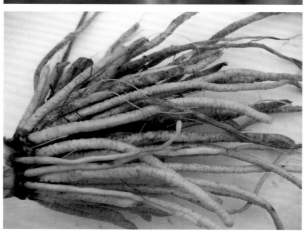

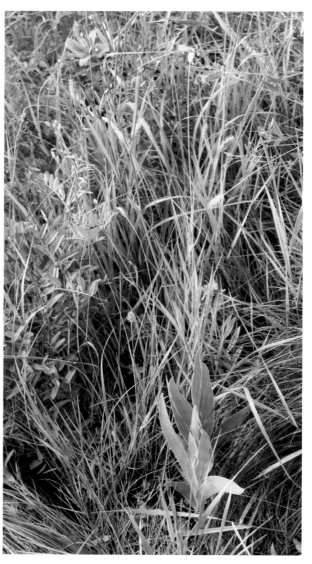

药用部位　根茎（白射干）入中药，又可入蒙药。

采收加工　秋季采挖根茎，洗净，晒干。

化学成分　含鸢尾黄酮苷、鸢尾苷等异黄酮类及色素。

性味归经　中药：味苦，性寒；有小毒。

功能主治　中药：清热解毒，活血消肿。用于咽喉肿痛，乳蛾，肝炎，肝肿大，胃痛，乳痈，牙龈肿痛。蒙药：用于咽喉肿痛，疟腮，齿龈肿痛，肝炎，肝脾肿大，胃痛，支气管炎，跌打损伤，乳痈；外治稻田性皮炎。

用法用量　内服 5~15g，水煎或捣汁；外用切片，贴患处。蒙药：多配方用。

资源状况　资源一般。

玉蝉花　紫花鸢尾　*Iris ensata* Thunb.

形态特征　多年生草本，植株基部有红褐色，常裂成细长纤维状枯死的叶鞘残留物。根茎短而粗壮，须根棕褐色，长而坚硬。叶基生，多数，坚韧，条形，长达 40cm，宽达 6mm，灰绿色，渐尖，具两面突起的平行脉。花葶高 10~30cm，有花 1~3；苞片窄矩圆状披针形，长 6~7cm；花蓝紫色，外轮花被裂片 3，较大，匙形，稍开展，顶端钝或尖，中部有黄色条纹，内轮花被裂片 3，倒披针形，直立；花柱分枝 3，花瓣状，顶端 2 裂。蒴果长椭圆形，具纵肋 6，有尖喙。花期 7 月，果期 8 月。

生境分布　生于沟边草地及草甸。分布于我国东北、华北、西北、华东和西藏。内蒙古大兴安岭鄂伦春旗、牙克石市、莫力达瓦旗、阿荣旗、扎兰屯市、阿尔山市均有分布。

药用部位　根茎、种子入药。

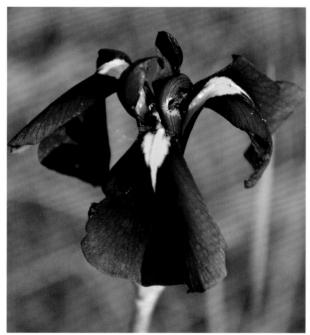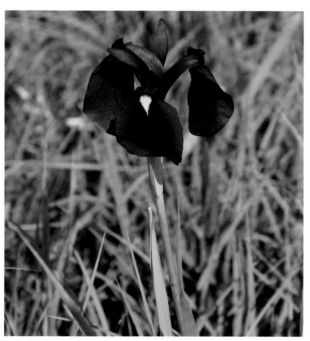

采收加工 秋季采挖根茎，除去杂质，晒干。

性味归经 味辛、苦；有小毒。

功能主治 清热消食。用于食积饱胀，胃疼，气胀水肿。民间用于跌打损伤。

用法用量 内服 3~9g，水煎或泡酒。

资源状况 资源少。

马蔺 马兰花、马莲
Iris lactea Pall. var. *chinensis* (Fisch.) Koidz.

形态特征 多年生密丛草本。根茎粗壮，木质，有多数须根，外包有大量致密的红紫色折断的老叶残留叶鞘及毛发状的纤维。叶基生，灰绿色，条形或狭剑形，两面叶脉明显。花茎光滑，高3~10 cm；苞片 3~5，披针形，内包含有花 2~4；花浅蓝色、蓝色或蓝紫色，花被上有较深色的条纹，花被管甚短，花被片 6，2 轮排列，外轮裂片 3，倒披针形，稍开展，爪部楔形，内轮裂片 3，较狭，直立，爪部狭楔形；花药白色；花柱分枝 3，扁平。蒴果长椭圆状柱形，有明显的肋 6，顶端有短喙。花期 5~6 月，果期 6~8 月。

生境分布 生于荒地、路旁、山坡草地。分布于我国东北、华北、西北、华中及山东、河南、安徽、江苏、浙江、四川、西藏。内蒙古大兴安岭额尔古纳市、阿尔山市均有分布。

药用部位 根、全草、花、种子入药。

采收加工 8~9 月采挖根，洗净，晒干。夏季采收全草，洗净，晒干。开花后择晴日采摘花，阴干或晒干。8~9 月果实成熟时，割下果穗，晒干，打取种子，除去杂质。

化学成分 种子含有马蔺子甲素，可作口服避孕药。

性味归经 根味甘，性平。归肺、大肠经。全草味苦、微甘，性微寒。归肾、膀胱、肝经。花味咸、酸、微苦，性微凉。种子味甘，性平。归肝、脾、胃、肺经。

功能主治 根清热解毒。用于病毒性肝炎，痔疮，牙痛，喉痹，痈疽，风湿痹痛等。全草清热解毒，利尿通淋，活血消肿。用于喉痹，淋浊，关节痛，痈疽恶疮，金疮等。花清热解毒，止血利尿。用于喉痹，吐血，衄血，小便不通，淋病，疝气，痈疽等。种子清热解毒，止血。用于黄疸，泻痢，带下，痈肿，喉痹，疖肿，风寒湿痹，吐血，衄血，血崩等。

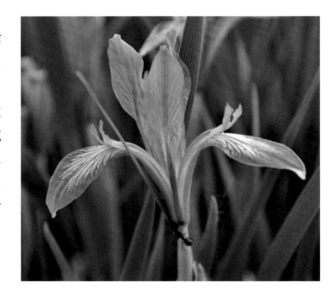

用法用量 根内服 3~9g，水煎或绞汁；外用适量，煎水熏洗患处。全草内服 3~9g，水煎或绞汁。花内服 3~6g，水煎、绞汁或入丸、散剂。种子内服 3~9g，水煎或入丸、散剂；外用适量，研末调敷或捣敷患处。孕妇忌服，脾虚便溏者慎服。

资源状况 资源一般。

溪荪

大马蔺、东方鸢尾
Iris sanguinea Donn ex Horn.

形态特征 根茎粗壮，斜伸。叶线形，中脉不明显。花茎实心，高 40~60cm；苞片 3，膜质，绿色，披针形，有花 2；花天蓝色，直径 6~7cm；外花被裂片倒卵形，无附属物，爪部有褐色网纹及黄斑，内花被裂片倒披针形；雄蕊长约 3cm，花药黄色；花柱分枝扁平，顶端裂片钝三角形，子房三棱状圆柱形。蒴果长卵状圆柱形。花期 6~7 月，果期 8~9 月。

生境分布 生于沼泽地、湿草地或向阳草地。分布于我国东北及内蒙古。内蒙古大兴安岭各地均有分布。

药用部位 根及根茎（溪荪）入中药，又可入蒙药。

采收加工 秋后采收根及根茎，洗净，鲜用或切片晒干。

化学成分 全草含黄阿敏素、当药黄素、日本当药黄素，叶含 3-（3-羟甲基苯基）-L-丙氨酸、3′-羧苯基甘氨酸、3-（3-羧苯基）丙氨酸等。

性味归经 中药：味辛，性平。

功能主治 中药：清热解毒。用于胃脘痛，疗疮肿毒等。蒙药：用于胃脘痛，食积腹痛，大便不通，疗疮肿毒等。

用法用量 外用适量，鲜品捣烂敷患处。

资源状况 资源一般。

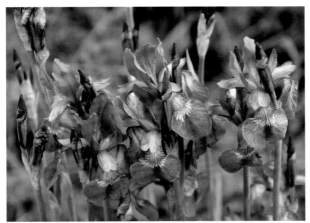

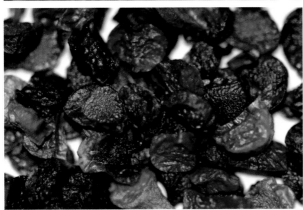

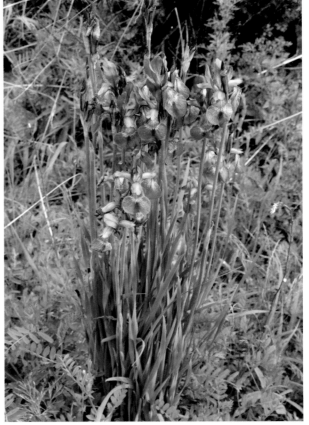

粗根鸢尾 | 粗根马莲、拟虎鸢尾
Iris tigridia Bunge

形态特征 多年生草本，植株基部有浅黄褐色、细柔、纤维状枯死的叶鞘。根茎短粗，须根多数，淡黄褐色，稍肉质而肥大。基生叶条形，薄纸质，淡绿色，平行脉多条，不明显。花葶长7~10cm，常具花1，有退化叶2~3；苞片椭圆状披针形，膜质，淡绿白色，长约3cm或更长，急尖或具短尖头。花鲜紫色或蓝紫色；花被管细长，花被裂片长3~4cm，有紫色脉纹，外轮花被裂片3，倒卵形，开展，基部有爪，中部有髯毛，边缘稍波状，内轮花被裂片3，椭圆形，直立，较窄，顶端微凹；花柱分枝3，花瓣状，顶端2裂。蒴果近圆形，有6棱，先端有喙。花期5月，果期6~7月。

生境分布 生于山坡草地、草原。分布于我国东北、华北及甘肃、青海、四川。内蒙古大兴安岭除根河市无分布外，其他地方均有分布。

采收加工 秋季采挖根，洗净，晒干。秋季采收种子，晒干。

应 用 根养血安胎。用于毒蛇咬伤，跌打损伤，瘀血肿痛。种子养血安胎。

资源状况 资源少。

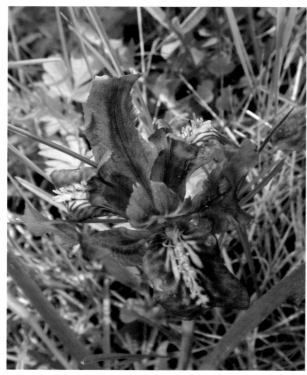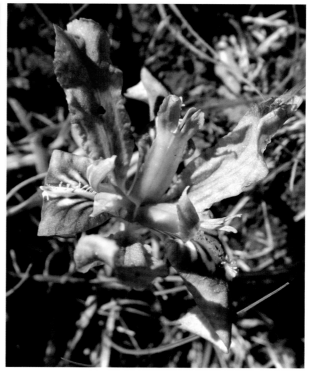

单花鸢尾 | *Iris uniflora* Pall. ex Link

形态特征 多年生草本，植株基部围有黄褐色老叶的残留纤维及膜质的鞘状叶。根茎细长，斜伸，二歧分枝，节处略膨大，棕褐色，须根细，生于节处。叶条形或披针形。花茎纤细，中下部有膜质披针形的茎生叶；苞片 2，等长，质硬，干膜质，黄绿色，内包含有 1 朵花；花蓝紫色，直径 4~4.5cm；外花被裂片狭倒披针形，内花被裂片条形或狭披针形。蒴果圆球形，有明显的肋 6。花期 5~6 月，果期 7~8 月。

生境分布 生于干旱山坡、林缘、路边及林中空旷地。分布于我国东北及内蒙古。内蒙古大兴安岭各地均有分布。

药用部位 根及种子入药。

采收加工 花期采挖根，除去泥土，晒干。秋季采收种子，晒干。

性味归经 根味甘，性平；有小毒。归心、肺、肝、胃、大肠、膀胱经。种子味甘，性平。

功能主治 种子清热解毒，利湿退黄，通便利尿。用于咽喉肿痛，疮疡痈肿，湿热黄胆，二便不通等。根泻下行水。用于水肿，肝硬化腹水，大便秘结，咽喉肿痛，急性黄疸型肝炎，小便不利，淋病，月经过多，吐血，衄血，带下等。

用法用量 种子内服 6~9g，水煎。根内服 3~6g，水煎或研末。

资源状况 资源一般。

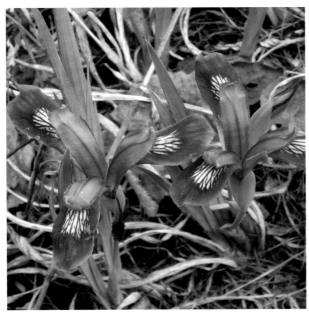
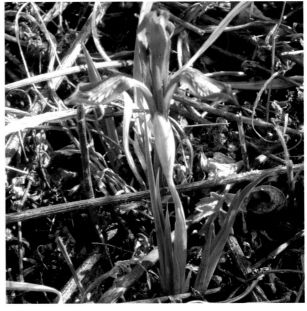

灯心草科 Juncaceae

多花地杨梅 *Luzula multiflora* (Ehrhart) Lej.

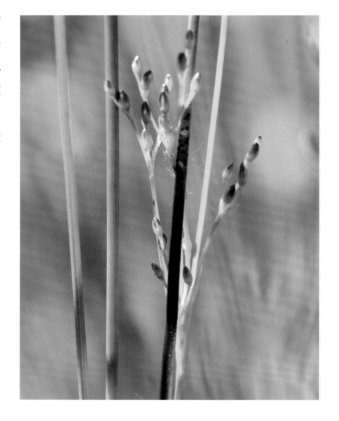

形态特征 多年生草本。基生叶丛生；茎生叶 1~3，线状披针形，叶鞘闭合成紧抱茎。数个头状花序排列成近伞形的顶生聚伞花序；叶状总苞片线状披针形；头状花序半球形；花被片披针形，内外轮近等长，淡褐色至红褐色；雄蕊 6，花药黄色；柱头三叉，螺旋状扭转。蒴果三棱状倒卵形，红褐色至紫褐色。种子卵状椭圆形，棕褐色。花、果期 6~8 月。

生境分布 生于山坡草丛、路旁潮湿处。我国广布种。内蒙古大兴安岭各地均有分布。

药用部位 全草或果实（地杨梅）入药。

采收加工 夏季采割全草，剪取果实，分别晒干。

性味归经 味辛，性平。

功能主治 清热，止痢。用于赤白痢疾，淋证，便秘等。

用法用量 内服 3~9g，水煎。

资源状况 资源少。

细灯心草 *Juncus gracillimus* V. Krecz. et Gontsch.

形态特征 多年生常绿草本，簇生。根茎横走。茎高 25~75cm，圆柱形，中空，有基生叶和茎生叶。叶线形，扁平，长 8~16cm，宽约 1mm，基部叶鞘边缘膜质，有叶耳，叶片边缘卷曲，先端稍硬质尖。聚伞花序上的花单生。蒴果卵状球形，红褐色，稍有光泽。种子近椭圆形，黑褐色。花、果期 6~8 月。

生境分布 生于湿草地、水沟边。分布于我国长江以北各地，以及江苏和四川。内蒙古大兴安岭各地均有分布。

药用部位 茎髓（细灯心草）入药。

采收加工 夏季割取地上部，剪去上部残叶，晒干。

性味归经 味淡，性平。

功能主治 清热利尿，止咳，消水肿。用于烦咳，咽肿，咳嗽，水肿，小便不利等。

用法用量 内服 3~9g，水煎。

资源状况 资源少。

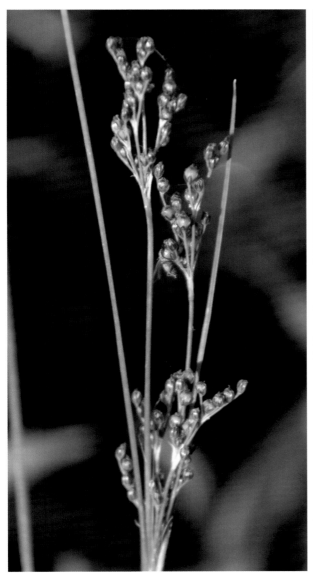

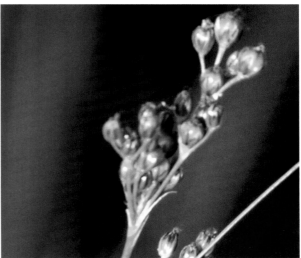

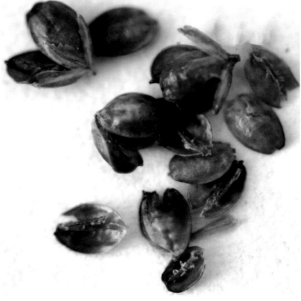

鸭跖草科 Commelinaceae

鸭跖草 | *Commelina communis* L.

形态特征 一年生草本。茎圆柱形，长 30~60cm，下部茎匍匐状，节常生根，节间较长，表面呈绿色或暗紫色，具纵细纹。叶互生，稍带肉质，卵状披针形，先端短尖，全缘，基部狭圆，呈膜质鞘。总状花序，花 3~4，深蓝色，着生于二叉状花序柄上的苞片内；苞片折叠状，展开后为心状卵形，先端渐尖，全缘，基部浑圆，绿色；花被 6，2 裂，绿白色，小型；萼片状，内列 3 片中的前 1 片白色，卵状披针形，基部有爪，后 2 片深蓝色，呈花瓣状，卵圆形，基部亦具爪；雄蕊 6，后 3 枚退化，前 3 枚发育；雌蕊 1，柱头头状。蒴果椭圆形，压扁状，成熟时裂开。花、期 7~8 月。

生境分布 生于田野、阴湿地、居民区附近。分布于我国各地。内蒙古大兴安岭各地均有分布。

药用部位 全草（鸭趾草、翠蝴蝶）入药。

采收加工 夏、秋季采收全草，鲜用或晒干。

化学成分 花瓣含花色苷类化合物及黏液质等，种子含脂肪油。

性味归经 味甘、淡，性寒。归肺、胃、小肠经。

功能主治 清热泻火，解毒，利水消肿。用于感冒发热，热病烦渴，咽喉肿痛，水肿尿少，热淋涩痛，痈肿疔毒等。

用法用量 内服 15~30g，鲜品 60~90g，水煎或捣汁；外用适量，捣烂敷患处或捣汁点喉。脾胃虚弱者用量宜少。

资源状况 资源少。

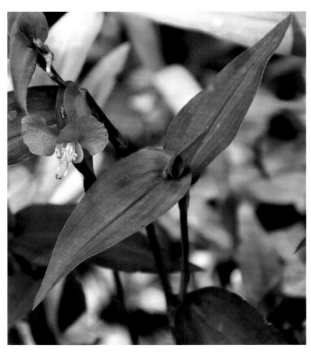 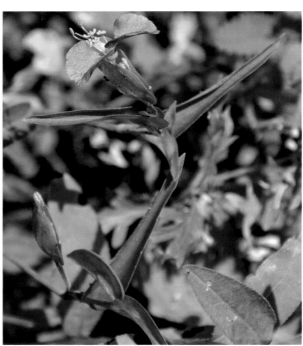

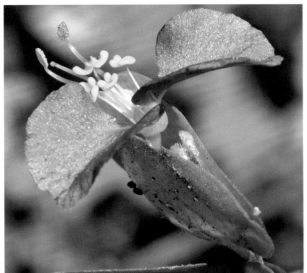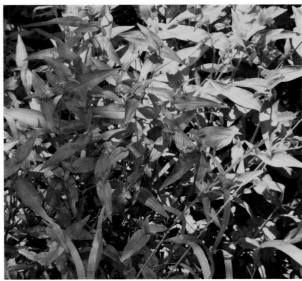

禾本科 Poaceae

冰草 扁穗鹅冠草
Agropyron cristatum (L.) Gaertn.

形态特征 多年生草本。秆高 30~75cm。叶片宽 2~5mm，边缘内卷。穗状花序长 2.5~5.5cm，宽 8~15mm，顶生小穗不孕或退化；小穗紧密水平排列，呈篦齿状，长 7~13mm；颖舟形具脊，被刺毛；外稃舟形，被刺毛，长 6~7mm；芒长 2~4mm；子房上端有毛。花、果期 7~9 月。

生境分布 生于干旱荒山坡。分布于我国东北至新疆。内蒙古大兴安岭各地均有分布。

药用部位 根（冰草）入药。

采收加工 秋季采挖根，除去泥土，洗净，晒干。

性味归经 味甘、微苦，性寒。

功能主治 清热利湿，平喘，止血。用于淋病，赤白带下，哮喘，咳痰带血，鼻衄，尿血，肾盂肾炎，功能失调性子宫出血，月经不调，咯血，吐血，外伤出血等。

资源状况 资源一般。

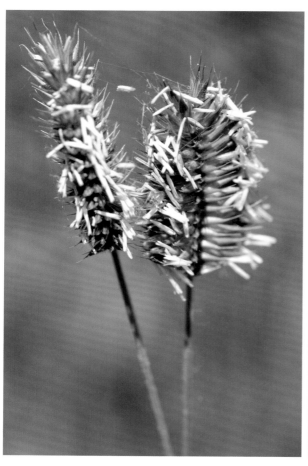
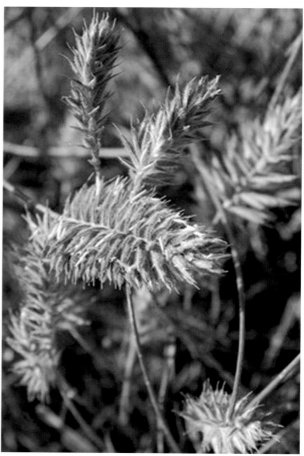

看麦娘 | 棒棒草
Alopecurus aequalis Sobol.

形态特征　一年生草本。秆高 15~40cm。叶片宽 2~5mm。圆锥花序狭圆柱形，淡绿色，长 2~7cm，宽 3~6mm；小穗长 2~3mm，含 1 小花，脱节颖下；颖相等，基部互相合生，具 3 脉，脊上生纤毛，侧脉下部具短毛；外稃等长或稍长于颖，下部边缘互相合生；芒细弱，长 2~3mm，约于稃下部 1/4

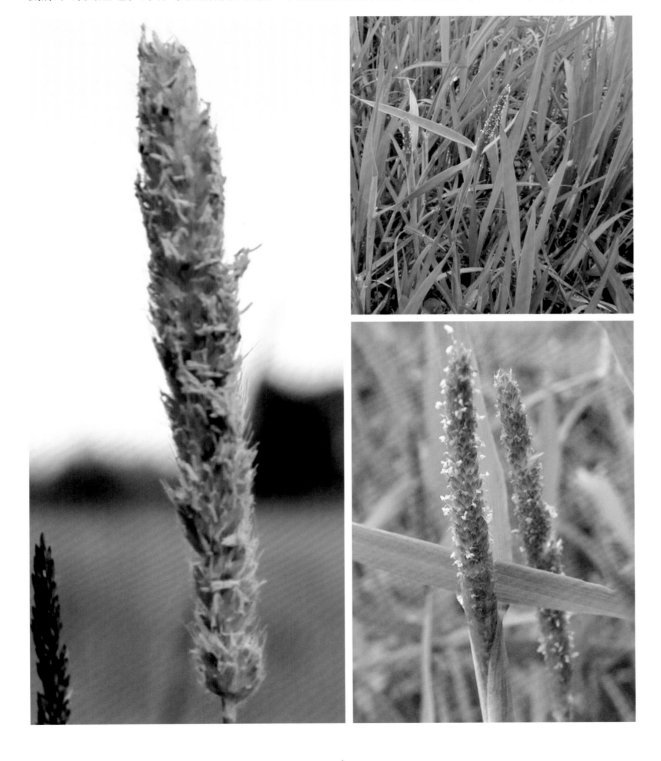

处伸出，隐藏或稍伸出颖外。花、果期 7~9 月。

生境分布　生于湿草地、居民区附近的潮湿地。我国广布种。内蒙古大兴安岭各地均有分布。

药用部位　全草（看麦娘）入药。

采收加工　春、夏季采收全草，晒干或鲜用。

性味归经　味淡，性凉。

功能主治　利湿消肿，清热解毒。用于水肿，水痘；外治小儿腹泻，消化不良。

用法用量　内服 15~25g，水煎；外用适量，煎水洗脚。

资源状况　资源一般。

茅香 | 香草
Anthoxanthum nitens (Weber) Y. Schouten & Veldkamp

形态特征　多年生草本。根茎细长。秆高 50~60cm，具节 3~4，上部常裸露。叶鞘无毛或毛极少，长于节间；叶舌透明膜质，先端啮蚀状；叶片披针形，质较厚，上表面被微毛，长 5cm，宽 7mm，

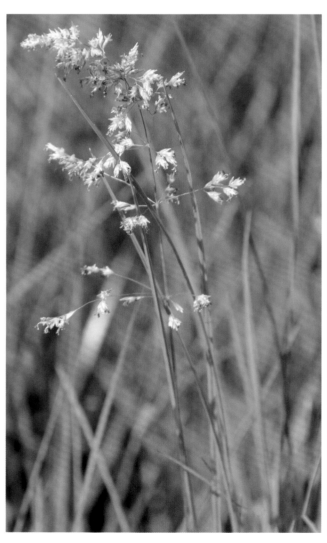
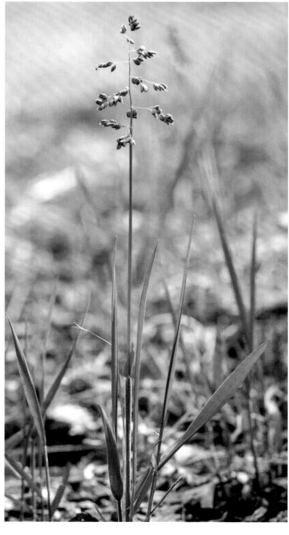

基生者可长达 40cm。圆锥花序长约 10cm；小穗淡黄褐色，有光泽，长 5（6）mm；颖膜质，具 1~3 脉，等长或第一颖稍短；雄花外稃稍短于颖，顶端具微小尖头，背部向上渐被微毛，边缘具纤毛；雌花外稃锐尖，上部被短毛。花、果期 6~8 月。

生境分布　生于山地阴坡、河漫滩或湿润草地。分布于我国东北、华北及甘肃、新疆、青海、陕西、山东、云南。内蒙古大兴安岭各地均有分布。

药用部位　根茎（茅香）及花序入药。

采收加工　春、秋季采挖根茎，切段，晒干。夏季采收花序，晒干。

化学成分　根茎含香豆素和苦马酸 $-\beta-$ 葡萄糖苷。

性味归经　根茎味甘，性寒。花序味苦，性温。

功能主治　根茎凉血，止血，清热，利尿。用于吐血，尿血，急、慢性肾炎浮肿，热淋等。花序温胃，止吐。用于心腹冷痛，呕吐等。

用法用量　内服 50~100g，水煎。

资源状况　资源一般。

荩草　大耳朵毛、马耳朵草
Arthraxon hispidus (Thunb.) Makino

形态特征　一年生草本。秆细弱，基部倾斜或平卧，并于节上生根，高 30~45cm。叶片卵状披针形，宽 8~15mm，基部心形抱茎，下部边缘生纤毛。总状花序 2~10 枚呈指状排列，穗轴节间无毛；小穗成对生于各节，有柄小穗退化仅剩短柄，无柄小穗长 4~4.5mm；第一颖边缘不内折或一侧内折成脊，脉上粗糙；雄蕊 2。花、果期 7~9 月。

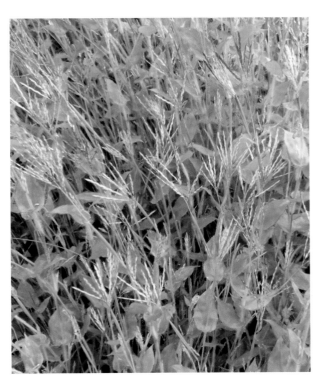
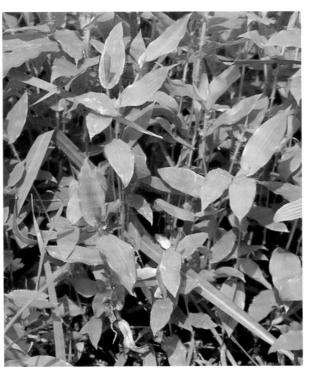

生境分布 生于向阳荒山坡。我国广布种。内蒙古大兴安岭额尔古纳市、鄂伦春旗、莫力达瓦旗、阿荣旗、扎兰屯市均有分布。

药用部位 全草（荩草）入药。

采收加工 夏季采收全草，晒干。

化学成分 叶和茎含乌头酸、木犀草素。

性味归经 味苦，性平。

功能主治 清热，降逆，止咳平喘，解毒，祛风湿。用于肝炎，久咳气喘，咽喉炎，口腔炎，鼻炎，淋巴结炎，乳腺炎等；外治疥癣，皮肤瘙痒，痈疖等。

用法用量 内服 6~15g，水煎；外用适量，煎水外洗或捣烂敷患处。

资源状况 资源少。

野燕麦 燕麦草、乌麦
Avena fatua L.

形态特征 一年生草本。秆高 30~150cm。叶片宽 4~12mm。圆锥花序开展，长 10~25cm；小穗长 18~25mm，含小花 2~3，其柄弯曲下垂；颖几等长，具 9 脉；外稃质地硬，下半部与小穗轴均有淡棕色或白色硬毛，第一外稃长 15~20mm；芒自外稃中部稍下处伸出，长 2~4cm，膝曲。花、果期 7~9 月。

生境分布 生于荒山坡、草地。我国广布种。内蒙古大兴安岭额尔古纳市、牙克石市均有分布。

药用部位 全草及果实（野燕麦）入药。

采收加工 夏季采收全草，洗净，晒干。秋季采收果实，晒干。

化学成分 全草含香草苷、胡芦巴碱、亮氨酸、异亮氨酸、酥氨酸、β-谷甾醇、乌头酸、东莨菪素、环氧叶黄素、维生素 E、四磷酸双腺苷等。

性味归经 味甘，性平；无毒。归肝、肺经。

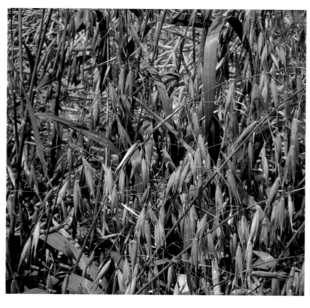 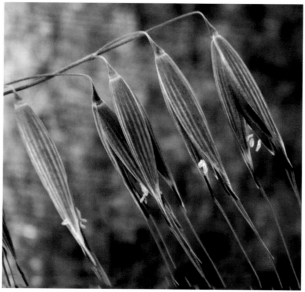

功能主治　收敛止血，固表止汗，补虚损。用于吐血，虚汗，崩漏等。
用法用量　全草内服 15g~60g，水煎。果实内服 15~30g，水煎。
资源状况　资源少。

菵草 | 冈草
Beckmannia syzigachne (Steud.) Fern.

形态特征　一年生或越年生草本。秆直立，高 15~90cm，具 2~4 节。叶鞘无毛，多长于节间；叶舌透明膜质，长 3~8mm；叶片扁平，长 5~20cm，宽 3~10mm，粗糙或下表面平滑。圆锥花序长 10~30cm，分枝稀疏，直立或斜升；小穗扁平，圆形，灰绿色，常含 1 小花，长约 3mm；颖草质，边缘质薄，白色，背部灰绿色，具淡色的横纹；外稃披针形，具 5 脉，常具伸出颖外之短尖头；花药黄色，长约 1mm。颖果黄褐色，长圆形，长约 1.5mm，先端具丛生短毛。花、果期 6~8 月。
生境分布　生于水边和潮湿地。我国广布种。内蒙古大兴安岭各地均有分布。
药用部位　全草（菵草）入药。
采收加工　夏季采收全草，洗净，晒干。
性味归经　味甘，性寒。
功能主治　清热，利胃肠，益气。用于感冒发热，食滞胃肠，身体乏力等。
用法用量　内服 10~20g，水煎。
资源状况　资源一般。

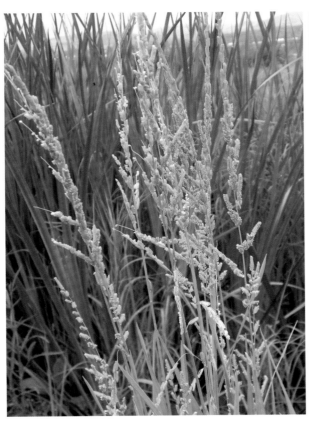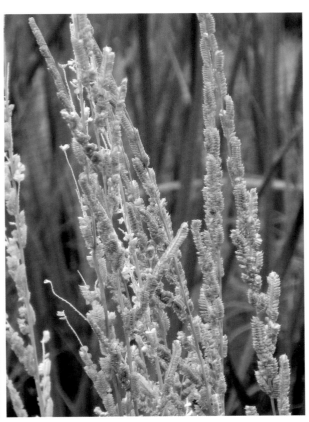

虎尾草 | 刷帚头草
Chloris virgata Sw.

形态特征　一年生草本。秆高 20~60cm。叶舌具微纤毛；叶片条状披针形，宽 3~6mm。穗状花序 4~10，簇生于茎顶；小穗排列于穗轴的一侧，长 3~4mm，含 2 小花，第二小花不孕并较小；颖具 1 脉，第二颖有短芒；外稃顶端以下生芒，第一外稃具 3 脉，两边脉生长柔毛，其生于上部的约与外稃等长。花、果期 7~9 月。

生境分布　生于路边、荒地。我国广布种。内蒙古大兴安岭额尔古纳市、牙克石市、阿尔山市均有分布。

药用部位　全草（虎尾草）入药。

采收加工　夏季采收全草，晒干。

化学成分　茎叶含毛萼甲素、毛萼乙素、毛萼晶、桐酸、β- 谷甾醇、熊果酸及香茶菜苷等。

应　　用　清热除湿，杀虫，止痒。

资源状况　资源少。

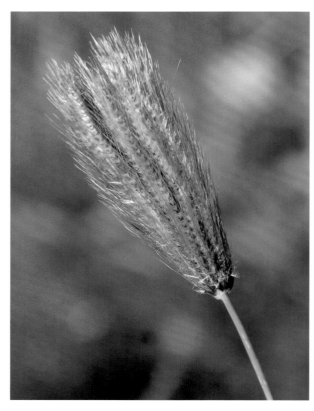
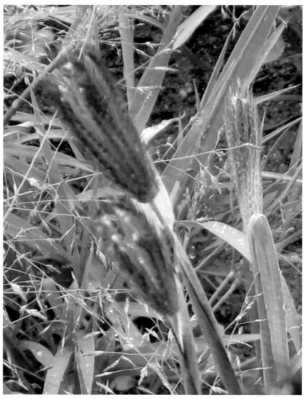

止血马唐 | 抓根草、鸡爪草
Digitaria ischaemum (Schreb.) Schreb. ex Muhl.

形态特征　一年生草本。秆直立或基部倾斜，高 15~40cm，下部常有毛。叶鞘具脊，无毛或疏生柔毛；叶舌长约 0.6mm；叶片扁平，线状披针形，顶端渐尖，基部近圆形，多少生长柔毛。总状花序长 2~9cm，具白色中肋，两侧翼缘粗糙；小穗长 2~2.2mm，宽约 1mm，2~3 枚着生于各节上；第一颖不存在，第二颖具 3~5 脉，等长或稍短于小穗；第一外稃具 5~7 脉，与小穗等长，脉间及边缘具细柱状棒毛与柔毛，第二外稃成熟后紫褐色，有光泽。花、果期 8~10 月。

生境分布　生于山坡草地、河边、荒地、路边草地、路边草甸。分布于我国东北、华北及陕西、甘肃、新疆、山东、台湾、湖北、湖南、广东、广西、贵州、云南、西藏。内蒙古大兴安岭鄂伦春旗、莫力达瓦旗、阿荣旗、扎兰屯市均有分布。

药用部位　全草（止血马唐）入药。

采收加工　夏季采收全草，洗净，晒干。

性味归经　味涩，性寒。归肝经。

功能主治　凉血止血。用于鼻衄，咯血，呕血，便血，尿血，痔血，崩漏等。

用法用量　内服 3~9g，水煎；外用适量，捣烂敷患处。

资源状况　资源少。

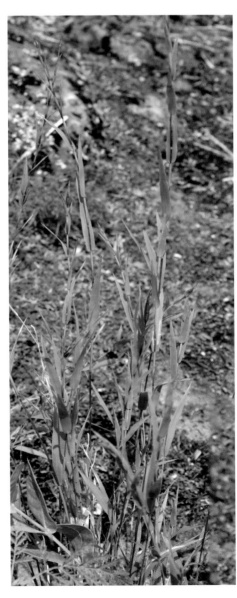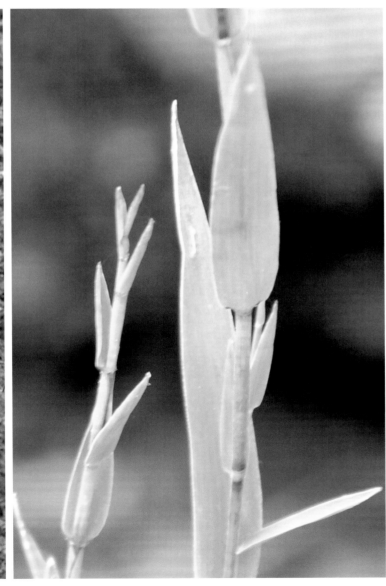

稗 | 野稗
Echinochloa crusgalli (Linnaeus) P. Beauvois

形态特征 一年生草本。秆斜升，高 50~130cm。叶片条形，宽 5~10mm。圆锥花序直立或下垂，呈不规则的塔形，分枝可再有小分枝；小穗密集于穗轴的一侧，长约 5mm，有硬疣毛；颖具 3~5 脉；第一外稃具 5~7 脉，有长 5~30mm 的芒，第二外稃顶端有小尖头并且粗糙，边缘卷抱内稃。

生境分布 生于沼泽、水湿处、居民区附近。我国广布种。内蒙古大兴安岭各地均有分布。

药用部位 根、种子（稗）入药。

采收加工 秋季采挖根，除去泥土，晒干。秋季采收种子，晒干。

化学成分 种子含淀粉、蛋白质、维生素。

性味归经 根味苦、涩，性凉。种子味甘、辛，性平。

功能主治 根调经止血。用于鼻衄，便血，月经过多，产后出血。种子益气，健脾，透疹止咳，补中利水。用于麻疹，水痘，百日咳，脱肛，浮肿。

用法用量 根、种子内服 50~100g，水煎。

资源状况 资源一般。

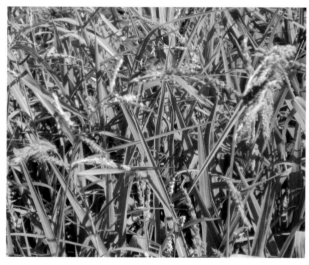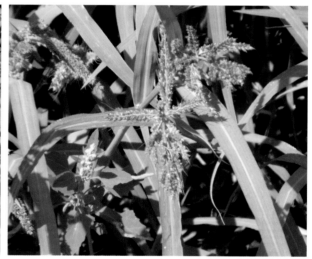

羊草 | 碱草
Leymus chinensis (Trin.) Tzvel.

形态特征 须根具沙套。秆疏丛生或单生，高 40~90cm，无毛，具 4~5 节。叶鞘无毛；叶平展或内卷，上表面粗糙或被柔毛，下表面无毛。穗状花序直，穗轴边缘具微纤毛；小穗粉绿色，熟后黄色，2 枚生于每节穗轴上，具小花 5~10，小穗轴节间长 1~1.5mm，无毛；颖锥状，具不显著 3 脉，上部粗糙，边缘微具纤毛；外稃披针形，无毛，5 脉，边缘窄膜质，先端渐尖或具芒状尖头，基盘无毛，第一外稃长 8~9mm，内稃与外稃近等长，先端微 2 裂，脊上半部具微纤毛或近无毛。花、果期 6~8 月。

生境分布 生于河滩、盐渍低地、草甸草原。分布于我国东北、华北、西北及山东、河南、陕西。内蒙古大兴安岭额尔古纳市、鄂伦春旗、牙克石市、莫力达瓦旗、阿荣旗、扎兰屯市、阿尔山市均有分布。

药用部位 全草（羊草）及根茎可入药。

采收加工 夏季采收全草，晒干。秋季采挖根茎，洗净，晒干。

性味归经 味甘，性寒。

功能主治 清热，止血，利尿。用于感冒，衄血，哮喘，痰中带血，水肿等。

用法用量 内服 15~30g，水煎。

资源状况 资源一般。

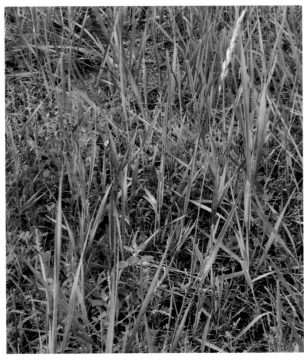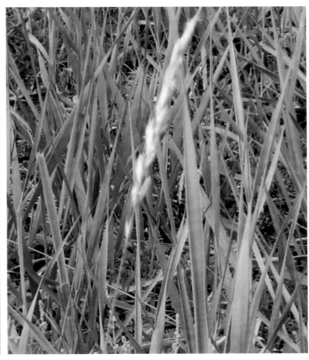

芦苇 苇子
Phragmites australis (Cav.) Trin. ex Steud.

形态特征 多年生草本。秆高 1~3m。地下根茎粗壮，横走。茎具 20 多节。下部叶鞘短于上部叶鞘，长于节间；叶舌边缘密生一圈纤毛，两侧缘毛易脱落；叶片长 30cm，宽 2cm。圆锥花序，分枝多数，着生稠密下垂的小穗，小穗具花 4；颖具 3 脉；第一雄外稃不孕，第二外稃具 3 脉，先端长渐尖，内稃两脊粗糙；雄蕊 3，花药黄色。颖果椭圆形与内、外稃分离。花期 7 月，果期 8~9 月。

生境分布 生于河流、湖泊、泡沼和低湿地。我国广布种。内蒙古大兴安岭各地均有分布。

药用部位 根茎（芦根）、嫩茎（芦茎）、嫩苗（芦笋）、叶（芦叶）入药。

采收加工 秋季采挖根茎，洗净，晒干。夏、秋季采收嫩茎，晒干。春、夏季采收嫩苗，晒干。夏、秋季采收叶，晒干。

化学成分 根茎含蛋白质、脂肪、碳水化合物及薏苡素、天门冬酰胺，芦苇中含纤维素（48%~54%）、木质素（约18.2%）、木聚糖（约12.4%）、灰分（2.8%）。

性味归经 根茎味甘，性寒。归肺、胃、膀胱经。嫩茎味甘，性寒。归心、肺经。嫩苗味甘，性寒。叶味甘，性寒。归肺、胃经。

功能主治 根茎清热泻火，生津止渴，除烦，止呕，利尿。用于热病烦渴，肺热咳嗽，肺痈吐脓，胃热呕哕，热淋涩痛，麻疹，解河豚毒等。嫩茎清肺解毒，止咳排脓。用于肺痈吐脓，肺热咳嗽，痈疽等。嫩苗清热生津，利水通淋。用于热病口渴，心烦，肺痈，肺痿，淋病，小便不利等。叶清热辟秽，止血，解毒。用于霍乱吐泻，吐血，衄血，肺痈等。

用法用量 根茎内服15~30g，水煎，鲜品60~120g，捣汁用；外用适量，煎水洗患处。嫩茎内服15~30g，水煎，鲜品60~120g，捣汁；外用适量，烧灰淋汁熬膏敷患处。嫩苗内服30~60g，水煎，或鲜品捣汁。叶内服30~60g，水煎或烧存性研末服；外用适量，研末敷或烧灰淋汁熬膏敷患处。

资源状况 资源一般。

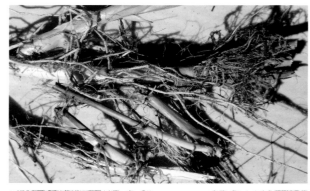

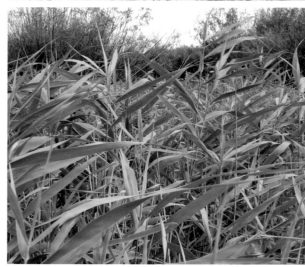

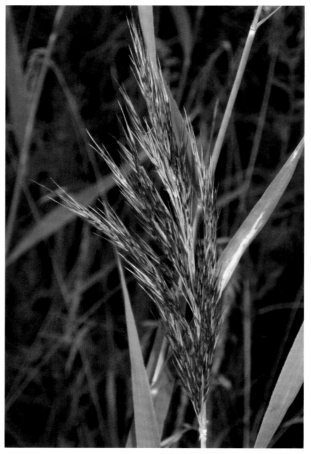

金色狗尾草
金狗尾、狗尾草、狗尾巴
Setaria glauca (L.) Beauv.

形态特征 一年生草本，单生或丛生。秆直立或基部倾斜膝曲，高20~90cm，光滑无毛。叶鞘下部扁压具脊，上部圆形，光滑无毛，边缘薄膜质，光滑无纤毛；叶舌具一圈长约 1mm 的纤毛；叶片线状披针形或狭披针形，上表面粗糙，下表面光滑，近基部疏生长柔毛。圆锥花序紧密，呈圆柱状或狭圆锥状，直立，主轴上每簇中仅具一发育的小穗，稀见另一不育的小穗，小穗和刚毛金黄色；第二颖长为小穗的 1/2~2/3；第一外稃与小穗等长或微短，具 5 脉。谷粒先端尖，成熟时具有明显的横皱纹，背部隆起。花、果期 7~9 月。

生境分布　生于田野、路边及荒地。我国广布种。内蒙古大兴安岭各地均有分布。

药用部位　全草（金色狗尾草）入药。

采收加工　夏、秋季采收全草，晒干。

化学成分　种子油中含棕榈酸、油酸、亚油酸和亚麻酸。

性味归经　味甘、淡，性平。

功能主治　清热，明目，止泻。用于目赤肿痛，眼睑炎，赤白痢疾等。

用法用量　内服 9~15g，水煎。

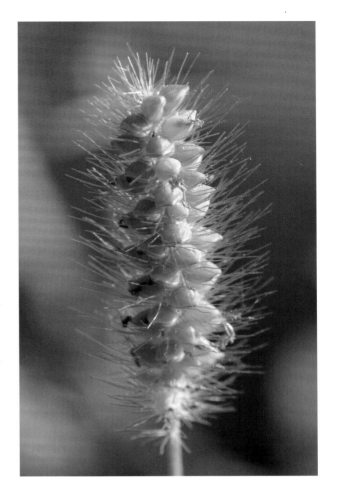

狗尾草
莠、光明草
Setaria viridis (L.) Beauv.

形态特征　一年生草本。秆高 30~100cm。叶片条状披针形，宽 2~20mm。圆锥花序紧密，呈柱状；小穗长 2~2.5mm，2 至数枚，簇生于缩短的分枝上，基部有刚毛状小枝 1~6，成熟后与刚毛分离而脱落；第一颖长为小穗的 1/3，第二颖与小穗等长或稍短；第二外稃有细点状皱纹，成熟时背部稍隆起，边缘卷抱内稃。花、果期 7~9 月。

生境分布　生于耕地、田边、路旁及居民区附近的荒野，为常见的田间杂草。我国广布种。内蒙古大兴安岭各地均有分布。

药用部位　全草（狗尾草）及种子入药。

采收加工　夏季采收全草，晒干或鲜用。秋季

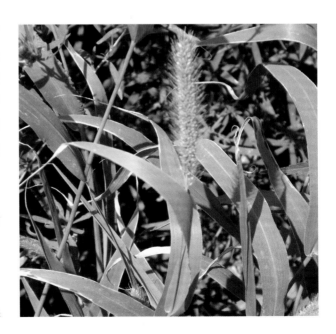

采收种子，晒干。

化学成分　根含淀粉。

性味归经　全草味淡，性平。种子味甘，性平。

功能主治　全草清热利湿，祛风明目，解毒，杀虫。用于风热感冒，黄疸，小儿疳积，痢疾，小便涩痛，目赤肿痛，痈肿，寻常疣，疥癣等。种子解毒，止泻，截疟。用于缠腰火丹，泄泻，疟疾等。

用法用量　全草内服 6~12g，鲜品 30~60g，水煎；外用适量，煎水洗或捣烂敷患处。种子内服 9~15g，水煎或研末冲服；外用适量，炒焦研末，调敷患处。

资源状况　资源一般。

大油芒
大荻、山黄菅
Spodiopogon sibiricus Trin.

形态特征　多年生草本。秆高 90~110cm，通常不分枝。叶片阔条形，宽 6~14mm。圆锥花序；总状花序 2~4 节，生于细长的枝端，穗轴逐节断落，节间及小穗柄呈棒状；小穗成对，一有柄，一无柄，均结实且同形，多少呈圆筒形，含 2 小花，仅第二小花结实；第一颖遍布柔毛，顶部两侧有不明显的脊；芒自第二外稃 2 深裂齿间伸出，中部膝曲。花、果期 7~9 月。

生境分布　生于山坡草地、干旱荒山坡。分布于我国东北、华北、西北、华东。内蒙古大兴安岭各地均有分布。

药用部位　全草（大油芒）入药。

采收加工　夏季采收全草，洗净，晒干。

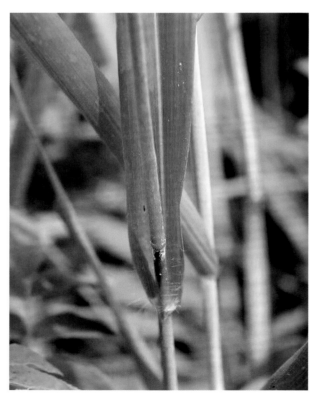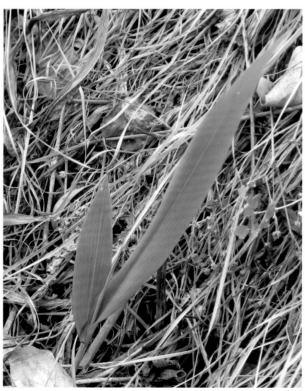

性味归经　味淡，性平。

功能主治　止血，催产。用于胸闷，气胀，月经过多，难产等。

用法用量　内服 15~30g，水煎。

资源状况　资源少。

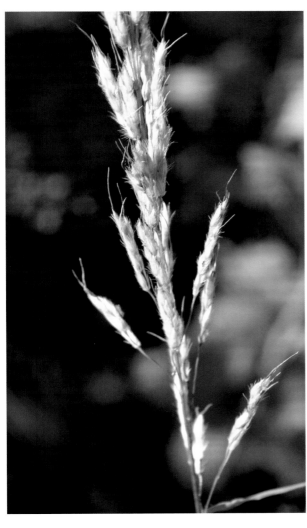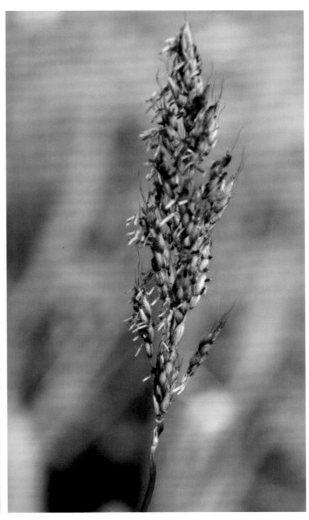

菰　菰笋、菰菜、茭白、野茭白
Zizania latifolia (Griseb.) Stapf

形态特征　多年生草本，具匍匐根茎。须根粗壮。秆高 1~2m，直径约 1cm，多节，基部节生不定根。叶鞘长于节间，肥厚，有小横脉；叶舌膜质，长约 1.5cm，顶端尖；叶片长 50~90cm，宽 1.5~3cm。圆锥花序，分枝多数簇生，上升，果期开展；雄小穗两侧扁，着生花序下部或分枝上部，带紫色，外稃具 5 脉，先端渐尖，具小尖头，内稃具 3 脉，中脉成脊，具毛；雌小穗圆筒形，着生花序上部和分枝下部与主轴贴生处，外稃具 5 脉，粗糙，芒长 2~3cm，内稃具 3 脉。颖果圆柱形。花、果期8~9 月。

生境分布 生于水泡边湿地。分布于我国东北、华北及山东、陕西、甘肃、江苏、安徽、浙江、台湾、福建、江西、湖北、湖南、广东、海南、四川。内蒙古大兴安岭鄂伦春旗、莫力达瓦旗、阿荣旗、扎兰屯市、扎赉特旗、科尔沁右翼前旗均有分布。

药用部位 茭白（嫩茎秆被黑粉菌寄生肥大而成）、菰根、菰实入药。

采收加工 夏季采收茭白，鲜用或晒干。秋季采收菰根，洗净，晒干。秋季采收菰实，晒干。

性味归经 茭白味甘，性凉。归肝、脾、肺经。菰根味甘，性寒。菰实味甘，性寒。归胃、大肠经。

功能主治 茭白清热除烦，止渴，通乳，通利二便。用于热病烦渴，酒精中毒，二便不利，乳汁不通。菰根清热解毒。用于消渴，烫伤。菰实清热除烦，生津止渴。用于心烦，口渴，大便不通，小便不利。

用法用量 茭白内服 15~30g，水煎。菰根内服鲜品 60~90g，水煎。菰实内服 9~15g，水煎。脾虚泄泻者慎服。

资源状况 资源少。

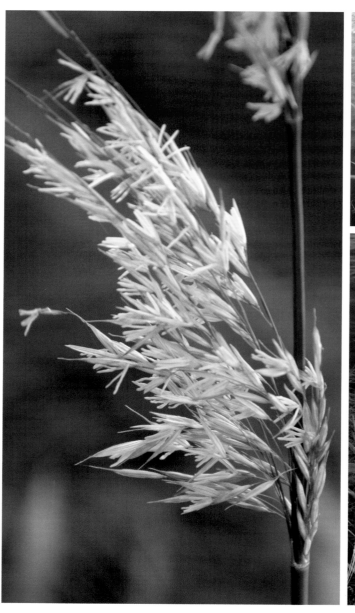

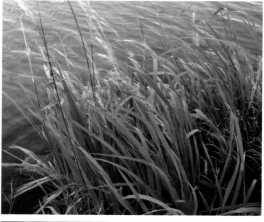

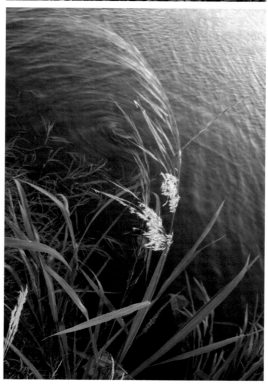

天南星科 Araceae

菖蒲 | 水菖蒲、臭草、大菖蒲
Acorus calamus L.

形态特征　根茎粗壮。叶剑形，长 50~80cm，宽 6~15mm，具明显突起的中脉，基部叶鞘套折，有膜质边缘。花葶基出，短于叶片，稍压扁；佛焰苞叶状，长 30~40cm，宽 5~10mm；肉穗花序圆柱形；花两性；花被片 6，顶端平截而内弯；雄蕊 6，花丝扁平，约等长于花被，花药淡黄色，稍伸出花被外；子房顶端圆锥状，花柱短，子房 3 室。果紧密靠合，果期花序直径达 16mm。花期 6~7 月，果期 8~9 月。

生境分布　生于沼泽、水泡边。我国北起东北，西至新疆，东至江苏、台湾，南至广东，西南至云南都有分布。内蒙古大兴安岭各地均有分布。

药用部位　根茎（白菖蒲）入药。

采收加工　春、秋季采挖根茎，洗净，剪去须根，切片，晒干。

化学成分　根茎含挥发油。

性味归经　味辛、苦，性温。归心、肝、胃经。

功能主治　化痰开窍，除湿健脾，杀虫止痒。用于痰厥昏迷，癫痫，中风，风湿疼痛，湿疹，疥疮，惊悸健忘，神志不清，痢疾泄泻，耳鸣耳聋，食积腹痛，食欲不振等；外治痈肿疥疮。

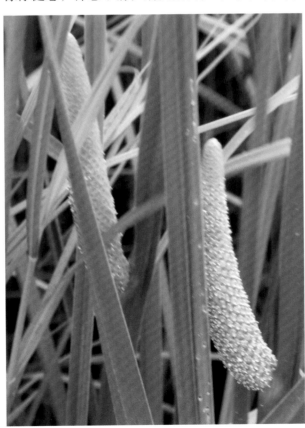
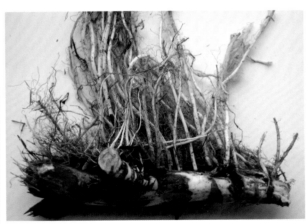
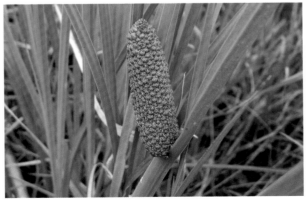

用法用量　内服 3~6g，水煎或入丸、散剂；外用适量，煎水洗或研末调敷患处。阴虚阳亢及汗多遗精者忌用。

资源状况　资源少。

水芋 ｜ 水葫芦、水浮莲
Calla palustris L.

形态特征　多年生水生草本。根宿存。根茎长。叶心形，长宽几相等，顶端尖；叶柄长达 20cm，基部具鞘。花序长 10~20cm；佛焰苞宽卵形至椭圆形，长 3~5cm，顶端凸尖至短尾尖，宿存；肉穗花序短圆柱形，具梗；花大部分为两性，仅花序顶端者为雄花，无花被；雄蕊约为 6，花丝扁平，长约等于子房。果序直径达 2cm；浆果靠合，橙红色。花期 6~7 月，果期 8 月。

生境分布　生于沼泽浅水中、水泡边。分布于我国东北及内蒙古。内蒙古大兴安岭根河市、鄂伦春旗、莫力达瓦旗、阿荣旗、扎兰屯市均有分布。

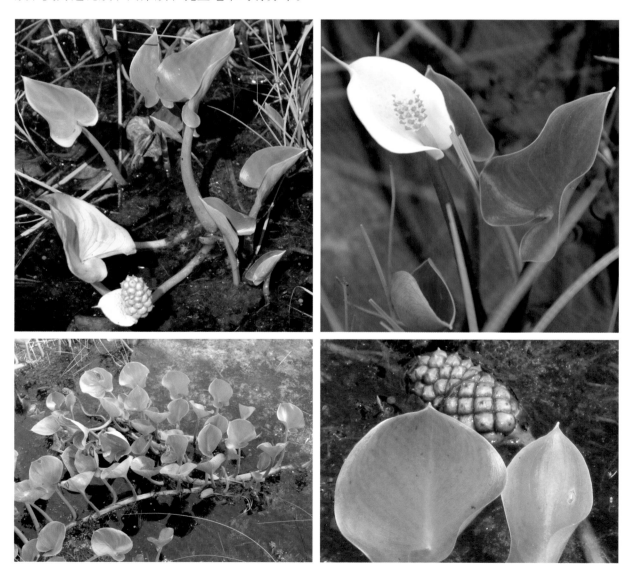

药用部位　根茎（水芋）入药。

采收加工　夏、秋季采挖根茎，除去须根及地上部分，洗净，晒干。

功能主治　祛风利湿，解毒消肿。用于风湿痛，水肿，瘰疬，骨髓炎，毒蛇咬伤等。

用法用量　内服 6~9g，水煎；外用适量，捣烂敷或煎水洗患处。

资源状况　资源少。

浮萍科 Lemnaceae

浮萍 水萍草、水浮萍、浮萍草、青萍
Lemna minor L.

形态特征 浮水小草本。根1条，纤细，根鞘无附属物，根冠钝圆或截切状。叶状体对称，倒卵形、椭圆形或近圆形，两面平滑，绿色，不透明，具不显明的脉纹3。花单性，雌雄同株，生于叶状体边缘开裂处；佛焰苞囊状，内有雌花1，雄花2；雄花花药2，花丝纤细；雌花具雌蕊1。果实圆形近陀螺状，无翅或具窄翅。花、果期7~8月。

生境分布 生于泡沼、湖泊或静水中。我国广布种。内蒙古大兴安岭各地均有分布。

药用部位 全草（浮萍）入药。

采收加工 夏、秋季采收全草，除去杂质，晒干。

化学成分 含大量的维生素 B_1、维生素 B_2、维生素 C 及树脂、蜡质、叶绿素、糖、蛋白质、黏液质、鞣质等，还含甾类化合物。

性味归经 味辛，性寒。归肺经。

功能主治 宣散风热，透疹，利尿。用于麻疹不透，风疹瘙痒，水肿尿少等。

用法用量 内服9~21g，水煎；外用适量，煎水浸洗患处。表虚自汗者禁服。

资源状况 资源少。

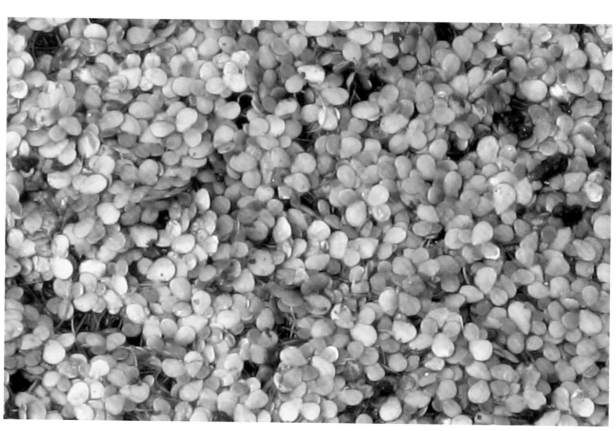

黑三棱科 Sparganiaceae

黑三棱
三棱、京三棱
Sparganium stoloniferum (Graebn.) Buch.-Ham. ex Juz.

形态特征　多年生草本，无毛，有根茎。茎直立，高 60~120cm，上部有短或较长的分枝。叶条形，基生叶和茎下部叶长达 95cm，宽达 2.5cm，基部稍变宽成鞘，中脉明显，茎上部叶渐变小。雌花序 1 个生最下部分枝顶端或 1~2 个生于较上分枝的下部，球形；雌花密集，花被片 3~4，倒卵形，膜质，边缘常啮蚀状，花柱与子房近等长，柱头钻形。雄花序数个或多个，生分枝上部和茎顶端，球形；雄花密集，花被片 3~4，膜质，有细长柄，雄蕊 3。聚花果近陀螺状，顶部金字塔状。花期 7 月，果期 8~9 月。

生境分布　生于池沼、湖泊、河边及沟渠两旁浅水处或沼泽水湿地。分布于我国东北、华北、西北、华中及安徽、江苏、浙江、江西、四川、西藏。内蒙古大兴安岭各地均有分布。

药用部位　削去外皮的块茎（黑三棱）入中药，又可入蒙药。

采收加工　秋季采挖块茎，除去须根和地上茎，削去外皮，晒干，或趁鲜切片晒干。

化学成分　含挥发油、有机酸及刺芒柄花素、豆甾醇、β- 谷甾醇、胡萝卜苷等。

性味归经　中药：味辛、苦，性平。归肝、脾经。蒙药：味苦，性凉、轻、钝。

功能主治　中药：破血行气，消积止痛。用于癥瘕痞块，痛经，瘀血经闭，胸痹心痛，食积胀痛等。蒙药：清热，利肺，疏肝，凉血。用于肺热咳嗽，气喘痰多，肝热，脉热，劳热骨蒸，"宝日"病，骨折等。

用法用量　中药：内服 5~10g，水煎或入丸、散剂。蒙药：多入丸、散剂。孕妇禁用，不宜与芒硝、玄明粉同用。

资源状况　资源一般。

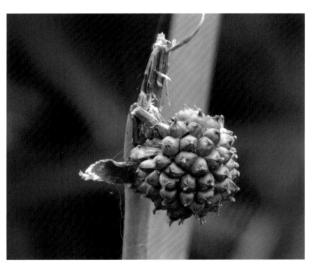
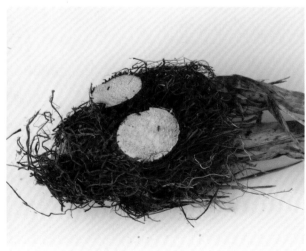

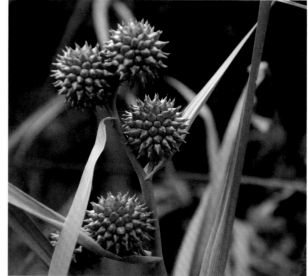

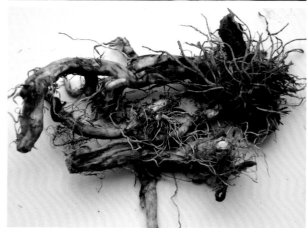

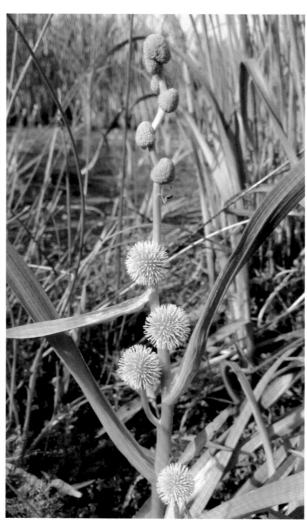

香蒲科 Typhaceae

水烛 | 狭叶香蒲、蜡烛草
Typha angustifolia L.

形态特征 多年生沼生草本，高 1.5~3m。叶狭条形，宽 5~8mm，稀可达 10mm。穗状花序圆柱形，长 30~60cm，雌、雄花序不相连；雄花序在上，长 20~30cm，雄花有雄蕊 2~3，毛较花药长，花粉粒单生；雌花序在下，长 10~30cm，成熟时直径 10~25mm，雌花的小苞片比柱头短，柱头条状矩圆形，毛与小苞片近等长，比柱头短。花、果期 6~8 月。

生境分布 生于水边及池沼中。分布于我国东北、华北、华东及河南、湖北、四川、云南、陕西、甘肃、青海。内蒙古大兴安岭鄂伦春旗、莫力达瓦旗、阿荣旗、扎兰屯市均有分布。

药用部位 花粉（蒲黄）入药。

采收加工 花期采集花粉，剪下蒲棒上部的雄花序，晒干，碾轧或将花穗放在布袋内敲碎，再过筛，除去绒毛，晒干防潮。

性味归经 味甘、辛，性凉。

功能主治 凉血止血，活血消瘀。用于经闭腹痛，产后瘀阻作痛，跌扑肿痛，疮疖肿毒等；炒炭用于吐血，衄血，崩漏，便血，尿血，血痢，带下；外治重舌，口疮，聤耳流脓，耳中出血，阴下湿痒等。

用法用量 内服 4.5~24g，水煎或入丸、散剂；外用研末撒或调敷患处。

资源状况 资源一般。

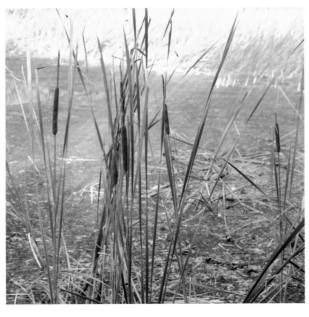
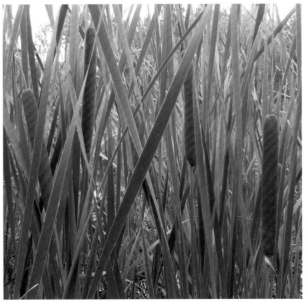

达香蒲 | 蒲草
Typha davidiana (Kronf.) Hand.-Mazz.

形态特征　多年生水生或沼生草本。地上茎直立，高约 1m。叶片长 60~70cm，宽 3~5mm，质地较硬，下部下表面呈凸形，横切面呈半圆形；叶鞘长，抱茎。雌雄花序远离；雄花序在雌花序之上，穗轴光滑，基部具一叶状苞片，开花后与花先后脱落；雌花序叶状苞片比叶宽，花后脱落，可孕雌花柱头条形或披针形。果穗圆柱形至广椭圆形，比雄花序短 1/2~2/3；果实具棕褐色条纹；果柄不等长。花、果期 6~8 月。

生境分布　生于水边及池沼中。分布于我国新疆、内蒙古、江苏、浙江等。内蒙古大兴安岭鄂伦春旗、莫力达瓦旗、阿荣旗、扎兰屯市均有分布。

药用部位　花粉（蒲黄）入药。

采收加工　花期采集花粉，剪下蒲棒上部的雄花序，晒干，碾轧或将花穗放在布袋内敲碎，再过筛，除去绒毛，晒干防潮。

应　　用　同水烛。

资源状况　资源一般。

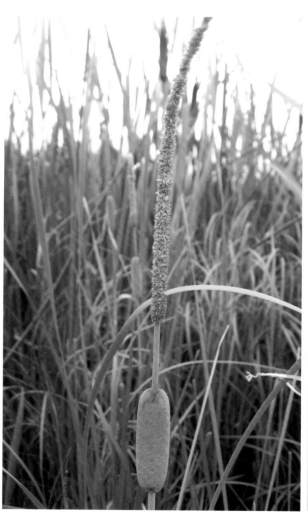
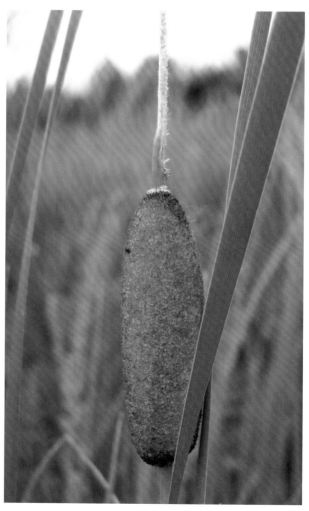

宽叶香蒲

香蒲、蒲棒草
Typha latifolia L.

形态特征　多年生水生或沼生草本。根茎乳黄色，顶端白色。茎高 1~2.5m。叶线形，长 45~95cm，宽 0.5~1.5cm，无毛，上部扁平，下表面中部以下渐隆起；叶鞘抱茎。雌雄花序紧密相接；雄花序长 3.5~12cm，比雌花序粗壮，花序轴被灰白色弯曲柔毛，叶状苞片 1~3，脱落；雌花序长 5~22.6cm，花后发育；雄花常由 2 雄蕊组成，花药长圆形，花丝短于花药，基部合生成短柄；雌花无小苞片；可孕雄花子房披针形，柱头披针形；不孕雌花子房倒圆锥形，子房柄较粗壮，不等长，白色丝状毛明显短于花柱。小坚果披针形，褐色果皮通常无斑点。种子褐色，椭圆形。花期 7 月，果期 8~9 月。

生境分布　生于湖泊、泡沼、河流的缓流浅水带、湿地或沼泽。分布于我国东北、华中及内蒙古、河北、陕西、甘肃、新疆、西藏、四川、贵州、浙江。内蒙古大兴安岭各地均有分布。

药用部位　花粉（蒲黄）、果穗（蒲棒）、全草（香蒲）及带有部分嫩茎的根茎（蒲箬）均可入药。

采收加工　花期采集花粉，剪下蒲棒上部的雄花序，晒干，碾轧或将花穗放在布袋内敲碎，再过筛，除去绒毛，晒干防潮。果期采收果、穗，晒干。夏季采收全草及有部分嫩茎的根茎，晒干。

化学成分　全草含大量维生素 B_1、维生素 B_2 和维生素 C，根含碳水化合物（81%），花粉中含水分（16%）、粗蛋白（18.9%）、粗淀粉（13.31%）、糖（6.47%）、粗脂肪（1.16%）、灰分（3.7%）、脂肪油（约 10%）、谷甾醇（约 13%），另外，花粉中还含黄酮苷。

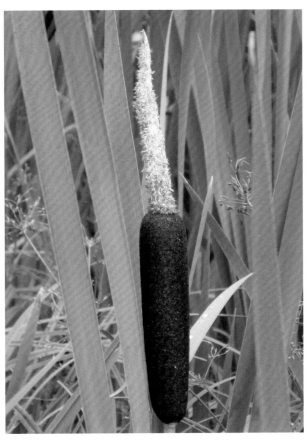
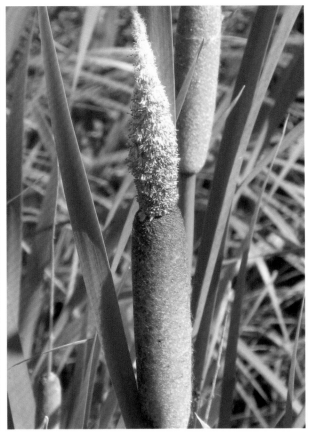

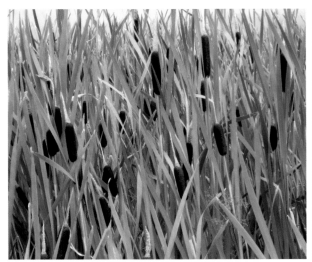 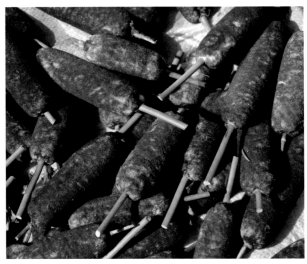

性味归经 花粉味甘，性平。果穗微辛，性平。根茎味甘，性凉。

功能主治 花粉凉血，止血，活血消瘀，止痛。生用用于痛经，产后瘀血腹痛，脘腹刺痛，瘀血胃痛，跌扑血闷，疮疖肿毒；炒炭用于咯血，吐血，衄血，尿血，便血，血痢，崩漏，带下，外伤出血等；外治口舌生疮，重舌，疖肿等。蒲黄制剂对冠心病、高脂血症有一定疗效。果穗止血消炎。用于外伤出血。全草清热凉血，利水消肿。用于小便不利，乳痈等。根茎清热凉血，利水消肿。用于孕妇劳热，胎动下血，消渴，口疮，热痢，淋病，带下，水肿，瘰疬等。

用法用量 花粉内服 7.5~15g，水煎；外用适量，研粉擦敷或调敷患处。全草内服 5~15g，水煎、研末或烧灰入丸、散剂。根茎内服 3~9g，水煎或绞汁。

资源状况 资源丰富。

小香蒲 | 细叶香蒲
Typha minima Funk.

形态特征 多年生沼生草本，细弱，高 30~50cm。根茎粗壮。叶具大型膜质叶鞘，基生叶具细条形叶片，宽不及 2mm；茎生叶仅具叶鞘而无叶片。穗状花序长 10~12cm，雌雄花序不连接，中间相隔 5~10mm；雄花序在上方，圆柱状，长 5~9cm，雄花具单一雄蕊，基部无毛，花粉粒为四合体；雌花序在下方，长椭圆形，长 1.5~4cm，成熟时直径 8~15mm，雌花有多数基生的顶端稍膨大的长毛，小苞片与毛近等长，比柱头短，子房具长柄，柱头披针形。花期 7 月，果期 8~9 月。

生境分布 生于河滩及低湿地。分布于我国东北、西北、西南及河北、河南。内蒙古大兴安岭各地均有分布。

药用部位 花粉（蒲黄）入药。

采收加工 花期采集花粉，剪下蒲棒上部的雄花序，晒干，碾轧或将花穗放在布袋内敲碎，再过筛，除去绒毛，晒干防潮。

性味归经 味甘，性平。

功能主治　凉血，止血，活血消瘀，止痛，生用用于痛经，产后瘀血腹痛，脘腹刺痛，瘀血胃痛，跌扑肿痛，疮疖肿毒；炒炭用于咯血，吐血，衄血，尿血，便血，血痢，崩漏，带下，外伤出血等外治口舌生疮，重舌，疖肿等。

用法用量　内服 7.5~15g，水煎；外用适量，研粉擦敷或调敷患处。

资源状况　资源少。

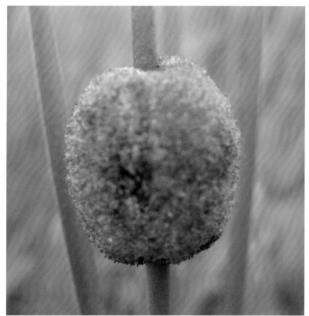
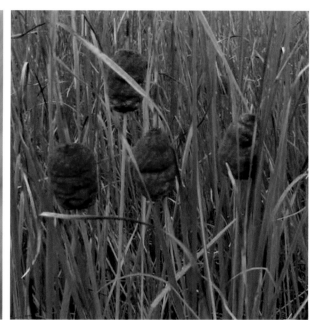

莎草科 Cyperaceae

白毛羊胡子草
东方羊胡子草
Eriophorum vaginatum L.

形态特征 多年生草本，无匍匐根茎。秆紧密丛生，常形成大丛，高 40~80cm，圆柱形，近花序部分钝三棱形。基生叶条形、三棱形，宽约 1mm；秆生叶 1~2，只有叶鞘而无叶片，长 3~6cm。苞片鳞片状，膜质，卵形，顶端急尖，背面有脉 3~7；小穗单一，顶生，长 1~3cm，有花多数；鳞片卵状披针形，膜质，灰黑色，下部的 10 多枚鳞片内无花；下位刚毛极多数，白色，长 15~25mm。小坚果三棱状倒卵形，褐色。

生境分布 生于沼泽、草甸。分布于我国东北、内蒙古。内蒙古大兴安岭各地均有分布。

药用部位 根（羊胡子草）入药。

采收加工 秋季采挖根，洗净，晒干。

应　　用 根用于黄水疮。

资源状况 资源丰富。

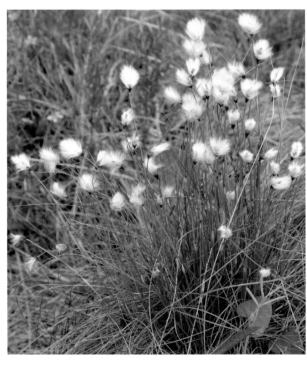 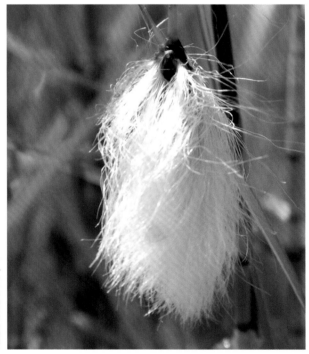

水葱
水葱藨草、水丈葱
Schoenoplectus tabernaemontani (C. C. Gmelin) Palla

形态特征 匍匐根茎粗壮，须根多数。秆圆柱状，高 1~2m，平滑，基部叶鞘 3~4，鞘长达 38cm，膜质，最上部叶鞘具叶片。叶片线形。苞片1，为秆的延长，直立，钻状，常短于花序，稀稍长于花序。长侧枝聚伞花序简单或复出，假侧生，辐射枝4~13或更多，一面凸，一面凹，边缘有锯齿。小穗单生或2~3簇生于辐射枝顶端，卵形或长圆形，多花。鳞片椭圆形或宽卵形，先端稍凹，具短尖，膜质，棕色或紫褐色，背面有锈色小点突起，1脉，边缘具缘毛；下位刚毛6，与小坚果等长，红棕色，有倒刺；雄蕊3；花柱中等长，柱头2（3），长于花柱。小坚果倒卵形或椭圆形，双凸状，稀棱形。花、果期7~9月。

生境分布　生于水泡、湖泊边、沼泽地浅水处等。分布于我国东北、华北、华中及陕西、江苏、安徽、浙江、福建、江西、广东、海南、广西、贵州、四川、西藏。内蒙古大兴安岭各地均有分布。

药用部位　地上部分（水葱）入药。

采收加工　夏、秋季采收地上部分，洗净，切段，晒干。

性味归经　味甘、淡，性平。归膀胱经。

功能主治　利水消肿。用于水肿胀满，小便不利等。

用法用量　内服5~10g，水煎。

资源状况　资源一般。

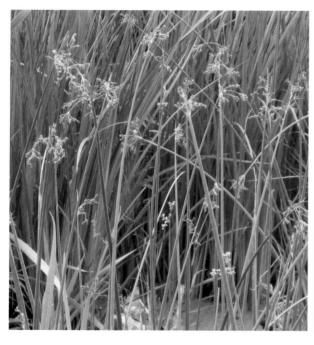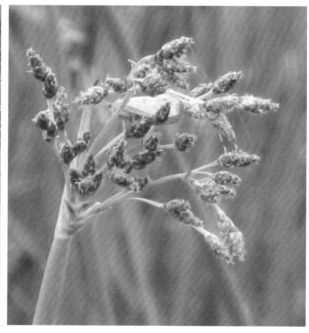

兰科 Orchidaceae

杓兰 | 黄囊杓兰、斑花兰
Cypripedium calceolus L.

形态特征 植株高 20~45cm，具较粗壮的根茎。茎直立，被腺毛，基部具数枚鞘，近中部以上具叶 3~4。叶片椭圆形或卵状椭圆形，较少卵状披针形。花序顶生，通常具花 1~2；花具栗色或紫红色萼片和花瓣，但唇瓣黄色，花瓣线形或线状披针形，长 3~5cm，宽 4~6mm，扭转，内面基部与背面脉上被短柔毛，唇瓣深囊状，椭圆形。花期 6 月，果期 6~7 月。

生境分布 生于山坡林下、林缘、林间草地。分布于我国东北及内蒙古。内蒙古大兴安岭额尔古纳市、根河市、鄂伦春旗、牙克石市均有分布。

药用部位 根茎及茎叶（杓兰）入药。

采收加工 夏、秋季采挖根茎，洗净，晒干。夏季采收茎叶，晒干。

性味归经 根茎味甘，性温。

功能主治 根茎强心利尿，活血调经，解热镇痛。用于小便不利，月经不调，心阳不足。茎叶祛风，解毒，活血。

用法用量 根茎内服 9~15g，水煎。

资源状况 资源稀少。

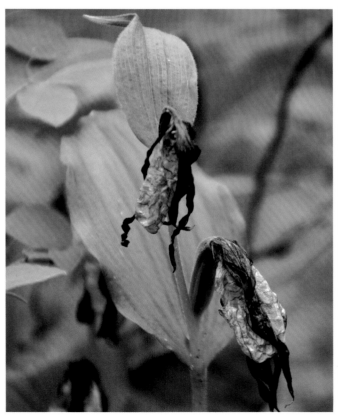
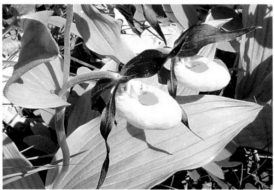
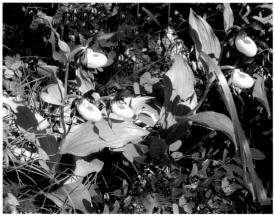

紫点杓兰

斑花杓兰、小口袋花
Cypripedium guttatum Sw.

形态特征　植株高 15~25cm，具细长而横走的根茎。茎直立，被短柔毛和腺毛，基部具数枚叶鞘，顶端具叶。叶 2，椭圆形、卵形或卵状披针形，长 5~12cm，宽 2.5~4.5cm。花序顶生，具花 1；花白色，具淡紫红色或淡褐红色斑；中萼片卵状椭圆形或宽卵状椭圆形；花瓣常近匙形或提琴形，唇瓣深囊状、钵形或深碗状，多少近球形。蒴果近狭椭圆形，下垂，被微柔毛。花期 6~7 月，果期 8 月。

生境分布　生于林下、灌丛中或草地上。分布于我国东北、华北及山东、陕西、宁夏、四川、云南、西藏。内蒙古大兴安岭额尔古纳市、根河市、鄂伦春旗、陈巴尔虎旗、牙克石市、阿尔山市均有分布。

药用部位　花或全草（斑花杓兰）入药。

采收加工　6 月采收花，阴干。夏季采收全草，晒干。

化学成分　全草灰分中含铜（0.1%）、锰（0.1%）、钛（0.01%）、铝（1%）、铁（2%）、硅（1.2%）。

功能主治　镇静止痛，发汗解热。用于神经衰弱，癫痫，小儿高热，惊厥，头痛，胃脘痛等。地上茎的煎剂有扩张血管作用，亦能刺激食欲，治疗胃痛。花的酊剂有很强的镇静作用，对各种精神障碍有疗效，特别是对癫痫有疗效，对儿童高热所致的惊厥也有效；亦用于治疗头痛与上腹痛，并有发汗解热及利尿作用。据报道，地上茎及花也可治疗癌症。

用法用量　内服 3~9g，水煎或浸酒。

资源状况　资源少。

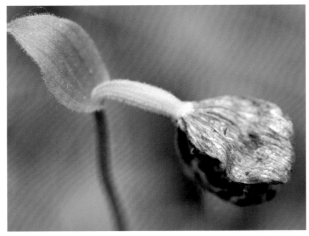

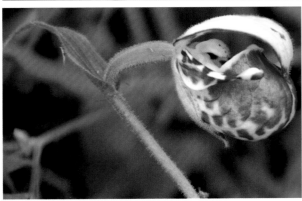

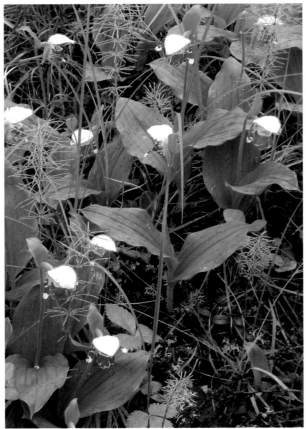

大花杓兰 大口袋花
Cypripedium macranthum Sw.

形态特征 高 25~50cm，具粗短的根茎。茎直立，稍被短柔毛或变无毛，基部具数枚鞘，鞘上方具叶 3~4。叶片椭圆形或椭圆状卵形。花序顶生，具花 1；花大，紫色、红色或粉红色，通常有暗色脉纹，极罕白色，花瓣披针形，长 4.5~6cm，宽 1.5~2.5cm，先端渐尖，不扭转，内表面基部具长柔毛，唇瓣深囊状，近球形或椭圆形。蒴果狭椭圆形，长约 4cm，无毛。花期 6 月，果期 8 月。

生境分布 生于山坡林下、林缘、林间草地。分布于我国东北及内蒙古、河北、山东、台湾。内蒙古大兴安岭额尔古纳市、根河市、鄂伦春旗、陈巴尔虎旗、牙克石市、扎兰屯市、阿尔山市均有分布。

药用部位 根及根茎（蜈蚣七）、花（蜈蚣七花、大花杓兰）入药。

采收加工 秋季采挖根及根茎，洗净，晒干。6 月采收花，阴干。

化学成分 含甾醇三萜、糖类及酚类化合物等，地上部分含微量生物碱，叶含维生素 C 及大量草酸钾结晶。

性味归经 根及根茎味苦、辛，性温；有小毒。

功能主治 根及根茎利尿消肿，活血祛瘀，祛风镇痛。用于全身浮肿，小便不利，带下，风湿腰腿痛，跌打损伤，痢疾等。花用于外伤出血。据国外文献记载，全草酊剂用于头痛，精神病，癫痫，闭经，功能失调性子宫出血。

用法用量 根及根茎内服 6~9g，水煎或泡酒。花外用适量，研粉，外敷患处。

资源状况 资源稀少。

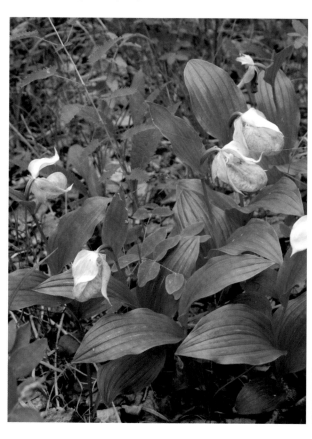
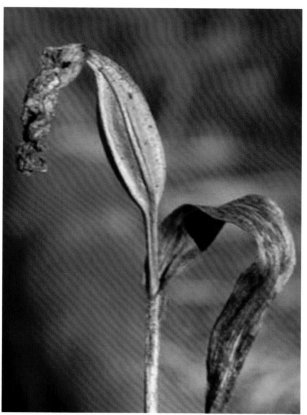

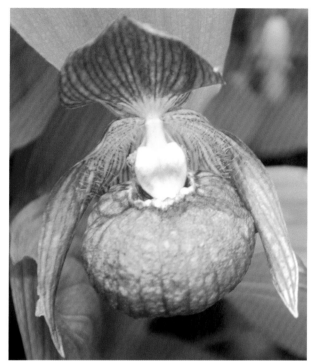
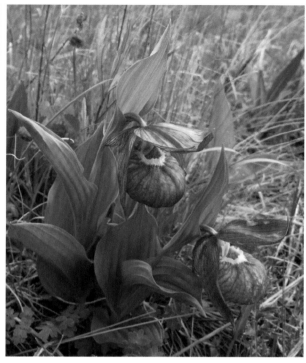

裂唇虎舌兰

小虎舌兰
Epipogium aphyllum (F. W. Schmidt) Sw.

形态特征　植株高 10~30cm，地下具分枝珊瑚状的根茎。茎直立，淡褐色，肉质，无绿叶，具数枚膜质鞘，鞘抱茎。总状花序顶生，具花 2~6；花黄色而带粉红色或淡紫色晕，多少下垂；萼片披针形或狭长圆状披针形；花瓣与萼片相似，常略宽于萼片，唇瓣近基部 3 裂。花、果期 8~9 月。

生境分布　生于山坡林下灌丛、岩隙或苔藓丛生地。分布于我国东北及内蒙古、山西、甘肃、新疆、四川、云南、西藏。内蒙古大兴安岭额尔古纳市、根河市、鄂温克族自治旗均有分布。

药用部位　全草（裂唇虎舌兰）入药。

采收加工　夏季采收全草，晒干。

应　　用　活血化瘀。用于崩漏，带下。

资源状况　资源特别稀少。

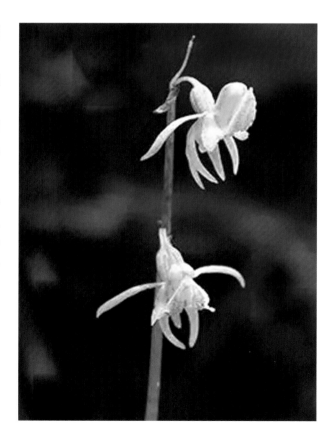

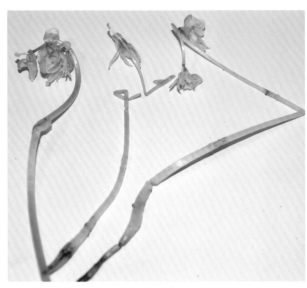
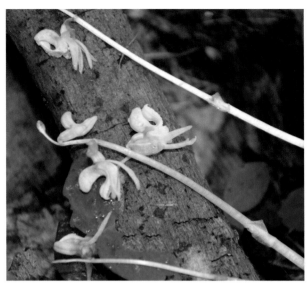

小斑叶兰
南投斑叶兰、袖珍斑叶兰
Goodyera repens (L.) R. Br.

形态特征 植株高 10~25cm。根茎伸长，茎状，匍匐，具节。茎直立，绿色，具叶 5~6。叶片卵形或卵状椭圆形，上表面深绿色，具白色斑纹，下表面淡绿色。花茎直立或近直立；总状花序具花几朵至 10 余朵，密生，多少偏向一侧的花；花小，白色或带绿色或带粉红色，半张开；花瓣斜匙形，无毛，长 3~4mm，宽 1~1.5mm，先端钝，具 1 脉，唇瓣卵形。花期 7~8 月。

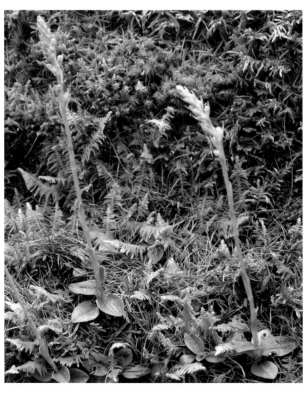
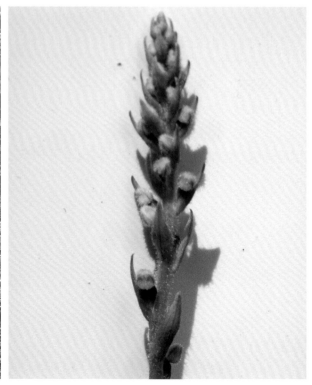

生境分布　生于山坡林下。分布于我国东北、华北及陕西、甘肃、青海、新疆、安徽、台湾、河南、湖北、湖南、四川、云南、西藏。内蒙古大兴安岭额尔古纳市、根河市、牙克石市、鄂伦春旗、阿尔山市均有分布。

药用部位　全草（小斑叶兰）入药。

采收加工　夏季采收全草，鲜用或晒干。

化学成分　地上部分含香豆素及微量元素。

性味归经　味甘、辛，性平。

功能主治　润肺止咳，补胃益气，行气活血，消肿解毒。用于肺痨咳嗽，支气管炎，头晕乏力，神经衰弱，阳痿，跌打损伤，骨节疼痛，咽喉肿痛，乳痈，疮疖，瘰疬，毒蛇咬伤等；外治痈肿疮毒。

用法用量　内服 9~15g，水煎、捣汁或浸酒；外用适量，鲜品捣烂敷患处。

资源状况　资源稀少。

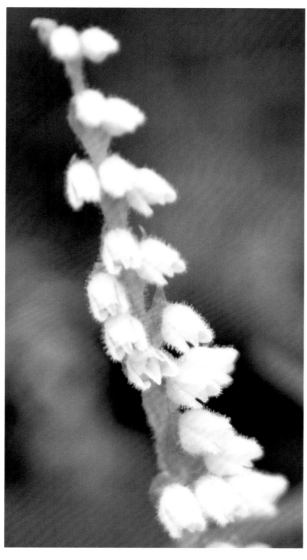
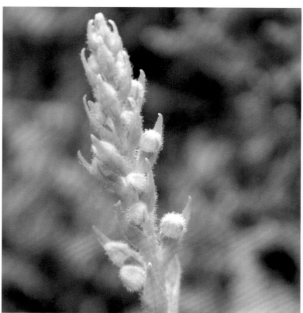
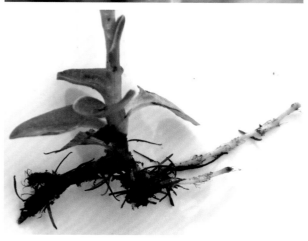

手参 | 手掌参、掌参、阴阳参
Gymnadenia conopsea (L.) R. Br.

形态特征 植株高达 60cm。块茎椭圆形。茎具叶 4~5，其上具 1 至数枚小叶。叶线状披针形、窄长圆形或带形。总状花序密生多花；苞片披针形，先端尾状，长于花或与花等长；花粉红色；中萼片宽椭圆形或宽卵状椭圆形，稍兜状，侧萼片斜卵形，反折，边缘外卷，较中萼片稍长或近等长；花瓣直立，斜卵状三角形，与中萼片等长靠接，与侧萼片近等宽，具细齿，唇瓣前伸，宽倒卵形，3 裂，中裂片三角形，距窄圆筒状，下垂，长约 1cm，稍前弯，向末端常略渐窄，长于子房。花期 6~7 月，果期 8~9 月。

生境分布 生于林间草地、荒山坡的下部。分布于我国东北、华北及河南、陕西、甘肃、四川、云南、西藏。内蒙古大兴安岭各地均有分布。

药用部位 块茎（手掌参）入中药，又可入蒙药。

采收加工 秋季挖采块茎，除去茎叶及须根，洗净，放入沸水内煮至无白心，捞出晒干。

化学成分 地上部分含 4 种黄酮苷；全草含挥发油；块根含苷类化合物及黏液质、淀粉、蛋白质、糖类，另外还含草酸钙和无机盐等。

性味归经 中药：味甘、微苦，性凉。归肺、脾、胃经。蒙药：味甘、涩，性温。

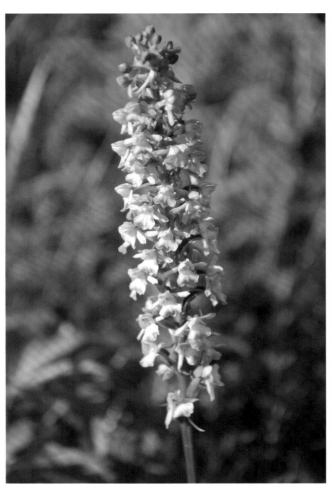
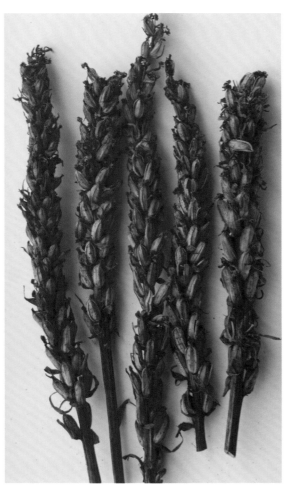

功能主治　中药：补肾益精，止咳平喘，益肾健脾，理气和血，止痛。用于肺虚咳喘，虚劳消瘦，神经衰弱，肾虚腰腿酸软，阳痿，滑精，尿频，慢性肝炎，久泻，失血，带下，乳少，跌打损伤等。蒙药：生津壮阳，滋补。用于遗精，精亏，阳痿，肾寒，腰腿痛，青腿病，痛风，游痛症，久病体弱，"巴木"病，"陶赖"病等。现代研究表明，手参具有抗过敏、抗氧化作用，对乙型肝炎病毒表面抗原有抑制作用，能促进祖细胞增殖。《东北药植志》记载，手参制成黏液，用于中毒时泻下；泡酒则为强壮剂、强精剂。

用法用量　中药：内服 9~15g，水煎、研末或浸酒；外用鲜品适量，捣烂敷患处。蒙药：内服 3~5g，煮散剂或入丸、散剂。

资源状况　资源稀少。

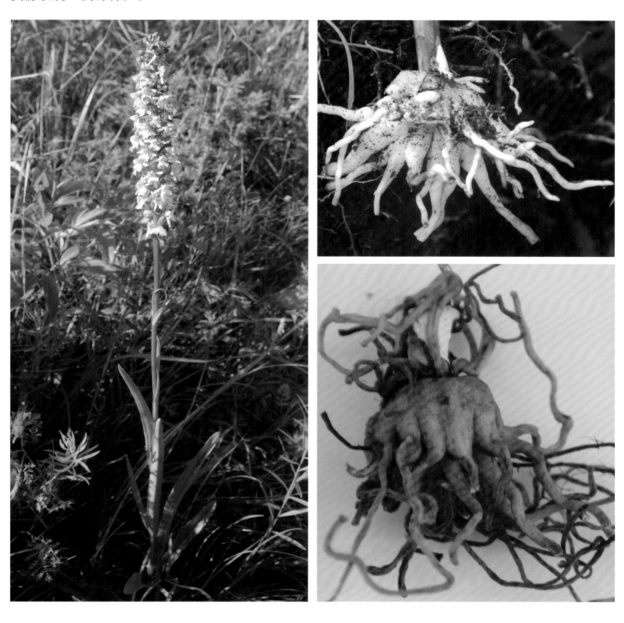

角盘兰
人头七、人参果
Herminium monorchis (L.) R. Br.

形态特征　植株高 5.5~35cm。块茎球形，肉质。茎直立，无毛，基部具筒状鞘 2，下部具叶 2~3。叶片狭椭圆状披针形或狭椭圆形，直立伸展。总状花序具多数花，圆柱状，长达 15cm；花小，黄绿色，垂头；萼片近等长，具 1 脉；花瓣近菱形，上部肉质增厚，较萼片稍长，向先端渐狭，或在中部多少 3 裂；唇瓣与花瓣等长，肉质增厚，基部凹陷，呈浅囊状，近中部 3 裂。花、果期 7~8 月。

生境分布　生于湿草地、山坡草地或河滩沼泽草地。分布于我国东北、华北及陕西、宁夏、甘肃、青海、山东、安徽、河南、四川、云南、西藏。内蒙古大兴安岭额尔古纳市、根河市、鄂伦春旗、鄂温克族自治旗、牙克石市、阿尔山市均有分布。

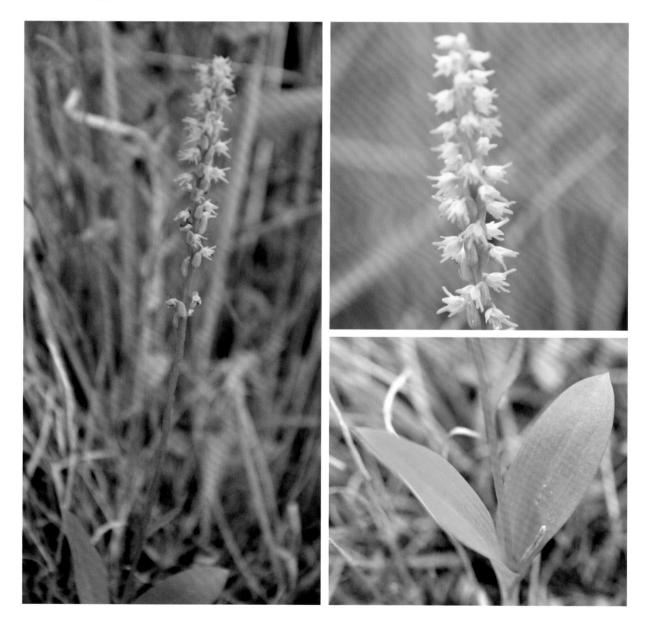

药用部位　全草（人参果）入药。

采收加工　秋季采挖全草，洗净，晒干。

性味归经　味甘，性温。

功能主治　滋阴补肾，健脾胃，调经。用于肾虚，头晕失眠，烦躁口渴，食欲不振，须发早白，月经不调等。

用法用量　内服 9~12g，水煎或浸酒。

资源状况　资源少。

沼兰 | 小柱兰、一叶兰
Malaxis monophyllos (L.) Sw.

形态特征　陆生兰。假鳞茎卵形，较小，外被白色的薄膜质鞘。叶通常 1~2，斜立，卵形、长圆形或近椭圆形。花葶直立，除花序轴外近无翅；总状花序长 4~12cm，具花数十朵或更多；花小，较密集，淡黄绿色至淡绿色；花瓣近丝状或极狭的披针形。蒴果倒卵形或倒卵状椭圆形。花、果期 7~8 月。

生境分布　生于林下、灌丛中或草坡。分布于我国东北、华北、西北及河南、湖北、四川、贵州、

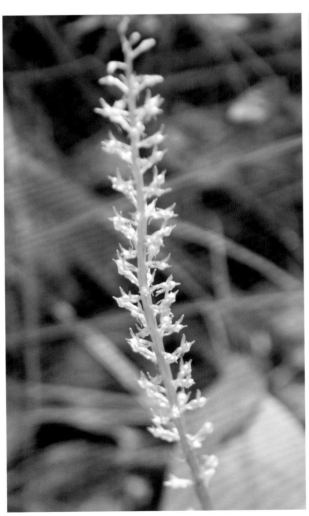
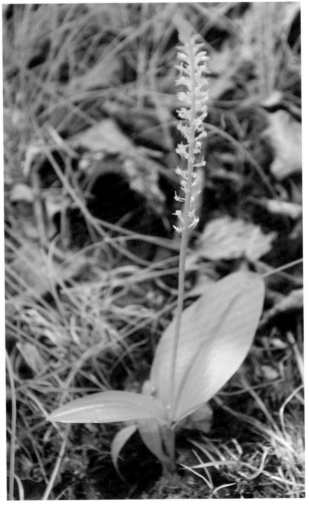

云南、西藏、台湾。内蒙古大兴安岭各地均有分布。

药用部位　全草（沼兰）入药。

采收加工　夏季采收全草，鲜用或晒干。

性味归经　味甘，性平。

功能主治　清热解毒，调经活血，利尿，消肿。用于肾虚，虚劳咳嗽，崩漏，带下，产后腹痛等。

用法用量　内服 9~12g，水煎或浸酒。

资源状况　资源稀少。

二叶兜被兰 | 鸟巢兰
Neottianthe cucullata (L.) Schltr.

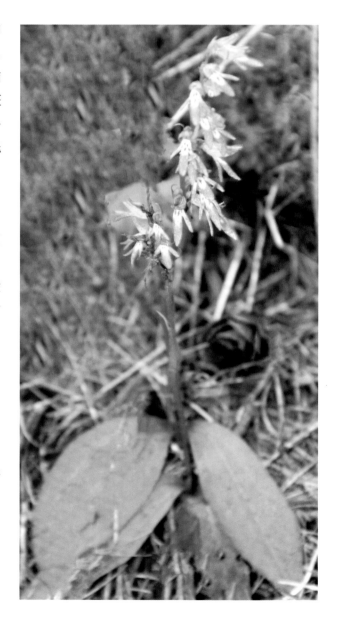

形态特征　植株高 4~24cm。块茎圆球形或卵形。茎直立或近直立，其上具 2 枚近对生的叶。叶近平展或直立伸展，卵形、卵状披针形或椭圆形，上表面有时具少数或多而密的紫红色斑点。总状花序具花几朵至 10 余朵，常偏向一侧；花紫红色或粉红色；花瓣披针状线形，先端急尖，具 1 脉，与萼片贴生，唇瓣向前伸展，长 7~9mm，上面和边缘具细乳突，基部楔形，中部 3 裂。花期 8~9 月。

生境分布　生于山坡林下或草地。分布于我国东北、华北及陕西、甘肃、青海、安徽、浙江、江西、福建、河南、四川、云南、西藏。内蒙古大兴安岭除根河市无分布外，其他地方均有分布。

药用部位　全草（百步还阳丹）入药。

采收加工　夏、秋季采收全草，鲜用或晒干。

性味归经　味甘，性平。归心、肝经。

功能主治　醒脑回阳，活血散瘀，接骨生肌。用于外伤疼痛性休克，跌打损伤，骨折等。

用法用量　内服 1.5~3g，温开水冲服；外用研末或鲜品捣烂敷患处。

资源状况　资源稀少。

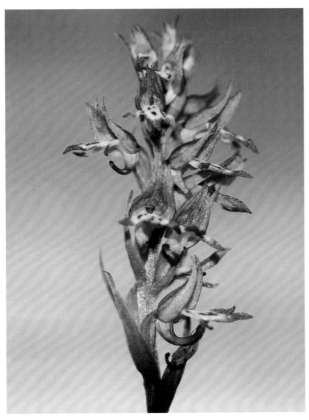
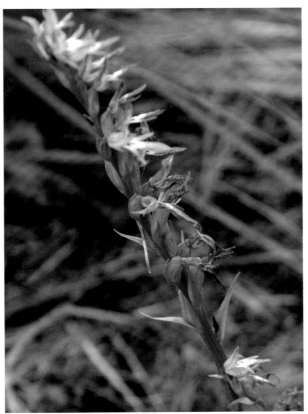

宽叶红门兰

蒙古红门兰
Orchis latifolia L.

形态特征　植株高 12~40cm。块茎下部 3~5 裂，呈掌状，肉质。茎直立，粗壮，中空，基部具筒状鞘 2~3，鞘上具叶。叶 4~6，互生，长圆形至披针形，上表面无紫色斑点。花序具花几朵至多朵，密生，圆柱状；花蓝紫色、紫红色或玫瑰红色，不偏向一侧；花瓣直立，卵状披针形，稍偏斜，与中萼片近等长，先端钝，具 2~3 脉，唇瓣向前伸展，卵形、卵圆形、宽菱状横椭圆形或近圆形，常稍长于萼片，基部具距，先端钝，不裂。花、果期 6~7 月。

生境分布　生于草甸或沼泽化草甸。分布于我国黑龙江、吉林、内蒙古、宁夏、甘肃、青海、新疆、四川、西藏。内蒙古大兴安岭额尔古纳市、鄂温克族自治旗、鄂伦春旗、牙克石市、扎兰屯市、阿尔山市均有分布。

药用部位　块茎（红门兰）入药。

采收加工　夏季采收块茎，晒干备用。

性味归经　味甘，性平。

功能主治　强心，补肾，生津，止渴，健脾胃。用于烦躁口渴，不思饮食，月经不调，虚劳贫血，头晕，久病体虚，虚劳消瘦，乳少，慢性肝炎，肺虚咳嗽，失血，久泻，阳痿等。

用法用量　内服 15~20g，水煎。

资源状况　资源稀少。

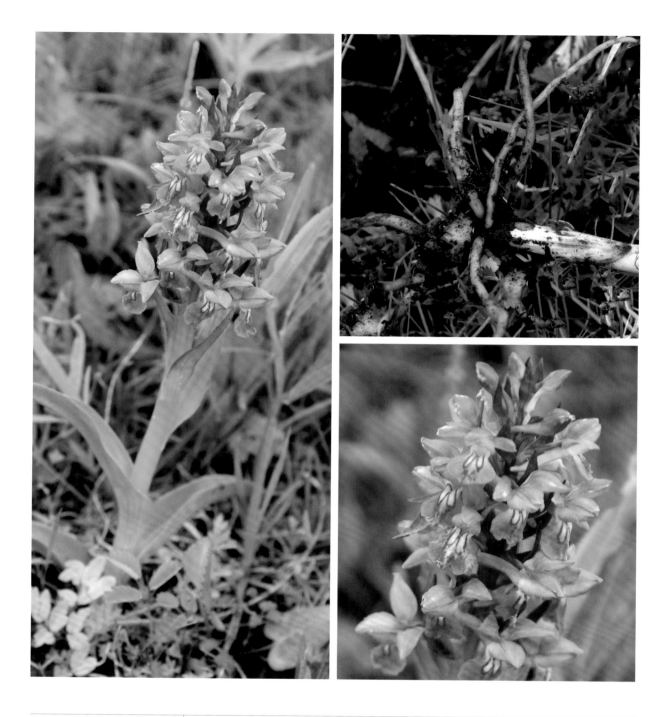

二叶舌唇兰 *Platanthera chlorantha* Cust. ex Rchb.

形态特征　陆生兰，高 30~50cm。块茎 1~2，卵状。茎直立，无毛，基生叶 2。叶椭圆形、倒披针状椭圆形，顶端钝或急尖，基部收狭成鞘状柄。总状花序具花 10 余朵；苞片披针形，和子房近等长；花白色，较大；中萼片宽卵状三角形，顶端钝或截平，侧萼片椭圆形，较中萼片狭，急尖；花瓣偏斜，条状披针形，基部较宽，唇瓣条形，舌状，肉质，不裂，钝，距弧曲，前部膨大，圆筒状，顶端钝，长 1~1.5cm，明显较子房长；子房细圆柱状，弧曲，上端下弯，无毛。花、果期 6~7（8）月。

生境分布　生于疏林下、林缘或草地上。分布于我国东北、华北及山东、安徽、湖北、陕西、甘肃、宁夏、青海、四川、云南、西藏。内蒙古大兴安岭额尔古纳市、鄂伦春旗、牙克石市、扎兰屯市均有分布。

药用部位　块茎（蛇儿参）入中药，又可入蒙药。

采收加工　秋季采挖块茎，洗净，晒干。

性味归经　味苦，性平。

功能主治　中药：补肺，生肌，化瘀，止血。用于肺痨咯血，吐血，衄血等；外治创伤，痈肿，水火烫伤等。蒙药：用于肺痨咯血，吐血，衄血，创伤出血，痈肿，烫火伤等。

用法用量　中药：内服 3~9g，水煎。

资源状况　资源少。

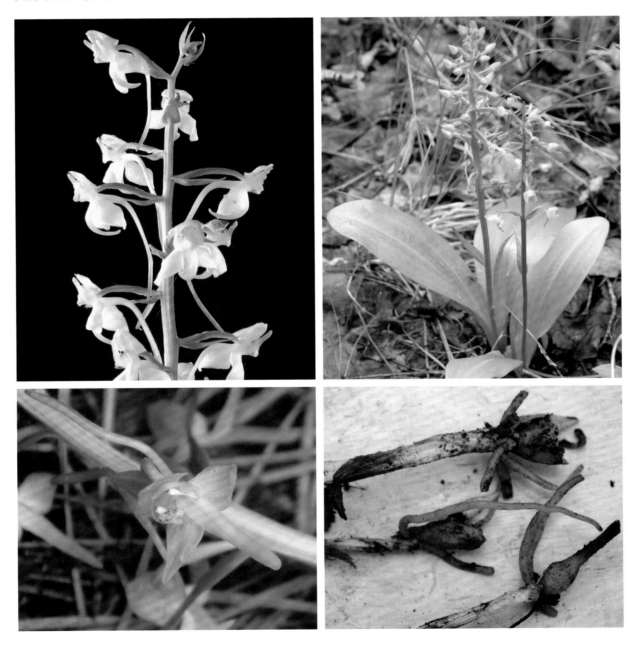

密花舌唇兰
沼兰
Platanthera hologlottis Maxim.

形态特征　陆生兰，高35~85cm。茎纤细，具叶5~6。叶条状披针形。总状花序的花密集，具很多花；苞片披针形，和花等长或较长；花白色；中萼片直立，内弯，卵形，顶端钝，侧萼片反折，斜矩圆形，钝，稍较长；花瓣直立，较小，卵形，顶端钝，唇瓣向前伸展，微向下弯曲，舌状或舌状披针形，稍肉质，基部稍扩大并边缘直立，顶端钝圆，距渐狭，丝状圆筒形，悬垂，顶端向上弯，长1~2cm，距口的突起显著；子房圆柱状，扭曲。花、果期7~9月。

生境分布　生于沼泽化草甸或山坡潮湿草地。分布于我国东北及内蒙古、河北、山东、江苏、安徽、浙江、江西、福建、湖南、广东、四川、云南。内蒙古大兴安岭各地均有分布。

应　　用　全草（密花舌唇兰）润肺止咳。民间用于腰腿痛、扭伤、红肿等，外敷患处或浸酒服。

资源状况　资源稀少。

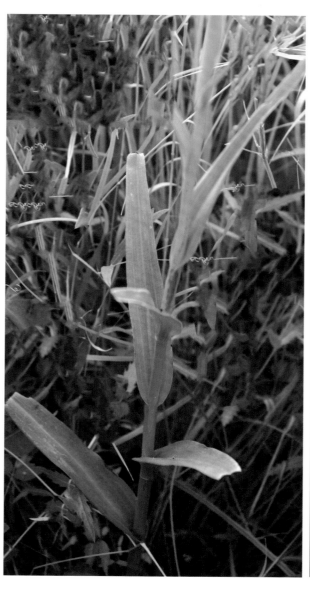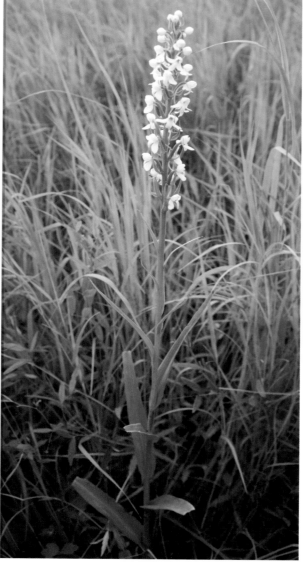

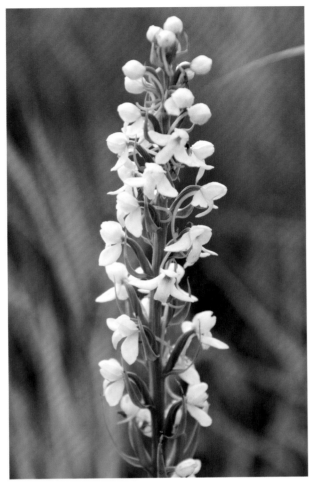
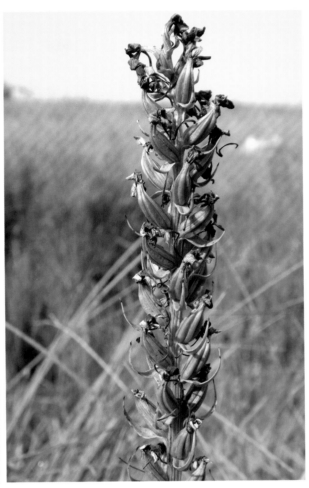

蜻蜓舌唇兰

蜻蜓兰、竹叶兰
Platanthera souliei Kraenzl.

形态特征 植株高 20~60cm。根茎指状，肉质，细长。茎粗壮，直立，具筒状鞘 1~2，鞘上具叶。大叶片倒卵形或椭圆形，直立伸展，在大叶之上具 1 至几枚苞片状小叶。总状花序狭长，具花多数，密生；花小，黄绿色；花瓣直立，斜椭圆状披针形，与中萼片相靠合且较窄多，先端钝，稍肉质，具 1 脉，唇瓣向前伸展，多少下垂，舌状披针形，肉质。花期 6~7 月，果期 8 月。

生境分布 生于山坡林下或沟边。分布于我国东北、华北及陕西、甘肃、青海、山东、河南、四川、云南。内蒙古大兴安岭除根河市无分布外，其他地方均有分布。

药用部位 全草（蜻蜓兰）或根（半春莲）入药。

采收加工 夏、秋季采收全草，鲜用或晒干。夏、秋季采挖根，洗净，鲜用或晒干。

性味归经 全草味甘，性平。根味辛、苦，性凉。

功能主治 全草解毒生肌。用于烧伤。根补肾益精。用于肾虚腰疼，病后虚弱，阳痿，遗精等。

用法用量 全草外用适量，鲜品捣烂敷或捣汁涂患处。

资源状况 资源稀少。

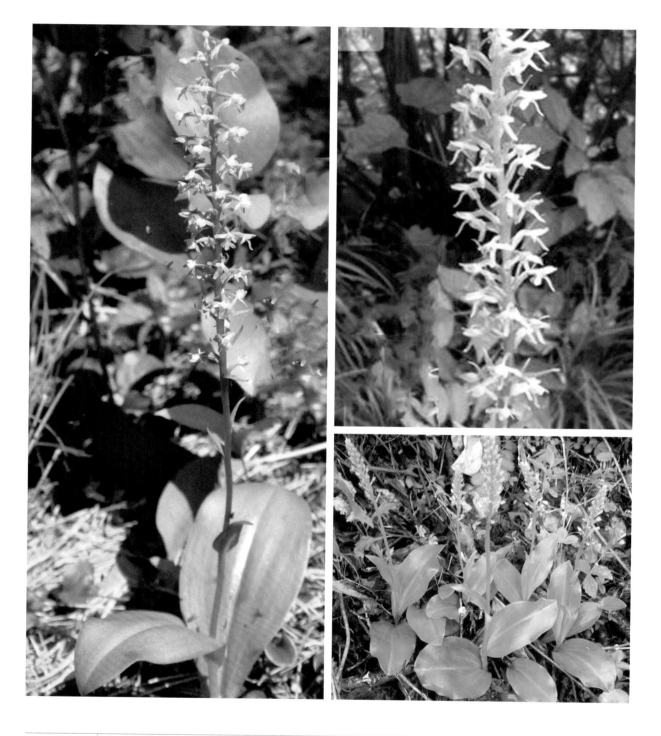

绶草 红龙盘柱、一线香
Spiranthes sinensis (Pers.) Ames

形态特征 植株高 13~30cm。根数条，指状，肉质，簇生于茎基部。茎较短，近基部生 2~5 枚叶。叶片宽线形或宽线状披针形，极罕为狭长圆形，直立伸展。花茎直立，上部被腺状柔毛至无毛；总状花序具花多数，密生，呈螺旋状扭转；花小，紫红色、粉红色或白色，在花序轴上呈螺旋状排生；萼片的下部靠合，中萼片狭长圆形，舟状，先端稍尖，与花瓣靠合呈兜状。花、果期 7~9 月。

生境分布　生于湿草地、灌丛、草地、河滩、沼泽化草甸。我国广布种。内蒙古大兴安岭各地均有分布。

药用部位　根或全草（盘龙参）入中药，又可入蒙药。

采收加工　秋季挖根，除去茎叶，洗净，晒干。春、夏季采收全草，洗净，晒干。

化学成分　地上部分含香豆素和生物碱。

性味归经　中药：味甘、淡，性平。归肺、心经。

功能主治　中药：滋阴益气，凉血解毒，涩精。用于病后气血两虚，少气无力，气虚白带，遗精，失眠，燥咳，咽喉肿痛，缠腰火丹，肾虚，肺痨咯血，消渴，小儿暑热证；外治毒蛇咬伤，疮肿。
蒙药：全草用于病后体虚，神经衰弱，肺结核咯血，咽喉肿痛，小儿夏季热，糖尿病，带下；外治毒蛇咬伤。本品是一种疗效很好的抗肿瘤药物，其中所含的阿魏酸二十八醇酯已被证实有抗肿瘤作用。

用法用量　根内服 9~15g，水煎；外用鲜品适量，捣烂敷患处。鲜全草 15~30g，水煎；外用鲜品适量，捣烂敷患处。温热瘀滞者忌服。

资源状况　资源稀少。

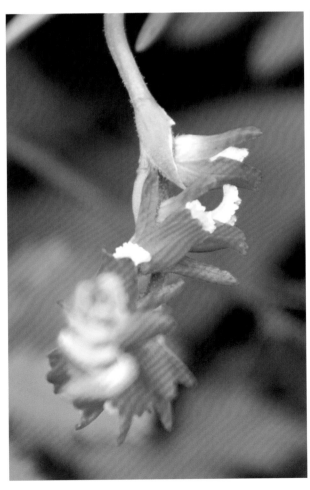
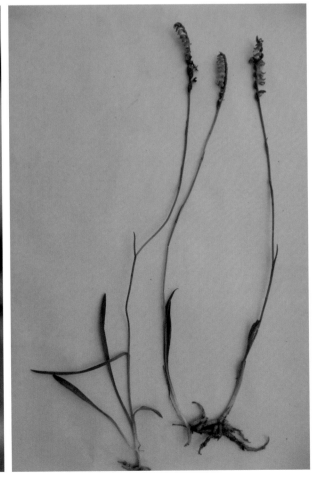

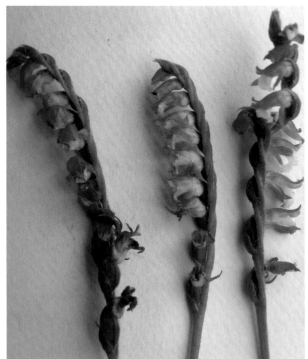
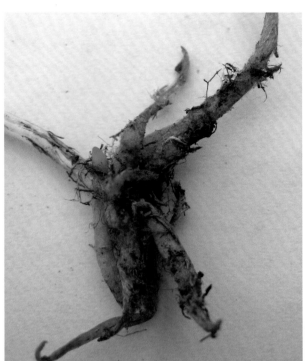

参考文献

[1]《内蒙古植物志》编辑委员会. 内蒙古植物志（第二版，1-5卷）[M]. 呼和浩特：内蒙古人民出版社,1989-1998.

[2] 傅沛云. 东北植物检索表（第二版）[M]. 北京：科学出版社,1995.

[3] 周以良. 黑龙江树木志[M]. 哈尔滨：黑龙江科学技术出版社,1985.

[4] 中国科学院植物研究所. 中国高等植物图鉴[M]. 北京：科学出版社,1985.

[5] 中国科学院《中国植物志》编辑委员会. 中国植物志（1-80卷）[M/OL]. 北京：科学出版社,1959-2004. http://www.eflora.cn/

[6] 周以良. 黑龙江省植物志（1-11卷）[M]. 哈尔滨：东北林业大学出版社,1998.

[7] 朱有昌. 东北药用植物[M]. 哈尔滨：黑龙江科学技术出版社,1989.

[8] 赵一之. 内蒙古维管植物分类及其区系生态地理分布[M]. 呼和浩特：内蒙古大学出版社,2012.

[9] 赵一之,赵利清. 内蒙古维管植物检索表[M]. 北京：科学出版社,2014.

[10] 唐庭棣. 大兴安岭药用资源[M]. 哈尔滨：哈尔滨出版社,2001.

[11] 韩志坚,张重岭等. 内蒙古大兴安岭林区林木种质资源图鉴[M]. 哈尔滨：东北林业大学出版社,2011.

[12] 胡金贵,张重岭. 内蒙古大兴安岭汗马国家级自然保护区植物原色图谱[M]. 北京：世界图书出版公司,2013.

[13] 李永江. 大兴安岭药用植物[M]. 呼和浩特：内蒙古人民出版社,1990.

[14] 王银,刘英俊. 呼伦贝尔植物检索表[M]. 长春：吉林科学技术出版社,1993.

[15] 白学良. 内蒙古苔藓植物志[M]. 呼和浩特：内蒙古大学出版社,1997.

[16] 王立松,钱子刚. 中国药用地衣图鉴[M]. 昆明：云南科技出版社,2013.

[17] 中国科学院昆明植物研究所. 中国植物物种信息数据库[DB/OL]. http://db.kib.ac.cn/eflora/Default.aspx

[18] 曹伟,李冀云,傅沛云,等. 大兴安岭植物区系与分布[M]. 沈阳：东北大学出版社,2004.

[19] 傅佩云. 中国东北部种子植物种的分布区类型[M]. 沈阳：东北大学出版社,2003.

[20] 中国科学院林业土壤研究所. 东北草本植物志（1-12卷）[M]. 北京：科学出版社,1958-1998.

[21] 周以良. 中国大兴安岭植被[M]. 北京：科学出版社,1991.

[22] 吴征镒. 中国植被[M]. 北京：科学出版社,1980.

[23] 周以良. 中国东北植被地理[M]. 北京：科学出版社,1997.

[24] 吴征镒. 中国种子植物属的分布区类型[J]. 云南植物研究,1991（增刊Ⅳ）:1-139.

[25] 吴征镒,周浙昆,李德铢,等. 世界种子植物科的分布区类型系统[J]. 云南植物研究,2003,25（3）:245-257.

[26] 朱亚民 . 内蒙古植物药志（1–3 卷）[M]. 呼和浩特 : 内蒙古人民出版社 ,2000.

[27] 国家药典委员会 . 中华人民共和国药典（2015 年版）[M]. 北京 : 中国医药科技出版社 ,2015.

[28] 国家中医药管理局《中华本草》编委会 . 中华本草（1–10 卷）[M]. 上海 : 上海科学技术出版社 ,1999.

[29] 徐杰 , 闫志坚 , 哈斯巴根 , 等 . 内蒙古维管植物图鉴 [M]. 北京 : 科学出版社 ,2015.

[30]Wu Z Y, Raven P H, Hong D Y, et al, Floro of China [M/OL]. Beijing: Science Press; St. Louis: Missouri Botanical Garden Press, 1989–2013. http://foc.eflora.cn/

[31] 傅立国 . 中国高等植物（1–14 册）[M]. 青岛 : 青岛出版社 ,2000–2012.

[32]《全国中草药汇编》编写组 . 全国中草药汇编（上、下册）[M]. 北京 : 人民卫生出版社 ,1975.

[33] 内蒙古自治区革命委员会卫生局 . 内蒙古中草药 [M]. 呼和浩特 : 内蒙古自治区人民出版社 . 1972.

药用植物中文名及别名笔画索引

S

药材名笔画索引